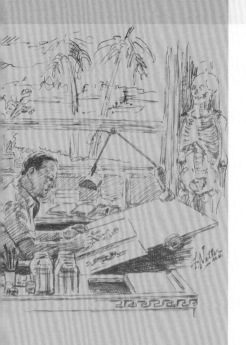

奈特消化系统医学图谱

——第 2 分册：下消化道

The Netter Collection of Medical Illustrations

Digestive System
Part II –Lower Digestive Tract

原 著 者	Frank H. Netter
主　　编	James C. Reynolds
副 主 编	Peter J. Ward
主编助理	Suzanne Rose
	Missale Solomon
再版绘图	Carlos A.G. Machado
绘图助理	John A. Craig
	Tiffany S. DaVanzo
	Kristen Wienandt Marzejon
	James A. Perkins
主　　译	周　雷　王文跃　李超丰
副 主 译	付　卫　杨尹默　贾宝庆

北京大学医学出版社

NAITE XIAOHUA XITONG YIXUE TUPU —— DI 2 FENCE：XIA XIAOHUADAO（DI 2 BAN）

图书在版编目（CIP）数据

奈特消化系统医学图谱. 第2版. 第2分册, 下消化道/（美）弗兰克·奈特（Frank H. Netter）原著；周雷，王文跃，李超丰主译. —北京：北京大学医学出版社，2024.1

书名原文：The Netter Collection of Medical Illustrations Digestive System: Part Ⅱ—Lower Digestive Tract, Second Edition

ISBN 978-7-5659-2970-0

Ⅰ. ①奈⋯　Ⅱ. ①弗⋯ ②周⋯ ③王⋯ ④李⋯　Ⅲ. ①消化系统疾病—诊疗—图谱　Ⅳ. ①R57-64

中国国家版本馆CIP数据核字（2023）第163434号

奈特消化系统医学图谱——第2分册：下消化道（第2版）

主　　译：周　雷　王文跃　李超丰

出版发行：北京大学医学出版社

地　　址：（100191）北京市海淀区学院路38号　北京大学医学部院内

电　　话：发行部　010-82802230；图书邮购　010-82802495

网　　址：http://www.pumpress.com.cn

E-mail：booksale@bjmu.edu.cn

印　　刷：北京金康利印刷有限公司

经　　销：新华书店

责任编辑：陶佳琦　　　责任校对：靳新强　　　责任印刷：李　啸

开　　本：889 mm×1194 mm　1/16　　印张：23　　　字数：875千字

版　　次：2024年1月第1版　2024年1月第1次印刷

书　　号：ISBN 978-7-5659-2970-0

定　　价：239.00元

北京市版权局著作权合同登记号：图字：01-2023-1396

Elsevier (Singapore) Pte Ltd.

3 Killiney Road, #08-01 Winsland House I, Singapore 239519

Tel: (65) 6349-0200; Fax: (65) 6733-1817

This translation of The Netter Collection of Medical Illustrations Digestive System: Part II—Lower Digestive Tract, Second Edition by Frank H. Netter was undertaken by Peking University Medical Press and is published by arrangement with Elsevier (Singapore) Pte Ltd.

The Netter Collection of Medical Illustrations Digestive System: Part II—Lower Digestive Tract, Second Edition by Frank H. Netter 由北京大学医学出版社进行翻译，并根据北京大学医学出版社与爱思唯尔（新加坡）私人有限公司的协议约定出版。

《奈特消化系统医学图谱——第2分册：下消化道》（第2版）（周　雷　王文跃　李超丰　主译）

ISBN: 978-7-5659-2970-0

译校者名单（按姓名笔画排序）

王　茜　首都医科大学附属北京安贞医院
王文跃　中日友好医院
王智超　上海交通大学医学院附属第九人民医院
付　卫　北京大学第三医院
宁　武　中日友好医院
刘　辛　中日友好医院
刘歆阳　复旦大学附属中山医院
安　柯　北京大学首钢医院
孙　杰　山东省立第三医院
杜晓辉　中国人民解放军总医院第一医学中心
李超丰　中日友好医院
杨尹默　北京大学第一医院
汪　欣　北京大学第一医院
宋　黎　中日友好医院
张伟硕　中日友好医院
张国超　中日友好医院
陈天音　复旦大学附属中山医院
范骁宇　北京大学医学部
林国乐　北京协和医院
周　雷　中日友好医院
耿瑞璇　北京协和医院
贾宝庆　中国人民解放军总医院第一医学中心
顾国利　中国人民解放军空军特色医学中心
高　春　中日友好医院
高崇崇　首都医科大学宣武医院
唐　弢　中日友好医院
韩永新　山东省立医院

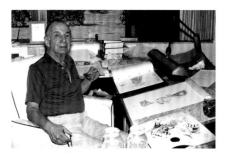

弗兰克·奈特博士（Dr.Frank Netter）工作照

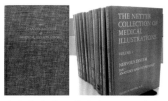

这本单卷的"蓝皮书"，为多卷的《奈特绘图版医学全集》（*The Netter Collection of Medical Illustrations*）奠定了基础，后者又被亲切地称为"绿皮书"

弗兰克·奈特博士（Dr.Frank H.Netter）是一名医师，同时也是一名艺术家和教育家。更重要的是，他将这些角色完美融合。《奈特绘图版医学全集》（*The Netter Collection of Medical Illustrations*）总是以细致的研究深入人体临床解剖学和病理学的核心，这也是他为什么对医学有广泛而深刻理解的原因。他常说："阐明观点是最终目标。医学图谱画得再好看，如果不能阐明具体的医学观点，那就没什么价值。"他面临的最大挑战以及最大成功之处是在艺术明晰度和教学复杂性之间绘制出了一条折中路线，并自1948年开始运用于本系列图谱中。当时由CIBA制药公司出版的首个单卷奈特作品合集，就体现了这种路线。在接下来的40年中，它扩展为8卷的系列图谱，每一卷针对一个人体系统。

在这个传奇系列的第2版中，我们很高兴能够有机会让人们见证奈特博士永恒的作品。该版由世界著名医学

机构的神经学领域权威专家们提供前沿的文本和放射影像学信息，并增加了新的插图，这些插图由承袭奈特风格的画家绘制而成。在经典的绿皮书中，学生和从业者将会看到数百幅的原创作品，这些人体图片保留了弗兰克·奈特博士的卓越风格，并与最新的医学知识和创新相结合。

著名的艺术家兼医生卡洛斯·马查多（Dr.Carlos Machado）博士是主要的继任者，承袭并延续奈特博士的卓越风格，对"绿皮书"系列非常赞赏。"对于那些像我一样深深钦佩奈特博士作品的人来说，生殖系统分卷具有特殊的意义。在该分卷中，他将不同的表面纹理的特征表现得淋漓尽致，我喜欢称之为'笔触的节奏'，因为这需要掌握好画笔的方向、维度和间隔，创建出纹理视觉：器官的外在表面、腔体的表皮和实质的纹理，这些都表现得非常逼真。这就形成了后续各分卷奈特系列图谱的一贯风格——每一卷都是绘画杰作与准确科学知识的完美结合。"

虽然医学及医学教育经历了术语定义、实践和发现的变化，但有些东西维持了原状。病人还是病人，教师还是教师。奈特博士的这些插图，他称之为照片，而不是图画，依然是美学和教学资源的结合，在半个多世纪里，引导着医生的手，培养着他们的想象力。

如果没有奈特博士的杰出贡献，没有所有编辑、作者及其他各类人员的努力和付出，原版系列就不可能面世。对于这个令人兴奋的第2版，我们也感谢作者、编辑、顾问和艺术家们，他们的不懈努力使得这些永恒的经典作品成为今天临床医生在教学和实践中可靠的参考。我们也感谢来自爱思唯尔的奈特出版团队。

1例卡尼综合征患者合并库欣综合征

卡尼综合征的特征是皮肤出现斑点状色素沉着。色素痣和蓝痣常见于面部和生殖器官，包括眼睑、唇边朱红处、结膜、巩膜，以及阴唇和阴囊。

其他卡尼综合征的特征包括：心房黏液瘤、皮肤黏液瘤（如眼睑）、乳房黏液瘤、睾丸支持细胞瘤、分泌生长激素的垂体腺瘤、黑色素神经鞘瘤。

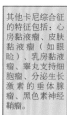

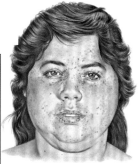

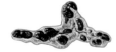

原发性色素结节性肾上腺皮质增生（PPNAD）的肾上腺通常大小正常，多布满黑色、棕色或红色结节。结节的直径多小于4mm，散在分布于邻近的萎缩皮质。

卡洛斯·马查多博士为第2版《奈特绘图版医学全集》（*The Netter Collection of Medical Illustrations*）第2卷——内分泌系统绘制的全新图谱

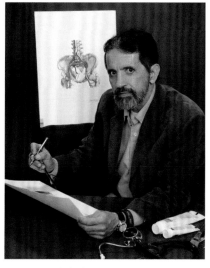

卡洛斯·马查多博士（Dr.Carlos Machado）工作照

（张伟硕 译 高春 校）

原著编者介绍

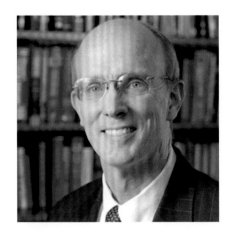

主编：詹姆斯·雷诺兹（James C.Reynolds），医学博士，费城德雷克塞尔大学医学院医学系教授及"June F.Klinghoffer"名誉主任。

雷诺兹博士，佛罗里达人，毕业于佛罗里达州立大学，获得医学学位。在校期间他担任班长，并获得了多项荣誉，其中包括以大三学生身份加入Alpha Omega Alpha，获得John B.Gorrie最具潜力奖以及其他研究类奖项。他在康奈尔大学纽约医院和纪念斯隆-凯特琳癌症中心完成住院医师规范化培训，在宾夕法尼亚大学医院完成了为期3年的专科医师规范化培训。随后留在宾夕法尼亚大学任教，并成为项目负责人和部门副主任。他的神经肽对胃动力影响的研究获得美国国立卫生研究院（NIH）和其他国立机构资助。1990年，他成为匹兹堡大学胃肠病学、肝病学和营养学系的主任，并取得匹兹堡大学医学

和细胞生物学的终身副教授。他还是消化健康中心的联合主任以及医学和细胞生物学副教授。1996年，他成为MCP哈尼曼大学（现为德雷克塞尔大学医学院）的终身医学教授和消化病学和肝病学系主任，并于1996—2008年担任项目主任。在这12年里，他在医院和医学院担任多个领导职务。1999—2007年，他当选并担任大学医师实践计划（德雷克塞尔大学医师）副主席。2006—2008年，担任哈尼曼大学医院医务主任，同时是医院董事会成员。2002年，他成为医学临时主席。2005年，他被任命为医学系"June F.Klinghoffer"名誉主任。作为系主任，他领导部门的临床收入增加了5倍，同时使教师规模和校外研究收入翻了一番。该部门因其突出的医疗质量和对移植的贡献持续获得赞誉，他负责的多个领域也都获得了国家的认可。

雷诺兹博士是《消化系统疾病

与科学》（*Digestive Diseases and Sciences*）期刊的编辑委员会委员，也是许多其他期刊的审稿人。他在同行评审的期刊上发表了100余篇文章，并合作完成了5本专著。他获得了包括Phi Beta Kappa、AOA颁发的众多荣誉，1995年获得美国克罗恩病和大肠炎基金会大匹兹堡分会的"年度医师"殊荣，2次被《匹兹堡杂志》（*Pittsburgh Magazine*）评为匹兹堡最杰出的胃肠病学家，10次被《费城杂志》（*Philadelphia Magazine*）评为费城"顶尖医师"之一。他曾在宾夕法尼亚大学和德雷克塞尔大学获得基础和临床科学的教学奖。

雷诺兹博士在内科学、胃肠病学和肝病学领域获得美国内科学委员会认证。他的主要临床研究领域是癌症的早期发现和预防、胃食管反流病的并发症和胃肠动力障碍性疾病。

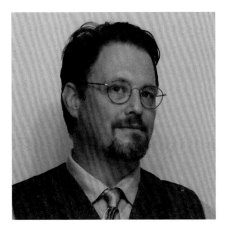

副主编：彼得·沃德（Peter J. Ward），博士，出生于丹佛，但主要在怀俄明州的卡斯珀长大。1992年他从凯利沃尔什高中毕业后进入匹兹堡卡内基梅隆大学，并于1996年获得生物学（遗传学、生物化学、分子生物学）理学学士学位，辅修化学。1998年，他在兽医学院第一次接触到了人体解剖学、组织学、胚胎学和神经解剖学。这些课程令他非常着迷，继而他在普渡大学兽医学院以及印第安纳大学医学院分校完成了上述课程。沃德博士在凯文·汉农博士的肌肉研究实验室取得了硕士学位，然后在詹姆斯·沃克博士的指导下开始了解剖学教育的博士课程。他于2005年完成了他的论文工作——《提高学生的研究成果和医学解剖学的记忆策略——一项定性和定量研究》。

2005年7月，沃德博士加入了位于西弗吉尼亚州路易斯堡的西弗吉尼亚州骨科医学院（WVSOM）。他教授过大体解剖学、胚胎学、神经学、组织学、放射学和医学史。其间，他还担任WVSOM生物塑化部门的主任、研究生教学协调员、课程委员会主席、临床解剖学精读选修课程的创建者和负责人，多次主持WVSOM与日本骨科学院和阿特拉斯骨病学院以解剖为主题的学术活动。沃德博士还曾在美国临床解剖学家协会理事会和同一组织的几个学术小组团队中任职。他还是美国解剖学家协会、美国医学史协会和美国兽医解剖学家协会的成员。他持续研究并探索医学生如何有效地学习，特别是对解剖学的学习。在与Bone Clones公司的合作中，沃德博士制作了一系列触诊模型，这些模型能够模拟出解剖结构完整或损伤状态下的触感。他喜欢探索使用视频和其他媒介作为医学教育的补充手段。这些视频可以在YouTube "临床解剖学解释！（Clinical Anatomy Explained！）"中找到。

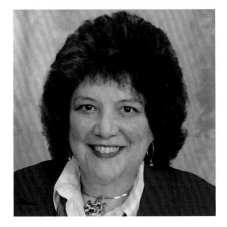

主编助理：苏珊娜·罗斯（Suzanne Rose），医学博士，教育学硕士。于2011年被任命为康涅狄格大学医学院教育高级副院长。在来到康涅狄格大学的1年内，她成功地领导了所在机构，纠正了许多问题，并把教育转变成以团队为基础的协作环境，共同推进创新的课程改革项目。在她来到康涅狄格大学之前，她在西奈山医学院担任了13年的领导职务，包括学术和学生事务副院长、继续医学教育学院副院长和教务副院长。她曾在纽约市康奈尔大学医学院（1996—1997年）担任运动课程和二年级病理生理学课程主任。1990—1996年，她还在匹兹堡大学任教，在那里，她教授二年级学生胃肠病学课程。她在匹兹堡大学和康奈尔大学的胃肠病学专科培训项目中发挥了领导作用。

罗斯博士的临床研究专长是女性盆底功能障碍和胃肠道疾病。她在胃肠病（GI）组织中担任过许多领导职务。她一直积极加入美国胃肠病协会（AGA），并被她的同辈推选为该协会的理事会成员，担任教育委员。她获得了2016年度AGA杰出教育家奖，并由此提出了一种新的持续专业发展模式，即根据从业人员的个人需求进行灵活的、适应性的学习。她还召集了所有GI协会，为GI专科培训创建可信赖的专业活动（EPAs），并在2014年夏天以第一作者的身份在多家期刊发表了文章。除了合作创建AGA教育学院——第一个以促进教学和教育为目的的子专业学院，她目前正在为AGA制订一个未来领袖计划。在此之前，她曾是教育和培训委员会主席、未来趋势委员会成员、GI教学项目委员会成员、提名委员会成员以及基于网络的教育小组委员会成员，她还担任过CME小组委员会主席。2000年，她被选为消化系统疾病周AGA年度研究生课程的联合主任，2017年被选为该课程的主任。她还曾在美国胃肠病学会（ACG）的妇女委员会和教育委员会任职。她编写了许多教育产品，包括幻灯片和基于问题的学习案例，并撰写了一本胃肠道和肝胆病理生理学的教科书。她撰写的第二本关于便秘的书——《便秘：诊断和治疗的实用方法》，于2014年出版。

在医学教育方面，罗斯博士完成了美国医学院校协会（AAMC）东北教育事务组（NEGEA）联合主席的2年任期，并担任美国医学院校协会教育事务组主席。她在课程开发方面有丰富的经验，曾是西奈山临床课程开发的领导者，现在正在领导康涅狄格大学的课程改革。罗斯博士被选为AAMC大学学术医学领导力项目的首席教授。2015年4月，罗斯博士被评为NEGEA杰出服务和领导奖的首任获奖者。

罗斯博士曾在AAMC、AGA、ACG和美国医师学会的会议上发表过演讲。

演讲的主题包罗万象，包括：领导力、指导人、学术进步、课程开发、学生专业精神、胃肠病学教育，以及与女性健康、疾病和运动相关的胃肠病学主题。在医学教育和胃肠道疾病领域，她是许多出版物和学术作品的作者，基于这些学术成就，她于西奈山医学院获得了医学教授（和医学教育教授）的终身教职，经再次审查，也被康涅狄格大学授予了终身教职。

罗斯博士在宾夕法尼亚大学获得俄罗斯语言文学学士学位，随后在宾夕法尼亚大学获得教育学硕士学位。1976年夏天，她在列宁格勒国立大学度过。她在高中教了2年书，在完成哥伦比亚大学学士学位后从事医学行业之前，她是大峡谷的公园护林员。她毕业于位于克利夫兰的凯斯西储大学医学院，是Alpha Omega Alpha的成员，并在凯斯西储大学实习和做住院医师。她的GI专科培训，包括她作为首席研究员的最后一年，都是在克利夫兰诊所完成的。罗斯博士把她的成功归功于她美满的家庭。她正在享受着自己忙碌但总是令人兴奋的分开独居生活，包括她与拉比·肯尼斯·斯特恩（Rabbi Kenneth A.Stern）的通勤婚姻。她和她的丈夫有两个了不起的成年子女，一个是律师扎卡里（Zachary），另一个是高等教育管理专业人士伊莎多拉（Isadora）。罗斯博士的个人兴趣包括旅行、潜水、阅读和收集海龟。

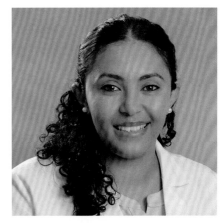

主编助理：弥撒·所罗门（Missale Solomon），医学博士。她目前为德雷克塞尔大学医学院助理教授。她是胃肠病学营养和小肠疾病方向的主任，并在德雷克塞尔成人囊性纤维化中心担任胃肠病学主治医师。她在埃塞俄比亚的季马大学接受医学教育，后来进入德雷克塞尔大学医学院，完成内科住院医师规范化培训和胃肠病学专科培训。2014年获得雀巢营养临床奖学金。她也是囊性纤维化基金会提供的创新胃肠病学专业培训（消化）基金的接受者。所罗门博士的临床实践侧重于胃肠功能障碍相关的营养失调和与囊性纤维化相关的胃肠并发症。她的学术兴趣包括开发以营养为基础的课程，采用协议和标准化的做法，以协助培训未来的住院医生和研究员。所罗门博士和她的丈夫萨姆森（Samson）以及他们的两个孩子住在新泽西州的马尔顿市。

（范骁宇 译　李超丰 校）

我和我尊敬的副主编和主编助理们非常荣幸能够有机会继续优化更新弗兰克·奈特博士（Dr.Frank Netter）的具有非凡教育和精湛艺术价值的经典系列作品。奈特图谱为医学生带来的卓越价值已经有60余年，如今经过修订的更新版将会使得未来几代学生受益。新版的消化系统部分已被改编和更新，内容包括尖端的科学和最先进的内镜图像、病理切片和放射影像，奈特博士经典的图画和影像使医学生和从业人员能够从解剖学、生理学、病理生理学角度更深刻地理解构成完美而实质复杂的消化系统的全部8个部分。

弗兰克·奈特博士一直被视为医学教育领域的标志，他被《周六晚报》（Saturday Evening Post）称为"医学界的米开朗基罗"。他的富有洞察力且形象的医学插图为各阶段试图深刻理解消化系统结构和功能的医学生提供了巨大价值，这在医学教育史上绝无仅有。他将这些事实信息文本与视觉信息结合起来的远见为著作提供了无与伦比的见解。虽然他出生在20世纪初，但与许多现代医学生一样，在成为科学家之前，他起初接受的是艺术教育。遵循母亲的期望，他超越艺术，投身于医学。弗兰克·奈特用他的激情和画笔，以无与伦比的方式展示着科学和医学艺术。与仅能提供结构图像的解剖学课本不同，奈特图谱给疾病的病理生理学带来了难以置信的另一种解读。同样重要的是，他和他的弟子们用图画展现病人如何受疾病之苦的影响，在这方面奈特图谱一直未被其他书籍超越。以卡洛斯·马查多博士（Carlos Machado，MD）为首的艺术家们对消化系统的这3个分册进行修订，在致力于保持奈特图谱画风和价值观的基础上，使各个消化系统插图的科学性和艺术性更具现代感。

对消化系统解剖以及疾病部分的更新采用了一种新方法来表现这个迷人的器官系统的复杂性和综合美感。奈特博士的经典图画被尽可能地保留下来，只

在必要时才进行修改。几十张现代放射学影像和内镜图像已被添加到相关章节中。第1分册和第2分册的第1章都总结了消化系统的共同特征。随后的每一章都关注特定的器官，并阐述正常状态下的解剖结构和生理学、病理学、病理生理学以及疾病的表现和治疗。

每一章都是由致力于教学研究的专家编写的，我有幸在我的职业生涯中与这些杰出的主编助理们合作。在每个案例中，他们都发挥了各自在器官组织系统研究领域的专业知识，展现出了他们对医学教育的责任和素养。他们的知识和见解带来了对疾病机制新的科学理解和新的治疗方法，这将有助于揭示这个庞大而又复杂的器官系统，而这些是其他著作所无法比拟的。在每一章节中，彼得·沃德博士（Dr.Peter Ward）都更新了正常解剖和生理学的每一个细节。他尽可能地保留了奈特博士的原始图片，同时确保文本当中当前专业术语和知识的准确性。

在第1分册，我负责撰写上消化道概述和主要内容。亚利桑那大学菲尼克斯退伍军人医学中心消化内科副主任米歇尔·杨博士（Michele Young，MD）撰写了第一个以器官为中心的章节，来介绍咽部以及食管上部的复杂解剖、生理学和病理生理学特征。这为理解吞咽功能的复杂性提供了新的影像和生理学的见解。戴维·卡兹卡博士（David A.Katzka，MD）是梅奥诊所的著名医学教授，负责修订食管部分，显然，他是全世界这个领域的权威之一。对于在第1版时还未被完全了解但如今是常见病的巴雷特食管和嗜酸细胞性食管炎等疾病的新的认识，本版通过精美的图画很好地给予阐释和讨论。第1分册以亨利·帕克曼博士（Henry Parkman，MD）的章节结尾，他是天普大学著名的胃生理学家和医生。帕克曼博士带来了新的特殊的视角，通过神经生理学和电生理学研究，了解生理和病理状态下的胃功能。

在第2分册的第1章，我回顾了肠道疾病的常规解剖学、生理学和临床特

征。在第2章，弥撒·所罗门博士（Dr.Missale Solomon）出色地撰写了小肠作为主要消化器官的常见病和少见病的治疗。在第3章，现代胃肠病学的著名教育家之一，康涅狄格大学院长苏珊娜·罗斯博士（Suzanne Rose，MD）探讨了结肠部分。

第3分册介绍了肝、胆道和胰腺的正常生理学和病理生理学特征。为了更好地阐述人体内最大的实体器官，密歇根大学杰出的临床医学和科学家格瑞斯·苏博士（Grace Su，MD）精心地修订了关于肝的部分。约翰·马丁博士（John Martin，MD）是梅奥诊所的另一位著名的医学专家，他在第2章带来了很多精彩的胆道现代影像以及许多相关疾病的介绍。第3章，胰腺功能和相关疾病是由匹兹堡大学胃肠病学和肝病学主任戴维·惠特科姆博士（Dr.David Whitcomb）编写的，他是全球胰腺病学领域顶级的科学家和临床医生之一。

我要对所有为这精彩的修订版付出努力且才华横溢的编者表达感激之情。首先也是最重要的，我要感谢的是已故奈特博士为我们提供了最初版本和精彩的图画。我特别要感谢副主编、主编助理及其他编者。我也要感谢那些与出版商合作的杰出的艺术家们，包括吉姆·帕金斯（Jim Per Kins）、蒂芙尼·达文佐（Tiffany DaVanzo）、克里斯汀·维南特·玛泽恩（Kristen Wienandt），尤其是马查多博士，感谢他们的才华和对保留奈特博士绘画的宏伟风格和形象的承诺。我要感谢爱思唯尔的编辑——玛丽贝丝·蒂埃（Marybeth Thiel）和莉丝欧格·雷迪（Elyse O'Grady），感谢她们的专业、耐心和支持。最后，我要感谢我亲爱的妻子40多年来坚定支持我在胃肠病学领域的努力，这一领域让我如此着迷且从未停止挑战自我。

詹姆斯·雷诺兹博士
（James C. Reynolds，MD）

（李超丰　译校）

原著第2分册第1版简介

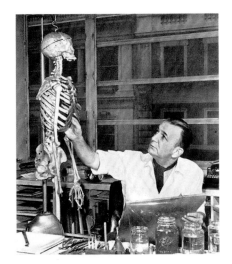

弗兰克·奈特博士
（Frank H. Netter, MD）

根据《CIBA医学图谱全集》（*The CIBA Collection of Medical Illustrations*）的总纲，该书将出版8～10卷，每卷旨在介绍人体各系统的解剖学、病理学和基本生理学。在规划消化系统这一卷时，考虑到其范围，我决定将其分为3个独立的分册进行介绍：第1分册是上消化道，第2分册是下消化道，第3分册是肝、胆管和胰腺。由于种种原因，我没有按顺序编写，而是先编写第3分册，然后再编写第1分册。当肝、胆管和胰腺及上消化道这2个分册完成后，我认为最难的部分已经解决了，因此，当我开始编写下消化道这一分册时，感到如释重负，就像长距离游泳运动员在与强大的水流顽强搏斗后，水流开始向有利的方向转变，尽管疲惫，但运动员也会以相对轻松的心态对待剩下的赛程。所以，请想象一下，当我在下消化道的知识漩涡中疯狂"游动"时，发现在下消化道中"游泳"比在上消化道中更困难时，我是多么懊恼。

幸运的是，在这个过程中，我获得了一个勇敢的"团队"的支持，他们与我一起完成了本分册的第1章。如英国曼彻斯特的米切尔教授（Professor G.A.G.Mitchell）、费城天普大学的约翰·富兰克林·胡贝尔博士（Dr. John Franklin Huber）、费城杰斐逊医学院的尼古拉斯·米歇尔斯博士（Dr.Nicholas A.Michels ）、瑞士巴塞尔大学教授格哈德·沃尔夫·海德格尔（Professor Gerhard Wolf Heidegger），以及洛杉矶退伍军人管理中心的威廉·巴克拉克博士（Dr. William H.Bachrach）。我对他们所给予巨大帮助的感激之情永难忘怀。

此外，我还有幸结交了新的朋友，这些朋友同样让我感到愉快和受益匪浅。其中值得一提的是我与圣保罗（巴西）大学小组——何塞·费尔南德斯·庞特斯博士（Dr.José Fernandes Pontes）、他的兄弟何塞·蒂亚戈·庞特斯博士（Dr.José Thiago Pontes）、米佳·波拉克博士（Dr. Mitja Polak）、达尔·库泰博士（Dr. Daher E.Cutait）和维吉利奥·卡瓦略·平托博士（Dr.Virgilio Carvalho Pinto）的合作。

我尤其要向波拉克博士表示诚挚的谢意，不仅感谢他的编写工作，而且还要感谢他的组织协调工作。圣保罗大学医学院的其他成员也慷慨地贡献了他们的时间和知识，这充分体现了研究小组的合作精神。特别值得一提的是病理学系的马里奥·黑山博士（Dr.Mario R.Montenegro）、寄生虫学系的路易斯·雷伊博士（Dr. Luis Rey）、血液学和细胞学组的费尔南德斯·特谢拉·门德斯博士（Dr.Fernandez Teixeira Mendes）以及细菌学家戈弗雷多·埃莱哈尔德博士（Dr.Godofredo Elejalde）。

通过同巴西团队的合作，我学到了很多关于胃肠道疾病的知识。我也十分钦佩他们的知识和他们丰富的、与时俱进的医学思想。尤其让我敬仰的是他们无私的奉献精神和孜孜不倦的追求精神。

最后，我要感谢庞特斯博士（Dr. Pontes）和他的同事们，他们让我了解了巴西许多美妙的文化和社会特征，特别是它的建筑和音乐将永远留在我最珍贵的记忆中。

在准备先天性畸形和复杂的腹膜解剖等专题时，对发育过程的简短回顾能够帮助理解这些专题的内容。接下来的问题自然是围绕着对正常发育过程进行何种深度的探讨才能够阐明常见畸形的发病原因。克雷林博士（Dr. E.S. Crelin）拥有多年的教学经验，熟知学生和医生的心理，他清楚地知道我们需要哪些与胚胎学相关的内容才能够理解肠道发育及其发育异常。十分难得的是，我们邀请到克雷林博士（Dr. Crelin）作为顾问，他不仅对我们面临的任务感兴趣，而且他的批判性态度让我们在浓缩内容时尽可能避免了重要细节的遗漏。

近几十年来，随着肛肠学科的发展，对肛门直肠区域解剖学有更精确的了解变得尤为重要。旧的解剖学概念既不足以理解该区域的病理，也不足以根据生理学原理改进手术技术。因此，许多人开始对肛门直肠区域进行新的研究，伦敦圣马克医院的研究小组在这方面发挥了重要作用。在美国，纽约市的鲁道夫·戈尔施博士（Dr.Rudolph V.Gorsch）是这项工作的先驱之一，也是这一课题的主要研究者之一，他总是钻研所学知识的实际应用。他的著作，特别是他的经典著作《直肠解剖学》（*Proctologic Anatomy*），对我梳理这部分内容有极大的帮助。我很享受和他一起阐明关于肛门直肠区域、骨盆会阴间隙、括约肌及各种相关结构的最新理念。

在关于小肠和大肠疾病的章节中，如肠扭转、肠套叠和溃疡性结肠炎等完全属于外科专业知识，因此需要相关专家帮助阐述。伦敦圣马克医院杰出的病理学专家卡斯伯特·杜克斯博士（Dr. Cuthbert E.Dukes）向我们推荐了杰出的年轻外科医师洛克哈特·穆梅里博士（Dr.H.E.Lockhart-Mummery），他以启发性思维帮我们从本质上阐述了这部分复杂的内容。

在婴幼儿严重的先天性消化道畸形章节中，同样是在外科专家的帮助下，才能够做出详细的编写。费城儿童医院的埃弗里特·库普博士（Dr.C.Everett Koop）是专注于新生儿急诊手术的专家，在他的指导下，我们较轻松地用插图描述了相关病理生理与手术过程和要点。

当我们谈到"疝气"时，虽然严格来说它是一种腹壁疾病，但我和编辑还是决定用一个专门的章节来讨论它，因为它是重要而又复杂的疾病。这一章节的顾问是阿尔弗雷德·艾森博士（Dr.Alfred H.Iason），他在这方面有着深入的研究和丰富的手术经验，并写了大量文章，他的巨著《疝》（Hernia）广为人知。

事实证明，肠梗阻和急腹症是两个独特的主题，因为它们涉及的领域非常广泛。这两个章节几乎涉及本书所涵盖的所有病症，但需要我们横向地将这些内容进行重新分类，以便于临床医师及学生理解。为了解决这些问题，我请教了我的一位好友，纽约市的塞缪尔·克莱因博士（Dr.Samuel H.Klein）。他丰富的外科经验和知识、敏锐的分析思维和对教学方法的理解非常适合我们目前的任务。为了更好地提炼这部分，克莱因博士邀请来了他的助手亚瑟·奥夫塞斯博士（Dr.Arthur H.Aufses），我们一起完成了188～192页的插图。

阵发性腹膜炎是最近才被认识到的一种疾病。在这个主题上，我很幸运地得到了纽约市谢泼德·西格尔博士（Dr.Sheppard Siegal）的帮助，他在鉴别这一疾病方面很有经验。

一段时间以来，胃肠道生理学家和临床医师一直怀疑回盲部交界处并非纯粹作为瓣膜发挥作用，而是作为生理括约肌或幽门发挥作用。

巴西贝洛奥里藏特米纳斯联邦大学（the University of Minas Gerais，Belo Horizonte，Brazil）的莱伯拉托·迪迪奥博士（Dr.Liberato J.A.Di Dio）提出了更恰当的瓣膜结构及其功能的概念。我和沃尔夫·海德格尔（Wolf Heidegger）教授一起研究这个课题的时候，莱伯拉托·迪·迪奥博士（Dr.Liberato J.A.Di Dio）当时就在纽约，他非常慷慨地向我们解释了他的研究成果，并向我们展示了他的解剖图和照片，以及他关于活体瓣膜功能的精彩动态图片。第52页的插图就是根据他的资料绘制的。

近年来，我们对肠上皮细胞结构的概念认识有了很大的改进。当绘制第50页的插图时，我们需要这一领域的专家的帮助。由于当前对吸收及吸收不良的关注，这一主题尤为重要。因此，我非常感谢马里兰州贝塞斯达国立卫生研究院神经解剖科学实验室的帕雷博士（Dr.S.L.Palay），他亲自对这些细胞进行了最全面的电子显微镜研究，并慷慨地为我贡献了他的时间和知识。

本分册中的一些插图最初是与纽约的雅各布·巴克斯坦博士（Dr.Jacob Buckstein）协商绘制的。这些插图最初以单幅画册的形式发行，后来收录在1948年出版的《CIBA医学图谱全集》中。这些插图出现在第10章的专题1、2、3、6、7、8、25、28和29；第12章的专题16、18、23、30、34、44、45、46和49；第13章的专题4；以及第14章的专题Ⅱ。其中一些原样转载于此，另一些则作了修改。我要感谢巴克斯坦博士对这些专题的帮助。

同样，在关于腹部损伤处理的第13章的专题9～14也是来自其他出版物。我非常感谢迈克尔·德·巴基博士（Dr.Michael E.De Bakey），在他的指导下，这些插图于1945年被创造出来，感谢他修改和订正相关插图和文本。

我还要感谢以下给予慷慨帮助和建议的朋友：罗伯特·诺迪克博士（Dr.Robert A.Nordyke），现就职于夏威夷火奴鲁鲁的斯特劳布诊所，感谢他帮助我规划了在吸收试验中使用放射性同位素的图解（专题22，第11章）；加州凡奈斯的罗伯特·马修斯博士（Dr.Robert J.Matthews），感谢他向我演示了粪便隐血试验（专题24，第11章）；加州洛杉矶市退伍军人管理中心的保罗·麦基索克博士（Dr.Paul K.McKissock），感谢他向我提供了有关肠循环逆转草图的建议（专题1和2，第11章）。

关于涉及腹壁和肠道血管的第9、10章全部专题，我得到了米歇尔斯博士（Dr.Michels）及杰斐逊医学院的医学生保罗·科恩布利斯（Paul Kornblith）和印度马德拉斯医学院的帕德马纳班·西达尔斯博士（Dr.Padmanabhan Siddharth）的大力帮助，后者目前是丹尼尔·鲍格解剖学研究所的一名助教。

在整个项目过程中，有一个人给了我鼓励和激励、忠告和建议，他就是我最亲爱的朋友，这几卷书的编辑——恩斯特·奥本海默博士（Dr.Ernst Oppenheimer），我将永远感谢他。在此，我无法一一列举他给予我的帮助。我只想说，他对工作的投入、对我的信任以及对本书结构和细节的持续关注，对我来说是最大的鼓励。

弗兰克·奈特博士
（Frank H. Netter，MD）

（李超丰　译校）

顾问专家

Julio C. Bai, MD
Chair of Gastroenterology
University of El Salvador
Hospital de Gastroenterología Dr. Carlos Bonorino
  Udaondo
Buenos Aires , Argentina

Brian P. Bosworth, MD
Associate Professor of Medicine
Director , Gastroenterology Fellowship Program
Weill Cornell Medical College
New York Presbyterian Hospital
New York , New York

Marcia Cruz–Correa, MD, PhD
Associate Professor of Medicine and Biochemistry
University of Puerto Rico
Director , Gastrointestinal Oncology Program
University of Puerto Rico Cancer Center
San Juan , Puerto Rico

Juan Andrés de Paula, MD
Chief of the Intestinal Diseases Section
Gastrointestinal Division
Hospital Italiano de Buenos Aires
Associate Professor of Medicine and Physiology
University Institute Hospital Italiano de Buenos
  Aires
Buenos Aires , Argentina

Janusz A. Jankowski, MD, PhD
Consultant Physician
University Hospitals of Coventry and Warwickshire
Honorary Professor
Warwick Medical School, University of Warwick
Coventry , United Kingdom

David Rubin, MD
Joseph B. Kirsner Professor of Medicine
Section Chief , Gastroenterology, Hepatology,
  and Nutrition
Co–Director , Digestive Diseases Center
University of Chicago Medicine and Duchossois
  Center
for Advanced Medicine
Chicago , Illinois

Peter D. Siersema, MD, PhD
Professor of Gastroenterology
Head , Department of Gastroenterology
and Hepatology
University Medical Center Utrecht
Utrecht , The Netherlands

主编

James C. Reynolds, MD
June F. Klinghoffer Distinguished Professor and
 Chair
Department of Medicine
Drexel University College of Medicine
Philadelphia , Pennsylvania
Plates 1-11-1-22, 1-24-1-26

副主编

Peter J. Ward, PhD
Associate Professor of Anatomy
Department of Biomedical Sciences
West Virginia School of Osteopathic Medicine
Lewisburg , West Virginia
Plates 1-1-1-10, 2-1-2-7, 3-1-3-19

主编助理

Suzanne Rose, MD, MSEd
Professor of Medicine
Senior Associate Dean for Education
University of Connecticut School of Medicine
Farmington , Connecticut
Plates 3-20-3-95

Missale Solomon, MD
Assistant Professor of Medicine
Director, Nutrition and Small Bowel Disorders
Drexel University College of Medicine
Philadelphia , Pennsylvania
Plates 2-8-2-33, 2-48-2-76, 2-78-2-83

著者

Eva Alsheik, MD
Assistant Professor of Medicine
Division of Gastroenterology
Drexel University College of Medicine
Hahnemann University Hospital
Philadelphia , Pennsylvania
Plates 2-8, 2-9, 2-78-2-82

Rosemarie Arena, MD
Gastroenterology Fellow
Drexel University College of Medicine
Philadelphia, Pennsylvania
Plate 1-23

Reena V. Chokshi, MD
Assistant Professor of Medicine
Division of Gastroenterology, Hepatology, and
 Nutrition
The University of Texas Health Science Center at
 Houston
Houston, Texas
Plate 3-76 (imaging)

Kevin D. Dieckhaus, MD, FIDSA
Associate Professor of Medicine
Chief, Division of Infectious Diseases
Director of Global Heath and International Studies
University of Connecticut School of Medicine
Farmington, Connecticut
Plates 3-45-3-59

Faripour Forouhar, MD
Professor and Emeritus Chief
Anatomic Pathology Department
University of Connecticut School of Medicine
Farmington, Connecticut
Plates 3-62, 3-66, 3-88 (pathology)

John R. Harrison, PhD
Associate Professor
Director, Human and Virtual Anatomy Laboratories
Department of Craniofacial Sciences
University of Connecticut School of Medicine and
 School of Dental Medicine
Farmington, Connceticut
Plates 3-24-3-29

Marco Molina, MD
Assistant Professor of Radiology
Section Head of Abdominal Imaging and Ultrasound
Department of Radiology
University of Connecticut School of Medicine
Farmington, Connecticut
Plates 3-87 (imaging)

Neilanjan Nandi, MD
Assistant Professor of Medicine
Associate Program Director
Division of Gastroenterology
Drexel University College of Medicine
Hahnemann University Hospital
Philadelphia , Pennsylvania
Plates 2-34-2-47, 2-77

Ajish Pillai, MD
Gastroenterology Fellow
Drexel University College of Medicine
Philadelphia, Pennsylvania
Plates 2-44, 2-46

Christopher Steele, MD, MPH, MS
Resident, Osler Medical Training Program
The Johns Hopkins University School of Medicine
Baltimore, Maryland
Plates 3-20, 3-21, 3-23, 3-61, 3-73-3-85

Christina E. Stevenson, MD, FACS
Assistant Professor of Surgery
University of Connecticut School of Medicine
Farmington, Connecticut
*Plates 3-30-3-34, 3-36-3-44, 3-69-3-72, 3-86,
 3-89-3-93*

Savanna Thor, MD
Gastroenterology Fellow
Drexel University College of Medicine
Philadelphia, Pennsylvania
Plate 2-44

Haleh Vaziri, MD
Assistant Professor of Medicine
Director of Inflammatory Bowel Disease Center
Division of Gastroenterology
University of Connecticut School of Medicine
Farmington, Connecticut
*Plates 3-22, 3-35, 3-60, 3-62-3-68, 3-87, 3-88,
 3-94, 3-95*

Tobias Zuchelli, MD
Gastroenterology Fellow
Drexel University College of Medicine
Philadelphia, Pennsylvania
Plates 2-78-2-82

总目录

第2分册目录

第 1 章

下消化道概述

小肠及大肠的血液供应

小肠及大肠的血液供应变异极多，而且很难进行预判。这些和血管的起源、走行、吻合及分布有关的变异相当常见，并且变异间差异显著，和上腹部脏器血供的介绍相似，常规教材对这些变异的描述常有不足，甚至在许多方面会造成误导。因此，为避免造成切断肠段血供以致坏死并导致穿孔及腹膜炎这样的错误，外科医生应熟知并且精通肠道的整个动脉血供系统。在这部分概述中，我们将回顾有关小肠及大肠最典型的血管分支的模式。在相关脏器的章节中，对可能遇到的复杂变异将会有进一步的阐释。

腹腔内消化道的血液供应几乎全部来自于腹主动脉发出的三个不成对分支。腹腔干是腹主动脉经过膈部稍下方发出的一根大动脉，供应前肠器官（远端食管、胃、肝、胆囊、脾、胰腺、近端十二指肠）。小肠和大肠的血供来自腹主动脉的另外两根不成对分支血管，即肠系膜上动脉和肠系膜下动脉。

肠系膜上动脉在腹腔干稍下方自腹主动脉前壁发出，其发出的分支在与肠系膜下动脉分支汇合前供应中肠器官（远端十二指肠、部分胰腺头部、空肠、回肠、盲肠、阑尾、升结肠、横结肠）。肠系膜上动脉发出的第一级分支之一为中结肠动脉，供应最远端的中肠，即营养横结肠。横结肠的位置是胚胎期肠管在逐渐发育成熟时旋转和极度延伸的残留。在肠系膜上动脉与升结肠的血供汇合时，我们将再次提及这根动脉。

肠系膜上动脉的另一根近端分支是胰十二指肠下动脉。它分为前后两支，包绕胰头的下部。顾名思义，胰十二指肠下动脉还营养远端十二指肠移行为空肠的部分。胰十二指肠下动脉的前后支与腹腔干的两个相邻分支、胰十二指肠上动脉的前后支相吻合。胰十二指肠下动脉还与肠系膜上动脉供应空肠的下一个分叉相吻合。

肠系膜上动脉的一级分支为15～18支空肠动脉和回肠动脉。这些空、回肠动脉位于肠系膜上动脉左侧，走行于肠系膜内，到达空肠和回肠。这些血管走行至由双层腹膜皱襞形成的小肠系膜覆盖处，此位置称为肠系膜根部。在这些血管逐渐靠近小肠的途中，发出分支相互吻合形成一系列襻状结构，又称动脉弓。这些动脉弓确保了小肠的血液营养富足有余，即便有一个区域的血管发生梗死，也不会引起邻近肠段缺血。动脉弓发出直动脉（直小动脉）到达肠管。虽然空、回肠之间没有明显的形态转换，但通过动脉弓和直动脉的形态也能帮助区分二者。空肠通常在毗邻的空肠动脉

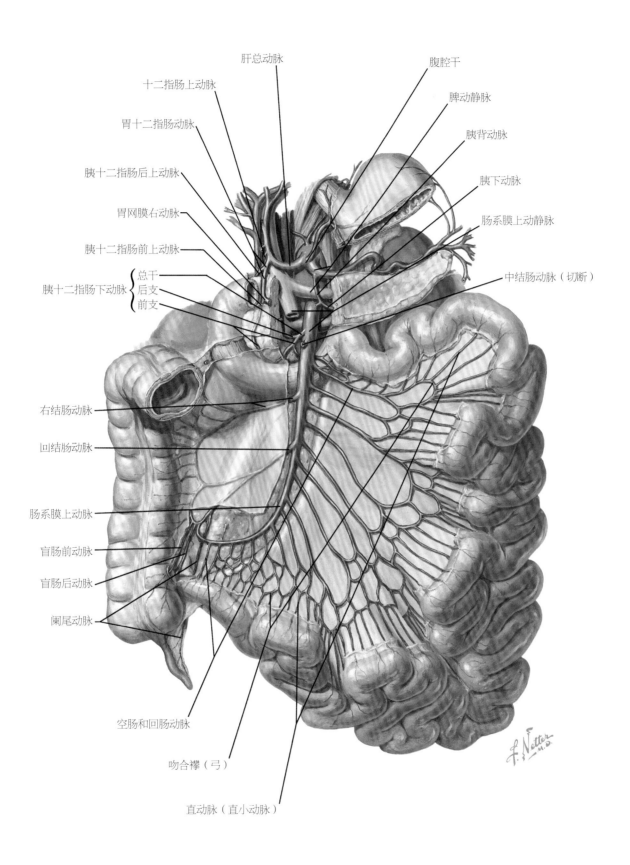

肝总动脉
十二指肠上动脉
胃十二指肠动脉
胰十二指肠后上动脉
胃网膜右动脉
胰十二指肠前上动脉
胰十二指肠下动脉 { 总干 后支 前支 }
腹腔干
脾动静脉
胰背动脉
胰下动脉
肠系膜上动静脉
中结肠动脉（切断）
右结肠动脉
回结肠动脉
肠系膜上动脉
盲肠前动脉
盲肠后动脉
阑尾动脉
空肠和回肠动脉
吻合襻（弓）
直动脉（直小动脉）

小肠及大肠的血液供应（续）

之间只有一级动脉弓，直动脉较长。与之相对，回肠一般有二级以上的动脉弓，直动脉也相对较短。

肠系膜上动脉的右侧分支有回结肠动脉和右结肠动脉。回结肠动脉向右下方走行，并继续分支成为回肠支和结肠支。回肠支与回肠动脉弓相吻合，供应末端回肠。回肠分支一般还同时发出重要的阑尾动脉，阑尾动脉在回肠动脉弓后方走行，进入阑尾系膜，最终到达并营养阑尾本身。在阑尾动脉旁，回结肠动脉的回肠支发出盲肠前动脉和盲肠后动脉，分别向盲肠前后侧供血。在回结肠动脉上方，右结肠动脉由肠系膜上动脉发出，并横向走行至升结肠。它与回结肠动脉的结肠支以及中结肠动脉形成较大的吻合支。吻合支主要通过称为边缘动

脉（Drummond边缘动脉弓）的大动脉形成，它与整个结肠的走行相平行，并接受来自回结肠动脉、右结肠动脉、中结肠动脉、左结肠动脉以及乙状结肠动脉的血供。边缘动脉的意义在于即使某一节段的供血动脉受损，血液依然可以通过边缘动脉到达整个结肠。血液通过从边缘动脉发出的直动脉（直小动脉）供应至结肠。

肠系膜下动脉是供应消化道三条不成对血管中的最后一支。它在左右髂总动脉分叉处上方3～5cm由腹主动脉左前方发出，并迅速发出若干分支，包括左结肠动脉、乙状结肠动脉和直肠上动脉。左结肠动脉横行向左，分出一根升支向结肠左曲方向走行并与中结肠动脉的分支吻合。其余的左结肠动脉主要通过边缘动脉和直动脉为降结肠供血。乙状结肠动脉由

一系列从肠系膜下动脉分支的三到四级动脉组成，在乙状结肠系膜内行进最终到达乙状结肠。乙状结肠动脉的分支形成相互连接的动脉弓，然后发出直动脉进入乙状结肠。通常来说，边缘动脉在乙状结肠系膜内不会以一个独特的结构继续存在。

最后一支肠系膜下动脉的直接分支是直肠上动脉。它与乙状结肠动脉弓交通，同时也有一些特殊分支可供应乙状结肠，称为直肠乙状结肠动脉。当乙状结肠移行成为腹膜后直肠时，乙状结肠系膜消失。当这种转变发生时，直肠上动脉分叉成两条平行于直肠壁的直肠外侧动脉，提供直肠血供。直肠上动脉的这些分支与直肠中动脉（髂内动脉的一个分支）吻合，还有少部分与直肠下动脉（阴部内动脉的一个分支）吻合。

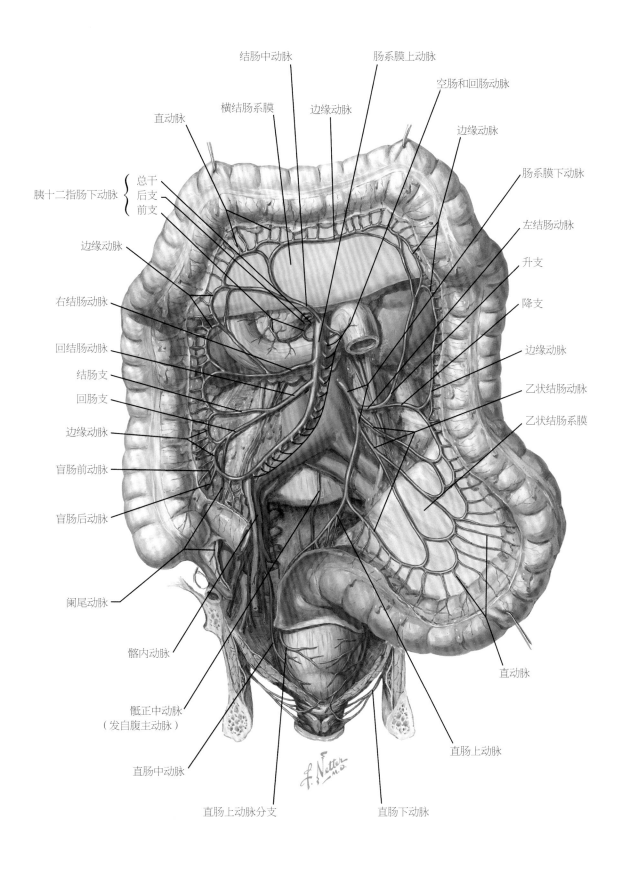

结肠中动脉
肠系膜上动脉
空肠和回肠动脉
横结肠系膜
边缘动脉
直动脉
边缘动脉
肠系膜下动脉

胰十二指肠下动脉 { 总干 / 后支 / 前支

左结肠动脉
升支
降支
边缘动脉
边缘动脉
右结肠动脉
乙状结肠动脉
回结肠动脉
乙状结肠系膜
结肠支
回肠支
边缘动脉
盲肠前动脉
盲肠后动脉

阑尾动脉

直动脉

髂内动脉

骶正中动脉
（发自腹主动脉）

直肠上动脉

直肠中动脉

直肠上动脉分支
直肠下动脉

小肠和大肠静脉引流

小肠和大肠的静脉大部分平行于供应相应脏器的动脉，并具有相同的命名。不过，由于这些静脉最终回流至肝门静脉和肝，因此和动脉的行经路线相比有一些明显的区别。肠系膜上静脉引流中肠器官的回流血液，同时接受来自胰十二指肠下静脉、空肠和回肠静脉、回结肠静脉、右结肠静脉和中结肠静脉的静脉血。这些静脉和由肠系膜上动脉发出的对应同名动脉伴行，而其血流方向则与动脉相反。由于胃网膜右静脉靠近肠系膜上静脉，且没有与腹腔干对应的腹腔静脉，在肠系膜上静脉即将汇入门静脉之前，胃网膜右静脉引流肠系膜上静脉右侧的静脉血。与胃网膜右静脉同名的胃网膜右动脉是腹腔干、肝总动脉

发出的胃十二指肠动脉的一个分支。

空肠和回肠静脉在数量及外形上与和它们对应动脉的血管弓和直动脉相一致。一般而言，小肠静脉位于动脉的右侧，由十二指肠空肠交界处延续至回盲部附近，盲肠前静脉、盲肠后静脉和阑尾静脉在回盲部附近汇合成回结肠静脉。多数情况下，空肠静脉的第一支或第一、二支通过共同血管干或一根单独的血管接收胰十二指肠下静脉的回流静脉血（沿其对应动脉旁走行）。空肠第一部分的静脉回流与对应空肠动脉的变化多端的起源相一致，其回流通常并不经肠系膜上静脉，而是通过胰十二指肠前后血管弓进行回流。胰十二指肠静脉弓与对应的动脉弓分布相一致。胰十二指肠静脉后弓位于动脉弓上方，由一层薄结缔组织覆盖，这层结缔组织是胚胎

期背侧十二指肠系膜的残留。在手术中，松解十二指肠和胰头部即可看到这层结缔组织。

在胰头周围，和动脉弓结构类似，胰十二指肠前上静脉和前下静脉形成前弓，后弓由胰十二指肠后上和后下静脉形成。无论是通过单独的血管还是共用的血管干，胰十二指肠下静脉（包括前静脉和后静脉）主要汇入第一和第二级空肠静脉（约70%）或肠系膜上静脉（约30%）。和动脉走行不同，胰十二指肠后静脉直接在胰头后方汇入门静脉，其汇入点位于胃左静脉汇入门静脉的稍前方。胰十二指肠前上静脉汇入胃网膜右静脉，后者在经过十二指肠第一部后方之后，在胰腺切迹处汇入肠系膜上静脉，肠系膜上静脉则很快与脾静脉汇合，共同汇合成肝门静脉。

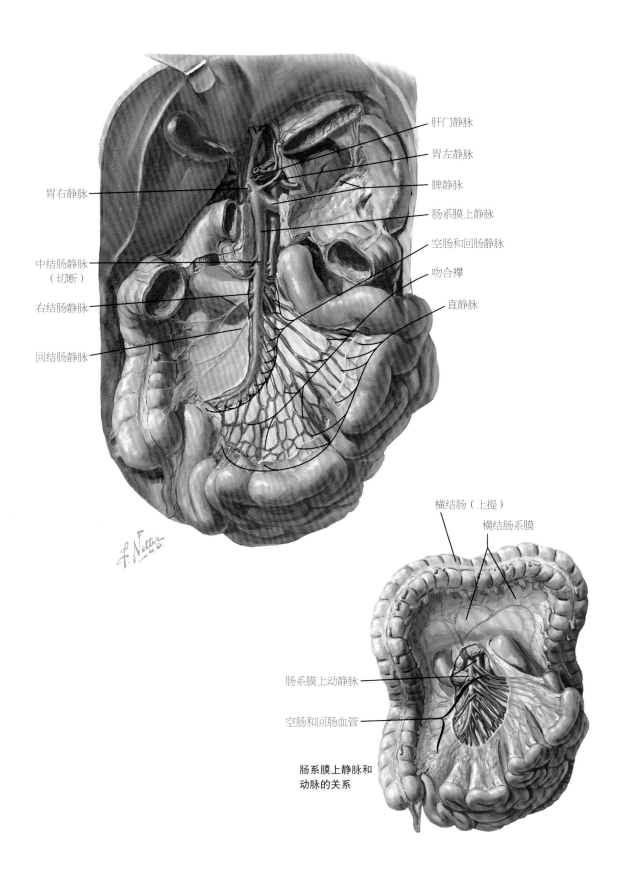

肝门静脉

胃左静脉

脾静脉

肠系膜上静脉

空肠和回肠静脉

吻合襻

直静脉

胃右静脉

中结肠静脉
（切断）

右结肠静脉

回结肠静脉

横结肠（上提）

横结肠系膜

肠系膜上动静脉

空肠和回肠血管

**肠系膜上静脉和
动脉的关系**

小肠和大肠静脉引流 (续)

从末端回肠区域开始，肠系膜上静脉斜行一段距离后向上方直走，常位于伴行动脉的右侧偏前方。这样一来，这两条动静脉形成了一条曲线，并凸向左侧。肠系膜上动静脉都跨过了十二指肠第三部的前方，需要记住这一点，在一些病例中由于肿瘤过度生长或腹壁过于薄弱，可能会使这两根血管压迫十二指肠造成梗阻。

肠系膜下静脉始于直肠上静脉的延续，后者接收来自直肠和肛管上段的血液回流。在肠系膜下静脉一路上行的过程中，收集来自直肠乙状结肠、乙状结肠以及左结肠静脉的静脉血，这些静脉为乙状结肠和降结肠的回流静脉。所有这些静脉支流都和对应的动脉紧密伴行，大部分位于动脉的左侧，它们之间的吻合以及血管弓的形成都和相应的动脉一致。然而，肠系膜下动脉主干在其腹主动脉起源处位于静脉右侧，肠系膜下静脉并不与其平行走行，而是继续上行，接收左半结肠和乙状结肠上部的静脉回流，并与动

脉分离。肠系膜上静脉继续向前上方走行至左侧腰大肌处，十二指肠第四部分的左侧，并延续至胰腺体部的后方，常汇入脾静脉（约占观察病例的38%）。脾静脉转而又与肠系膜上静脉合流（一般距肠系膜下静脉和脾静脉汇合处3~3.5 cm）。肠系膜下静脉有时与肠系膜上静脉汇合（约占29%），也有在肠系膜上静脉及脾静脉结合处合流（约占32%）。在少数情况下，可找到变异的第二条肠系膜下静脉。

脾静脉是由数条扇形静脉汇成的一条粗大血管，自脾门处出现。脾静脉平均长度为15 cm，并且从不像其伴行动脉一样扭曲盘绕。它有许多不同的分布模式，其中包括胃短静脉和脾上极静脉。

由于门脉高压而考虑行门体分流术时，门静脉尤其是其分支的变异尤为重要。因此，在本卷中也应讨论涉及肠系膜上、下静脉的肠道静脉回流系统的变异。胰十二指肠上静脉有时仅有一根血管（约38%），但更多情

况下有两根血管（约50%），其中一个分支止于门静脉，而另一分支则止于肠系膜上静脉。胃网膜静脉与其来源于腹腔干的同名动脉相对应，通常止于肠系膜上静脉（约占观察病例的83%），但有些情况下也会汇入脾静脉末端或门静脉第一部分。胃左静脉也与其从腹腔干分支的对应动脉相一致，可以在脾静脉和肠系膜上静脉结合处上方汇入门静脉循环，但在有些病例中，也发现可以单独直接汇入门静脉，以及可以汇入位于脾静脉及肠系膜上静脉结合处远端的脾静脉内。胃右静脉通常是一根小静脉，一般止于门静脉左右分支分叉处3 cm的范围内，但有时也会汇入肠系膜上静脉的根部，更少见的可汇入胃网膜右静脉的近端或胰十二指肠下静脉。

供应直肠和肛管的静脉是单根的直肠上静脉以及左、右直肠中静脉和左、右直肠下静脉。这些血管与其同名动脉走行一致，但它们回流入两个不同的血流系统。直肠上静脉通过

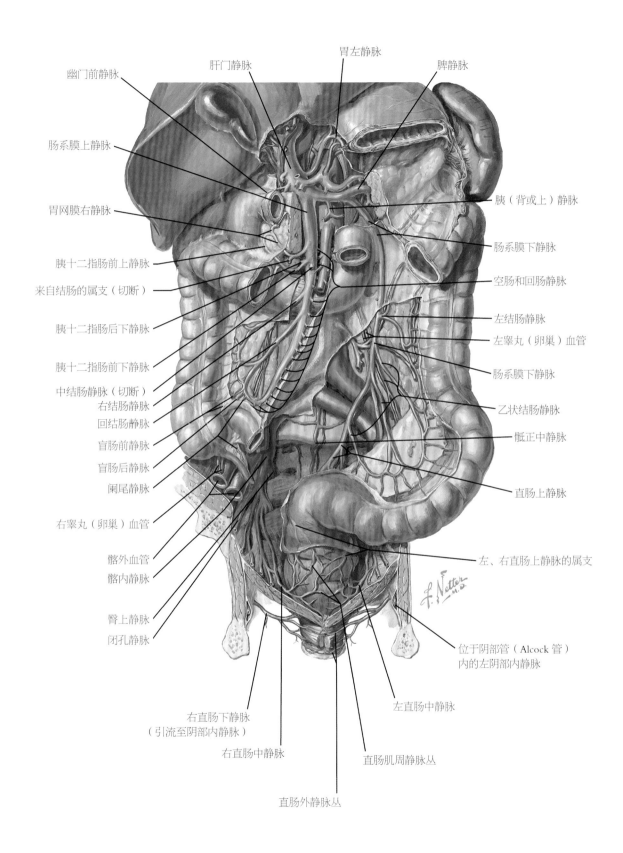

幽门前静脉

肝门静脉

胃左静脉

脾静脉

肠系膜上静脉

胃网膜右静脉

胰（背或上）静脉

胰十二指肠前上静脉

肠系膜下静脉

来自结肠的属支（切断）

空肠和回肠静脉

胰十二指肠后下静脉

左结肠静脉

左睾丸（卵巢）血管

胰十二指肠前下静脉

肠系膜下静脉

中结肠静脉（切断）

乙状结肠静脉

右结肠静脉

回结肠静脉

骶正中静脉

盲肠前静脉

盲肠后静脉

直肠上静脉

阑尾静脉

右睾丸（卵巢）血管

髂外血管

左、右直肠上静脉的属支

髂内静脉

臀上静脉

闭孔静脉

位于阴部管（Alcock 管）内的左阴部内静脉

右直肠下静脉（引流至阴部内静脉）

左直肠中静脉

右直肠中静脉

直肠肌周静脉丛

直肠外静脉丛

小肠和大肠静脉引流（续）

肠系膜下静脉将血液回流入门静脉系统，而直肠中、下静脉则汇入髂内静脉，随后进入髂总静脉，最后流入下腔静脉。其中，直肠下静脉首先汇入阴部内静脉，再进入髂内静脉，之后与直肠中静脉一致。

直肠静脉的分布始于直肠肛管壁上的三个静脉丛。最下部的静脉丛为直肠外静脉丛，位于肛间隙，在皮下组织中包绕邻近肛门外口的下段肛管。直肠内静脉丛位于齿状线上方的直肠黏膜下层内。这两个静脉丛有时被统称为黏膜下静脉丛或黏膜下静脉上、下丛。第三个静脉丛在腹膜折返以下包绕直肠的肌层壁，被称为直肠肌周静脉丛，但有时也被称作直肠外静脉丛，易与上述三个静脉丛中的第

一个相混淆。直肠肌周静脉丛主要从直肠的肌层收集静脉血液回流，该静脉丛的上部引流入直肠上静脉，但是大部分主要经直肠中静脉回流。

直肠内、外静脉丛负责黏膜、黏膜下层以及肛周组织的静脉回流。直肠内静脉丛完全包绕直肠周围，但是绝大多数大小静脉都聚集在直肠柱（又称Morgagni柱）中。直肠内静脉丛扩张导致内痔，而直肠外静脉丛扩张或静脉内血栓形成则导致外痔。直肠内、外静脉丛由肛门内括约肌以及肛梳的致密结缔组织分隔开来，但它们在这些组织中通过细长的血管相互交通。这些交通血管随年龄增长，在大小和数量上都会有所增加，在有痔疮的情况下，交通血管会显得更加粗大。

直肠内、外静脉丛之间的相互交通以及直肠肌周静脉丛构成了直肠

上、下静脉与体静脉、门静脉系统之间的吻合。这种解剖结构的意义在于直肠下静脉、中静脉以及它们的集合静脉阴部内静脉都具有瓣膜，而直肠上静脉却没有这种瓣膜结构，所以当门静脉压力上升（可能是门静脉高压造成的）时，直肠上静脉的循环可能被逆转，门静脉的血流可经直肠静脉丛流入直肠下静脉。这就使门静脉血流经髂内静脉流入体循环。当这种侧支静脉循环进一步发展时，血管容量和压力增高，血管扩张，可能导致内痔和（或）外痔的形成。

在没有门静脉高压的情况下，一方面，由于肛门括约肌痉挛，可能会阻断血液向直肠下静脉的流出，导致外痔。另一方面，当直肠内静脉丛在直肠壁内的分支开口发生变异（扩张和收缩）时，也有可能形成内痔。

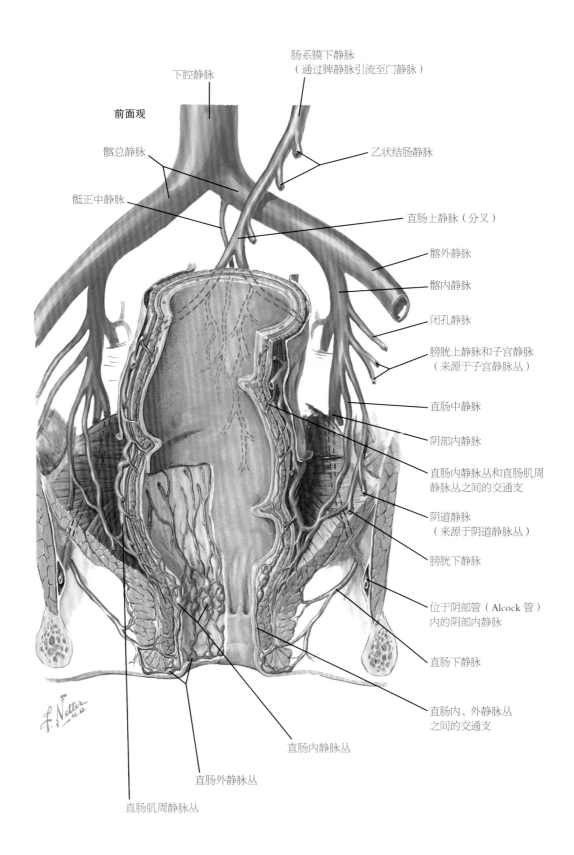

前面观

下腔静脉

肠系膜下静脉
（通过脾静脉引流至门静脉）

髂总静脉

乙状结肠静脉

骶正中静脉

直肠上静脉（分叉）

髂外静脉

髂内静脉

闭孔静脉

膀胱上静脉和子宫静脉
（来源于子宫静脉丛）

直肠中静脉

阴部内静脉

直肠内静脉丛和直肠肌周
静脉丛之间的交通支

阴道静脉
（来源于阴道静脉丛）

膀胱下静脉

位于阴部管（Alcock 管）
内的阴部内静脉

直肠下静脉

直肠内、外静脉丛
之间的交通支

直肠内静脉丛

直肠外静脉丛

直肠肌周静脉丛

小肠和大肠的神经支配

供应小肠和大肠（及其血管）的神经包括内脏运动神经纤维（交感和副交感的传出神经纤维）和内脏感觉神经纤维（传入神经纤维）。尽管神经细胞散布在整个消化道中并能在局部产生激素以保持一定程度的内在肠道动力，但内脏运动神经和内脏感觉神经的活动显著影响着肠道蠕动活跃或是静默。一般来说，交感神经兴奋会使肠道供血受限，并减少肠道活动。相反，副交感神经兴奋则会增加肠蠕动并促进腺体分泌。疼痛或非疼痛的刺激都会通过内脏感觉信号迅速传递至中枢神经系统来调节内脏运动的活跃程度。

虽然内脏运动与内脏感觉系统以复杂、连续的反馈循环进行运作，下丘脑则是有关内脏活动信号通路的源头和终点。下丘脑是中枢神经系统的一个小区域，位于垂体上方，丘脑核的前下侧。它主要通过调节体温、食欲、血流，以及防御反应的程度来调节人体自我平衡的驱动力。它与额叶

皮质的运动前区、扣带回和额叶的眶面有广泛的皮层联系。下丘脑发出轴突到很多结构，对本章而言，最重要的是网状结构、迷走神经背核，以及胸髓、腰髓和骶髓的特定区域。网状结构的神经核也投射到迷走神经背核和脊髓，这些都是内脏运动神经（副交感神经和交感神经）产生调节器官的神经冲动的特定位置。稍后我们会回顾这两个系统之间的差异，但首先让我们来看看它们之间的相似之处。

内脏运动神经的活动沿着双神经元链发生。节前神经细胞胞体总是存在于中枢神经系统中，并且它发出轴突到达体内的第二个神经细胞胞体。节前轴突与这个节前神经细胞形成突触，后者发出另一个轴突到达真正被支配的靶组织，如平滑肌或腺细胞。

节前交感神经细胞胞体位于脊髓前后角之间灰质中的中间外侧柱（核团）内，从脊髓的第一胸节向下延伸至第二或第三腰节。特异性支配小肠和大肠的节前交感神经细胞分别出

现在T8～T10（胸髓8～10节段）和T10～L2/L3（胸髓10至腰髓2/3节段）节段的中间外侧柱。来自每个节段中间外侧柱的节前交感神经元通过前细根发出轴突，并聚集形成每个节段的前根。前根和其内部的节前交感神经轴突与后根相连成为脊神经，随后离开椎管并穿过椎间孔。脊神经分裂为前后两支，分别支配背部、躯干和四肢。节前交感神经轴突在短暂地进入脊神经前支后，会形成一个独立结构，即白色交通支，连接附近的纵行神经元串联成交感神经链（即交感干和椎旁神经节）。支配汗腺、竖毛肌以及躯体毛细血管前括约肌的节前交感神经轴突与这些交感神经链中的每一个细胞形成突触；然而，支配小肠和大肠等腹部器官的节前交感神经轴突在穿过这些神经节时并不与之形成突触。这些轴突离开交感神经链成为胸、腰或骶内脏神经。虽然在确切的分支分布中有相当大的变异，但是通常T5～T9的节前交感神经轴突在两

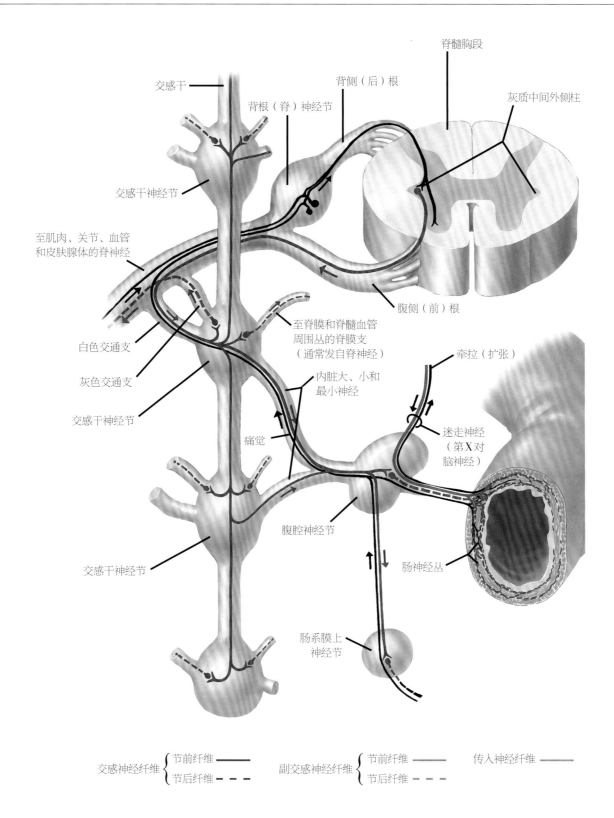

脊髓胸段

背侧（后）根

灰质中间外侧柱

交感干

背根（脊）神经节

交感干神经节

至肌肉、关节、血管
和皮肤腺体的脊神经

腹侧（前）根

白色交通支

至脊膜和脊髓血管
周围丛的脊膜支
（通常发自脊神经）

灰色交通支

内脏大、小和
最小神经

牵拉（扩张）

交感干神经节

迷走神经
（第 X 对
脑神经）

痛觉

交感干神经节

腹腔神经节

肠神经丛

肠系膜上
神经节

| 交感神经纤维 { | 节前纤维 ——— 节后纤维 ----- | 副交感神经纤维 { | 节前纤维 ——— 节后纤维 ----- | 传入神经纤维 ——— |

小肠和大肠的神经支配（续）

侧结合形成胸内脏大神经。同样，T10和T11的轴突融合形成胸内脏小神经，T12轴突形成胸内脏最小神经。这些胸内脏神经在胸椎椎体的两侧向内下方行进，经过膈肌的后部进入腹腔抵达节后神经节。腰内脏神经和骶内脏神经在腰骶部离开交感神经链时并不融合，而是向内侧走行终于各自的神经节。

所有这些内脏神经的目标都是位于腹主动脉和脊柱前方的椎前神经节。每一个椎前神经节都是节后交感神经细胞的集合，并会发出轴突至腹部器官的靶组织内，包括腹腔神经节、主动脉肾神经节、肠系膜上神经节和肠系膜下神经节。在整个肠系膜间丛（位于肠系膜上、下神经节之间）以及位于盆腔的上腹下丛和下腹下丛中还散布有额外的节后交感神经细胞。腹腔神经节发出轴突形成腹腔丛，后者支配前肠器官（食管远端、胃、十二指肠近端、胰腺、脾、肝和胆囊）。同样，左、右两侧的主动脉肾神经节也发出神经纤维形成主动脉

肾丛，支配肾上腺、肾、输尿管近端和生殖腺这些靶器官。肠系膜上、下神经节发出神经纤维形成肠系膜上、下丛，分别支配中肠器官（十二指肠远端、部分胰头、空肠、回肠、盲肠、阑尾、升结肠以及横结肠）和后肠器官（降结肠、乙状结肠和直肠）。肠系膜间丛连接肠系膜上、下神经节，由通过后两者之间的内脏传入轴突以及发出节前交感神经轴突支配腹腔脏器的腰内脏神经组成。节后交感神经细胞可在肠系膜间丛内找到。肠系膜下神经节继续向下延伸为上腹下丛。它与肠系膜间丛类似，但同时带有大量节前副交感神经轴突。上腹下丛向下延伸分为两束，即左右腹下神经，通过真骨盆并终于左右下腹下丛。下腹下丛由来自骶内脏神经的节前交感神经轴突、节后交感神经细胞胞体、节前副交感神经轴突和内脏感觉轴突组成。它缠绕在盆腔器官周围，也被认为具有如直肠丛、膀胱丛、前列腺丛、阴道丛和子宫丛的神

经亚丛。

尽管靶器官有所不同，但内脏交感神经往往遵循一定的规律。胸内脏大神经发出节前交感神经轴突与腹腔神经节和肠系膜上神经节中的节后神经细胞形成突触。因此，它们支配前肠和中肠器官。胸内脏小神经发出节前交感神经轴突与主动脉肾神经节和肠系膜上神经节中的节后神经细胞形成突触。因此，它们支配中肠器官、性腺组织以及肾相关组织。腰内脏神经形成肠系膜上、下神经节，以及肠系膜间丛和上腹下丛。因此，腰内脏神经支配中肠和后肠器官，并可能支配其他盆腔器官。骶内脏神经中的节前交感神经轴突从交感神经链中发出并进入下腹下丛。它们会与节后神经细胞在下腹下丛内形成突触，或上行至上腹下丛再与之形成突触。骶内脏神经发出节后交感神经轴突支配远端直肠和其他盆腔脏器。

关于副交感神经传出活动，起源于下丘脑前区的下行纤维与延髓迷走

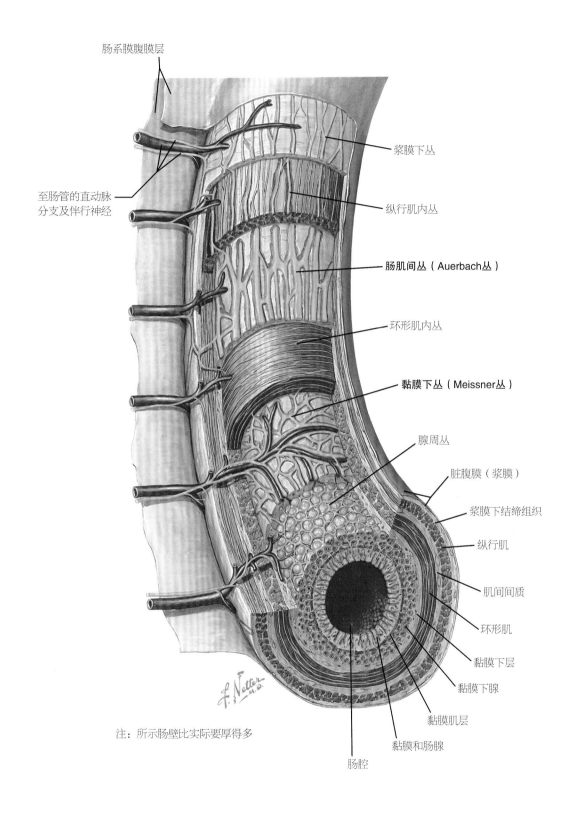

肠系膜腹膜层

浆膜下丛

至肠管的直动脉
分支及伴行神经

纵行肌内丛

肠肌间丛（Auerbach丛）

环形肌内丛

黏膜下丛（Meissner丛）

腺周丛

脏腹膜（浆膜）

浆膜下结缔组织

纵行肌

肌间间质

环形肌

黏膜下层

黏膜下腺

黏膜肌层

黏膜和肠腺

肠腔

注：所示肠壁比实际要厚得多

小肠和大肠的神经支配（续）

神经背核以及骶髓第二至第四节段中的神经细胞形成突触。迷走神经背核向左右迷走神经发出节前副交感神经轴突，迷走神经穿过颈静脉孔支配胸部和腹盆部脏器。有关迷走神经在胸部的作用和功能我们不在此展开，但左、右迷走神经与食管关系密切，并相互交织形成迷走神经前后干，并沿食管穿过膈肌进入腹腔。迷走神经前干走行于胃前壁，穿过肝胃韧带，支配部分肝和胆囊。当神经干到达靶器官时，与其壁内的节后副交感神经细胞形成突触。迷走神经后干则自食管向更后方走行，进入附近的腹腔神经节。与进入腹腔神经节的节前交感神经轴突不同，节前副交感神经轴突并不在那里形成突触，而是穿过神经节进入腹腔丛。这些轴突与其旁来自腹腔神经节的节后交感神经轴突和内脏感觉神经轴突一起，自腹腔丛沿着腹腔干的分支走行至前肠器官。一旦腹腔丛到达前肠器官，其内的节前副交

感神经轴突与器官壁内的节后副交感神经细胞即形成突触。

来自迷走神经后干的节前副交感神经轴突同样通过腹腔神经节向下走行到达主动脉肾神经节和肠系膜上神经节。如前所述，节前副交感神经轴突在这些神经节中不形成突触，而是加入主动脉肾丛和肠系膜上丛，跟随主动脉的分支血管到达每个靶器官。对于肠道而言，来自迷走神经后干的节前副交感神经轴突通过肠系膜上神经节，在肠系膜上丛内加入节后交感神经和内脏感觉神经轴突。肠系膜上丛在肠系膜内沿肠系膜上动脉分支走行，以每个分支动脉为名进一步分为神经亚丛：胰十二指肠下丛、中结肠丛、空肠丛、回肠丛、回结肠丛、阑尾丛和右结肠丛，并支配以对应动脉供血的相应器官。节前副交感神经轴突与一系列散布在器官壁上的节后副交感神经细胞胞体形成突触。这些神经细胞组成了肠神经系统。

迷走神经供应节前副交感神经轴突以支配胸部、前肠和中肠结构，但后肠和其他盆腔脏器则接受来自位于骶髓内神经细胞的节前副交感神经轴突支配。这些神经细胞通过前细根、前根、脊神经和S2~S4水平的前支投射轴突。前支出骶前孔时，节前副交感神经轴突即成为盆内脏神经，并加入邻近的左右下腹下丛。这些轴突中的一部分与附近的或是盆腔脏器（远端结肠、直肠、膀胱以及内外生殖器官）壁内微小神经节形成突触，带去内脏运动、血管舒张和腺体分泌的神经冲动。这些节前副交感神经轴突行经下腹下丛，与盆腔器官和远端直肠中的节后神经细胞形成突触。它们也可以通过左右腹下神经上行到达上腹下丛，随后到达肠系膜下神经节。节前副交感神经轴突穿过肠系膜下神经节而不形成突触，与节后交感神经轴突和内脏传入神经轴突一起加入肠系膜下丛。肠系膜下丛循肠系膜下动脉

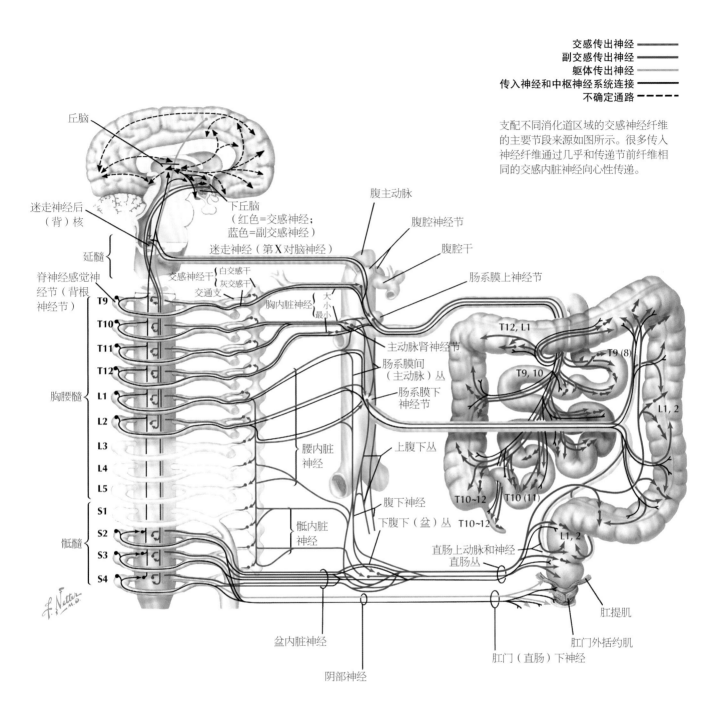

支配不同消化道区域的交感神经纤维的主要节段来源如图所示。很多传入神经纤维通过几乎和传递节前纤维相同的交感内脏神经向心性传递。

小肠和大肠的神经支配（续）

的分支走行，根据分支动脉伴行的轴突发出左结肠丛、乙状结肠丛、直肠上丛。节前副交感神经轴突与一系列散布在器官壁上的节后副交感神经细胞胞体形成突触。这些神经细胞组成了肠神经系统，而这些神经节细胞的轴突成为节后副交感神经轴突，其与神经丛内的节后交感神经轴突一起，支配肠壁的平滑肌，供应肠道的血管，以及肠道腺体。

肠神经系统自食管至直肠，延伸至整个消化道。这个神经丛由通过神经纤维网络相互连接的小群神经细胞组成，并被细分为肠肌丛（Auerbach丛）和黏膜下丛（Meissner丛）。肠肌丛位于外肌层的纵行肌和环形肌之间。主丛发出神经纤维，形成精细的二级神经丛，甚至更为精细的三级神经丛，并在肌层内、相邻肌层间都交织成网。来自纵行肌内丛的一些神经纤维进入浆膜下组织，形成薄薄的浆膜下丛。黏膜下丛位于黏膜下层和肌层的交界处。它也被细分为表层和

深层。深层的神经纤维进入黏膜，并在黏膜内形成精细的腺周丛。从肠神经系统中每个亚丛的命名可知其部位和组织学表现。这些区别多少有些武断，因为肠神经系统的各个部分是相互联系的，形成了一个极其复杂的自我调节网络。交感兴奋往往会使肠神经系统限制血液供应并减缓消化道的活动。相反，副交感兴奋一般则会增加平滑肌收缩和蠕动，同时增加消化道内的腺体分泌。

与小肠和大肠相关的内脏感觉活动分为两大类，即内脏痛和正常的内脏反射性刺激。肠道对普通的触觉、疼痛和热刺激不敏感，但是它们对牵拉、缺血和化学刺激会产生内脏痛。内脏痛觉神经轴突的游离神经末梢从肠道延伸并逆行加入与其血供相关的神经丛。例如，空肠的内脏痛觉通过沿空肠丛和肠系膜上丛行进的轴突带回中枢神经系统。随后，内脏痛觉神经纤维沿着靶器官的交感神经分布逆行。因此，在空肠产生内脏痛的

情况下，当轴突离开肠系膜上丛后，继续沿着胸内脏大神经或胸内脏小神经通过交感神经链、白色交通支、前支和脊神经行进。此时，起传入功能的轴突沿后根到达脊髓。在到达脊髓之前，轴突会遇到它的神经细胞胞体（但不形成突触）。这些内脏感觉神经轴突的神经细胞胞体位于神经节后（背）根。由于这些神经细胞是假单极性的，它们的轴突从靶组织延伸到达胞体，同时也在近端到达脊髓灰质后角。

来自小肠和大肠的非疼痛反射性刺激沿着相应器官的副交感神经分布逆行传递。出于这个原因，一个刺激可以有两条传递通路。前肠和中肠器官通过迷走神经接受节前副交感神经的支配；因此，这些器官的反射性内脏传入神经在上行至脑干并投射至孤束核下方的过程中，组成了迷走神经的大部。这些轴突的细胞胞体位于迷走神经下神经节，毗邻迷走神经离开左右颈静脉孔的位置。后肠器官接受来自盆内脏神经的输入而非来自

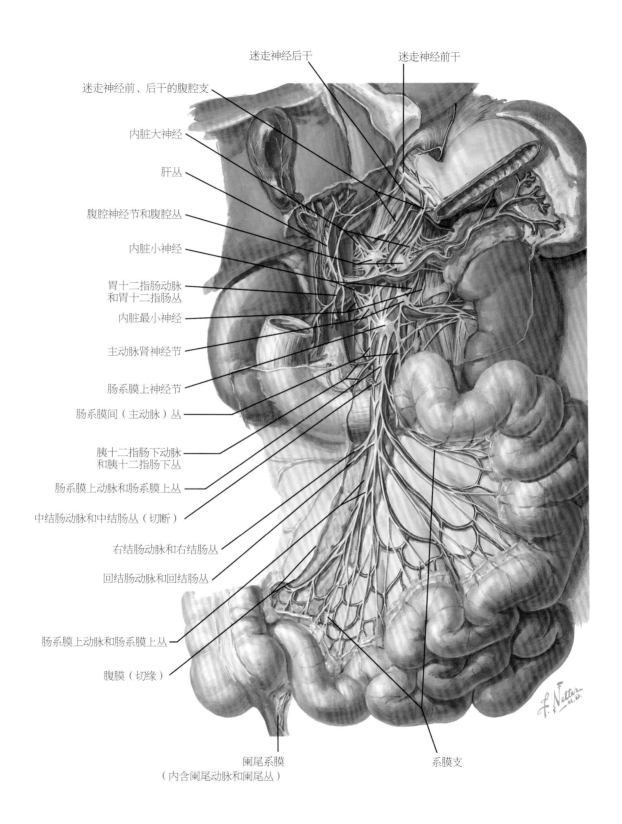

迷走神经后干

迷走神经前干

迷走神经前、后干的腹腔支

内脏大神经

肝丛

腹腔神经节和腹腔丛

内脏小神经

胃十二指肠动脉
和胃十二指肠丛

内脏最小神经

主动脉肾神经节

肠系膜上神经节

肠系膜间（主动脉）丛

胰十二指肠下动脉
和胰十二指肠下丛

肠系膜上动脉和肠系膜上丛

中结肠动脉和中结肠丛（切断）

右结肠动脉和右结肠丛

回结肠动脉和回结肠丛

肠系膜上动脉和肠系膜上丛

腹膜（切缘）

阑尾系膜
（内含阑尾动脉和阑尾丛）

系膜支

小肠和大肠的神经支配（续）

迷走神经的副交感神经输入。所以在这种情况下，反射性传入信号从后肠沿肠系膜下丛、上腹下丛、左右腹下神经、左右下腹下丛、盆内脏神经、S2～S4前支、S2～S4脊神经、S2～S4后支，最后投射至骶髓。如前所述，这些传入神经轴突的细胞胞体位于S2～S4的后根神经节，其较小的近端延伸部分投射至骶髓后角。

完全被腹膜覆盖的腹盆腔脏器是这种神经传输模式的一个例外。在这些器官中（远端直肠、膀胱下部、子宫下部、子宫颈、前列腺和精囊），内脏疼痛和正常反射性刺激都会沿着副交感神经信号通路回到骶髓。一旦进入脊髓，中枢神经系统中确切的内脏传入路线非常复杂。

有证据表明，这些通路的传输方式与躯体感觉传输通路类似。一些通过后根进入脊髓的内脏神经轴突与后角邻近轴突入口的细胞形成突触，这些神经冲动优先经前外侧区附近的或与前外侧区相混的神经束上传。其他神经纤维经由后侧白柱上行，并可能在脑干中继续上行接力。这些内脏传入神经纤维中的一部分以及孤束核的非疼痛性反射输入，可以与躯体感觉神经纤维一起传递至丘脑，并向前传递到中央后回。其他神经纤维在下丘脑中形成突触，从起始纤维投射到额叶皮层、眶面和扣带回的运动前区。实际上，许多这些下丘脑皮质的连接是通过丘脑的前核和内侧核中继传递的。下丘脑在内脏传入通路中扮演的角色可能与丘脑对应在躯体感觉中的作用相同（为表明下丘脑皮层及皮质下丘脑的连接遵循相似的路线，代表这些路径的指示线在两端都有箭头）。

最后要提到的一点是，肛门直肠移行区的神经支配结合了直肠自主神经和肛门及会阴躯体神经的特点。该区域由肛门凹发育而成，皮肤和周围中胚层与发育中的后肠相交形成反折内陷，当两个区域之间的膜性结构破裂时便形成一个连续的管道结构。这两个部分保留了各自独特的上皮、神经支配和血液供应，并在肛梳区域骤然移行。被腹膜覆盖的直肠部分由来自肠系膜下神经节及神经丛的节后交感神经轴突，以及与直肠壁上、肠肌丛、黏膜下丛内的节后神经细胞形成突触的节前副交感神经轴突二者进行支配。这些神经丛支配直肠和肛门内括约肌的不随意平滑肌。它们在肛门区域向下变细，在肛管的括约肌间沟（Hilton白线）以下完全消失。属于随意肌的肛门外括约肌主要由直肠下神经的躯体支和阴部神经的躯体支支配。这些神经同样将躯体感觉神经轴突带至肛管区域。因此，齿状线下方的神经支配与会阴部皮肤类似，对触觉、疼痛和温度刺激非常敏感，而肛管上段对这些刺激几乎无反应，但很容易对牵拉和缺血产生反应。从实际的角度来看，这样的神经解剖解释了为什么肛裂会引起剧烈疼痛，以及为什么在对内痔行注射治疗时，对针头刺入黏膜几乎没有感觉。

（译者：陈天音）

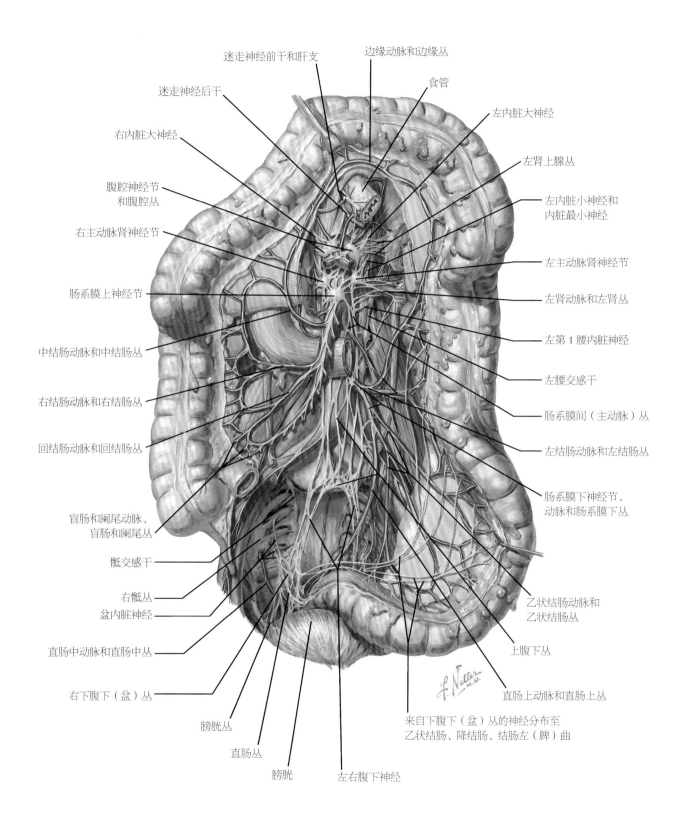

迷走神经前干和肝支
边缘动脉和边缘丛
迷走神经后干
食管
右内脏大神经
左内脏大神经
腹腔神经节和腹腔丛
左肾上腺丛
右主动脉肾神经节
左内脏小神经和内脏最小神经
肠系膜上神经节
左主动脉肾神经节
左肾动脉和左肾丛
中结肠动脉和中结肠丛
左第 1 腰内脏神经
右结肠动脉和右结肠丛
左腰交感干
回结肠动脉和回结肠丛
肠系膜间（主动脉）丛
左结肠动脉和左结肠丛
盲肠和阑尾动脉、盲肠和阑尾丛
肠系膜下神经节、动脉和肠系膜下丛
骶交感干
右骶丛
盆内脏神经
乙状结肠动脉和乙状结肠丛
直肠中动脉和直肠中丛
上腹下丛
右下腹下（盆）丛
直肠上动脉和直肠上丛
膀胱丛
来自下腹下（盆）丛的神经分布至乙状结肠、降结肠、结肠左（脾）曲
直肠丛
膀胱
左右腹下神经

小肠和大肠的分泌、消化和吸收功能

食物暴露在肠腔内的复杂酶促反应的目的是为营养物质转移到生物体内并用于机体合成做准备。消化系统的管腔是消化道管壁所包围的空间，原则上属于体外，消化产物进入肠道并通过肠壁进入循环的过程分别称为分泌和吸收。小肠黏膜排列着与分泌和吸收有关的细胞：黏液分泌细胞、神经内分泌细胞和免疫活性细胞。肠道功能的效率令人难以置信，大约8L液体进入小肠，只有100～200ml从直肠排出，效率超过98%。在疾病状态下，大肠和小肠吸收更多的液体，有时甚至超过每天25L。相反，在分泌功能失调和感染时，腹泻导致大量液体和电解质的丢失，可能会迅速造成威胁生命的脱水。

分泌

十二指肠腺的分泌物是碱性、淡黄色黏稠的液体，富含碳酸氢盐，还含有黏液。其主要功能是保护近端十二指肠免受酸性胃内容物的腐蚀作用。虽然随着营养物质进入空肠和回肠，吸收相对分泌逐渐增加，上皮细胞、杯状细胞和黏膜下腺仍然持续分泌。由此产生的肠腔内容物，或称为肠液，不断与黏液、胆汁和富含消化酶的胰液混合。肠分泌物含有各种各样的消化酶，即肽酶、核酸酶、核苷酶、磷酸酶、脂肪酶、麦芽糖酶、蔗糖酶和乳糖酶。刷状缘肠激酶对于激活胰腺分泌的酶原的级联反应是必不可少的，包括胰蛋白酶原到胰蛋白酶的级联反应和糜蛋白酶原到糜蛋白酶

的级联反应。即使胰腺完全切除的患者也可以进行消化，表明刷状缘和肠道分泌的消化酶十分重要。小肠的运动由副交感神经、肠神经和局部（旁分泌激素）和全身（最值得注意的是胆囊收缩素和促胰液素）作用的一系列肠道激素支配。这些神经和激素的反射由酸和营养物质的存在，以及胃和小肠的膨胀所激活。当营养物质，尤其是脂肪和必需氨基酸到达远端小肠时，这些反射就会减慢。在远端小肠，脂肪和必需氨基酸通过神经机制和激素（包括肽YY和胰高血糖素样肽-1）激活所谓的回肠制动。在整个消化过程中，肠隐窝和绒毛上的上皮细胞分泌黏液，以确保足够的润滑和对表面上皮细胞的保护。

当受到机械或化学刺激时，结肠上皮也会分泌黏液。结肠上皮还分泌富含钾的碱性液体，当粪便流通过脱水过程变成固体时，钾被交换成钠。

消化

正常饮食包括水溶性或脂溶性的碳水化合物、核酸和蛋白质等大分子营养物质，也包括矿物质、维生素和其他微量元素。每一种都需要特定的、独特的消化途径来为吸收做准备。

蛋白质的消化通过胃肽酶、一系列刷状缘酶和胰腺分泌的酶进行。主要的胃肽酶是胃蛋白酶，但凝乳酶在酸性环境中也是有活性的。主细胞分泌无活性的胃蛋白酶原，被胃酸激活成为胃蛋白酶。胰液含有丰富的蛋白质，组成了12种不同的酶和辅因子

的20多种异构体，其中大部分是蛋白酶。所有的蛋白酶都以非活性酶（酶原）的方式分泌，磷脂酶和脂肪酶也是如此。每种蛋白酶的蛋白水解作用具有高度特异性，每种酶产生一种或多种催化活性化合物，作用于蛋白质分子或降解产物的特定连接。根据功能，蛋白酶通常被分组为外肽酶或肽链内切酶。胰蛋白酶原被刷状缘酶肠激酶激活成为其活性形式，胰蛋白酶反过来激活其他酶。胰蛋白酶、糜蛋白酶、羧肽酶和肠氨肽酶仅作用于含有游离氨基的多肽或肽链。二肽酶仅作用于二肽。肽在消化道腔内被消化，扩散到上皮表面，被许多膜结合肽酶继续消化。这种蛋白水解的级联分解作用将原始大分子蛋白质分解为基本成分，即26种氨基酸、二肽或三肽，以备吸收。

消化核蛋白时，胰腺提供核酸酶、核糖核酸酶、脱氧核糖核酸酶和其他特异性水解核苷的物质，核苷即戊糖或脱氧戊糖与嘌呤和嘧啶碱基结合。肠还分泌核酸酶，特别是磷酸酶，分解核苷酸（核苷的磷酸酯）。

膳食碳水化合物可由单糖（如葡萄糖和果糖）、二糖（如乳糖和蔗糖）或多糖组成。因此，碳水化合物消化的过程主要涉及将多糖和寡糖通过酶切形成单糖。多糖包括淀粉、糖原和纤维，如纤维素、树胶和果胶。在人体营养中，最重要的碳水化合物是淀粉，它是植物中作为能量储存的多糖，特别是谷类、根和块茎。动物中的对应物是糖原，另一种储存在肌

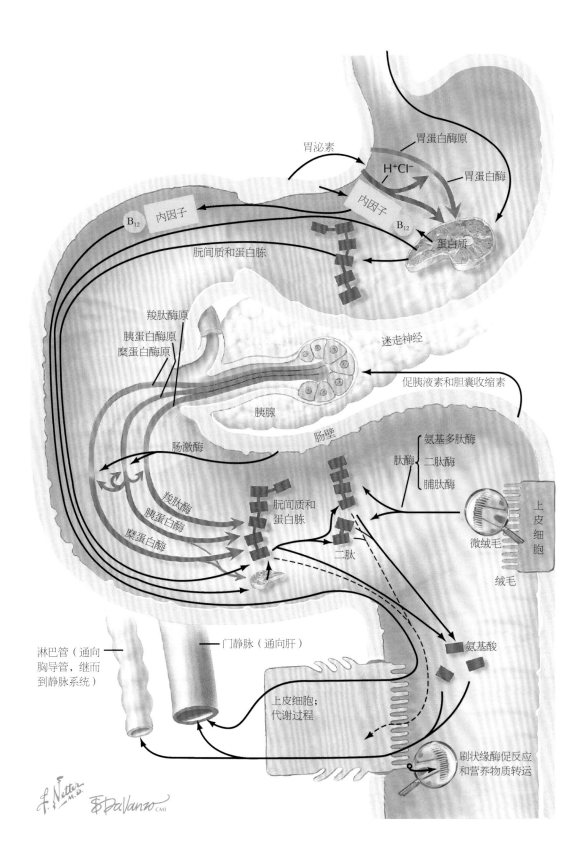

胃泌素

胃蛋白酶原

H^+Cl^-

胃蛋白酶

内因子

内因子

B_{12}

B_{12}

蛋白质

朊间质和蛋白胨

羧肽酶原

胰蛋白酶原
糜蛋白酶原

迷走神经

促胰液素和胆囊收缩素

胰腺

肠壁

肠激酶

氨基多肽酶
二肽酶
脯肽酶

肽酶

羧肽酶
胰蛋白酶
糜蛋白酶

朊间质和
蛋白胨

二肽

微绒毛

上皮细胞

绒毛

淋巴管（通向
胸导管，继而
到静脉系统）

门静脉（通向肝）

氨基酸

上皮细胞；
代谢过程

刷状缘酶促反应
和营养物质转运

小肠和大肠的分泌、消化和吸收功能（续）

肉和肝的多糖。在淀粉和糖原中，大量己糖（单糖）连接在一起，形成分子的直链或支链。这些分子之间的连接是不同的，需要生物体中多种特定的活性酶来打开。

淀粉分解酶称为淀粉酶，由胰腺分泌，少量由唾液腺分泌。碳水化合物的消化从口腔中唾液淀粉酶的作用开始。由于唾液淀粉酶在胃中被胃酸灭活，主要作用于食物的外部。一旦到达胃部并且胃酸已经渗透食物，碳水化合物的消化就减慢或停止，直到食物到达十二指肠。在十二指肠中，碳水化合物被更有效的酶 α-淀粉酶和 β-淀粉酶所作用，这两种酶在胰腺中合成并以其活性形式分泌。淀粉酶的作用产生二糖麦芽糖和称为糊精的多糖片段，糊精不能被淀粉酶进一步消化。因此，除了在婴儿期胰腺的分泌功能尚未发育成熟外，淀粉降解为二糖麦芽糖和单糖葡萄糖的过程在十二指肠下部以及在空肠和回肠中完成。麦芽糖分解成两个葡萄糖分子是由肠腺形成的酶——麦芽糖酶催化的。二糖主要通过肠刷状缘酶消化，如蔗糖-异麦芽糖酶，其将蔗糖（普通食用糖）转化成葡萄糖分子和果糖分子以及乳糖酶-根皮苷水解酶将乳糖（牛奶中的糖）转化成葡萄糖和半乳糖。其他刷状缘二糖酶包括葡萄糖淀粉酶和海藻糖酶。因此，最终产物是肠上皮

细胞可以吸收的简单的单糖。

在人体中纤维素不能被消化，因为与一些动物相比，人类缺乏能够分解纤维素特定键的酶。人类结肠微生物菌群的酶可作用于纤维素和到达远端肠的未消化的淀粉。微生物群的作用产生高渗性物质，吸收液体进入肠腔并通过发酵产生气体。两者都导致肠道膨胀，增加结肠动力；当膨胀过度时，会导致腹胀等不适。

脂质通常被描述为脂肪，包括很多异质分子。该术语包括甘油三酯、磷脂、胆固醇、类固醇和脂溶性维生素。从膳食的角度来看，甘油三酯由于其高能量价值而具有重要的意义。无论植物来源（不饱和）还是动物来源（主要是饱和），甘油三酯都是甘油和脂肪酸的酯。这些酯被命名为甘油三酯，因为甘油的三个羟基与饱和或不饱和有机酸（如棕榈酸、硬脂酸、油酸或亚油酸）的羧基（决定酸性质的基团）以酯键结合。术语"中性脂肪"也被用来描述这些重要的营养物质，因为没有游离的酸性基团。在含水环境中，脂肪彼此相邻的疏水基团排列在一起，其极性基团面向周围的水。这种排列产生双层或微团。非极性脂质聚集在这些微团的内部。进一步消化脂肪需要通路接触微团内部的这些分子。胆盐和辅脂酶是形成接触通路的重要因素。甘油三酯通

过酯键的水解被消化成甘油和各种脂肪酸。脂肪分解是分阶段发生的，即甘油三酯首先失去三个酸分子中的一个，留下一个甘油二酯（即只含有两个酸分子的甘油酯），然后将其水解成只有一个酸分子的甘油单酯。

甘油三酯和磷脂的水解分别由唾液腺、胃、胰腺和肠腺分泌的脂肪酶和磷脂酶完成。少量的脂肪在胃中被来自唾液的舌脂肪酶和来自胃主细胞的胃脂肪酶消化。与中性环境中起作用的其他脂肪酶不同，胃脂肪酶可以在酸性环境中起作用。在大多数成年人中，这种胃脂肪酶的意义有限，但在胰腺功能不全患者中它非常重要，对于婴儿能够水解高度乳化的牛奶脂肪也很重要。胰腺是碳酸氢盐的主要来源，用来中和胃酸并激活脂肪酶活性。胰腺也是辅脂酶的来源，它在水、胆盐和脂质界面上作为辅因子发挥促进脂解的重要作用。胰腺分泌的酶原被胰蛋白酶激活产生磷脂酶A来分解磷脂，产生甘油、脂肪酸、磷酸盐和特定磷脂（胆碱、丝氨酸、肌醇或乙醇胺）。与参与蛋白质和碳水化合物消化的酶（其对某些化合物或化学定义明确的基团或键作用具有高度特异性）不同，动物或植物来源的脂肪酶的作用特异性很低。

在十二指肠下部，脂肪与胆汁混合并分散成细乳糜。负责这种作用的

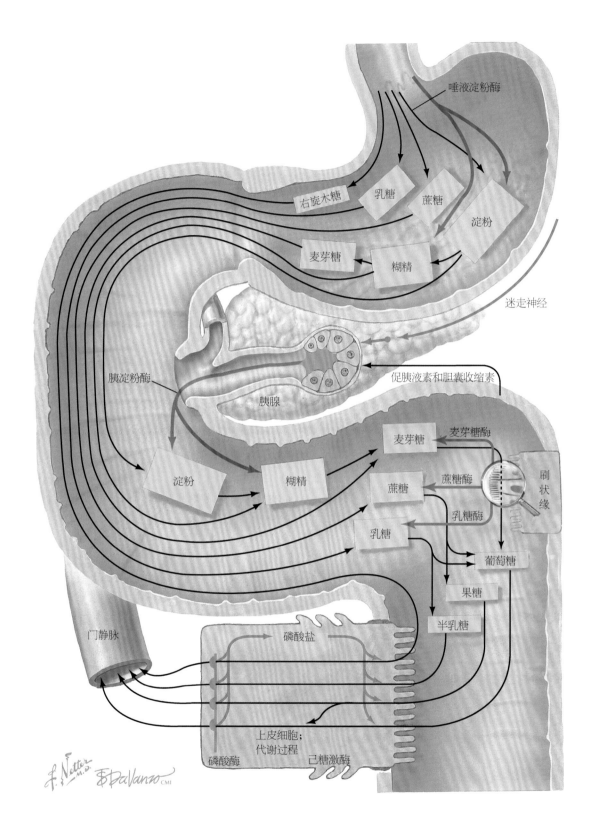

唾液淀粉酶

右旋木糖　乳糖　蔗糖

淀粉

麦芽糖　糊精

迷走神经

胰淀粉酶

促胰液素和胆囊收缩素

胰腺

麦芽糖　麦芽糖酶

蔗糖酶

蔗糖

乳糖酶

刷状缘

乳糖

葡萄糖

淀粉　糊精

果糖

半乳糖

门静脉

磷酸盐

上皮细胞；
代谢过程

磷酸酶　己糖激酶

小肠和大肠的分泌、消化和吸收功能（续）

胆汁成分是胆汁酸，主要功能成分是作为分散剂的甘氨胆酸和牛磺胆酸。肠道食糜水性介质中脂肪乳化的结果是脂肪颗粒表面的大量增加，促进了胰腺和肠道脂肪酶的水解作用。无论是从食物中摄取的，还是作为脂肪水解的分解产物，脂肪酸都会在肠内与胆盐和阳离子结合，形成钠和钾的可溶性脂肪酸盐，以及钙和镁的不溶性脂肪酸盐。胆汁对消化混合物中摄入的不溶性或难溶性脂肪的乳化很重要。不溶性脂肪酸盐，即甘油单酯，通过内腔与胆固醇和胆汁酸的复合物"流"到细胞屏障。可溶性碱性脂肪酸盐有助于脂肪的乳化和乳化脂质的稳定化，与肥皂在家庭中用于清洁和去污原理相同。

大部分摄入的胆固醇在消化道中不被酯化，尽管胆固醇酯酶会产生一些水解作用。相反，通过特定的易化运输，胆固醇可以被完整地吸收。其他脂质，如维生素A（及其维生素原、胡萝卜素）、维生素E和维生素K，以及其他类固醇，包括维生素D，在肠内不分解。

吸收

几乎所有营养物质的吸收都是通过十二指肠、空肠和回肠上皮细胞来实现的。结肠会吸收少量但重要的营养物质及大量的水和电解质，在本节结尾部分会描述。口腔和胃上皮也会选择性吸收。小肠的上皮细胞层由于其长度较长和表面积较大，吸收功能显著。由于肠腔褶皱、绒毛，以及最重要的微绒毛的存在，肠管的表面积大大增加。小肠褶皱排列成垂直于管腔轴线的特殊的圆形，这增强了管腔内容物的紊流，被称为环形褶皱。绒毛进一步增加了15~30倍的表面积，微绒毛增加20~40倍的表面积。

离子穿过上皮细胞是通过离子通道、离子交换器帮助扩散、渗透和溶剂牵拉协同转运蛋白实现的。其他复杂的分子运输机制涉及特定的受体介导的转运蛋白和其他主动转运机制。顶端表面上的转运蛋白和细胞之间的紧密连接使上皮逆浓度梯度主动地运输物质时水的流动成为可能。离子特异性通道蛋白使亲水离子能顺浓度梯度（易化扩散）通过细胞膜的疏水双层移动。这些离子通道也是"门控"的，因此只能在通道开放的短时间内运输，然后通道关闭。

水可以双向穿过肠壁，这取决于基于肠腔内物质的渗透压和小肠内位置的静水压和渗透压。这种情况发生在细胞膜和细胞旁通道中的细胞之间，这些通道由紧密连接以及它们的调节蛋白和收缩蛋白进行精细调节。水通道蛋白在肠道中比在肾小管中少见。如果肠内容物是低渗性的，则水从管腔通过细胞及细胞间隙进入血液。或者，如果腔内含物是高渗性的，则水将从血液转移到腔中。当溶质进入肠壁时，管腔自发转运水以保持溶液在管内是等渗的。

大多数矿物质，如由钠离子、钾离子和氯离子组成的盐，随水流过通道，但还存在特定的离子泵、交换器和共转运机制，以将需要的离子逆浓度梯度带入上皮细胞并进入循环。离子泵的主动转运需要通过三磷酸腺苷的水解供能。载体蛋白可以将电解质转运与特定的营养物质（包括葡萄糖和氨基酸）的转运相偶联。例如，每个葡萄糖分子的共转运将两个钠离子带入上皮细胞。氯化物通过顶端细胞膜上的氯化物通道（主要是囊性纤维化跨膜电导调节通道）进入肠腔。它通过紧密连接吸收，并通过交换蛋白与碳酸氢盐交换。

钙必须先变为可溶形式才能在胃中被酸化吸收或在刷状缘表面通过Na^+-H^+交换泵的作用吸收。钙通过通道或转运蛋白吸收受到维生素D介导的过程的严格调控。一旦进入肠腔，钙结合蛋白就会与其结合。与钙相同，镁主要在十二指肠和空肠上部通过被动和主动过程吸收。镁吸收比钙吸收效率低得多，这也是镁盐可以作为渗透性导泻药的原因。

铁主要通过十二指肠吸收，男性每天1 mg，女性月经期每天2 mg。三价铁必须在胃酸、抗坏血酸或刷状缘还原酶的作用下转化为可溶性二价铁才能被吸收。二价刷状缘转运蛋白将这种必需营养物质输送到细胞中，被血红素氧化酶氧化，然后被运送出细胞。根据人体的需要，它的吸收受到肝合成的铁调素的严格调控。当食糜进入远端小肠时，肠中胆汁的浓度减小。为了保持这些复杂分子的合适浓度，通过远端回肠有效地主动转运胆汁酸是必要的。吸收不良会导致胆盐腹泻。

由胃、胰腺和刷状缘肽酶作用形成的蛋白质消化产物最终产生了可以

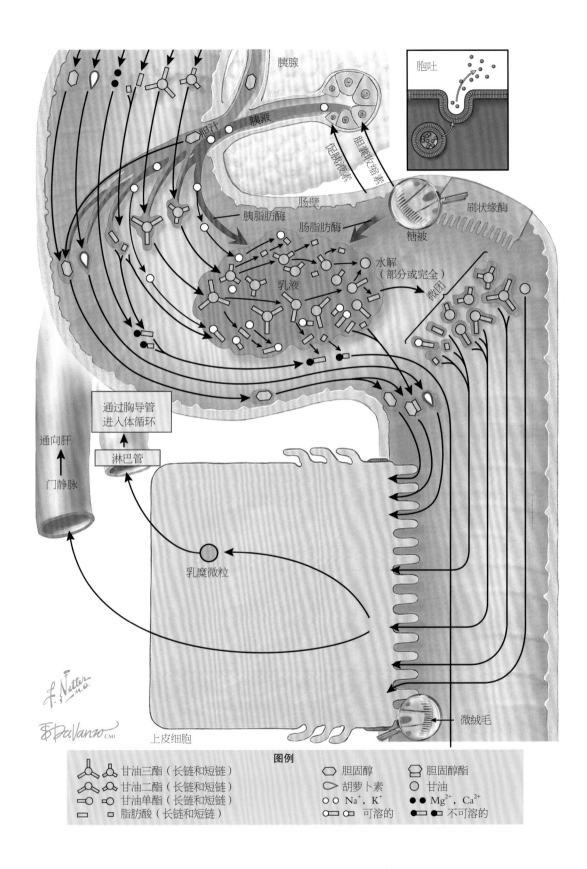

小肠和大肠的分泌、消化和吸收功能（续）

扩散到细胞膜表面的二肽、三肽和氨基酸。在细胞膜表面，它们被十多种具体的钠耦合转运机制带入细胞。各种氨基酸的吸收速率不同，在数量上大部分可以作为二肽和三肽吸收。进入肠细胞后，所有二肽和三肽将进一步降解为游离的氨基酸。尽管一些氨基酸进入细胞后在其中参与合成，但是大部分氨基酸被基底外侧膜直接运送到循环中。在特殊情况下，完整的蛋白质分子可能通过特定的通道，或作为肠免疫调节系统的一部分通过M细胞相关的胞饮过程吸收。

碳水化合物几乎完全以单糖的形式被吸收，即作为己糖（葡萄糖、果糖和半乳糖）或戊糖（核糖和脱氧核糖）。单糖通过特定的钠偶联共转运蛋白被吸收，其仅识别分子的右旋异构体。半乳糖比葡萄糖吸收更快。果糖通过其自身的特异性转运蛋白GLUT5顺浓度梯度易化吸收。在相当宽的范围内，己糖转运率与腔内浓度无关。当己糖激酶被抑制时，可能存在催化己糖在黏膜中转化为磷酸己糖的酶（己糖激酶），且葡萄糖和半乳糖吸收的降低。戊糖吸收的情况还不太清楚。现在用作肠吸收效率指标的木糖转移可能涉及扩散或磷酸化，或两者兼而有之。

脂解将脂肪水解成甘油二酯，然后是甘油单酯，再通过特定的转运机制，包括脂肪酸移位酶CD36，将脂肪成分、甘油和脂肪酸完全水解进入细胞。吸收后，裂解产物通过脂肪酸结合蛋白转到内质网，再被合成为甘油三酯。在高尔基体中加入其他脂质，包括载脂蛋白，并将产物包装成分泌颗粒。产物以乳糜微粒的形式通过胞吐作用离开细胞，进入淋巴管到达身体其他部位。一些脂质以极低密度脂蛋白的形式离开细胞，另外一些脂质和一些磷脂可能会进一步降解，离开细胞，并进入门脉系统。类似地，胆固醇通过位于顶端刷状缘的特定转运蛋白被运送到细胞中。它在细胞内被处理并且以乳糜微粒或极低密度脂蛋白的形式存在。

其他脂质、胆固醇、磷脂和脂溶性维生素的吸收与脂肪吸收的机制密切相关。尽管一些胆固醇可能在管腔中被酯化，但是大多数胆固醇通过受体介导的运输被转运到细胞中。游离胆固醇和胆固醇酯通过淋巴循环离开肠细胞。磷脂消化的水解产物（参见上文）的吸收与脂肪吸收相同。

维生素A是一种来自饮食中的类胡萝卜素的水不溶性脂质。维生素A实际上是由具有生物活性的类维生素A家族组成的。这些类维生素A被酯化成长链脂肪酸，由胰酶水解。通过被动的、非载体介导的转运吸收进入细胞，维生素A被进一步氧化，并最终与视黄醇结合蛋白结合，分布到身体其他部位。活性维生素D是一系列复杂步骤的结果，包括在肾、肝和皮肤中的作用。尽管皮肤可以在充足的阳光下合成维生素D，但是在北方的气候下，吸收无活性的未酯化的甾醇前体维生素D_3（胆钙化醇）和D_2（麦角钙化醇）的营养价值十分重要。被肠细胞吸收后，它们作为乳糜微粒转运到循环中，继而与转运蛋白结合。在肝中，它们被代谢成25-羟基维生素D，然后被肾代谢成1，25-二羟基维生素D_3。

水溶性维生素[硫胺素、核黄素、烟酸、吡哆醇、泛酸、抗坏血酸和氰钴胺素（维生素B_{12}）]吸收的机制在部分腔内代谢后涉及维生素特异性的、复杂的受体介导的机制。如研究所示，维生素B_{12}通过两种结合蛋白的复杂相互作用吸收。唾液腺分泌pH依赖性结合蛋白（R蛋白），称为结合咕啉，保护维生素不被胃内消化。复合物到达十二指肠后，蛋白水解释放结合咕啉，使胃壁细胞分泌的内因子能够结合维生素B_{12}，并保护其直到回肠末端被吸收。内因子-维生素B_{12}复合物与回肠上皮上的内因子-维生素B_{12}受体（cubam受体）结合，通过胞吞主动吸收进入回肠。

与其他重要的营养物质和维生素不同，维生素K主要来源于微生物的合成作用，被结肠上皮吸收。尽管大多数脂溶性维生素的吸收不良是由于胰酶或胆盐缺乏，但维生素K缺乏更常见于营养不良和抗生素对微生物群的有害作用。

如前所述，结肠在吸收身体其他部位使用的营养物质方面的作用是微不足道的。然而，结肠上皮细胞能够吸收短链脂肪酸，这是上皮细胞的主要能量来源。结肠对液体和电解质的有效吸收是重要的，在正常情况下能减少近1L的粪便中的液体损失，在疾病中，当输送到结肠的小肠液增加时能够减少更多的液体损失。这也限制了体液的流失量和频繁排便带来的不便。

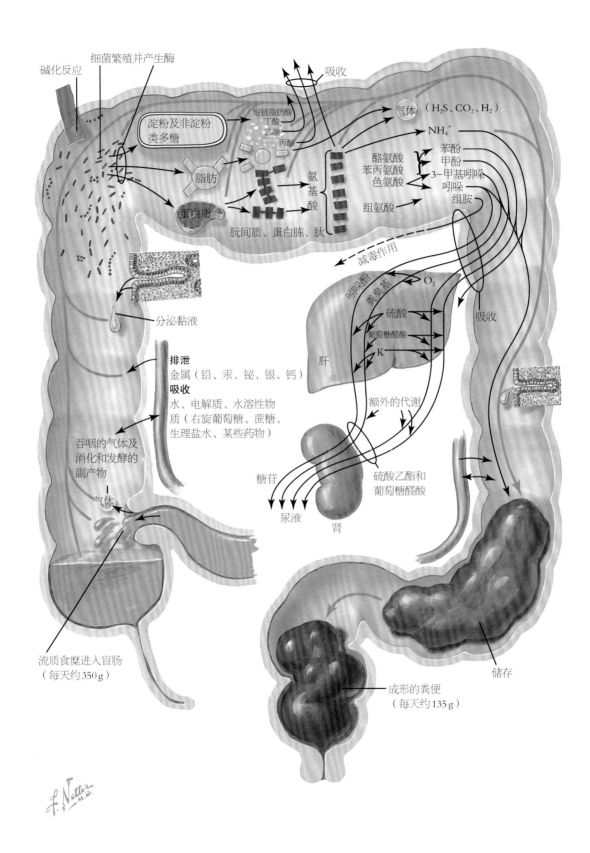

消化道出血概述

　　许多胃肠疾病表现为出血。肠道出血可能表现为鲜红色的血液，提示严重低位出血（便血）、黑色粪便（黑便）或其他出血，但粪便颜色没有变化（隐血）。常规检查未发现出血原因时，称为隐匿的消化道出血。

　　更严重的出血表现为粪便中可见血液，可能与粪便混合成鲜红色的血液（便血）或出现血性腹泻。少量便血大部分由结肠病变引起。相反，大量的鲜血或血便可能由肠道疾病或上消化道出血引起，在这种情况下，提示大量出血。值得注意的是，"血流动力学不稳定的下消化道出血的最常见病因是上消化道起源"，来源于十二指肠悬（Treitz）韧带上方。上消化道内镜检查可以在超过95%的病例中准确地发现引起上消化道出血的病变。上消化道内镜检查比结肠镜检查时间短，不需要肠道准备，并且经常可以发现能通过多种有效装置治疗的

病变。如果上消化道内镜检查结果为阴性，注意力应当转移到结肠，其为最可能的出血来源，只有在对上消化道和结肠的彻底评估结果均为阴性的情况下，才应将注意力集中在小肠。

　　区别上部出血和下部出血即使对于专家来说，往往也是很难的。15%最初认为起源于结肠的出血最终确诊出血来源于上消化道。呕血、鼻胃管洗胃见血或内镜检查见血可以证实上消化道出血。在出血活动且血流动力学不稳定、出现黑便、已知或疑似肝疾病、患者服用非甾体抗炎药或已有上消化道病理学结果时，应当先怀疑上消化道来源再进行结肠镜检查。如果血液尿素氮与肌酐比值高于25，那么下消化道出血的可能性就会降低，如果高于50，则消化道出血可能性很小。

　　大量出血也可能以黑色粪便的形式出现，被称为黑便。黑色表示血液已经暴露在活性肠道分泌物中，因

此，通常这是出血来自盲肠上方肠道损伤的迹象。虽然很少，但黑便最低位也可能发生左侧结肠病变处。由于结肠镜检查只能在不到5%的内镜检查阴性的黑便患者中发现出血来源，所以必须首先对所有黑便及明显出血的患者进行彻底的上消化道检查。

　　肠道失血量可能非常少，以致在没有其他症状的情况下，可能并不会引起注意，直到小红细胞性贫血被视为胃肠道疾病的第一个征兆。由于出血往往是消化道严重病理情况的唯一标志，即使对肠道病变的怀疑很低，也应当进行粪便隐血检查，这至关重要。

　　为了避免漏诊，应该记住，粪便颜色和粪便隐血试验都不是消化系统中存在病变的确凿证据。大便变色可能不是因为出血。服用铁或铋制剂的患者的粪便常呈灰色或黑色。如果病人吃了甜菜或其他红色物质，如果粪便通过很快，例如发生严重腹泻时，

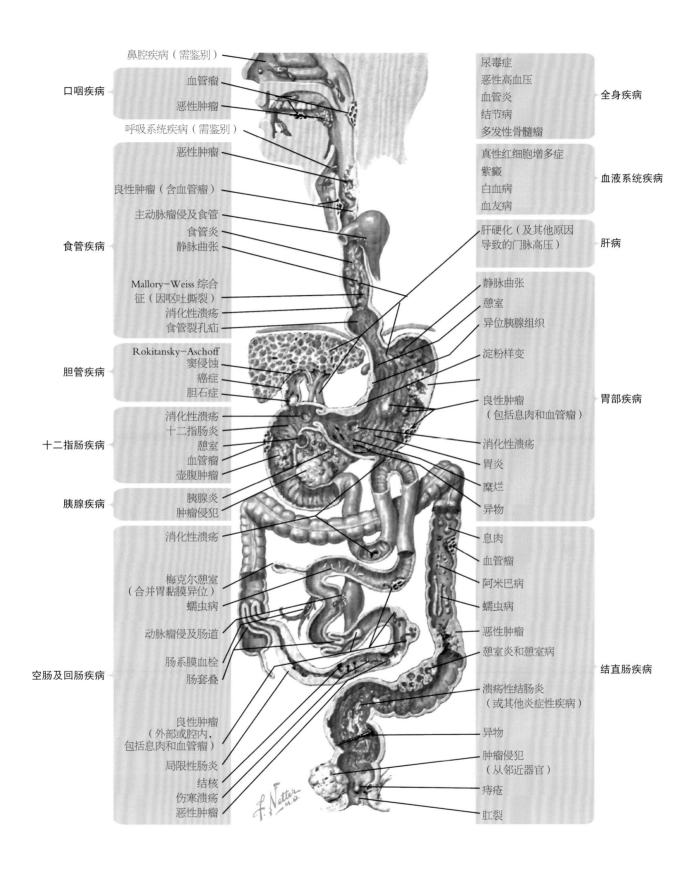

鼻腔疾病（需鉴别）

口咽疾病
血管瘤
恶性肿瘤

呼吸系统疾病（需鉴别）

食管疾病
恶性肿瘤
良性肿瘤（含血管瘤）
主动脉瘤侵及食管
食管炎
静脉曲张
Mallory-Weiss 综合征（因呕吐撕裂）
消化性溃疡
食管裂孔疝

胆管疾病
Rokitansky-Aschoff
窦侵蚀
癌症
胆石症

十二指肠疾病
消化性溃疡
十二指肠炎
憩室
血管瘤
壶腹肿瘤

胰腺疾病
胰腺炎
肿瘤侵犯

消化性溃疡

梅克尔憩室（合并胃黏膜异位）
蠕虫病

空肠及回肠疾病
动脉瘤侵及肠道
肠系膜血栓
肠套叠

良性肿瘤（外部或腔内，包括息肉和血管瘤）
局限性肠炎
结核
伤寒溃疡
恶性肿瘤

全身疾病
尿毒症
恶性高血压
血管炎
结节病
多发性骨髓瘤

血液系统疾病
真性红细胞增多症
紫癜
白血病
血友病

肝病
肝硬化（及其他原因导致的门脉高压）

胃部疾病
静脉曲张
憩室
异位胰腺组织
淀粉样变
良性肿瘤（包括息肉和血管瘤）
消化性溃疡
胃炎
糜烂
异物

结直肠疾病
息肉
血管瘤
阿米巴病
蠕虫病
恶性肿瘤
憩室炎和憩室病
溃疡性结肠炎（或其他炎症性疾病）
异物
肿瘤侵犯（从邻近器官）
痔疮
肛裂

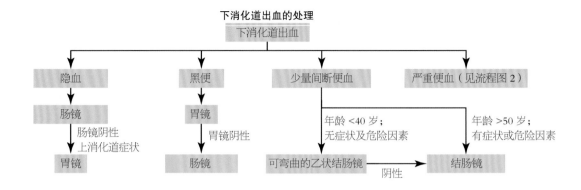

下消化道出血的处理

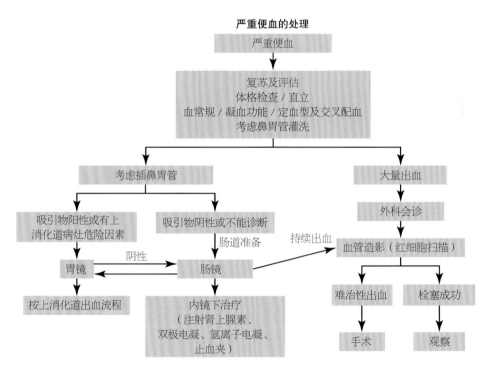

严重便血的处理

（引自 ASGE Standards of Practice Committee, Pasha SF, Shergill A, Acosta RD, et al. The role of endoscopy in the patient with lower GI bleeding. Gastrointestinal Endoscopy, 2014,79/6, pp 875-885.）

消化道出血概述（续）

粪便就会变成红色。同样重要的是要认识到，在粪便中可以检测到起源于口腔或咽腔的出血或呼吸道中的出血性病变。阴道出血也可能被误认为是直肠出血。在吃红肉的患者中发生隐血的假阳性更常见。如果使用精确检测人类血红蛋白的免疫技术进行检测，则可以避免这种假阳性结果。

在进行明确的检查和可能的内镜治疗之前，必须及时评估患者的气道、呼吸和循环状态（急救ABC）。病史应集中在潜在原因、失血量、凝血障碍的任何体征或症状（包括使用

非甾体抗炎药）以及合并症的存在。在患者入院后的最初24小时内纠正这些存在的问题是最重要的。全套代谢检查、全血细胞计数和凝血检查等实验室检查必须立刻进行。应抽血进行血型鉴定，并在适当时进行交叉配型。只有当患者的血流动力学稳定并且任何并发疾病得到解决和优化时，才能进行充分的肠道准备以进行紧急结肠镜检查。

结肠镜检查可以在大多数患者中准确检出下消化道出血的来源。个别情况下，特别是当患者最近结肠镜检

查正常且便血量少时，可能只需要乙状结肠镜检查。当患者存在活动性出血时，进行乙状结肠镜检查是特别有用的。刚性直肠镜检查可以更准确地检测到柔性内镜技术漏诊的痔疮。当上消化道内镜检查和结肠镜检查未能确定其来源时，气囊辅助小肠镜检查即使未看到全部，也能够到达绝大部分空肠和回肠。通常可以使用这些内镜技术来治疗出血源。其他检测出血来源的技术，包括胶囊小肠镜、核素扫描、血管造影和断层成像技术，在专题2-12和专题2-33中有描述。

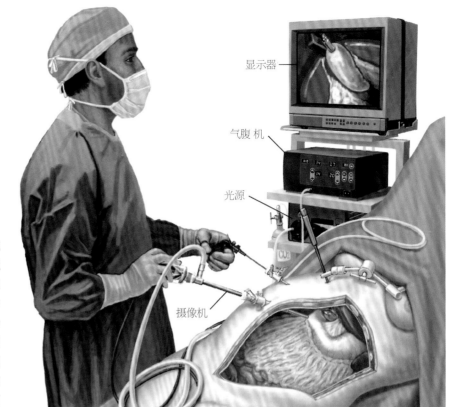

显示器

气腹机

光源

摄像机

K. Carter

腹腔镜检查

腹腔镜检查是通过腹壁内镜器械直接检查腹腔及其内容物。腹腔镜手术已经彻底改变了手术领域，并逐渐取代了许多传统的外科手术。该方法用于较简单的方法无法建立阳性诊断的胃肠道疾病、普通外科手术和妇科疾病。它的价值在于它可以提供原本只能通过探查性剖腹手术获得的信息。除了作为手术方法之外，它还可以作为腹膜表面、肝、大网膜、小肠以及盆腔器官可视化和获得活组织检查的诊断工具，这是特别有价值的。腹腔粘连、腹膜癌或结核、腹水或出血很容易通过腹腔镜识别和取样。在恶性疾病中，腹腔镜检查有助于分期。

检查是在手术室中进行的，使用与剖腹手术同样的无菌措施。腹腔镜检查需要从腹部器官表面抬起腹壁。大多数外科医生使用的方法是通过针或套管向腹腔注入二氧化碳而产生气腹。气腹的替代方法是腹部提升装置，可通过脐部10~12 mm的套管针置入。这些装置的优点是基本不造成生理紊乱，但体积庞大，不能像气腹那样有较大操作空间。

手术的第一步是建立腹部通道，这是通过两种方法实现的，第一种封闭的技术允许外科医生在腹腔内放置专门的、弹簧加载的气腹针而不损伤下面的器官。肚脐通常被选为首选的通路，因为即使在肥胖的患者中，在这个位置腹壁也很薄。然后腹部被充满二氧化碳气体。

另一种方法是开放（Hasson）技术。采用这种技术，外科医生在肚脐正下方做一个小切口，在直视下，定位腹部筋膜。通过筋膜和下面的腹膜进行小切口。在手术开始之前，将手指置于腹部以确保肠道没有粘连。对于曾经接受过手术、可能存在小肠粘连在腹部伤口下方的患者，这种技术是优先选择的。

最初充气的通常部位是脐部，主要套管针/腹腔镜端口也放置在同一位置。会同时选择多个其他孔口的位置以使摄像机和操作仪器围绕腹部内的焦点进行三角测量，从而保持操纵仪器的最佳通路。既往手术瘢痕区域（由于粘连的可能性）、右上象限（由于圆韧带）和腹直肌的中线（由于上腹血管）等区域应当避免。其他的腹腔镜手术的替代技术包括单切口手术、单孔和自然孔道内镜手术。在单切口手术中，通常在脐部形成单一切口，而不是在多个部位进行多个切口。在自然孔道内镜手术中，使用多通道内镜技术通过口腔、胃、阴道或直肠到达腹膜腔。这项技术是真正的"无瘢痕"手术，痛苦最小。使患者转向右侧卧位有助于暴露脾，通过头高足低位可以暴露盆腔器官。

腹腔镜检查在诊断腹膜结核和腹部恶性疾病，确定其是否可手术，诊断肝胆疾病，发现隐匿性腹部肿块，诊断盆腔器官疾病等方面已证明其价值。腹腔镜检查的风险很小，但仍有意外损伤，如空气栓塞、血管破裂出血、中空脏器穿孔、气胸和纵隔气肿的风险。有腹壁下动脉撕裂的报道。大多数并发症可以通过完善技术和选择合适的患者来避免。手术的绝对禁忌证包括血流动力学或呼吸不稳定、严重的心肺疾病和膈肌缺陷。有时需要避免检查有广泛手术瘢痕的患者。

急腹症

当患者主诉持续超过数小时的腹痛并且伴有压痛或其他炎症反应或内脏功能障碍的证据时，即为急腹症。急腹症的诊断仍然是医学中最具挑战性的问题之一。许多腹内和腹外的病理过程都可能导致急腹症。准确的病史、全面的体格检查和适当的实验室检查有助于对病因进行广泛的鉴别诊断。

右上腹疼痛可能源于心脏、肺部、胃肠和肾疾病。心力衰竭的证据提示疼痛来源于心脏；胸膜型疼痛、咳嗽、咳痰和右下肺的听诊结果可能提示膈肌以上的疾病。恶心和厌食后出现疼痛、黄疸和肝大提示肝炎，它必须与急性胆囊炎鉴别，急性胆囊炎在右上腹呈现绞痛和痛性球状肿块。

尿检显示红细胞和（或）白细胞提示肾盂肾炎或肾结石，而糖尿和酮尿症可能是糖尿病酸中毒的临床先兆。毫无疑问，作出诊断的最困难的区域是女性的右下象限。虽然这个部位持续的疼痛是阑尾炎的征兆，但仍需要考虑到卵巢囊肿扭转破裂及出血、盆腔感染性疾病或纤维瘤蒂扭转。在排除全身性和肾疾病的情况下，如果有手术指征，情况就变得简单了。在左侧腹部疼痛和压痛的情况下需鉴别肿瘤或憩室炎。无论何种原因的肠梗阻，都可能以急腹症的表现起病。有既往腹部手术瘢痕、主诉痉挛和呕吐的病人，在有证据排除前必须先假设存在肠梗阻。

疾病过程中疼痛的部位通常固定，但在距病灶较远的部位也可能会感觉到疼痛。在仔细的体格检查中，当医生密切寻找压痛时，肌卫或反跳痛可能能够准确地揭示疾病的部位，但内脏对疼痛感受定位的不精确性使准确定位即使对于最好的临床医生来说也很难。阑尾炎往往始于上腹部或脐周疼痛，然后转移至右下腹麦氏点。虽然急性胆囊炎最常见于右上腹，并且墨菲征阳性，但是疼痛也可以出现在中上腹或其他象限，脐周区域或右肩部。同样，消化性溃疡穿孔和胰腺炎可能表现为下腹部疼痛，特别是当炎性渗出物已渗出到腹壁沟槽之外时。反跳痛不一定真正是腹膜炎症的特征性标志，也是最重要的体征，一旦出现几

肝脏疾病
创伤破裂
脓肿
化脓性
阿米巴性

梗死
脓肿
破裂
创伤性
疟疾性
脾疾病

胆管疾病
急性胆囊炎
水肿
积脓
破裂
游离（胆汁性腹膜炎）
脓肿（胆囊周围炎）
胆绞痛

消化性溃疡
穿孔
癌症
穿孔
胃部疾病

肠系膜淋巴结炎
肠系膜血栓形成
肠系膜疾病

十二指肠疾病
消化性溃疡
梗阻
破裂
钝性创伤

非特异性溃疡性
结肠炎
爆发性
中毒性扩张
穿孔
梗阻
肠扭转
乙状结肠
盲肠
特定的结肠炎
阿米巴性
杆菌性
新生物
梗阻
穿孔
肠套叠
憩室炎
穿孔
破裂
穿通伤
大肠疾病

胃肠道疾病
急性胃肠炎
食物中毒
过量饮食
化学性

腹膜疾病
腹膜炎
原发性弥漫性
（肺炎球菌）
继发于内脏疾病
局限性（脓肿）
广泛性
"良性阵发性"

小肠疾病
梗阻
梅克尔憩室
炎症
扭转
穿孔
创伤性
感染性
绞窄所致
肠套叠
回盲部结核
克罗恩病

阑尾炎
异物
粪便嵌顿
直肠异物
塞入
摄入异物

卵泡或黄体破裂
囊肿蒂扭转
内膜囊肿破裂
卵巢疾病

异位妊娠
输卵管-卵巢脓肿
急性输卵管炎
输卵管积水扭转
输卵管疾病

子宫疾病
破裂
自发性（孕期）
器械性
感染
流产后
分娩后
有蒂纤维瘤扭转
纤维瘤急性变性

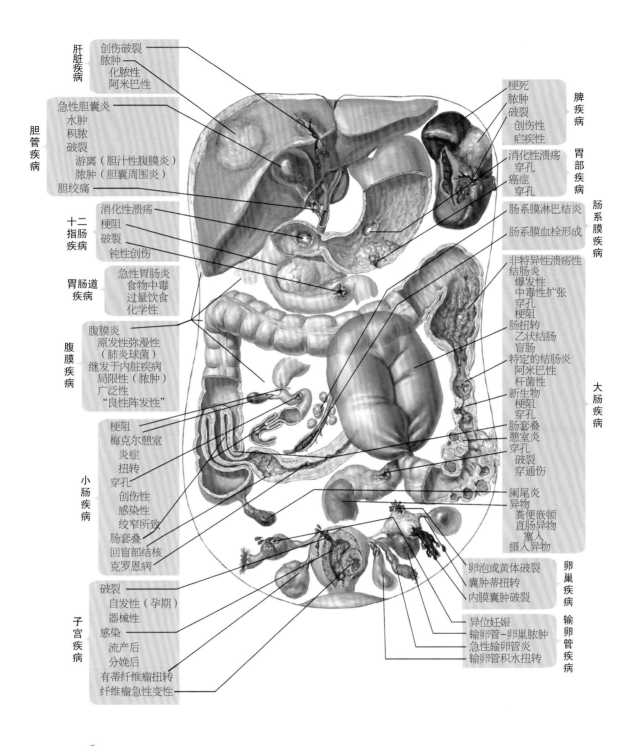

急腹症（续）

乎是需要手术干预的指征，而全身性疾病（如系统性红斑狼疮或镰状细胞危象）所致的腹膜反应就是例外。

当对腹部疾病的诊断不确定时，应立即进行腹部的立卧位平片及胸部立位平片，后者可排除或确诊是否存在肺炎、肺梗死、充血性心力衰竭、心包积液或肋骨骨折，所有这些都可以表现为急腹症。胸片或腹部平片看到膈下游离气体通常表明内脏穿孔，因此需要紧急手术干预。不透明的结石可见时，可能诊断为胆囊炎、慢性胰腺炎、肾结石，甚至胆石性肠梗阻。在麻痹性肠梗阻时，X线检查可能会显示椎骨或骨盆的骨折。局限性肠梗阻（前哨环）可见于胰腺炎、阑尾炎或肠系膜梗死。乙状结肠或盲肠的扭转在X线下有特征性表现。在大多数情况下，腹部骨盆急诊CT扫描可以明确诊断。在最终排除穿孔之前，应使用液体可溶对比剂而不是摄入钡剂。

在腹腔镜检查时或者在紧急情况下，用细针行腹腔穿刺检查腹腔液体可能会提供很多信息。在炎症早期腹膜反应时可获得清澈的液体。如果在浑浊液体中发现白细胞和细菌，则提示炎症已经进展。淀粉酶反应阳性的血性液体提示急性出血性胰腺炎，而大量的血性液体则归因于创伤、脾或肝破裂、肠系膜血管闭塞、卵巢囊肿破裂扭曲和梗死或异位妊娠。

（评者：王智超）

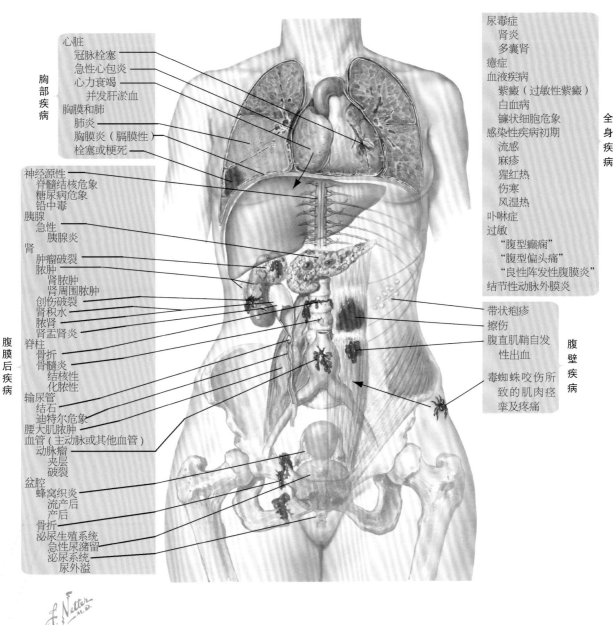

心脏
冠脉栓塞
急性心包炎
心力衰竭
并发肝淤血
胸膜和肺
肺炎
胸膜炎（膈膜性）
栓塞或梗死

胸部疾病

神经源性
脊髓结核危象
糖尿病危象
铅中毒
胰腺
急性
胰腺炎
肾
肿瘤破裂
脓肿
肾脓肿
肾周围脓肿
创伤破裂
肾积水
脓肾
肾盂肾炎
脊柱
骨折
骨髓炎
结核性
化脓性
输尿管
结石
迪特尔危象
腰大肌脓肿
血管（主动脉或其他血管）
动脉瘤
夹层
破裂
盆腔
蜂窝织炎
流产后
产后
骨折
泌尿生殖系统
急性尿潴留
泌尿系统
尿外溢

腹膜后疾病

尿毒症
肾炎
多囊肾
癌症
血液疾病
紫癜（过敏性紫癜）
白血病
镰状细胞危象
感染性疾病初期
流感
麻疹
猩红热
伤寒
风湿热
卟啉症
过敏
"腹型癫痫"
"腹型偏头痛"
"良性阵发性腹膜炎"
结节性动脉外膜炎

全身疾病

带状疱疹
擦伤
腹直肌鞘自发
性出血

毒蜘蛛咬伤所
致的肌肉痉
挛及疼痛

腹壁疾病

消化道梗阻概述

任何直接或间接妨碍消化道内容物从食管向肛门正常推进的器质性或功能性病症均可导致不全性或完全性消化道梗阻。本章列举了新生儿中导致消化道梗阻的各种先天异常（食管、肠道、肛门闭锁、结肠旋转不良、中肠扭转、胎粪性肠梗阻、无神经节性巨结肠）。其他导致婴儿早期肠功能机械干扰的原因包括在内部或外部（腹股沟）疝、先天性腹膜带、小肠过长、肠系膜囊肿所致的肠扭转和环状胰腺，后者可能直到患者成年或老年时期才会有临床表现。

附图最上面的一行显示了影响液体和固体正常通过的食道疾病。食管狭窄可由内镜手术、放疗、药物治疗或手术等医源性原因导致，或是由血管因素或新生物导致，除此之外最常见的原因是胃食管反流。先天性或后天性的网状或环状结构，特别是 Schatzki 环，是常见且容易治疗的食管梗阻的病因。用于治疗反流和修复

食管疝的材料本身就会减低胃食管结合部的管腔内径，从而形成功能性狭窄。创建合适但不过紧的外科手术狭窄是成功治疗胃食管反流的外科手术干预的关键所在。肿瘤肿块、肿大的甲状腺、异常或扩大的动脉、颈部或纵隔的内脏异常引起食管腔外压力升高也会导致相同的结果。

功能性或机械性胃排空障碍很常见。胃轻瘫意思是功能性延迟，但只有排除了内在和外在原因导致的机械性梗阻、代谢原因和药物相关原因时，才能进行这种诊断。胃轻瘫常见于甲状腺功能减退、淀粉样变性、结缔组织病患者，术后患者或是糖尿病的并发症。胃轻瘫在临床上很难与不全性胃梗阻相鉴别，因为两者都存在早饱、恶心、呕吐、腹胀，病程长者会导致体重减轻。习惯性摄入过多难消化的物质在胃内积聚，如毛发（毛发胃石）、水果或蔬菜纤维（植物胃石）、未溶解的药物（药物胃石）甚至塑料

材料，都可能导致慢性不全性胃梗阻。最初，这些材料可能会作为松散的半固体状态累积，但随着时间的推移，它们会被胃收缩压缩成坚实的球体，从而增加排空障碍。内在的良性机械性闭塞最常见于胃窦、幽门前或幽门的消化性溃疡。手术、放疗、摄取腐蚀性物质，以及良性肿瘤，如大的上皮性息肉、平滑肌瘤或胃肠道间质肿瘤也常也会导致不全性胃梗阻。内源性或外源性恶性肿瘤也是胃出口梗阻的常见机械性原因。

十二指肠梗阻最常见的原因是消化性溃疡。与消化性溃疡的其他严重并发症一样，消化道狭窄应当警惕胃泌素瘤（Zollinger-Ellison 综合征）的存在。腔外压迫也可能存在，例如在肠系膜上动脉综合征中，胰头、结肠或左肾上极肿瘤的局部生长会导致对其他结构的压迫或侵入到其他结构中。其他十二指肠梗阻的外源性肿瘤性原因包括小肠系膜淋巴结肿大或癌

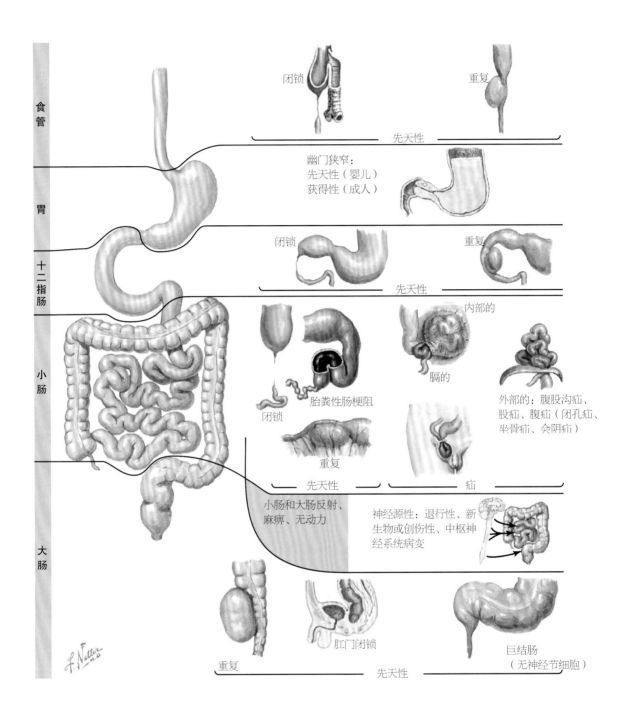

消化道梗阻概述（续）

症扩展到横结肠系膜。

小肠梗阻通常会导致脐周疼痛、腹胀，并最终导致呕吐含粪便液体。在可导致小肠梗阻的众多病症中，成人中最常见的是术后粘连。在儿童和成年人中，小肠嵌顿疝是明确的急诊手术指征，要避免缺血性肠坏死的发生。疝根据位置分为腹股沟疝、股疝、膈疝、食管旁疝、切口疝、脐疝、腹壁疝或内疝（包括半月线疝）。先天性、外伤性或外科手术环境导致的疝的嵌顿是外科急症。小肠也可能被大的腔内物体阻塞，包括摄入的异物、胃石或大的胆结石，或寄生虫的累积。肠套叠也会导致小肠的机械性梗阻，其继发于黏膜病变，会随着患者年龄增加而逐渐发作频繁。在克罗恩病患者中，小肠梗阻的程度可能由于节段性纤维化狭窄的形成而各不相同，最常见的梗阻部位是回肠和空肠。在嵌顿疝或肠系膜血管栓塞导致的局部梗死后的愈合可能是小肠祥狭窄的原因。原发性小肠肿瘤虽然罕见，但在鉴别诊断中应予以考虑，包括小肠癌、神经内分泌肿瘤、胃肠道间质瘤、平滑肌肉瘤和淋巴瘤。最后，医源性小肠梗阻有时也可能发生，包括吻合口狭窄、扭转或角度异常、肠祥的抗蠕动吻合或由于其他错误的外科手术技术导致梗阻。除术后粘连外，小肠梗阻的常见外在原因包括先天性腹膜带、转移性肿瘤浸润、梅克尔憩室和粘连性腹膜炎（结核、鸟-胞内分枝杆菌或其他异物性肉芽肿）。

小肠运动功能的非机械性异常称为反射性、动力性或麻痹性小肠梗阻（ileus）。一直以来这个术语的使用其实并不恰当。虽然它被广泛用于描述功能性小肠蠕动异常，但并不局限于回肠，实际上更常用于当小肠和大肠同时出现功能失调时。术语"ileus"不应该用来描述局限于结肠的动力异常。患者通常表现为不能排气、腹胀、肠鸣音消失、影像学检查显示小肠和（或）大肠扩张，粪便、液体和过量的气体积聚。

肠梗阻可以是各种可能导致肠运输延迟的疾病的并发症，包括代谢紊乱、转移性肿瘤、血管或炎性疾病，以及感染性肠系膜炎。其他原因包括中枢神经系统病变、脊柱疾病、术后并发症、胰腺炎、腹膜炎、穿透性或钝性创伤或广泛的肋骨骨折后的并发症。在肾或胆绞痛、肺炎、卵巢囊肿蒂扭转、冠状动脉血栓形成和腹膜后出血（发生在脊柱或骨盆骨折、主动脉瘤破裂、尿外渗或肾破裂）等情况下，肠梗阻已被认为是"反射"。便秘的原因在本书其他章节有描述。

所谓的麻痹性或动力性肠梗阻通常发生于化脓性腹膜炎（由于阑尾穿孔、空腔脏器穿孔、盆腔炎性疾病、小肠缝合线的渗漏或裂开、伤口清创和其他原因）中。肠梗阻可伴随胃或十二指肠内容物（消化性溃疡穿孔）、胰液（急性出血性胰腺炎）、胆汁（胆囊穿孔、胆汁从肝或胆管渗漏）和血液（术后出血、肝脾破裂、异位妊娠或卵巢巧克力囊肿）在腹膜的外渗。

获得性梗阻病因

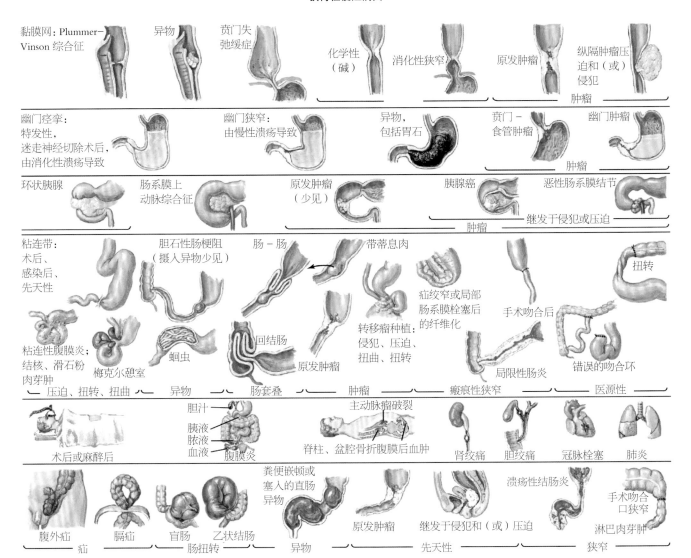

黏膜网：Plummer-Vinson 综合征

异物

贲门失弛缓症

化学性（碱）

消化性狭窄

原发肿瘤

纵隔肿瘤压迫和（或）侵犯

肿瘤

幽门痉挛：特发性，迷走神经切除术后，由消化性溃疡导致

幽门狭窄：由慢性溃疡导致

异物，包括胃石

贲门-食管肿瘤

幽门肿瘤

肿瘤

环状胰腺

肠系膜上动脉综合征

原发肿瘤（少见）

胰腺癌

恶性肠系膜结节

肿瘤　　　　　继发于侵犯或压迫

粘连带：术后、感染后、先天性

胆石性肠梗阻（摄入异物少见）

肠-肠

带蒂息肉

疝绞窄或局部肠系膜栓塞后的纤维化

扭转

手术吻合后

粘连性腹膜炎；结核、滑石粉肉芽肿

梅克尔憩室

蛔虫

回结肠

转移瘤种植：侵犯、压迫、扭曲、扭转

原发肿瘤

局限性肠炎

错误的吻合环

压迫、扭转、扭曲　　异物　　肠套叠　　肿瘤　　瘢痕性狭窄　　医源性

术后或麻醉后

胆汁　胰液　脓液　血液　腹膜炎

主动脉瘤破裂

脊柱、盆腔骨折腹膜后血肿

肾绞痛

胆绞痛

冠脉栓塞

肺炎

腹外疝

膈疝

盲肠

乙状结肠

粪便嵌顿或塞入的直肠异物

原发肿瘤

继发于侵犯和（或）压迫

溃疡性结肠炎

手术吻合口狭窄

淋巴肉芽肿

疝　　　肠扭转　　　异物　　　先天性　　　狭窄

急性腹膜炎

急性感染性腹膜炎由化学损伤、自身免疫性炎症或各种微生物感染引起。后者通过多种途径到达腹膜：①通过腹壁穿通的伤口（创伤、手术）从外部到达腹膜；②腹腔脏器感染通过淋巴管或输卵管口到达腹膜；③通过破裂的内脏到达腹膜；④通过血流从远处的器官到达腹膜；⑤没有肠道损伤的自发性感染。肠管的破裂可能由肠道的各种各样的炎症、血管损伤或恶性肿瘤引起。自发性感染是由于细菌移位穿过黏膜并进入邻近的液体，最常见的是腹水或腹膜透析液。感染涉及各种病原微生物，包括大肠埃希菌、链球菌、肠球菌、葡萄球菌、白喉棒状杆菌、梭状芽孢杆菌、克雷伯菌和肺炎球菌。当肠穿孔引起腹膜炎时，通常有多种微生物感染。对微生物的鉴定可以提供感染源的线索。若出现多种典型肠道菌群来源的革兰氏阴性菌或厌氧菌感染，则提示是肠道损伤。相反，若感染的微生物不是典型的肠道菌群微生物，如淋球菌、链球菌或葡萄球菌，则提示肠外来源的感染。淋球菌性腹膜炎几乎只在女性中出现，是淋病性输卵管炎的

并发症，通常局限于骨盆。局限于右上腹部的淋球菌性腹膜炎的特征是在肝前表面、膈肌和前腹壁之间出现细纤维蛋白带（小提琴弦），并且在临床上表现为此区域的严重的急性疼痛（Fitz-Hugh-Curtis综合征）。肺炎球菌性腹膜炎可能是机体其他部位肺炎球菌感染的并发症（如肺炎、脓胸、中耳炎），但也可能作为原发性疾病发生，如果是原发性，大多出现在3～7岁的女童，广泛认为肺炎球菌在此情况下通过输卵管从生殖道到达腹膜。

腹膜炎的病程取决于病原体的种类、数量以及机体的防御功能。感染可能通过邻近结构的粘连包裹而局限，也可能扩散到全身。病理改变和任何浆膜的炎症相同，即腹膜充血，由于纤维蛋白的沉积，失去正常的光泽。早期分泌物是浆液性的，但后期变成脓性的。炎症过程可能到达肠系膜的血管，引起血栓形成并可能导致肠道部分坏疽。表现为脓肿形式的局限性腹膜炎可能发生在感染的原发部位或与其相距一定距离。局限性腹腔脓肿最常见的原因包括阑尾穿孔、

憩室炎和破裂性胆囊炎。盆腔脓肿也可能由阑尾炎引起，但更常见于妇科感染。局限性腹膜炎最重要的表现形式是膈下脓肿，其特征是在膈下有脓液。脓液通常起源于上腹部，但也可能来自右髂窝甚至骨盆。膈下脓肿最常见的原因是胃或十二指肠穿孔、阑尾炎和肝胆感染。

急性腹膜炎可能是由刺激性物质进入腹膜腔引起的。在创伤或外科手术中，肝内或肝外胆管系统的损失会导致胆汁渗漏。大量的血液进入腹膜腔通常由于脾、输卵管（输卵管妊娠时）、肝或其他结构的破裂。胰酶在急性出血性胰腺炎时可到达腹膜，而胃液的进入则是由于胃或十二指肠穿孔。

广泛性腹膜炎的典型症状是腹痛、腹肌紧张和呕吐，在早期阶段，可能会出现肠道蠕动增加，但随着病程的进展，肠麻痹会逐渐出现。体温和脉率都会升高。血象通常显示白细胞增多。如果腹膜炎是由于中空脏器穿孔造成的，体格检查或X线平片可会显示游离气体或液体。如果感染侵袭力强，且机体的防御能力很差，则代表病情严重并且通常是迅速致命的。

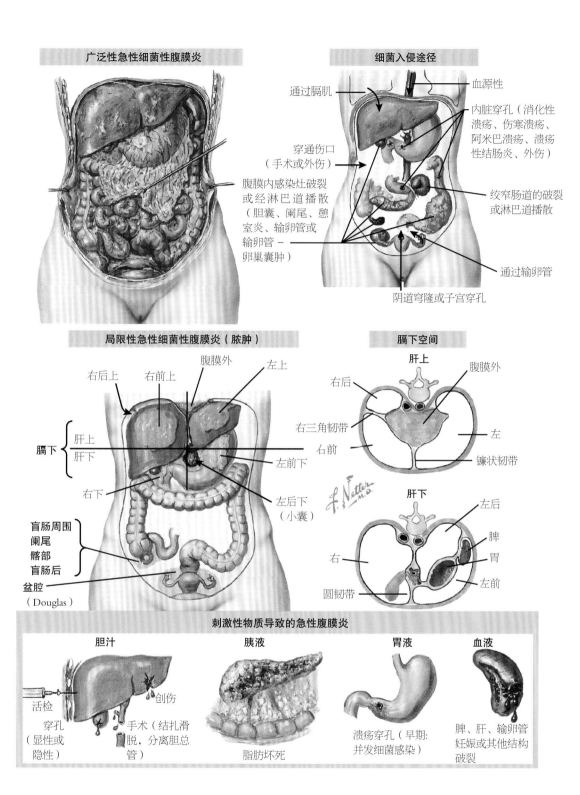

广泛性急性细菌性腹膜炎

腹膜内感染灶破裂或经淋巴道播散（胆囊、阑尾、憩室炎、输卵管或输卵管 – 卵巢囊肿）

细菌入侵途径

通过膈肌

血源性

内脏穿孔（消化性溃疡、伤寒溃疡、阿米巴溃疡、溃疡性结肠炎、外伤）

穿通伤口（手术或外伤）

绞窄肠道的破裂或淋巴道播散

通过输卵管

阴道穹隆或子宫穿孔

局限性急性细菌性腹膜炎（脓肿）

右后上　右前上　腹膜外　左上

膈下　肝上　肝下

右下

左前下

左后下（小囊）

盲肠周围
阑尾
髂部
盲肠后
盆腔（Douglas）

膈下空间

肝上

右后　腹膜外

右三角韧带

右前

左

镰状韧带

肝下

左后

脾

胃

右

圆韧带

左前

F. Netter M.D.

刺激性物质导致的急性腹膜炎

胆汁

活检

穿孔（显性或隐性）

创伤

手术（结扎滑脱，分离胆总管）

胰液

脂肪坏死

胃液

溃疡穿孔（早期：并发细菌感染）

血液

脾、肝、输卵管妊娠或其他结构破裂

慢性腹膜炎

结核性腹膜炎可发生在任何年龄，但更常见于青壮年和儿童、接受透析的患者或免疫功能低下的患者（例如获得性免疫缺陷综合征的患者）。临床上常继发于其他部位的结核，最常见的感染源是肠、肠系膜腺体和输卵管的结核病灶。在一般的粟粒性结核病程中，结核性腹膜炎可能以急性感染的形式出现，但慢性病程更为常见，通常表现为两种主要形式：①渗出性或湿性；②塑性或干性。在第一种情况下，渗出明显，腹腔充满稀薄的腹水，在腹膜表面出现许多针头大小或比针头稍大的结节。在第二种情况下，渗出物致密且富含纤维蛋白，容易形成粘连，将内脏聚集在一起，腹膜上散在有结节，结节可能被纤维蛋白沉积物覆盖，大网膜经常被增厚并卷起。结核性病变的干酪样坏死可能导致形成瘘管。以上两种病变形式可能会一起出现，从而产生所谓的包囊或包囊形式，其特征在于致密粘连为囊壁的包裹性积液。

结核性腹膜炎起病可能突然或隐匿。最常见的临床表现是由腹水引起的不同程度的广泛或局限的腹痛及腹胀，然而，在干性结核中，积液可能很少，难以通过体检来发现。发热很常见，通常是间歇性的低热。其他症状包括腹肌紧张、恶心和呕吐、便秘或腹泻，以及结核感染的一般伴随症状。腹部体检可能会发现腹水体征、弥漫性或局部的压痛，最终发现腹内肿块。经腹腔穿刺取得的腹水可能是透明的、混浊的、柠檬黄色的或血性的，在肠系膜淋巴系统受侵的情况下是乳糜性的。细胞分析显示，在疾病的极早期，多形中性粒细胞占优势，继而逐渐被淋巴T细胞和单核细胞所取代。结核杆菌最终可通过培养或QuantiFERON方法从腹水中分离出来。结核暴露可以通过皮肤测试或干扰素γ释放试验进行评估。在肠道或腹膜结核中这两种测试敏感度都不高。腹腔结核诊断最确切的方法是腹腔镜活检结节。

慢性肉芽肿性腹膜炎与结核极其相似，可能发生在许多其他疾病中。鸟-胞内分枝杆菌感染在各种方面均与结核相似，常见于免疫功能低下的患者。南美芽生菌病和球孢子菌病（分别由巴西副球孢子菌和粗球孢子菌引起）、放线菌病、梅毒和兔热病偶尔会累及腹膜并产生肉芽肿病变。在手术或诊断过程（例如子宫输卵管造影术）期间，引入腹腔中的外来物质，例如滑石粉、液体凡士林、X线造影剂等以及在手术后留在腹腔中的胃肠内容物、破溃的皮样囊肿和其他囊肿均可引起慢性炎症反应，形成粘连和异物肉芽肿。蛲虫和血吸虫卵通过不规则的迁移到达腹膜，可以产生类似的反应。

纤维条带和粘连的形成可以是急性腹膜炎的晚期表现，也可以是由于胃、肠、胆囊、肝或生殖器官中的溃疡或炎性病变部位发生的局限性慢性腹膜炎（内脏周围炎）。纤维性肝周围炎和脾周围炎可伴有肝硬化和其他引起持续性腹水的疾病。

浆膜炎可能与细菌性腹膜炎类似，其最常见的原因是系统性红斑狼疮及相关的血管炎。在较为少见的情况下，非感染性腹膜炎可能是由于家族性地中海热或卟啉症。有一种罕见的多发性浆膜炎，其特征在于腹膜和其他浆膜（特别是心包和胸膜）严重的玻璃样纤维化，称为皮克（Pick）病或康卡托病（Concato disease）。

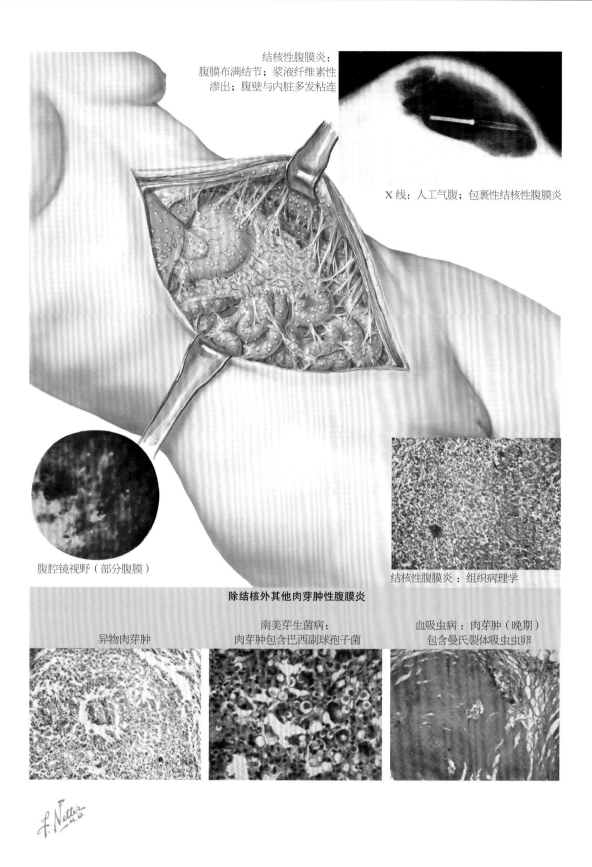

结核性腹膜炎：
腹膜布满结节；浆液纤维素性
渗出；腹壁与内脏多发粘连

X 线：人工气腹；包裹性结核性腹膜炎

腹腔镜视野（部分腹膜）

结核性腹膜炎：组织病理学

除结核外其他肉芽肿性腹膜炎

异物肉芽肿

南美芽生菌病：
肉芽肿包含巴西副球孢子菌

血吸虫病：肉芽肿（晚期）
包含曼氏裂体吸虫虫卵

腹膜肿瘤

腹膜原发性恶性肿瘤（间皮瘤或内皮瘤）较少见，但继发性恶性肿瘤相对常见。肿瘤细胞通过直接侵犯、血行播散或淋巴播散传播到腹膜。一旦腹膜被侵犯，恶性细胞遍布腹膜腔种植以及在整个腹膜表面弥漫性植入发生十分迅速。上皮原发癌通常转移到腹膜（例如胃、肠、卵巢的腺癌，以及较少见的肺和乳腺的腺癌）。黑素瘤也经常转移到消化系统，包括肠系膜。腹膜后结缔组织、神经组织或肌肉组织的恶性肿瘤，以及肉瘤和畸胎瘤，尽管很少见，也会侵犯腹膜或在其内部转移。

间皮瘤是最常见的原发肿瘤，是由腹膜、胸膜和心包的浆膜内的间皮细胞产生的罕见的侵袭性肿瘤。虽然原因不明，但与石棉接触有很强的联系。腹膜间皮瘤被分为良性交界性（多囊性或高分化乳头状）间皮瘤或弥漫性腹膜（上皮性、肉瘤样性或双相性）间皮瘤。

通常，腹膜间质组织有着丰富的生长因子和趋化因子。恶性细胞的浸润通常会增加渗出性分泌物并阻塞淋巴管。腹腔积液（恶性腹水）可能是浆液性、血清纤维性、血性或由恶性脂肪分解导致的乳糜。相反，乳糜性胸膜积液是由于胸导管或其主要分支受损所致的。

腹膜转移瘤有不同的形态学表现，其总体形态取决于原发肿瘤的组织学特征、扩散方式以及腹膜反应的强度和类型。最常见的是散布在大网膜、肠系膜组织、脏层和壁腹膜的结节，直径数毫米的较小结节是半透明的，而较大的结节是不透明的、白色的、黄白色的、灰色的或红色的。当表面生长超过生长深度时，会出现斑块状物质，其大小不一，通常具有蜡状外观。即使是最准确的断层影像也很难检测到这种病变。坏死性改变可以产生类似溃疡的凹陷，最常发生卵巢乳头状浆液性囊腺瘤的转移。在粘连型腹膜转移中，致密的渗出物或相邻器官表面附着的新生物汇合，或肿瘤从一个器官向另一个器官侵犯，会产生的纤维蛋白带，导致腹膜腔中发生广泛的粘连。胃癌易于产生转移，因此许多专家建议在进行广泛手术切除之前进行腹腔液体细胞学分析。更晚期时，腹膜转移可能会合并成肿块，导致瘘管形成或梗阻。其他类型的腹膜转移瘤则表现为有蒂结节或小的无蒂或有蒂囊肿，原因通常是乳头状浆液性囊腺癌或囊性卵巢肿瘤。阑尾腺癌或卵巢假性黏液性囊腺癌的腹膜转移可能产生腹膜假黏液瘤，其中有大量的凝胶状物质积聚在腹膜腔中。伴有瘘管形成的阑尾非恶性黏液囊肿破裂也可能导致黏液在腹腔内积聚。

腹膜癌的症状主要是由腹水导致的腹胀和腹痛，也可能包括体重减轻、厌食、发热和腹泻。体格检查提示腹水，晚期可出现可触及的包块。鉴别诊断应考虑所有慢性腹膜炎症状况。最初的诊断依赖腹腔穿刺腹水分析，包括细胞计数、革兰氏染色涂片和培养、抗酸杆菌染色和培养、细胞学检查和化学分析。恶性腹水通常是渗出液，低蛋白梯度。腹水细胞学检查发现肿瘤细胞可以用于诊断。由于反应性间皮细胞可以类似癌细胞，所以可能会出现假阳性结果。免疫组化也可以诊断。CT和磁共振可以显示肠系膜增厚、腹膜结节、肿瘤包块和腹水，晚期疾病也可能没有放射学证据。当诊断不明确时，腹膜镜探查可以直观显示腹膜沉积物，直接进行细胞学评估和（或）活检。

虽然有人曾提出原发性腹膜间皮瘤的分期系统，但至今没有公认分期。腹膜癌的中位生存期为1～2年。肝、腹壁、膈、腹膜后、胃肠道和膀胱的局部浸润常见。治疗涉及多学科的方法，包括细胞减灭术、化疗、围术期腹腔内热疗和放疗。外科手术干预可以是姑息性的减瘤手术，特别是当肠梗阻存在时。

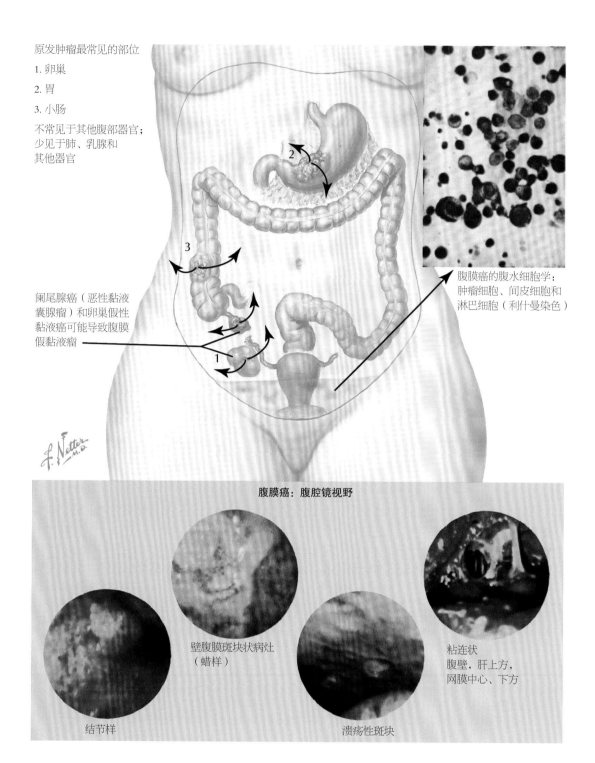

原发肿瘤最常见的部位

1. 卵巢

2. 胃

3. 小肠

不常见于其他腹部器官；
少见于肺、乳腺和
其他器官

阑尾腺癌（恶性黏液
囊腺瘤）和卵巢假性
黏液癌可能导致腹膜
假黏液瘤

腹膜癌的腹水细胞学：
肿瘤细胞、间皮细胞和
淋巴细胞（利什曼染色）

腹膜癌：腹腔镜视野

结节样

壁腹膜斑块状病灶
（蜡样）

溃疡性斑块

粘连状
腹壁，肝上方，
网膜中心、下方

腹部创伤：冲击伤

腹部伤口和钝器伤是在紧急情况下常见的急性损伤。穿透伤口的深度和严重程度不能仅凭病史或体格检查来确定。稳定气道、呼吸和循环后，在准备手术室和募集外科专业人员的同时，紧急断层成像至关重要。术前准备应从入院开始，静脉使用广谱抗生素。如果发生广泛的腹腔内出血，应尽早进行剖腹探查手术。探查必须彻底，所有的穿孔必须关闭。当腹膜污染时，通常会需要腹壁肠道造瘘，转移粪便排泄途径。严重创伤时切除是必要的。除了常规的术前和术后措施外，吸氧、持续胃肠减压、多重引流和广谱抗生素也是必不可少的。

钝伤及沉浸的"水下"的腹部爆炸伤是具有挑战性的。爆炸相关的伤害有4种机制。当爆炸波从爆炸中心传播到受害人时，造成一级爆炸伤害，主要导致含气脏器损伤，小肠是最常受伤的内脏器官。此时冲击波的作用远比在封闭空间更明显，因为冲击波不会消散，而是会反射回器官表面。在沉浸或"水下"伤害中，水下爆炸产生波浪，除了使腹部软的器官受到一定程度的损伤外，胸腔内器官损伤程度最大。爆炸的严重程度和威力、

爆炸的距离、中空内脏的含气量，以及受伤的位置和角度均影响损伤的程度和类型。当受害人因身体强行移动，从而导致机动车碰撞身体移位或被建筑物倒塌挤压时，会发生三级爆炸伤害。第四级伤害包括烧伤和吸入性损伤。

钝性创伤或爆炸引起的肠道损伤主要由壁内出血和穿孔组成。前者大多为多发性点状出血，累及小肠黏膜下层和腹膜下层，尤其是下回肠和盲肠；因此，检查腹膜表面时可能会低估损伤的严重程度。胃、食管、结肠、肠系膜和网膜也可能受伤。创伤的大小和形状差异很大。结肠可能出现较大的病变，且如果病变较大可能会导致肠坏疽。疏松的腹膜后间隙组织也出现出血。穿孔或撕裂较少出现，更常见于小肠，表现为圆形或线性、边缘外翻、向外充气状的病灶。广泛性或局限性腹膜炎往往会随后出现，也可能从一开始就有穿孔的体征。在爆炸发生的同时，患者体验到地震般的感觉，缩紧样疼痛，腹部和腿部暂时麻痹性的麻木，睾丸疼痛，或有小便或大便的冲动，继而腹部很快出现严重的锐痛、刺痛或绞痛。严

重的恶心、呕血、血性腹泻和腹部广泛压痛可能出现。穿孔时会出现肌紧张，体检提示腹膜激惹，包括肌卫及严重的反跳痛，这些症状变得明显时通常提示着腹腔内游离气体的存在。在没有穿孔或胰腺炎的情况下，症状可能缓解相对迅速。肺部爆炸伤的证据可能存在。因为腹腔内血肿最晚可能会在创伤后2周导致穿孔，严密的观察是至关重要的。

预后取决于内脏损伤的程度，无肠穿孔的情况下的死亡率可能不超过10%，而肠穿孔病例死亡率可能超过25%。早期死亡原因主要是休克而晚期死因主要是腹膜炎。同时出现肺损伤会增加病情的严重性。如果有穿孔的临床或影像学征象，应尽早进行剖腹探查。

当确定没有发生穿孔时，与其他非穿透性腹部损伤一样，以保守治疗为主。必须早期复苏，但发生肺损伤时应谨慎使用血浆和输血。基于同样的原因，提供有效的全身麻醉也具有挑战性。预后取决于内脏损伤的程度、干预的时间以及是否存在其他器官的相关损伤。应避免因腹膜炎或延迟出血而导致死亡。

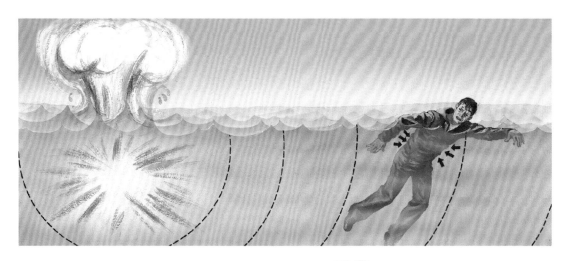

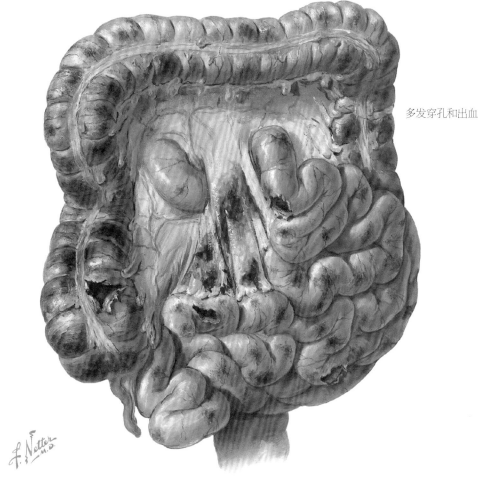

多发穿孔和出血

胃肠道造口生理学

在吻合部位或者经皮由熟练的外科医生建立具有良好解剖结构并能保持正常消化功能的造口可以为消化道部分切除的患者带来很好的生活质量。

与造口相关的技术风险包括吻合口瘘、开裂和狭窄。吻合的大小随相应的器官和手术预期结果而不同，但有一点很重要，虽然狭窄相关性造口闭合的风险存在，但造口不是越大越好。除此之外，经皮造口有脱出、出血和造口周围溃疡的风险。造口功能和解剖的评估有赖于熟练钡剂造影、CT、内镜检查等影像学评估，或需要结合多种方法。内镜评估也提供了对造口问题治疗干预的可能性，包括扩张和放置自扩张支架。

食管胃吻合是最具挑战性的外科吻合术之一。远端食管的位置受到患者体位影响很大，且如果胃没有被充分从腹部游离以被拉入到胸腔足够高的位置，缩短的食管很容易从吻合处裂开。若外科医生将胃游离并将其拉入胸腔时没有保留足够的血供，吻合中的胃的部分很容易缺血并裂开。发生在纵隔的吻合口漏是危及生命的并发症，因其与气管、肺、主动脉和心脏等重要结构毗邻。因此，如果可以进行胃食管连接处的充分切除并且仍然保证低位吻合，或者将胃通过纵隔或胸骨后拉到颈部进行吻合，那么一旦出现吻合口漏可以较易处理，食管胃吻合也会更安全。

胃空肠吻合术是最常见的造口术之一。既往胃空肠吻合术常用于治疗难治性消化性溃疡。自从消化性溃疡有效治疗药物的出现，便很少再需要行胃部分切除术加胃空肠吻合术。事实上，即使患者患有内镜治疗无效的十二指肠溃疡出血，也很少会进行造口术，因为在急诊手术中进行这种复杂手术的风险很大。取而代之的是选择性或非选择性迷走神经切断术。术后进行幽门螺杆菌治疗和（或）对患者进行使用非甾体抗炎药风险的教育。胃空肠吻合术更常见于在胃癌胃大部切除术后、消化道溃疡相关狭窄或外源性肿瘤导致的胃出口梗阻，或作为肥胖症旁路手术的一部分。

胃大部切除术和近端胃空肠吻合术会严重影响胃和十二指肠近端的几项重要功能，导致严重的消化功能受损。进行胃大部切除术时，胃底和胃体的适应性容积以及胃的容受性舒张都会丧失。尽管这是肥胖症旁路手术的目标之一，但也会导致胃癌术后患者进一步的体重减轻。因此，残胃的大小对于患者在胃部分切除术后可以耐受的进食量具有重要的影响。

切除远端胃后，胃的蠕动将再不能将食物磨成小于4 mm的颗粒（对于大多数食物，之前很容易达到）。如果食物不经过充分咀嚼就被吞咽，那么除非吻合口很大，否则残胃很容易出现胃石。如果远端胃切除术切除了幽门，胃会持续排空。幽门筛分功能的丧失使固体物质进入空肠。较大的食物颗粒表面积相对小，消化酶较难附着表面将其分解为基本的分子进行吸收。幽门和十二指肠调节功能的丧失也会引起胃内液体快速排空，导致不良影响。胃空肠吻合术的常见并发症是吻合口远端消化性溃疡，出现这

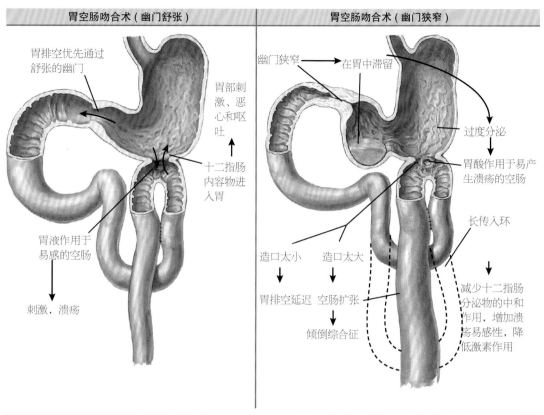

| 胃空肠吻合术（幽门舒张） | 胃空肠吻合术（幽门狭窄） |

胃空肠吻合术（幽门舒张）

胃排空优先通过舒张的幽门

胃部刺激、恶心和呕吐

十二指肠内容物进入胃

胃液作用于易感的空肠

刺激，溃疡

胃空肠吻合术（幽门狭窄）

幽门狭窄

在胃中滞留

过度分泌

胃酸作用于易产生溃疡的空肠

长传入环

造口太小

造口太大

胃排空延迟

空肠扩张

倾倒综合征

减少十二指肠分泌物的中和作用，增加溃疡易感性，降低激素作用

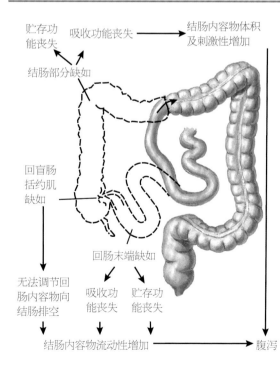

切除后回肠横结肠吻合术

贮存功能丧失

吸收功能丧失

结肠内容物体积及刺激性增加

结肠部分缺如

回盲肠括约肌缺如

回肠末端缺如

吸收功能丧失

贮存功能丧失

无法调节回肠内容物向结肠排空

结肠内容物流动性增加

腹泻

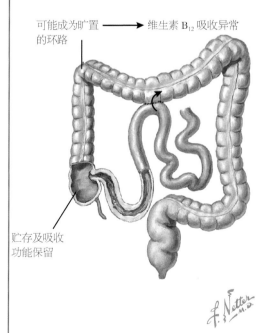

连续性回肠横结肠吻合术（旁路）

可能成为旷置的环路

维生素 B_{12} 吸收异常

贮存及吸收功能保留

胃肠道造口生理学（续）

种情况有三个原因：①高浓度的酸性胃液迅速排空；②与十二指肠黏膜相比，空肠黏膜更易受胃液损伤；③碱性胆汁回流到胃可增加胃酸分泌。将胃内容物直接排空到空肠中，除了如上所述易患空肠溃疡之外，还可能导致餐后综合征，表现为空肠膨胀导致的腹痛、出汗、虚弱和晕厥，称为倾倒综合征。许多其他的并发症由十二指肠的激素和神经调节的丧失所引起。胃空肠吻合位置低于近端十二指肠与奥迪括约肌连接点，也有相关的风险，会导致无效循环和多种相关并发症，被称为传入和传出循环综合征。一般的建议是限制传入空肠循环的长度。

切除末端回肠和部分结肠后需要进行结肠造口术。回肠造口术后的功能改变取决于切除回肠的长度、基础疾病以及结肠内容物反流到小肠的程度。结肠广泛切除可导致结肠储存能力降低，粪便通过结肠时间加速，液体吸收减少，粪便不连续。切除回肠可导致维生素B_{12}吸收障碍，胆盐吸收减少导致胆汁性腹泻，以及负责调节小肠运输功能的重要回肠黏膜激素的丧失，称为回肠制动。

当因回肠炎症而需进行回结肠吻合术时，手术可以是连续性的侧-侧吻合，也可以是回结肠的端-端吻合或端-侧吻合。根据疾病的程度和吻合的部位，连续吻合可保留改道后的小肠和结肠的某些功能。

对于大范围的克罗恩病或溃疡性结肠炎，有时需要进行永久性回肠造口术。严重的溃疡性结肠炎和结肠息肉病综合征首选回肠肛门吻合术，但不建议克罗恩病采用这种术式。如果造口过窄或狭窄，造口近端可能会出现扩张。造口引起的其他并发症包括广泛的小肠切除或潜在的肠炎导致过多的液体流失、剧烈的蠕动收缩可能导致回肠造口发出"噪音"，造口周围的渗漏可能导致造口周围皮肤受到刺激。要想取得良好的疗效，需要满意的器具和黏合材料，以及包括造口护士在内的专家团队对患者的教育和护理。

结肠造口术通常用于治疗乙状结肠肿瘤或憩室炎。与液态的回肠内容物不同，远端结肠内容物可能变得浓稠。在这种情况下，必须定期对结肠造口进行灌注，以便机械性排空粪便。保持粪便内容物半液态是更好的选择。

回肠与肛门吻合（回肠肛门吻合）是全结肠切除术的首选方案，包括用于溃疡性结肠炎和弥漫性结肠息肉病。该方式的目的是通过保留肛门括约肌来保证通过天然孔口控制排便。通过形成J形回肠袋实现减少暴露在直肠的液体体积。手术后，患者必须立即处理高频排便。随着时间的推移，腹泻通常减少到每天4～7次，其中1～2次是在夜间。应避免留下直肠套管以制造回肠直肠吻合术，因为这会带来结肠炎或肿瘤（取决于全结肠切除术的最初指征）复发的风险。大便失禁是常见的并发症，特别是在睡眠时对括约肌的意志控制减弱。J形回肠袋的感染会导致回肠袋炎。

（译者：刘歆阳）

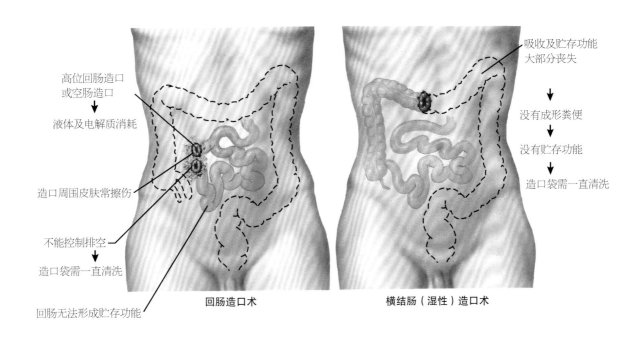

高位回肠造口
或空肠造口

液体及电解质消耗

造口周围皮肤常擦伤

不能控制排空

造口袋需一直清洗

回肠无法形成贮存功能

回肠造口术

吸收及贮存功能
大部分丧失

没有成形粪便

没有贮存功能

造口袋需一直清洗

横结肠（湿性）造口术

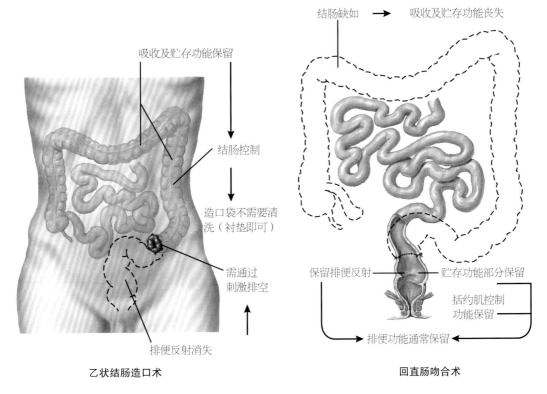

吸收及贮存功能保留

结肠控制

造口袋不需要清洗（衬垫即可）

需通过刺激排空

排便反射消失

乙状结肠造口术

结肠缺如　→　吸收及贮存功能丧失

保留排便反射

贮存功能部分保留

括约肌控制功能保留

排便功能通常保留

回直肠吻合术

第 2 章

小　肠

小肠的发生

　　小肠包括十二指肠、空肠和回肠，在胃肠道的发生中，十二指肠形成于前肠的远端，而空肠和回肠都来自于中肠。在胚胎形成的第4~6周，十二指肠移动到中线右侧，而胃旋转并移动到腹腔的左侧。在胃旋转和肝增大的同时，胆总管移动至胃肠管的后侧。在十二指肠的发生过程中，有一个步骤非常重要：在胚胎形成的第5周和第6周，由内胚层形成的十二指肠上皮不断增生，几乎将十二指肠腔全部堵塞。十二指肠腔通常会再通，使胚胎可以吞咽羊水；但如果肠腔没有再通或开放得不完全，就会产生十二指肠闭锁或狭窄。十二指肠连接着前肠与中肠，由腹腔干和肠系膜上动脉供血，其降部和水平部相当于前肠和中肠的吻合处，此处最容易发生肠腔闭锁或狭窄。

　　空肠与回肠全部来自于中肠，并由肠系膜上动脉供血。在其延伸过程中，一段环形的中肠（即中肠襻）突入脐带中，与此同时，肠系膜上动脉在中肠襻的近端（头支）和远端（尾支）之间走行，并一同突入脐带。卵黄管和中肠襻的顶端进一步突出，将中肠与第二卵黄囊暂时连接起来。头支将成为空肠和回肠，而尾支将成为末段回肠、盲肠、阑尾、升结肠和横结肠。虽然头支和尾支的发育不够平衡，但空肠和回肠仍继续增长，在脐带内形成了许多肠襻。在脐带里，中肠不断增长，逆时针旋转90°（从胚胎腹面看），并将头支移向了脐带右侧，尾支移向脐带左侧。在第10周左右，中肠开始退回腹腔，由于肝和肾的缩小，中肠显得更大。第11周肠襻退回

腹腔，并以肠系膜上动脉为轴进行了一次180°的旋转，让头支移向了腹腔的左侧（即空肠所在处），尾支移向了腹腔右侧（即远端回肠、盲肠、阑尾和升结肠）。在这个过程中，回肠与卵黄管分离，但如果卵黄管未能完全消失，则会留下一个盲袋（回肠或梅克尔憩室）。

　　十二指肠背段的肠系膜与身体背侧的腹膜壁层相互融合，形成了第二腹膜后间隙。空肠和回肠仍然保留着后方的肠系膜，这让它们在腹腔内拥有一定的活动度。由于胃和近端空肠拥有一段肠系膜，十二指肠上部和降部也有一小段肠系膜附着。至此，中肠的形态变化基本告一段落，在儿童期和青春期，随着生长发育，肠道仍会有一定的生长。大肠的发生将在下一章节具体阐述。

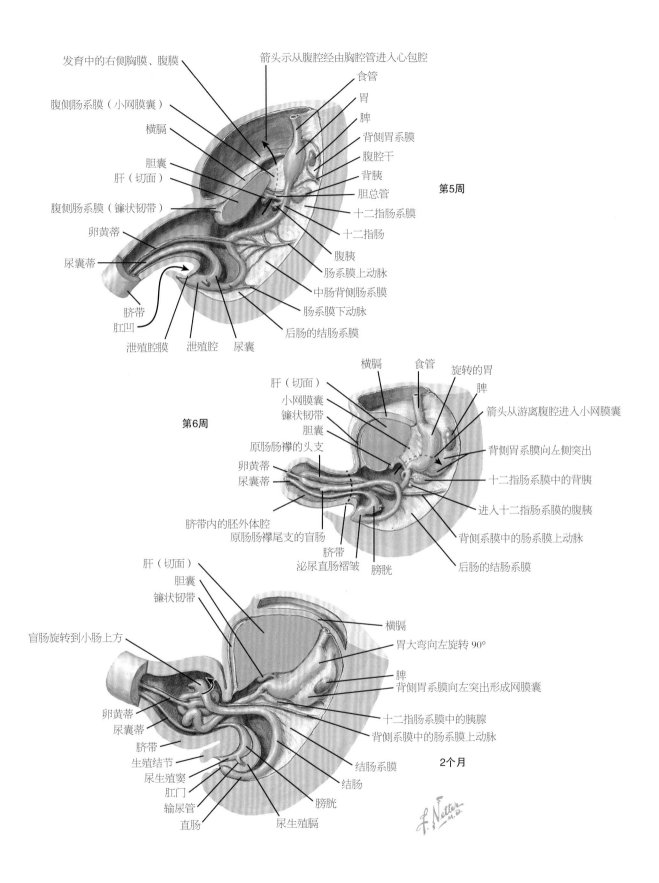

发育中的右侧胸膜、腹膜
腹侧肠系膜（小网膜囊）
横膈
胆囊
肝（切面）
腹侧肠系膜（镰状韧带）
卵黄蒂
尿囊蒂
脐带
肛凹
泄殖腔膜
泄殖腔
尿囊

箭头示从腹腔经由胸腔管进入心包腔
食管
胃
脾
背侧胃系膜
腹腔干
背胰
胆总管
十二指肠系膜
十二指肠
腹膜
肠系膜上动脉
中肠背侧肠系膜
肠系膜下动脉
后肠的结肠系膜

第5周

第6周

肝（切面）
小网膜囊
镰状韧带
胆囊
原肠肠襻的头支
卵黄蒂
尿囊蒂
脐带内的胚外体腔
原肠肠襻尾支的盲肠
脐带
泌尿直肠褶皱
膀胱

横膈
食管
旋转的胃
脾
箭头从游离腹腔进入小网膜囊
背侧胃系膜向左侧突出
十二指肠系膜中的背胰
进入十二指肠系膜的腹胰
背侧系膜中的肠系膜上动脉
后肠的结肠系膜

肝（切面）
胆囊
镰状韧带
盲肠旋转到小肠上方
卵黄蒂
尿囊蒂
脐带
生殖结节
尿生殖窦
肛门
输尿管
直肠

横膈
胃大弯向左旋转 90°
脾
背侧胃系膜向左突出形成网膜囊
十二指肠系膜中的胰腺
背侧系膜中的肠系膜上动脉
结肠系膜
结肠
膀胱
尿生殖膈

2个月

小肠的形态和毗邻

小肠由腹膜后位器官（十二指肠）和腹膜内位器官（空肠和回肠）组成。空肠和回肠的总长度个体差异很大，成年人平均为5 m。近端空肠占肠系膜部分的2/5，回肠占剩余的3/5。空肠起始于第二腰椎左侧的十二指肠空肠曲，偶尔起始于更高的位置。回肠在右髂窝终止，并连接大肠。大体上，空肠和回肠之间的分界不太明显（动脉形态和组织学不同可以用于区分这两个部分），通常来讲，空肠位于腹部的左上方，而回肠位于右下方。

十二指肠空肠曲位于横结肠系膜覆盖区域的上端。有时可能部分隐藏在横结肠的肠系膜缘内。从十二指肠空肠曲到回结肠交界处，肠系膜缘从左上方向右下方延伸，经过腰椎前方、主动脉、下腔静脉、右腰大肌和右输尿管。肠系膜由两层腹膜组成，在身体后壁形成折返，并覆盖肠道表面。两层腹膜之间充满了结缔组织和脂肪细胞，后者的数量在人与人之间差异很大。在两层腹膜之间、埋在脂肪和结缔组织中的是在肠和后腹壁之间走行的血管、淋巴管、神经和肠系膜淋巴结。肠系膜附着在体壁上的长度只有15～20 cm，而附着在小肠上的长度可达几米（相当于小肠的长度），所以你可以想象肠系膜附着在小肠上并扇形展开的情形，这使小肠有极大的活动度。

大肠的各个部分形成一个马蹄形的框架，包围小肠。这个框架，尤其是左侧的降结肠，可能被前面的小肠襻重叠。类似地，根据盆腔器官的位置及小肠与盆腔器官的关系，小肠可以向下延伸到真骨盆中，但如果盆腔器官出现增大、扩张（如妊娠），小肠会向上移位。

大网膜的移动性强，其形态的个体差异很大。它从胃大弯处垂下来，像一条围裙盖在前腹壁和小肠之间。大网膜这种大片的结缔组织、脂肪组织和外层常常遮盖小肠，其底部游离端通常可以被翻起。然而，大网膜也可能会与前腹壁和侧腹壁相粘连，从而无法被翻起。

空肠通常位于左上腹，回肠位于右下腹。小肠的位置由肠系膜固定于体壁，这使小肠有较大的活动度，其肠襻的位置个体差异很大，甚至同一个人在不同的时期小肠的位置也并不是固定的，而取决于小肠的充盈程度、蠕动状态和人本身的体位。只有末端回肠由于其肠系膜相对较短，拥有一个相对固定的位置：横跨右侧腰大肌，到达回结肠交界处。

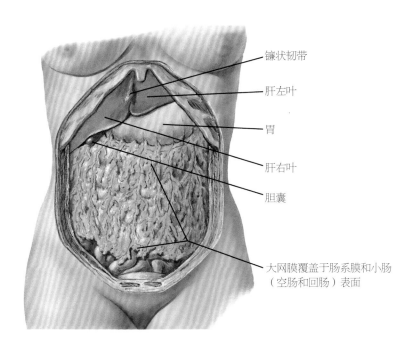

镰状韧带

肝左叶

胃

肝右叶

胆囊

大网膜覆盖于肠系膜和小肠
（空肠和回肠）表面

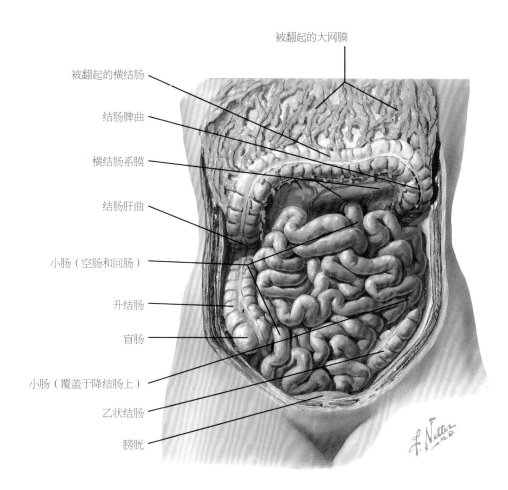

被翻起的大网膜

被翻起的横结肠

结肠脾曲

横结肠系膜

结肠肝曲

小肠（空肠和回肠）

升结肠

盲肠

小肠（覆盖于降结肠上）

乙状结肠

膀胱

小肠的结构

小肠的可移动部分附着于肠系膜上，从十二指肠空肠曲延伸至回盲口，也就是小肠与大肠交界之处。这部分小肠由空肠和回肠组成，两者之间并无明确的界限，而是随着管腔直径和组织结构的变化而逐渐过渡。

空肠壁和回肠壁在结构上几乎相同，两者之间仅有轻微的差异。和胃肠道的其他部分一样，空肠和回肠都有四层结构：黏膜层、黏膜下层、肌层和浆膜层。黏膜层由肉眼可见的环形褶皱（环状襞，Kerckring褶皱）形成许多皱襞。这些皱襞突出至腔内，高度不一，通常为3~10 mm，其中一些环绕肠腔，另一些环绕肠腔的1/2或2/3，还有一些环绕肠腔2周或更多。它们减缓了肠内容物运动的速度，但最重要的功能还是增加了肠腔的吸收表面积。在微观水平下，这些增加的表面积由小肠绒毛（一种微小的指状突出物）反映出来。

事实上，所有小肠黏膜表面，包括在环状皱襞的周围，都覆盖着长度约0.5~1.5 mm的小肠绒毛（肉眼刚刚能看到）。这样大片的小肠绒毛（空肠和回肠共约400万根）造成了小肠黏膜的绒毛感。小肠绒毛之间的凹陷形成了一个个小凹，里面有肠腺（利伯屈恩隐窝）。整个小肠内表面覆盖着一层上皮细胞，主要为肠细胞，即一种柱状上皮细胞，表面有微绒毛（细胞顶部的微小突起）。在柱状上皮细胞之间分布着其他三种细胞：杯状细胞、潘氏细胞（规范名词：帕内特细胞）和肠内分泌细胞。杯状细胞分泌碱性的、黏稠的液体，覆盖黏膜表面。大多数杯状细胞位于隐窝内或小肠绒毛的底部，但也有相当一部分位于小肠绒毛的顶部，挤在周围的柱状上皮细胞之间。潘氏细胞通常位于肠腺的底部，这些细胞内含嗜酸性颗粒，在组织学上易于分辨。帕内特细胞可以分泌抗菌溶菌酶以及α防御素，通过吞噬细菌和其他病原

体起到调节正常肠道菌群的作用。最后，肠道内分泌细胞（嗜银细胞、黄色细胞、Schmidt细胞、Kultschitzky细胞）含有对银和铬具有高亲和力的基底染色颗粒。这些细胞通常位于肠腺底部，但也可以位于上部。它们释放激素如胆囊收缩素（刺激胆囊和胰腺分泌胆汁和消化酶，并抑制胃排空）、促胰液素（刺激胰腺分泌和抑制胃分泌）、促胃动素（刺激蠕动）和抑胃肽（刺激胰岛素分泌并抑制胃分泌）进入血液，进而调节消化系统功能。肠内分泌细胞也可以以旁分泌方式分泌生长抑素（抑制胃泌素和胃液分泌）和组胺（刺激壁细胞分泌胃酸）来影响周围的组织。小肠的上皮细胞层中偶尔还可以见到淋巴细胞、嗜酸性粒细胞、中性粒细胞、巨噬细胞、肥大细胞和浆细胞，但是这些细胞通常是从黏膜的固有层迁移而来的。

固有层位于黏膜上皮表面深处，并延伸至环形褶皱和小肠绒毛内，形

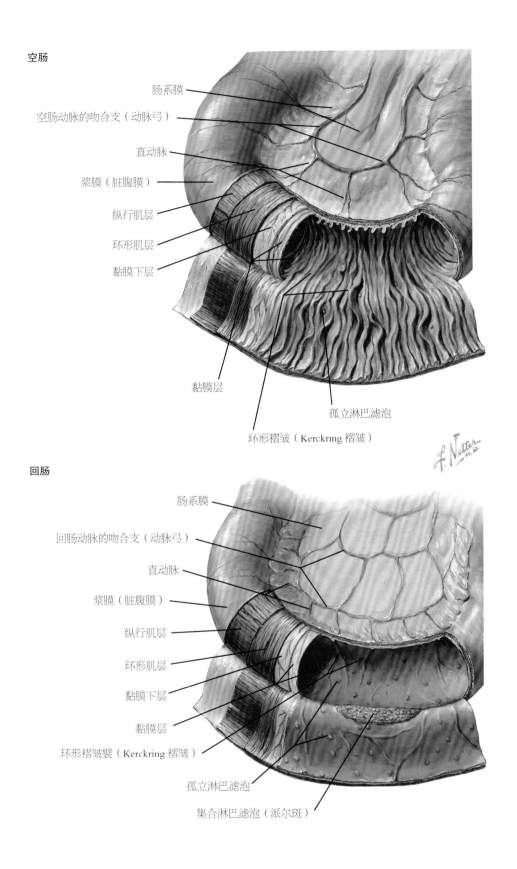

空肠

肠系膜

空肠动脉的吻合支（动脉弓）

直动脉

浆膜（脏腹膜）

纵行肌层

环形肌层

黏膜下层

黏膜层

孤立淋巴滤泡

环形褶皱（Kerckring 褶皱）

回肠

肠系膜

回肠动脉的吻合支（动脉弓）

直动脉

浆膜（脏腹膜）

纵行肌层

环形肌层

黏膜下层

黏膜层

环形褶皱襞（Kerckring 褶皱）

孤立淋巴滤泡

集合淋巴滤泡（派尔斑）

小肠的结构（续）

成绒毛核心。这种弥散的网状结缔组织让营养物质及气体在肠上皮可以轻易进出，其内有大量淋巴细胞进行迁移。固有层也含有平滑肌纤维，它们从黏膜肌层发出，向上延伸至小肠绒毛顶端。当这些肌纤维舒张时，绒毛表面是光滑的，而当肌肉收缩时，绒毛表面则变得凸凹不平。这些肌纤维起着维持绒毛泵功能的作用。每个小肠绒毛的核心是一个淋巴管，即中央乳糜管，将脂溶性物质和淋巴液运送到乳糜池，然后运送至静脉循环中。黏膜肌层由两层平滑肌组成，将黏膜固有层与黏膜下层分隔开来，并固定黏膜层。外纵层较薄，内环层较厚。从黏膜肌层发出了上文提到的绒毛核心中的肌纤维。

黏膜下层是位于黏膜下方的相对致密的一层结构。它由 I 型胶原蛋白束组成，形成致密、不规则的结缔组织。通过改变其网格的角度，黏膜下层可以适应肠腔直径和长度的变化。黏膜下层含有丰富的动脉、静脉和淋巴管网，为黏膜下层和黏膜层供血。黏膜下层还含有内脏感觉和内脏运动的神经轴突；神经节前副交感神经的轴突即终止于黏膜下神经丛（Meissner丛）中的黏膜下层突触，而神经节（神经细胞）散布在整个小肠和大肠中，组成了肠神经系统。

肌层由两层平滑肌组成，覆盖着黏膜下层。内层为较厚的环形肌层，外层为较薄的纵行肌层，两层之间由肌束相连。在两层中间行走着内脏感觉和内脏运动的神经轴突。和黏膜下层一样，神经节前副交感神经轴突与两层平滑肌之间的肠神经丛（Auerbach丛）相连，而后者内有着大量的神经节。肌丛和黏膜下神经丛是肠神经丛的两个重要组成部分。肌层负责肠道蠕动，进而将食物向肠腔远端推进。如果它反向蠕动，则会引起呕吐。

最外一层称作浆膜层（脏腹膜）。

这一层主要由间皮细胞组成，与肌层通过一层薄薄的结缔组织相连。间皮细胞分泌黏液以润滑小肠的外表面，并防止肠道之间与腹腔其他脏器的粘连。除和肠系膜相连的一小部分外，浆膜层覆盖了余下整个肠道。

尽管空肠和回肠在许多地方有相似之处，但它们之间仍有一些区别。回肠的管腔更窄、管壁更薄。空肠的直径平均为3~3.5 cm，而回肠直径平均为2.5 cm或更窄，因此，透过回肠壁比空肠更容易看到肠内容物。在手术时，空肠呈粉红色，回肠的颜色相对更深。除此之外，肠腔内的环形皱襞也有所不同，从空肠到回肠，皱襞和小肠绒毛的数量逐渐减少、高度逐渐降低，在回肠末端，仅偶尔能看到一些皱襞。

在空肠中，淋巴组织仅以孤立淋巴滤泡的形式出现，在黏膜表面上表现为针头大小的隆起。随着肠管逐渐延伸至回肠，淋巴滤泡变得越来越

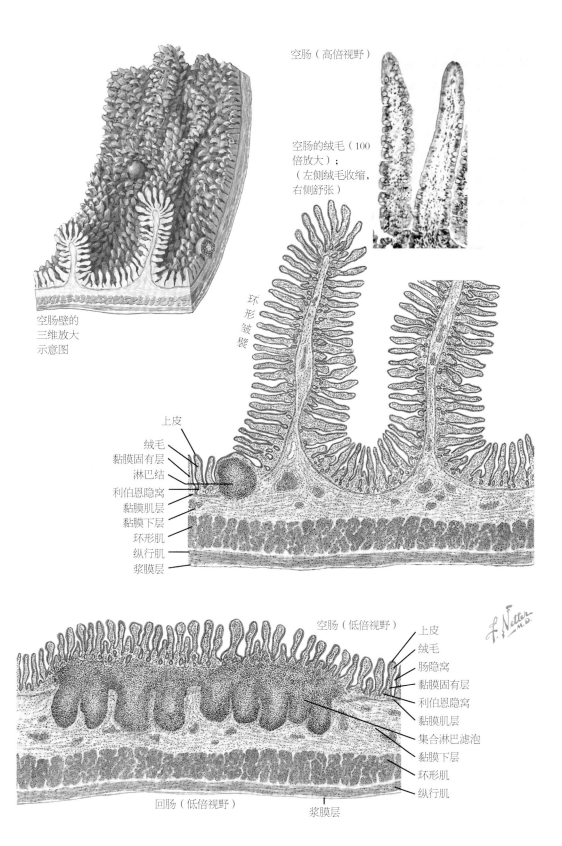

空肠（高倍视野）

空肠的绒毛（100
倍放大）；
（左侧绒毛收缩，
右侧舒张）

环形皱襞

上皮
绒毛
黏膜固有层
淋巴结
利伯恩隐窝
黏膜肌层
黏膜下层
环形肌
纵行肌
浆膜层

空肠壁的
三维放大
示意图

空肠（低倍视野）

上皮
绒毛
肠隐窝
黏膜固有层
利伯恩隐窝
黏膜肌层
集合淋巴滤泡
黏膜下层
环形肌
纵行肌
浆膜层

回肠（低倍视野）

小肠的结构（续）

多、越来越明显。在回肠内，这些淋巴滤泡非常明显，并形成集合淋巴滤泡（派尔斑）。它们总是位于肠系膜缘的肠管内，通常呈椭圆形或长椭圆形，其长轴与肠管的长轴一致，平均宽度为1～1.5cm，长度从2cm至10～12cm不等，有时甚至更长。派尔斑的数量个体差异很大，平均数量在20～30个。空肠和回肠的另一个区别在于肠系膜脂肪的含量。在成人中，回肠肠系膜含有更多的脂肪组织，外观看上去比空肠厚。空肠和回肠的血供不同，在外观上也不同，详见专题1-1和专题1-2。

消化系统的主要任务是为身体提供热量和营养。整个胃肠道，从口腔到大肠，都是为了完成这一任务而服务的。小肠，尤其是空肠和回肠，其内表面被上皮细胞（即肠细胞）所覆盖，是营养吸收的主要场所。肠上皮细胞与小肠绒毛一起组成了主要的营养吸收器官。肠道通过以下几种方式来增加吸收面积：首先，小肠的环形皱襞（包括上皮细胞、固有层、黏膜肌层和黏膜下层）大大增加了吸收面积；其次，从内腔和环形皱襞突出的小肠绒毛也增加了可用于吸收的表面积。最后，每个肠上皮细胞的顶端均有纹状缘，实际上由从肠细胞延伸出的微绒毛组成。每个上皮细胞约有1000个微绒毛，它们使细胞表面增加约24倍。每个微绒毛的大小近似（平均长度1μm，宽度0.07μm），并且具有一个以肌动蛋白微丝形成的核心。这些微丝沿着它们的长轴不断延伸，在细胞顶端连接至一个纤维网，也称为终末网。终末网的收缩或舒张可以增加或减小相邻绒毛之间的空间。

在摄入含脂肪的食物之后，我们可以在微绒毛间隙中观察到细小的脂滴。之后这些脂肪滴进入终末网中。在这里，它们积聚于微囊泡之中，这些微囊泡在胞饮作用下被上皮细胞摄取。在上皮细胞中，它们融合形成更大的囊泡或潴泡，彼此之间通过细胞内小管相互连接。然后，这些脂肪滴穿过细胞侧壁，进入细胞间隙，并穿过基底膜和固有层的间质间隙进入小肠绒毛的中央乳糜管，通过中央乳糜管进入淋巴管，紧接着进入乳糜池、胸导管，最终到达左锁骨下静脉。因而，通过门静脉到达肝的脂溶性营养物质，在吸收时可以绕过肝。

肠细胞的细胞核通常位于细胞的基底部，邻近高尔基体。肠细胞中的线粒体和其他细胞器与其他组织中的并无不同。为了保持肠腔（实际上为体外）与胞外空间之间的分离，上皮细胞和肠上皮中的其他细胞在细胞顶端终末网附近通过连接复合体相连。上皮细胞还通过紧密连接固定于固有层下方的结缔组织。这些结构使肠细胞在释放营养物质入血时具有选择性。

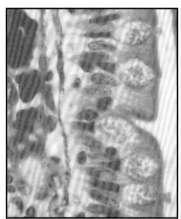
人空肠绒毛的杯状细胞与纹状缘
（偶氮卡红染色，×650）

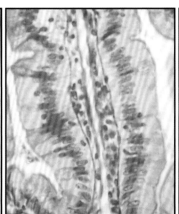
人空肠绒毛的中央乳糜管
（偶氮卡红染色，×325）

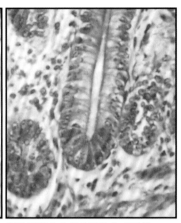
利伯恩隐窝底部含颗粒的嗜酸性
潘氏细胞（HE 染色，×325）

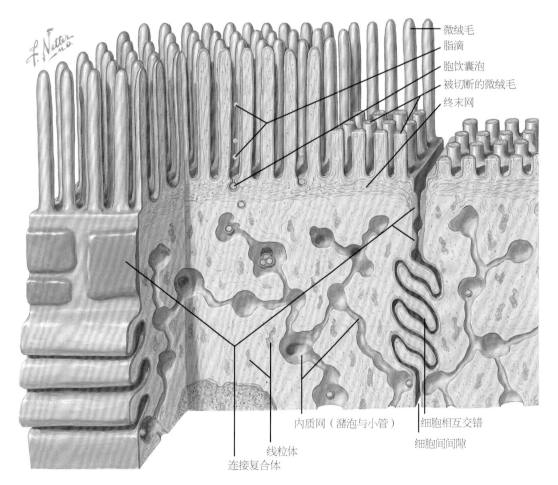

微绒毛
脂滴
胞饮囊泡
被切断的微绒毛
终末网

内质网（潴泡与小管）
细胞相互交错
细胞间间隙

连接复合体
线粒体

小肠上皮纹状缘的三维超显微结构示意图

小肠的血供

在专题1-1和专题1-2，我们阐述了典型的小肠动脉分支。在这一部分，我们将从小肠血管的起源、走行、吻合和分布讲述小肠血供的变异。这些变异非常常见，以至于对于要开展小肠手术的医生来说，传统教科书的阐述是远远不够的。通常来讲，近端十二指肠由十二指肠上动脉和胰十二指肠上动脉供血，而肠系膜上动脉供应除了近端十二指肠之外几乎所有的小肠。这些动脉均起源于腹腔干发出的肝总动脉的分支——胃十二指肠动脉。

肠系膜上动脉和腹腔干的距离为1～23mm，通常来说为1～6mm，两者均发自腹主动脉。在一些少见的情况下，这两支血管共同形成了一个大血管——腹腔干-肠系膜血管共干，并发出肝总动脉、脾动脉、胃左动脉和肠系膜上动脉。有时胃左动脉直接从

腹主动脉发出（A）。另一个较为常见的变异（0.4%～6%，Kahraman et al，2002）为肝肠系膜血管共干。在这种情况下，肠系膜上动脉和肝总动脉、肝右动脉或肝左动脉相融合（B、C、D、E）。如果肠系膜上动脉和肝总动脉融合，胃左动脉和脾动脉将由脾胃血管共干发出（B）。如果肝肠系膜血管共干发出了肝右动脉（C）或副肝右动脉（D和E），那么肝其余的血供将由完整或不完整的腹腔干完成（C和D）。胆囊动脉将由肝右动脉或副肝右动脉发出（C、D、E）。

还有一些更少见的变异。如脾肠系膜血管共干发出脾动脉和肠系膜上动脉（F）。在一些情况下，一条独立分支的动脉发出肝总动脉和胃左动脉，称为肝胃血管共干。如果肠系膜上动脉、脾动脉和肝总动脉同时从腹主动脉的一个分支发出（G），就形成

了肝脾肠系膜血管共干，此时胃左动脉直接从腹主动脉发出，或者从左下膈动脉发出，形成胃膈血管共干。偶尔，胃网膜右动脉会从肠系膜上动脉发出（H），而不是发自胃十二指肠动脉。

肠系膜上动脉的第一空肠分支通常比较粗大（直径6mm），但有时也可以很细小（直径1～2mm），并与胰十二指肠下动脉相吻合，或与其共同发出。其他小肠分支的分布及直径相差很大，一些小分支的分布没有任何规律可言。在胃切除术中，有时会遇到胃网膜右动脉和第一空肠分支都从胰十二指肠动脉发出，而后者发自于肠系膜上动脉。近距离观察小肠，每一段小肠（4～6cm）均由前、后两支动脉弓为前壁和后壁供血。虽然关于第一空肠分支的变异有很多，但上文提到的变异种类已经足够覆盖在这个区域做手术所可能遇到的情形了。

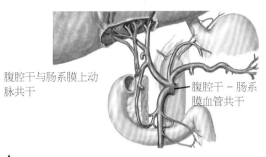

腹腔干与肠系膜上动脉共干

腹腔干 – 肠系膜血管共干

A

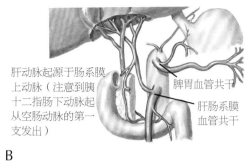

肝动脉起源于肠系膜上动脉（注意到胰十二指肠下动脉起从空肠动脉的第一支发出）

脾胃血管共干

肝肠系膜血管共干

B

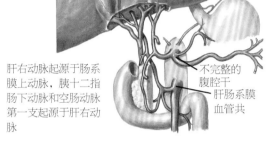

肝右动脉起源于肠系膜上动脉，胰十二指肠下动脉和空肠动脉第一支起源于肝右动脉

不完整的腹腔干

肝肠系膜血管共

C

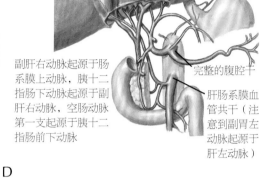

副肝右动脉起源于肠系膜上动脉，胰十二指肠下动脉起源于副肝右动脉，空肠动脉第一支起源于胰十二指肠前下动脉

完整的腹腔干

肝肠系膜血管共干（注意到副胃左动脉起源于肝左动脉）

D

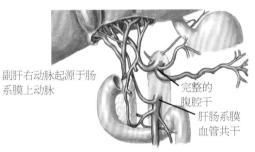

副肝右动脉起源于肠系膜上动脉

完整的腹腔干

肝肠系膜血管共干

E

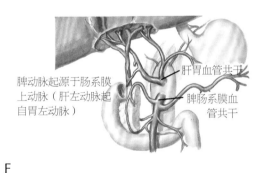

脾动脉起源于肠系膜上动脉（肝左动脉起自胃左动脉）

肝胃血管共干

脾肠系膜血管共干

F

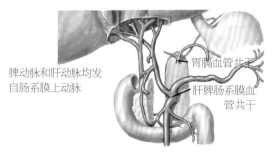

脾动脉和肝动脉均发自肠系膜上动脉

胃膈血管共干

肝脾肠系膜血管共干

G

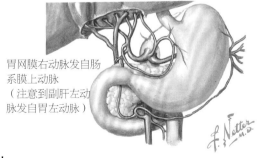

胃网膜右动脉发自肠系膜上动脉（注意到副肝左动脉发自胃左动脉）

H

小肠的淋巴引流

小肠的淋巴管起源于小肠绒毛中的中央淋巴管。在小肠绒毛的底部，每个中央淋巴管汇合成毛细淋巴管，收集来自周围小肠隐窝的淋巴液。这些毛细淋巴管在固有层内形成了一个精细的网络，在这里可以看到淋巴管瓣。许多细小的淋巴管汇合至这个网络中，并穿透黏膜肌层到达黏膜下层，汇成了一个更大的淋巴网。这个淋巴网里有更明显的瓣膜，可以防止淋巴回流。更大的淋巴管接受黏膜肌层、浆膜层和浆膜下层的淋巴引流，在小肠的肠系膜缘间穿行。在肠系膜里，淋巴管与动静脉伴行。当摄入含脂肪的食物后，这些淋巴管负责运送从肠道吸收的脂肪，外观呈乳白色的细丝，因此称为乳糜管。在这些乳糜管连接着许多肠管旁（在肠系膜内，沿着肠道走行）的肠系膜上淋巴结，数量有100~200个，是人体最大的淋巴结群。向肠系膜根部走行的过程中，淋巴结的数量和大小逐渐增大。在肠系膜根部，也就是肠系膜上动脉从腹主动脉发出的地方，有较大的淋巴管以及肠系膜上淋巴结中央组。

近端十二指肠和邻近的胰腺接受从腹腔干而来的血供，而其远端由肠系膜上动脉供血。来自十二指肠的淋巴液可以引流至腹腔或肠系膜上淋巴结。十二指肠和胰头的淋巴液引流至胰头下方、上方和后方的淋巴结。胰头下组淋巴结紧邻肠系膜上淋巴结中央组。胰头上组淋巴结也称为幽门下和胰腺右上淋巴结，后组淋巴结称为胰腺后淋巴结。后两组淋巴结沿着腹腔干走行，最终将淋巴液汇入腹腔淋巴结。

经过肠系膜上和腹腔淋巴结后，淋巴液经过肠淋巴干（或胃肠淋巴干）到达乳糜池。肠淋巴干是很短的一段淋巴管，常常分为几个平行的小淋巴管并行。乳糜池位于胸导管的起始部，实质为一个囊状膨大的淋巴管。肠淋巴干不仅收集小肠的淋巴液，也收集来自腹腔其他器官的、汇集于腹腔干和肠系膜上淋巴结的所有淋巴引流（尤其胃、肝、胰腺和大肠的一大部分）。乳糜池也接收来自于下肢、盆腔和来自于后肠器官的淋巴引流。淋巴液自乳糜池进入胸导管。胸导管内壁可看到突出的瓣膜，其向上走行于后纵隔，位于主动脉和食管之间，然后转向主动脉弓的后方，最终在左锁骨下静脉和左颈内静脉的交界处将淋巴液注入静脉系统。

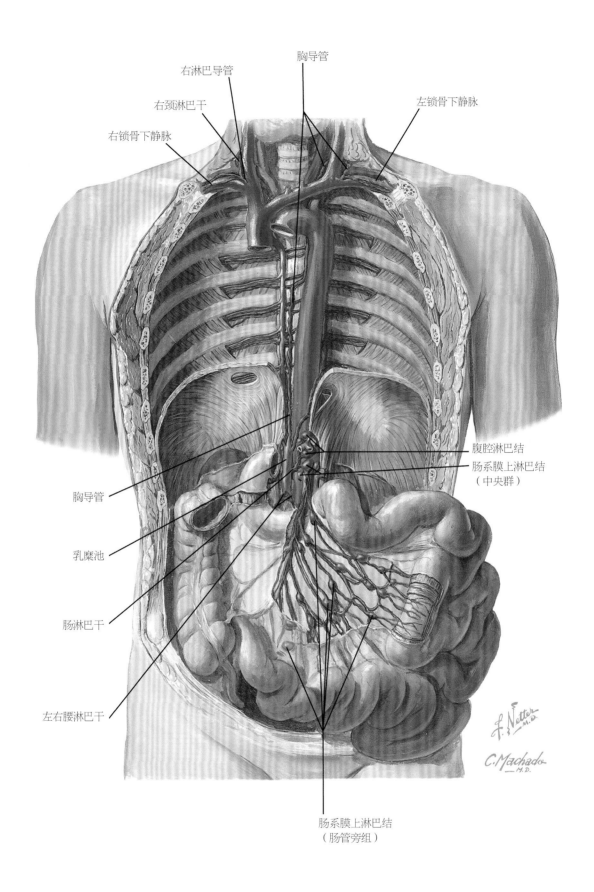

右淋巴导管

胸导管

右颈淋巴干

右锁骨下静脉

左锁骨下静脉

腹腔淋巴结

肠系膜上淋巴结
（中央群）

胸导管

乳糜池

肠淋巴干

左右腰淋巴干

肠系膜上淋巴结
（肠管旁组）

小肠的运动

进食状态（进食或空腹）是小肠蠕动的关键因素。空腹时的小肠运动称为"移行性复合运动"，其运动分为四个时相。该运动由每90~120分钟一次的小肠电活动组成。为了帮助将难以消化的食物从胃运输到大肠，该运动也将一些小肠内的细菌运送至大肠，并防止大肠内的细菌逆向进入末端回肠，因此也被称为"肠道管家"。

小肠运动的Ⅰ相持续5~20分钟，其特征在于长时间的静止期。Ⅱ相持续10~40分钟，在这个时期内，小肠不规则出现锋电位。Ⅲ相持续3~6分钟，其特征为出现许多成簇的高振幅收缩。在Ⅳ相，收缩次数迅速减少。在十二指肠中，Ⅲ相收缩频率为每分钟1~12次，持续至少3分钟。这一收缩速度从近端十二指肠向远端空肠递减。移行性复合运动的异常与小肠细菌过度生长、肠易激综合征、功能性消化不良、胃瘫、南美锥虫病、假性肠梗阻、肥胖、神经性厌食症和衰老有关。

餐后阶段被定义为从进餐到移行性复合运动Ⅲ相的时间。当营养物质进入小肠时，起初肠道运动较快，将食糜快速分布在整个肠道中。在消化过程中，运输速度减慢，通过增加食糜与小肠壁的接触时间来促进吸收。餐后出现的压力波与移行性复合运动中的压力波相似，但这些波仅传播复合运动中压力波的一半距离。大多数餐后压力波传播不到2cm，主要用于混合和研磨食糜。根据进食物质的能量和营养成分不同，肠道运动的幅度和时间也不同。此外，肠神经、激素作用以及旁分泌介质的水平，如胃泌素、胆囊收缩素、神经降压素、酪酪肽、胰多肽和促胃动素也在肠道运动中发挥作用。

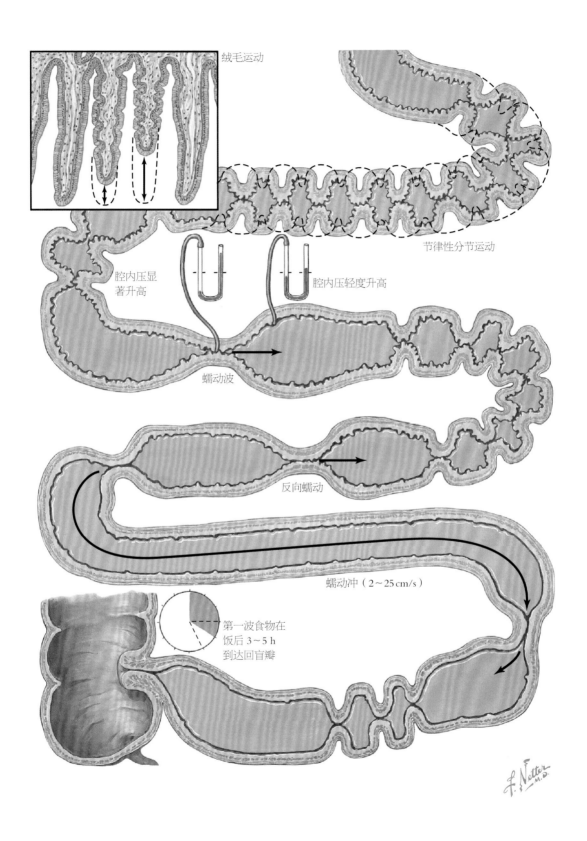

绒毛运动

节律性分节运动

腔内压显
著升高

腔内压轻度升高

蠕动波

反向蠕动

蠕动冲（2～25 cm/s）

第一波食物在
饭后 3～5 h
到达回盲瓣

小肠的运动（续）

　　餐后阶段稳定的压力波和移行性复合运动的 I 相均有助于吸收。这种静止的压力波从两方面促进吸收：①搅拌食糜；②将食糜暴露于到更大的肠道表面。这种类型的运动也被称为节律性分节运动。肠道肌肉由外纵层和内环层组成，其收缩形成了小肠蠕动。由肠道肌肉形成的管道变长、缩短、扭曲和收缩，使肠内容物不断地被搅动和推进。一餐的食物通常需要 5 h 左右通过小肠，这个时间会因另一餐的摄入而缩短。

　　移行性复合运动的起始和周期均处于肠神经系统的控制之下。胃肠道的平滑肌细胞会经历膜电位的周期性去极化，即慢波，它们是由 Cajal 细胞

产生的。Cajal 细胞在十二指肠内产生 12 次/分的慢波，在回肠内为 10 次/分。如果肠神经系统的运动神经元释放兴奋性神经递质的同时出现慢波，会引起一次肠道收缩。

　　研究者们用动力检查（测压检查）和运输检查来探究小肠运动的生理学。测压检查使用测压导管来测量由于平滑肌收缩引起的管腔内压力变化。运输检查包括氢呼气试验、小肠闪烁扫描和无线动力胶囊试验。无线动力胶囊可测量物体从口腔到肛门的运送时间、管腔压力、pH 值和温度的变化。这一技术与小肠闪烁扫描可以相结合。在吞入胶囊之后，患者可以进行正常的日常活动。该技术无辐

射，并可以提供完整的胃肠道运输动力数据。

　　小肠与结肠的连接处也被称为回盲瓣，源于该结构在解剖标本中的外观，也因为回肠的末端嵌入结肠壁，看起来像一个活瓣。这一结构起着括约肌的作用，允许肠内容物从回肠进入盲肠，并防止其反流。它延长了肠内容物与末端回肠黏膜的接触时间，最大限度地促进了营养吸收。当蠕动波到来时，肠腔内形成足够的压力以克服括约肌的阻力，括约肌被打开。在这个过程中，盲肠首先出现容受性舒张，肠腔扩张或蠕动波使腔内压力不断增加，导致括约肌出现反射性收缩，以防止盲肠过度充盈和食物反流。

梯度

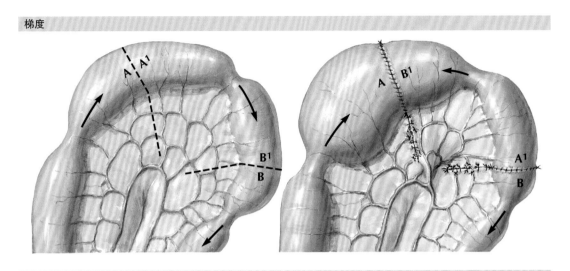

回盲部括约肌

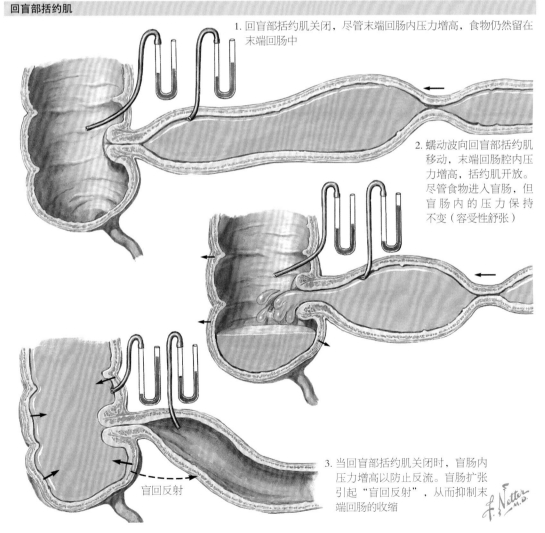

1. 回盲部括约肌关闭，尽管末端回肠内压力增高，食物仍然留在末端回肠中

2. 蠕动波向回盲部括约肌移动，末端回肠腔内压力增高，括约肌开放。尽管食物进入盲肠，但盲肠内的压力保持不变（容受性舒张）

3. 当回盲部括约肌关闭时，盲肠内压力增高以防止反流。盲肠扩张引起"盲回反射"，从而抑制末端回肠的收缩

盲回反射

胃肠激素

胃肠道的上皮细胞含有多种细胞类型，其中包括了肠道内分泌细胞，这些细胞仅占总细胞数的不到1%，但它们形成了身体的最大内分泌系统。肠道内分泌细胞合成、储存和释放调节胃肠动力、分泌和吸收以及食欲的化学递质。这些递质主要为在肠神经系统和中枢神经系统中也发现的小多肽。目前，研究人员已经发现了30多种肠肽激素的基因，表达超过100种生物活性肽，并根据其初级结构将其分为不同的"家族"。在本节中，我们将讨论胰多肽家族。

酪酪肽是属于胰多肽家族的肠肽之一，除此之外，胰多肽家族还包括胰多肽和神经肽Y。尽管均有36个氨基酸，并具有相似的结构，但酪酪肽与其他两者的生物学功能和产生位置均有不同。酪酪肽、神经肽Y和胰多肽同属G蛋白偶联受体（Y受体）家族。目前，人们已经确定了该家族的5种受体亚型。

酪酪肽由回肠中的L细胞和结肠中的H细胞分泌，进食可以引起酪酪肽的反射性分泌。在进食的15 min内，酪酪肽水平开始上升，此时距离食物到达远端肠道还有很长时间，说明还有其他神经或激素机制参与其释放。酪酪肽的作用主要是抑制性的。它抑制胃肠蠕动，抑制胃及胰腺的分泌，造成肠道运输食物的速度减慢，即"回肠制动"。这让营养物质接触小肠的时间更长。酪酪肽还通过下丘脑中的Y_2受体参与调节食物摄取和饱腹感。

胰多肽由胰岛细胞分泌，抑制胆囊收缩和胰腺外分泌。它可以影响食物摄入、能量代谢，以及胃促生长素和下丘脑肽的表达。神经肽Y是一种主要存在于交感神经元中的神经递质，是已知的最强的刺激进食的激素。

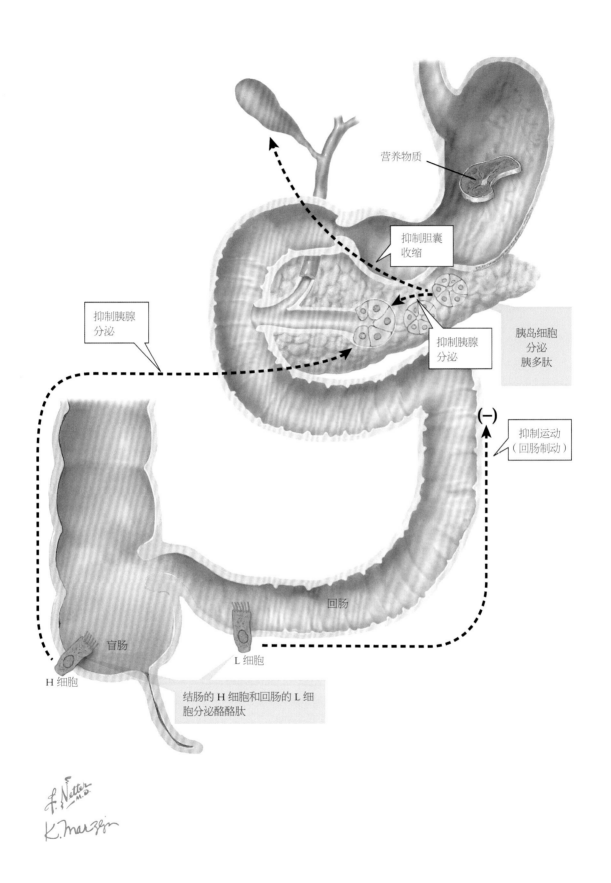

营养物质

抑制胆囊
收缩

抑制胰腺
分泌

抑制胰腺
分泌

胰岛细胞
分泌
胰多肽

(−)

抑制运动
（回肠制动）

回肠

L 细胞

盲肠

H 细胞

结肠的 H 细胞和回肠的 L 细
胞分泌酪酪肽

小肠的病理生理学

小肠最重要的功能是消化和吸收营养。这一功能通过正常的小肠蠕动和胃肠激素分泌来实现。临床上小肠功能异常通常是由于小肠运动及其消化吸收功能的紊乱引起的。

腹痛

腹痛是小肠疾病的一种常见表现，与小肠功能的多个部分相关。小肠引起的腹痛通常位于脐周，也可以表现为腹部弥漫疼痛。进行性小肠扩张（伴或不伴梗阻）在早期可引起腹部绞痛，后期则持续不能缓解。侵袭性细菌（如耶尔森菌）可侵入末端回肠，引起严重的疼痛和压痛，临床表现类似急性阑尾炎。严重餐后疼痛伴进食恐惧，尤其是当患者合并动脉粥样硬化，并出现体重减轻时，应考虑肠系膜缺血的诊断。克罗恩病常常累及远端小肠，出现深透壁溃疡和右下腹痉挛性疼痛。

恶心和呕吐

小肠扩张或受刺激可以引起恶心和呕吐。十二指肠降部非常敏感，通常也被称为"恶心的器官"。任何原因引起小肠梗阻均可能造成呕吐，如肿瘤造成肠腔阻塞、肠套叠、克罗恩病引起的肠腔狭窄，放疗或手术引起的粘连或其他并发症、内疝、血管狭窄引起的缺血均可表现为不同程度的呕吐。肠道感染（如诺如病毒或金黄葡萄球菌等病毒或细菌引起）可通过释放肠毒素刺激肠道，通常也会引起呕吐。

腹泻

急性、大量的水样泻通常由肠道感染引起，一般在3~4周内好转。慢性腹泻（持续4周以上）的鉴别诊断包括分泌性腹泻（如服用药物或毒物）、神经内分泌肿瘤，以及胆汁酸吸收不良（胆汁性腹泻）。腹泻伴体重减轻是小肠切除或肠黏膜病变如炎症性肠病（克罗恩肠炎）、乳糜泻（麦胶敏感肠病）和β脂蛋白缺乏症的常见表现。感染性疾病也可以累及小肠，如惠普尔病、鸟-胞内分枝杆菌感染和贾第虫病。

运动障碍

小肠运动紊乱或运动障碍可以是先天性的，与家族遗传性平滑肌病变或神经病变相关，也可能与系统性疾病、感染相关，亦可以是一种副肿瘤表现。轻度的运动障碍通常是无症状的，也可以表现为轻度不适，而严重的运动障碍可导致肠梗阻。

腹胀

腹胀是一种腹部胀满的感觉，通常由于肠道内气体过多所致，也可以为乳糖不耐受、小肠细菌过度生长的一种表现。然而，许多主诉腹胀的病人通常并没有患明确的疾病。

（译者：耿瑞旋）

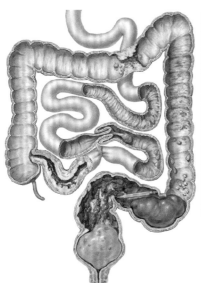

感染性	机械性因素
贾第虫病	小肠肿瘤
惠普尔病	肠套叠
细菌性肠炎	粘连性肠梗阻
病毒性肠炎	疝
热带口炎性腹泻	转移性疾病
结核病	**其他原因**
吸收不良	嗜酸细胞性胃肠炎
乳糜泻	小肠细菌过度生长
碳水化合物吸收不良	克罗恩病
乳糖吸收不良	缺血性肠病
淋巴管扩张症	结缔组织病

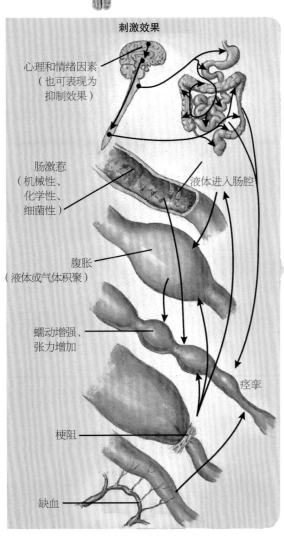

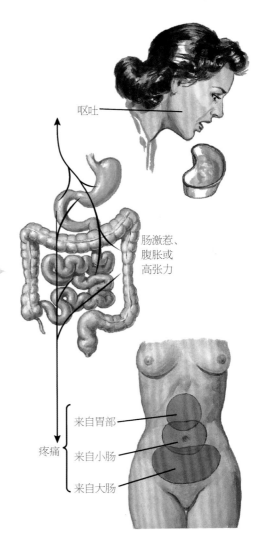

小肠功能检查

小肠动力试验

小肠测压法（十二指肠测压法）可以用来评估小肠的动力。测压过程需要将带有压力传感器的长管放过幽门进入十二指肠，小肠平滑肌的收缩可以引起传感器变化，从而测量出肠腔内压力。整个测压过程持续6h，前4h患者空腹，之后患者进食常规量的食物，后2h记录进食后的压力变化。无线动力胶囊系统（智能胶囊动力监测系统）是评估肠道转运时间的有效工具。无线动力胶囊系统由1个可被患者吞下的无线动力胶囊、1个由患者佩戴的数据接收器和数据分析软件组成。它可以实时监测肠道pH、温度、压力的信息，也可在检查结束后统一收集处理。小肠转运时间是指胶囊从小肠起始段一直移动到盲肠所用的时间。一般将小肠转运时间超过6h（平均2~6h）定义为小肠转运延迟。小肠闪烁成像除了提供口-盲肠转运时间以外，还可以提供非常有价值的生理量化信息。行闪烁成像的患者一般需口服铟[111]或锝[99]标记的液体/固体造影剂，在口服造影剂后的几个小时内拍摄一系列成像。小肠转运时间一般是指纠正了胃排空时间后10%或50%造

影剂从十二指肠到末端回肠进入盲肠的时间。注射可被肝摄取并经胆管排泄至十二指肠的锝[99]胆碱二乙酸进行造影，可以较为精确地评估十二指肠-盲肠的转运时间，因为该检查可以减少胃排空对小肠转运时间的影响，但目前应用方面的文献报道较少。

吸收试验

小肠是营养物质吸收的主要场所，小肠吸收功能障碍可以引起消化不良。脂肪吸收不良诊断的金标准是粪便的72h脂肪定量测定，此项检查需要被检查者在高脂肪代谢饮食（100g/d）状态下收集3~5d的粪便。粪便的脂肪分析可以通过传统的van de Kamer法或更加简便的近红外反射法进行。后者与van de Kamer法具有极好的相关性，并可同时测量单个样品中的粪便脂肪、氮和碳水化合物。每天健康人的粪便脂肪排泄量通常低于6g/d，但腹泻时可以观察到高达14g/d的粪便排泄量。另外，利用粪便的斑点样品进行脂肪定性测试也是可行的，包括苏丹Ⅲ染色和酸化脂肪比容试验。一般情况下，这些测试可以检测到90%以上有临床意义的

脂肪泻的患者；然而，它们不能取代72h粪便收集试验。碳水化合物吸收可以通过血液测试如乳糖耐量测试来评估。行乳糖耐量测试的受试者口服50g测试剂量的乳糖或通过呼气测试后监测血糖水平。呼气测试原理是：到达结肠的未被吸收的碳水化合物被结肠微生物菌群发酵，导致可以在呼吸中测量的气体（特别是氢气、二氧化碳和甲烷）增加。碳水化合物吸收不良的具体形式（如乳糖、果糖、蔗糖、山梨醇等）可用这些试验来诊断。D-木糖测试可以用来评估近端小肠的吸收能力。受试者口服25g D-木糖后，通过测定静脉血液和尿液中的D-木糖水平进行测试。血液和尿排泄的D-木糖水平降低说明存在小肠黏膜疾病（如乳糜泻）；然而，胰腺功能不全患者的D-木糖测试是正常的，因为D-木糖的吸收不需要胰酶。经典的判断蛋白质吸收不良的检查是定量测定收集的粪便样本中的氮含量，但目前应用较少。肠内蛋白质丢失可以通过血浆中α1抗胰蛋白酶的清除率来确定。α1抗胰蛋白酶是在肝中合成的蛋白质，其分子量与白蛋白相似。此蛋白在肠道中既无分泌，也不吸收，并

无线动力胶囊

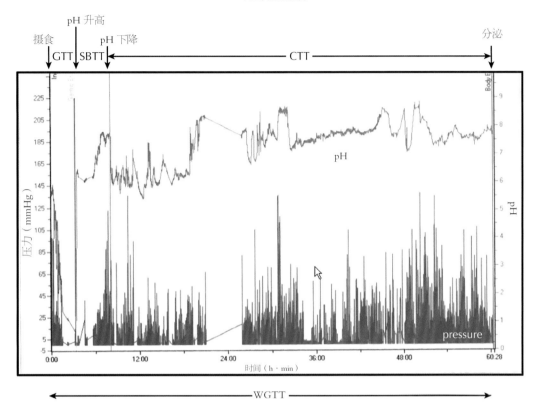

GTT-胃转运时间
SBTT-小肠转运时间
CTT-结肠转运时间
WGTT-全消化道转运时间

小肠钡剂造影

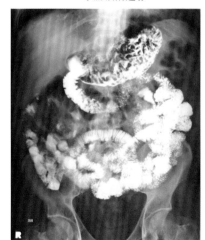

正常小肠造影

CT 小肠成像

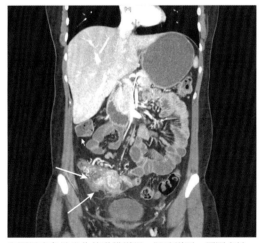

克罗恩病急性发作伴黏膜增强、肠壁增厚、周围炎性
改变、末端回肠及盲肠束带样改变

小肠功能检查（续）

且可以抵抗蛋白质水解，因此，它可以完好无损地排出大便。取受试者的血液样本和收集24小时的粪便来测量α1抗胰蛋白酶清除率。高于正常值的α1抗胰蛋白酶水平存在诊断意义；然而，腹泻可以干扰测试结果，如果怀疑有胃源蛋白质的可能，应该在患者接受抗分泌治疗的同时进行测试。

放射学检查

腹平片通常是怀疑肠梗阻时的一线检查手段。肠梗阻典型的表现是扩张的肠襻伴或不伴气液平面。腹平片上可以看到增厚的小肠壁，但这通常需要对比剂来增强管腔内的显示才可以观察到。小肠钡剂检查可以提供良好的黏膜细节，并可以显示管腔不规则或变窄以提示克罗恩病。这些检查手段也可以显示小肠憩室、瘘管和肠壁或腔内充盈缺损。小肠钡剂检查可以通过两种方法进行。在小肠钡剂检查中，患者饮用钡悬浮液，每20～30分钟拍摄一次，直至钡剂到达回肠末端。小肠灌肠则需要使用10 Fr导管进行鼻腔空肠插管，并输注钡悬液以达到最佳的小肠扩张。拍摄小肠的按压视图以分离肠襻并显现末端回肠。

腹部和骨盆的常规计算机断层扫描（CT）无法得到像小肠钡剂检查一样的黏膜细节，但能够辨别小肠壁增厚和相关的腔外疾病，如脂肪包裹、瘘管、脓肿形成，也可以发现淋巴结肿大或小肠肿瘤引起的局部和转移病灶。CT肠造影和灌肠检查可以观察到增强的肠壁和黏膜异常，并将腔内影像与肠外疾病的检查相结合。CT肠造影使用1500～2000 ml的肠内对比剂；也可以使用无静脉内造影剂的阳性肠内造影剂或静脉内造影剂的中性肠内造影剂。CT肠道造影的局限性主要包括患者对大量肠内造影剂的耐受性差以及检查过程中所涉及的高辐射剂量。磁共振成像（MRI）提供了极好的软组织分辨率，没有电离辐射，这使它成为小肠成像的一个非常好的选择，尤其是在炎症性肠病中。行MRI检查时为了实现肠扩张，一般采用以下两种主要技术：通过鼻空肠管注入造影剂的磁共振灌注肠术或通过口服造影剂的磁共振肠造影术。

内镜检查

食管胃十二指肠镜（EGD）是大多数上消化道疾病的一线检查手段。检查需要将纤维内镜通过食管和胃进入十二指肠。推进式小肠镜需要一个更长的内镜，检查可以达到空肠。单气囊或双气囊小肠镜检查可以进行更广泛的小肠检查并可以同时进行治疗。气囊交替膨胀和收缩可将肠管套在套管上，而带有气囊和泵控制器的柔性套管可通过交替的推进和拉出使内镜向深部推进。虽然这些技术费时费力，但是这项技术使检查整个小肠成为可能。术中小肠镜在消化道出血原因不明的诊断中起着非常重要的作用，内镜评估也可通过在剖腹手术时剖开肠道进行。可视胶囊内镜是一种安全、无创的无线内镜技术，可以检查整个小肠。该检查通常需要经过改良的肠道准备，用水吞服尺寸为11 mm×26 mm的可视胶囊。吞服后，胶囊通过胃进入小肠，获得小肠的图像，并通过射频波将其传输到记录装置。图像下载后可在电脑工作站查看；目前技术上已经可以实现实时观看。对于无法吞咽或已知患有胃轻瘫的患者，可以直接通过EGD将胶囊放入十二指肠。可视胶囊内镜检查可用于评估成人不明原因的消化道出血、小肠克罗恩病或小肠肿瘤。目前认为胶囊内镜在检测黏膜病变方面优于推进式小肠镜。

胶囊内镜

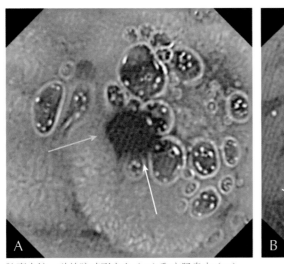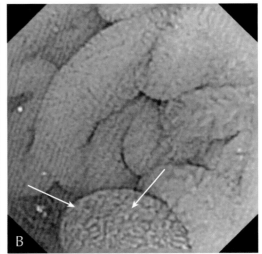

胶囊内镜，动静脉畸形出血（A）和空肠息肉（B）

肠镜

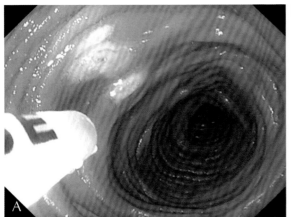

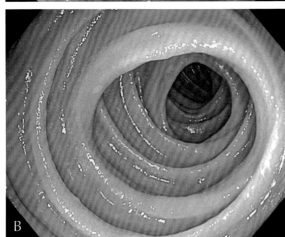

肠镜图片，动静脉畸形出血消融后改变
（A）和普通空肠（B）

先天性肠梗阻：肠闭锁、结肠旋转不全、中肠扭转

新生儿肠梗阻是由各种先天性异常所引起的，及时的诊断和治疗可以挽救生命。肠梗阻的原因可能是食道闭锁、膈疝、环状胰腺、结肠旋转不良伴中肠扭转、腹膜带引起的十二指肠梗阻、腹内或肠系膜壁疝、胎粪性肠梗阻、无神经节性巨结肠、肛门闭锁以及先天性肠管闭锁或狭窄等。闭锁是指中空内脏腔先天性完全阻塞，狭窄是指腔内不同程度的狭窄。肠闭锁最常见的部位是小肠，尤其是空肠和回肠，结肠闭锁最为少见。肠道闭锁是由于胃肠道正常发育中断所致，通常在胎儿期的第2个月和第3个月发生。在近端小肠中，闭锁通常是由于肠道再通失败而引起的。随着肠从实心结构转变为空心管，一个或多个隔膜可能会持续存在，只留下微小的开口并形成狭窄的组织隔膜。如果这种持续的隔膜留下一个完整的隔膜横过管腔，或者在肠管实心阶段，肠分成两个或多个彼此完全隔离或仅通过

线状纤维带连接的盲区段，则会发生闭锁。在小肠中段及末端，血管破裂导致胎儿肠道缺血性坏死为常见的闭锁原因。由于胎儿的肠道是无菌的，坏死组织被吸收，留下近端和远端的盲端。而往往肠系膜中间会有间隙。肠道闭锁可根据解剖结构分为4种类型。在1型肠闭锁中，肠是连续的，由黏膜和黏膜下层组成的隔膜阻塞管腔。2型肠闭锁近端部分和远端部分通过短带连接，肠的不连续性较为明显。3型肠闭锁是完全不连续的。4型肠闭锁是2型和3型的组合。产前超声可以诊断肠闭锁或狭窄。超声检查提示肠闭锁的征象包括肠扩张或腹水。产前诊断可以使婴儿在出生后不久迅速得到治疗并可避免肠梗阻相关的并发症。新生儿出现腹胀、呕吐或腹部肿块伴或不伴便秘的情况下，应怀疑肠道闭锁。然而，无论是闭锁还是狭窄，这些临床症状的出现时间变异较大，取决于阻塞的位置以及其性质。

任何怀疑有肠梗阻的新生儿均应进行腹部X线检查。没有粪便且出现含胆汁的呕吐物超过4小时的婴儿，常常应怀疑是近端梗阻。腹平片显示远端肠管不含气且合并双泡征时强烈提示十二指肠闭锁。在条件允许的情况下，可行诊断性钡剂灌肠，如果怀疑是胎粪性肠梗阻，可使用水溶性的泛影葡胺进行灌肠。检查时可能需要将胃内气体抽出，因为胃内气体可能扭曲或模糊小肠内的气体分布模式。在小肠高位梗阻而没有气体存在情况下，可以将20 ml气体打入胃中。由于空肠的圆形褶皱和结肠袋的影响，小肠和大肠的阴影往往难以分辨，也正是由于此，通常认为婴儿的阻塞点比实际的要低。腹部完全没有空气时往往提示食管闭锁，且气管食管无连通。消化道中的其他阻塞性病变通常以在梗阻部位以上肠道充气膨胀和阻塞部位以下完全没有空气为标志。例如在十二指肠闭锁时，闭锁部位以上的胃和

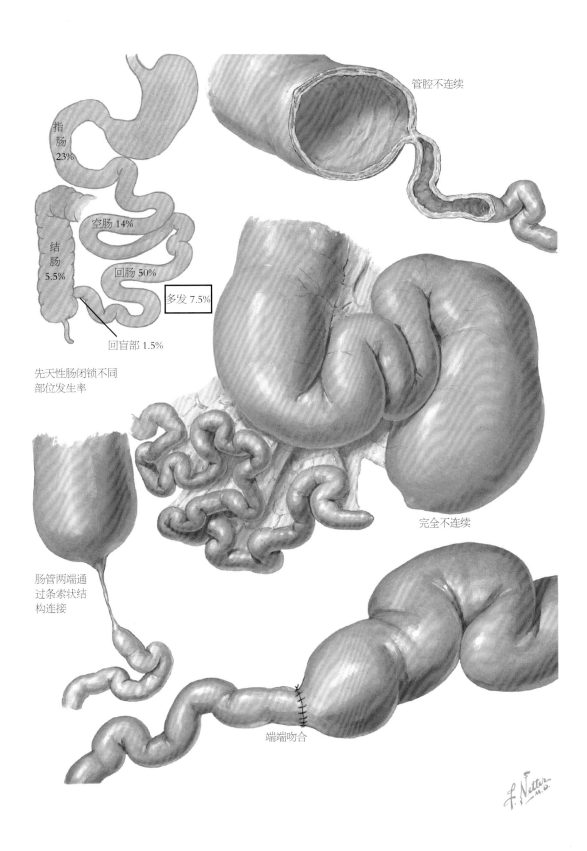

指肠 23%

空肠 14%

结肠 5.5%

回肠 50%

多发 7.5%

回盲部 1.5%

先天性肠闭锁不同部位发生率

管腔不连续

完全不连续

肠管两端通过条索状结构连接

端端吻合

先天性肠梗阻：肠闭锁、结肠旋转不全、中肠扭转（续）

十二指肠明显扩张，闭锁部位以下无空气。肠闭锁的处理主要是手术，但同时也取决于梗阻的位置。手术原则是尽可能地保留更多的小肠。不幸的是，在许多情况下，肠道闭锁部分太长以至于肠黏膜缺乏足够的吸收能力从而导致在患者在术后难以通过肠道维持营养状态。术前应停止喂食，放置鼻肠管对近端肠腔进行减压，同时需及时行液体和电解质复苏。

　　手术可以通过腹腔镜进行，但术前应仔细评估是否存在多个闭锁部位的可能。

　　肠闭锁的预后很好。大多数死亡发生在早产儿或合并其他畸形的患儿身上。肠扭转（Volvulus）通常是指器官绕着其附着结构的扭曲和（或）盘绕。肠扭转是指肠道绕肠系膜扭转。肠扭转可能会出现在任何年龄段。因为某种原因肠段变长或肠系膜变窄均可导致肠梗阻。在新生儿中，中肠扭转可导致严重的肠梗阻，是结肠旋转不良的并发症。通常，在胎儿期的第10周左右，回盲区以逆时针方向旋转，使盲肠进入右下腹，升结肠的肠系膜向后和侧向固定到壁腹膜。基因突变可导致这一过程的停止。十二指肠空肠交界处到横结肠的这段肠管的肠系膜缺乏附着，造成非常长的一段肠管悬吊在两个固定点之间。肠管扭曲不仅可以产生肠梗阻，还会引起肠系膜血管闭塞。盲肠可以通过腹膜带悬挂于右上腹，并固定在肝、壁腹膜或后腹壁上，从而压迫十二指肠。不伴有结肠旋转不良的腹膜带偶尔会造成十二指肠阻塞，也有少数情况会发生其他部位小肠梗阻。肠扭转的临床症状与其他原因的新生儿肠梗阻相同。腹平片通常与典型的肠梗阻类似，梗阻近端肠管扩张，而梗阻远端完全无气体。然而由于一部分空气在肠扭转之前已通过肠道，肠扭转时可能会在阻塞的远端观察到残留气泡。在中肠扭转的手术过程中，将肠的扭曲部分展开，并在旋转的部分行Ladd操作。在切断阻塞的不规则带或不正常的附着物时，结肠将落到腹部的左侧，使小肠留在右侧。腹内疝（如十二指肠旁疝、十二指肠空肠疝）也可能导致婴儿肠梗阻。肠管经肠系膜缺损或腹膜不规则带之间穿过，可能会引起肠襻闭塞甚至绞窄。腹内疝一般为排除性诊断，或在术中诊断。手术方式是还纳现有的疝，并松解任何可能引起梗阻的束带。

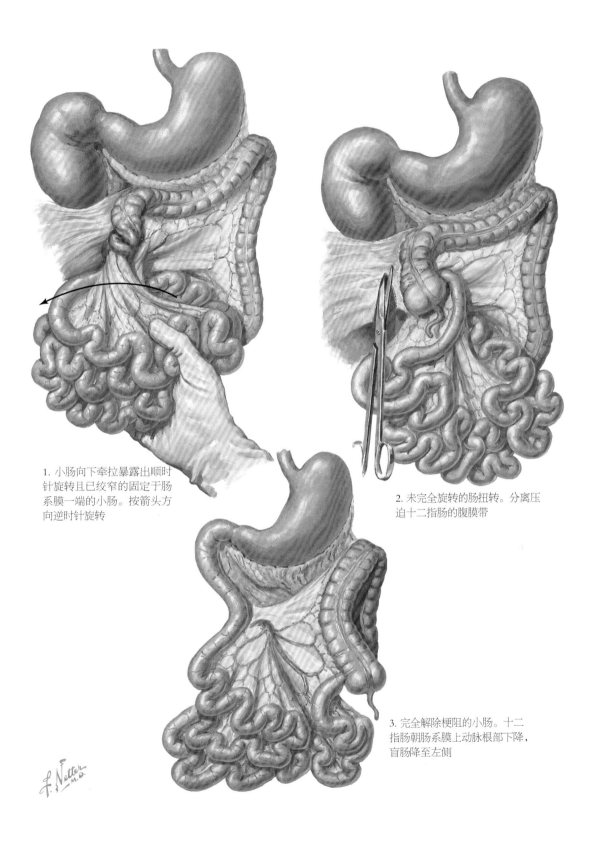

1. 小肠向下牵拉暴露出顺时针旋转且已绞窄的固定于肠系膜一端的小肠。按箭头方向逆时针旋转

2. 未完全旋转的肠扭转。分离压迫十二指肠的腹膜带

3. 完全解除梗阻的小肠。十二指肠朝肠系膜上动脉根部下降，盲肠降至左侧

先天性肠梗阻：胎粪性肠梗阻

胎粪性肠梗阻的情况仅发生于患囊性纤维化的婴儿。囊性纤维化是由囊性纤维化跨膜传导调节（CFTR）蛋白突变引起的致命性常染色体隐性遗传疾病。这种突变主要影响肠、支气管、唾液腺、汗腺及胰腺等器官腺泡结构的氯化物转运。胰腺损伤可以发生在母体子宫内；这些患者中有85%～90%伴有严重的胰腺功能不全。囊性纤维化的胎儿胎粪变得厚实和坚韧，黏附于肠黏膜并引起小肠的梗阻。胎粪性肠梗阻可导致完全阻塞，梗阻远端塌陷，近端肠襻扩张。回肠呈串珠样改变，这是由于肠壁形状取决于胎粪聚集的轮廓，胎粪是灰色的并且具有干燥的"腻子"状稠度。在闭塞的近端，肠管直径稍粗，黏在肠壁上的胎粪不太坚硬，但黏性仍然很大，可防止蠕动推进。梗阻近端的胎粪是灰绿色或绿黑色，并且它含有很少的液

体，以至于在手中不会留下污点。胎粪性肠梗阻具有典型的放射学表现。一些肠襻中度扩张，一些异常扩张，而另一些看起来正常，有时甚至比正常肠襻还要细小。这与来自闭锁、狭窄或无神经节性巨结肠的肠梗阻形成鲜明对比，闭锁、狭窄等引起的肠梗阻在影像学上肠襻扩张程度相同。浓缩的胎粪在 X 线检查上是一个不透射线的团块。由于气泡已经进入胎粪，其外观斑驳。然而，重要的是，膨胀型胎粪也可以在无神经节性巨结肠中见到（专题3-30），并且两种疾病在X线检查中都可以没有任何粪便阴影。钙斑点散布在整个腹部或附着在肠壁上可提示子宫内肠道破裂引起的胎粪性腹膜炎。胎粪性肠梗阻的处理取决于梗阻的程度和是否存在并发症。无并发症的胎粪性肠梗阻患者可以采用非手术治疗，即设法消除浓缩黏液。

稀释的水溶性造影剂或N-乙酰半胱氨酸可以经由导管注入回肠的扩张部分。此操作应由经验丰富的团队在透视下完成。这些药物通过从肠壁吸收水分进入肠腔来帮助溶解受影响的胎粪；药物的使用易于引起水电解质紊乱，因此必要时需要进行液体复苏。如果无并发症出现，非手术治疗可以持续几天。如果体外灌注失败，应考虑手术干预。手术通过荷包缝合输入相同药剂进行手术灌注。手术亦可以采取切除扩张的末端回肠以及胎粪颗粒的方法，肠切除后行末端回肠造口，将远端肠管当做黏液瘘管或缝到回肠侧。在扩张的近端肠已经逐渐减压并且已经应用了胰酶之后，可以行肠吻合术。远端肠梗阻综合征有着类似的表现，一般在随后的几年发生，更常见于有胎粪性肠梗阻病史的囊性纤维化患者。

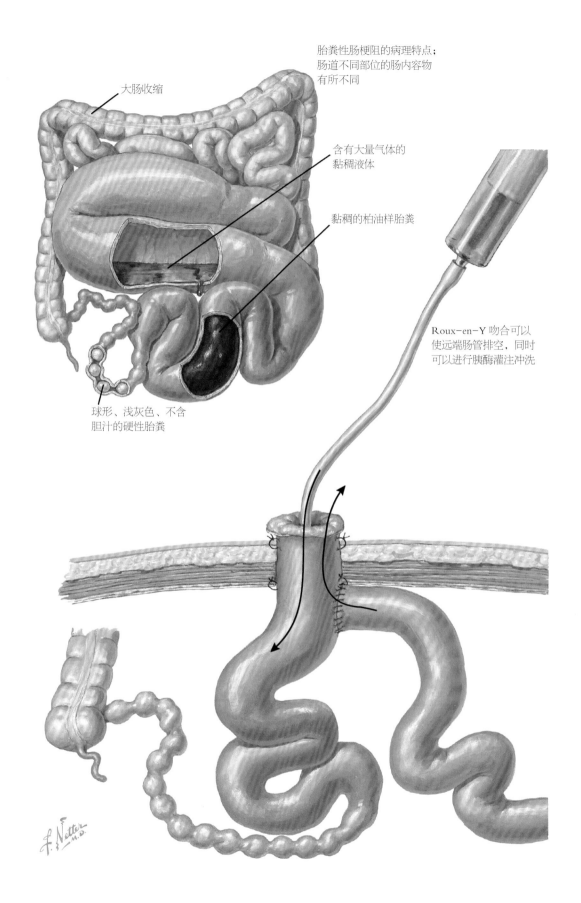

大肠收缩

胎粪性肠梗阻的病理特点；
肠道不同部位的肠内容物
有所不同

含有大量气体的
黏稠液体

黏稠的柏油样胎粪

球形、浅灰色、不含
胆汁的硬性胎粪

Roux-en-Y 吻合可以
使远端肠管排空，同时
可以进行胰酶灌注冲洗

膈疝

新生儿膈疝是一种常见的先天畸形，报道的发病率逐年升高，每1万名新生儿中有1～4名患有膈疝。这可能是由于目前早期诊断和更迅速的治疗的出现，而非发病率的升高。如果膈肌缺损没有经过手术修复，大部分婴儿会在1个月内因呼吸衰竭死亡。先天性膈疝最常见的部位是位于膈肌后外侧部分Bochdalek孔。膈疝多数发生在左侧，通常涉及胃和肠。右侧膈疝罕见，疝内容物可能有肝。更加少见的膈疝发生于膈肌后胸骨后部的食管裂孔和Morgagni孔。罕见原因引起的膈疝通常不会产生严重的呼吸窘迫。膈疝必须同膈膨出相鉴别。膈膨出是指由于肌肉发育不完整造成的薄

膜膜质部分的抬高。在这种情况下，膈肌形成一个覆盖移位到胸腔的腹部内容物的囊。在极少数情况下，膈肌可能完全或部分不能发育（膈肌或半膈肌发育不全）。先天性膈疝的病因尚未清楚阐明，大多数为散发性。受精后第4～10周期间，胸膜腹膜皱褶的关闭失败似乎是形成这些疝的第一步。然而，遗传或环境因素被认为在膈膜形成过程中触发了间质细胞分化的破坏。大多数先天性膈疝的胎儿在妊娠24周左右进行常规超声可以发现。伴或不伴纵隔移位的胸部肿块提示膈疝。胎儿MRI可以证实膈疝并可估计肺容量，也可以确定膈疝发生的相关异常。怀疑膈疝时同样应行胎

儿遗传学检查。目前子宫内治疗正在研究中。涉及胎儿气管阻塞时可通过增加肺动脉压力来避免肺发育不良和肺动脉高压。膈疝患儿应在三级保健中心通过阴道分娩诱导。虽然常规的产前超声检查能够识别大多数先天性膈疝，但有时直到分娩后才能作出诊断。膈疝的特征性征象包括一个有左侧呼吸滞后的桶形胸部（大多数膈疝在左侧）和一个小的舟状腹部。心脏一般极度右移位。左侧胸部呼吸音消失，只能在右上胸部听到刺耳的呼吸音。气体通常在出生后一段时间才会充满疝内肠腔，因此在出生后叩诊并不一定立即出现鼓音。听诊检查结果提示胸部蠕动可能存在，但不可靠。

膈疝的部位

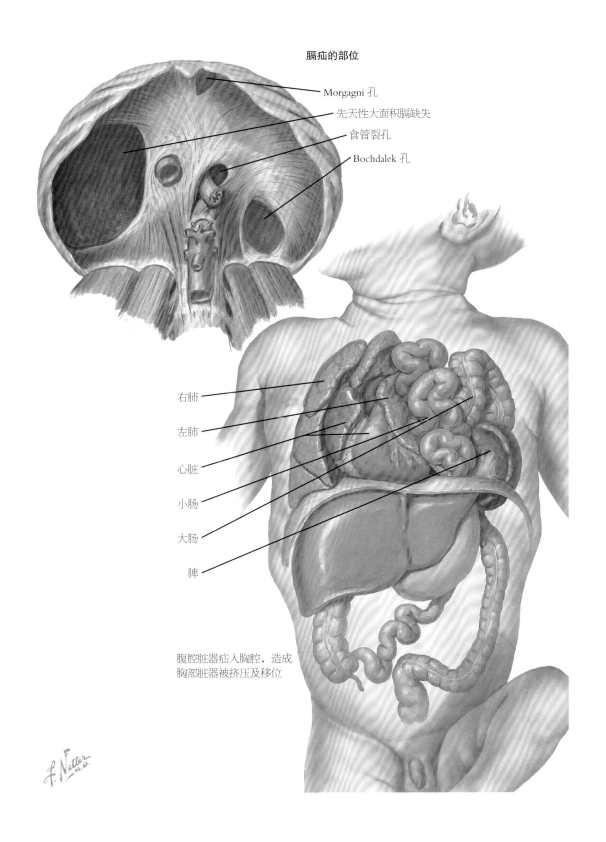

Morgagni 孔

先天性大面积膈缺失

食管裂孔

Bochdalek 孔

右肺

左肺

心脏

小肠

大肠

脾

腹腔脏器疝入胸腔，造成
胸部脏器被挤压及移位

膈疝（续）

一些呼吸代偿功能较好的婴儿，只有当气体充盈的肠管引起更大的纵隔移位时，才会出现症状和体征。尽管仅凭体格检查即可作出膈疝的诊断，但除非婴儿呼吸窘迫的严重无法完成X线检查以外，胸部X线是膈疝的确诊检查。一旦诊断出膈疝，需在积极术前准备的前提下行手术修复。积极的术前准备如气管插管后的通气支持，将患儿的生存率提高到90%以上。体外膜氧合可用于无法使用传统通气支持的婴儿。超声心动图可以评估肺动脉高压程度和潜在的心脏异常。循环系统通过补液以及正性肌力药物的应用加以维持。为避免腹部脏器的继续膨胀，建议在麻醉前放置鼻胃管。有呼吸窘迫综合征的早产儿应接受表面活性剂治疗。既往认为膈疝修补手术是急诊手术，婴儿在出生后不久需进行手术。目前认为，急诊手术是不必要的，手术修复的时机取决于肺发育不良的程度和肺动脉高压的严重程度。在基本支持的情况下，没有肺损伤迹象的婴儿可以在72小时内进行手术修复。有一定程度的肺发育不良和可逆性肺动脉高压的婴儿，应延迟手术直至肺顺应性改善和肺动脉高压逆转。膈疝的手术修复可以通过经腹或者经胸入路进行，开放或微创手术均可使用。

膈肌缺损的修复可以通过一次闭合来完成，而较大的缺陷通常需要人造补片无张力修补。还纳后腹腔体积过小可能不足以容纳肠管及腹壁肌肉和筋膜层闭合，在这种情况下，可能需要暂时的腹壁筒仓或腹壁皮瓣转移来增加腹腔的体积，并在之后分期关闭腹壁。膈疝修补手术后的并发症包括术后立即出现的持续性肺动脉高压，以及稍晚出现的慢性呼吸系统疾病、复发性疝、补片感染、脊髓或胸壁异常以及胃食管反流等。

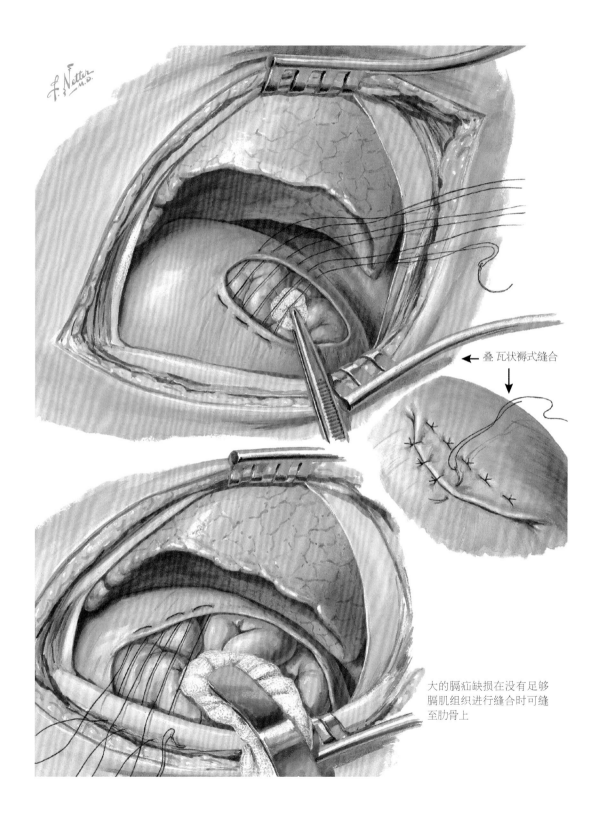

叠瓦状褥式缝合

大的膈疝缺损在没有足够
膈肌组织进行缝合时可缝
至肋骨上

肠套叠

当肠的近端段伸入相邻的远端段时，发生肠套叠。肠套叠是儿童最常见的腹部急症之一，但在成人中罕见。肠套叠一般发生在回盲部附近，肠管的一段进入另一段肠腔中，拖动相关的肠系膜，导致静脉和淋巴回流障碍，肠壁水肿，最终引起局部缺血、穿孔和腹膜炎。在少数情况下，近端肠管套入远端肠腔（逆行肠套叠）；这种现象在Roux-en-Y胃旁路手术中可见。大多数儿童病例是特发性的，尽管有证据表明前驱病毒感染在某些情况下可引发肠套叠。成年人通常具有明显的潜在病理学改变，一半的病例可能是由恶性肿瘤所引起的。间歇性腹痛是儿童和成人肠套叠最常见的临床表现。症状随着时间的推移而进展，伴有恶心和呕吐。对于儿童来说，右侧腹部可能扪及一个香肠状的腹部肿块，伴有血液和黏液混合的果酱样大便。肠套叠经常会在因其他原因或非特异性症状进行的影像学检查中偶然被发现。如果套叠肠段很短，病人无明显症状，则可不干预。超声检查是诊断儿童肠套叠的首选方法，超声可见肠道内显示多层肠壁（靶征）。腹平片对诊断肠套叠不太敏感，但可用于排除其他原因并确认是否存在小肠梗阻。在成年人肠套叠的诊断中，腹部CT是首选检查，同样可见靶征。肠套叠的治疗方法在儿童和成人人群中有所不同。在没有肠穿孔迹象的儿童中，液体或空气灌肠的非手术治疗方式优于手术。非手术治疗的复发率达到10%。成人肠套叠则建议手术切除所涉及的部分，并通过术后病理评估排除潜在的恶性疾病。

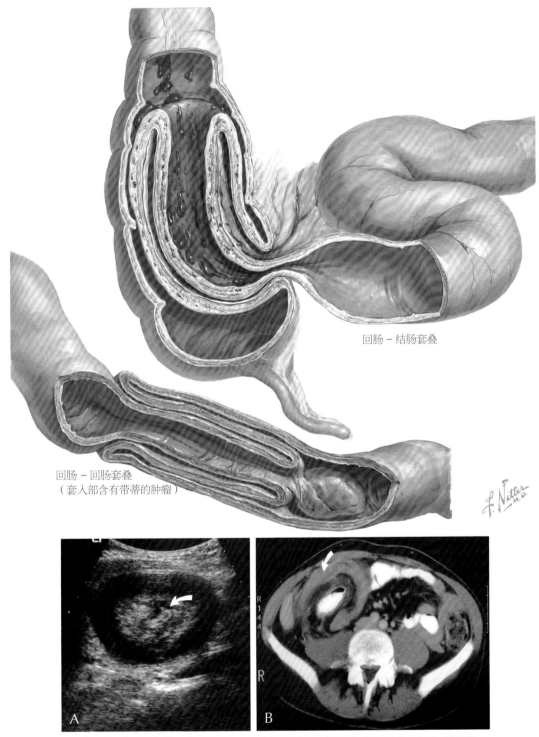

回肠 – 结肠套叠

回肠 – 回肠套叠
（套入部含有带蒂的肿瘤）

回-结肠淋巴瘤引起回肠 – 结肠套叠。（A）超声显示右侧髂窝"假性肿瘤征"或"肾征"。回肠在中间（箭头所示），周围由高回声的肠系膜脂肪所包围，上述结构均在结肠之内；（B）CT 显示口服造影剂在回肠的肠腔中，肠系膜周围脂肪包绕回肠，升结肠肠壁增厚（箭头所示）（摘自 Grant LA, Griffin, N.Grainger & Allison's Diagnostic Radiology Essentials. Elsevier, Philadelphia, 2013.F3-146）

脐膨出

脐膨出或先天性脐疝，是腹壁中线缺损。膨出组织由羊膜和腹膜覆盖，一般含肠管，偶尔会有脾和肝一同膨出。当缺损小于4 cm时，称为脐带疝；当缺损大于10 cm时，被称为巨型脐膨出。这是由于生理性中肠突出持续超过了12周所引起的。30%～70%的婴儿出现相关异常，包括染色体异常（13、18、21三体综合）、先天性心脏病、Beckwith Wiedemann综合征和梨状腹综合征。脐膨出的诊断通常可以通过体格检查来完成，但如果脐膨出较小，则看起来像正常的脐带。需要考虑的主要鉴别诊断是腹裂畸形。腹裂畸形是腹壁缺陷，通常发生在脐带正常插入区的右侧，一般在右侧退化脐静脉的部位出现。可以通过是否存在膜囊包裹的自由移动肠襻来区分腹裂畸形和脐膨出。但如果脐膨出的膜囊在子宫内破裂，鉴别则相对困难，可能需要了解肝的位置和脐带插入部位的关系加以鉴

别。当在产前诊断脐膨出时，应提供包括羊膜穿刺术和胎儿超声心动图在内的胎儿遗传学检测，因为婴儿为非整倍体或合并其他先天性和遗传性疾病的风险很高。应密切监测胎儿生长。排除其他影响因素外，建议顺产分娩。不过，强烈建议此类孕妇转诊至三级医疗中心进行分娩。在产房中，新生儿处理包括用热的无菌生理盐水浸泡的纱布敷料覆盖缺损，用透明塑料包裹敷料，插入口胃管进行胃减压，稳定气道以确保足够的通气，并建立外周静脉通路。手术的主要目的是将内脏返回到腹腔并关闭缺陷，如果膜囊完整，则无需急诊手术。小缺损（<2 cm）通常可以通过直接封闭缺损来治疗。而中到大缺损需要分阶段处理。分期修复旨在创建一个腹膜腔（称为筒仓）的保护性腹膜外延伸，使膨出内脏逐渐减少，腹壁逐渐扩张。这是通过使用平行于筋膜边缘的两片增强硅橡胶片或在其基部具有可折叠环的预制的一体式筒仓来实

现的。合成补片材料（例如聚四氟乙烯）桥接筋膜间隙，皮肤附着在修补物上封闭。筒仓被逐渐地压缩，将羊膜囊及其内容物翻转进入腹部，并通过拉伸腹壁肌肉来将线的边缘带到一起。通常需要5～7天的时间，之后行腹壁缝合。筒仓产生的腹腔内压力不应超过20 cmH$_2$O，以避免损害肠道和肾的静脉回流。当腹部松弛足以使腹直肌会合时，筒仓被移除，羊膜被倒置入腹腔，并将缺损关闭。在子宫内或分娩过程中，脐膨出囊的破裂会使脐膨出的处理变得复杂。需要注意的是，脐膨出的婴儿合并多项先天性异常的概率升高。一些肠梗阻是常见的，特别是结肠旋转和固定的异常。如果通过X线或其他症状如呕吐、排便不通或腹胀等怀疑肠梗阻，必须在闭合完成前进行适当的腹内矫正。小缺损的脐膨出婴儿的存活率良好，总体生存率为90%。脐膨出婴儿死亡与较大的脐膨出的伤口裂开、切口感染或相关的畸形有关。

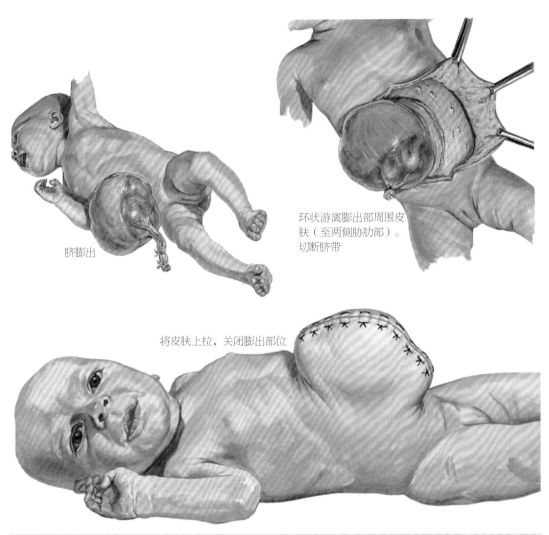

脐膨出

环状游离膨出部周围皮肤（至两侧肋肋部）。切断脐带

将皮肤上拉，关闭膨出部位

直接缝合（小型脐膨出）

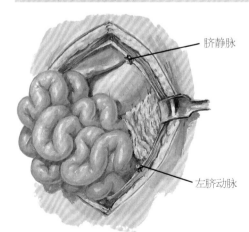

脐静脉

左脐动脉

膜囊及周围皮肤切除；脐动静脉结扎

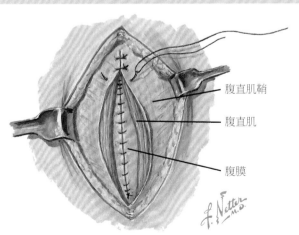

腹直肌鞘

腹直肌

腹膜

腹壁逐层关闭

消化道重复畸形

消化道重复畸形也被称为肠系膜囊肿、巨大憩室或肠囊肿，是胎儿期间发生的罕见的先天性畸形。这些球形或管状结构可以是单发的，也可以是多发的，并可以具有与其附着的消化管相同的结构，包括肌肉层。消化道重复畸形在这一点上与憩室是有区别的，憩室一般缺乏肌层。胃肠重复囊肿可能与邻近的胃肠管腔相通。大多数消化道重复畸形在新生儿期或婴儿期诊断，但一部分消化道重复畸形在成人后才出现症状。随着产前超声的常规使用，许多消化道重复畸形在子宫内被诊断。约1/3的病例合并包括脊柱或胃肠道的畸形。科学家尝试用几种理论来解释消化道重复畸形的起源，但没有一个假设可以完美解释所有的问题以及合并畸形的情况。再通失败理论可以解释胃肠道的重复，胎儿发育的第5周左右肠腔会出现暂时性的阻塞，即实心阶段。其他理论包括宫内血管意外导致的肠重复类似肠道闭锁和旋转不良，这也可以解释与

泌尿生殖器畸形相关的后肠的重复。消化道重复畸形可以发生在消化道的任何部位，但在空肠-回肠区（65%）最常见，其次是结肠（20.5%）、胃部（8%）和十二指肠（6.5%）。小肠重复通常位于肠系膜缘，并与邻近肠道具有相同的血供。两个消化管（即肠和肠的重复部分）的管壁并不是完全分开的，而是有肌肉纤维相连。因此，很难在不损伤连续肠道的血供或肠壁的情况下切除重复的部分。肠道重复畸形可无明显临床表现，而在体格检查或在放射学或内镜检查过程中偶然发现。腹痛、呕吐和腹部肿块是肠重复畸形最常见的症状和体征。异位胃黏膜存在于24%的肠重复中，并可能导致穿透性溃疡和严重的消化道出血。这些重复囊肿在少部分患者中可引起肠套叠或感染。消化道重复畸形，尤其是后肠重复会有恶变的概率。超声、钡剂检查、CT或者MRI等影像学检查可以确诊肠重复畸形。腹部超声检查的典型征象是位于肠旁的具有"双壁"的囊状结构，双壁结构

是由黏膜产生的高回声内层和平滑肌产生的相对低回声外层共同组成的。肠蠕动也是一个具有诊断意义的征象。当怀疑异位胃黏膜时，应进行^{99m}锝核素扫描加以明确。

肠道重复的确切治疗方式是手术切除，考虑到囊肿引起的潜在并发症，即使囊肿无症状也可行手术切除术。如果可行的话，可完整切除重复畸形及其邻近肠道。如果患者一般状况不佳或手术技术上无法完整切除，则可单纯行囊肿切除术后黏膜剥离术。另外，可前期先利用Mikulicz技术进行简单的外观修复，条件允许的情况下再行完整修复。微创手术已经广泛应用于肠重复畸形的治疗中，且并发症发生率低，包括腹腔镜下单纯囊肿切除和肠道端端吻合术或端侧吻合术。十二指肠重复畸形的内镜切除术已有报道，但并无长期随访结果。胸腹肠重复可能需要经膈胸腔镜腹腔镜联合手术。

（译者：宋黎）

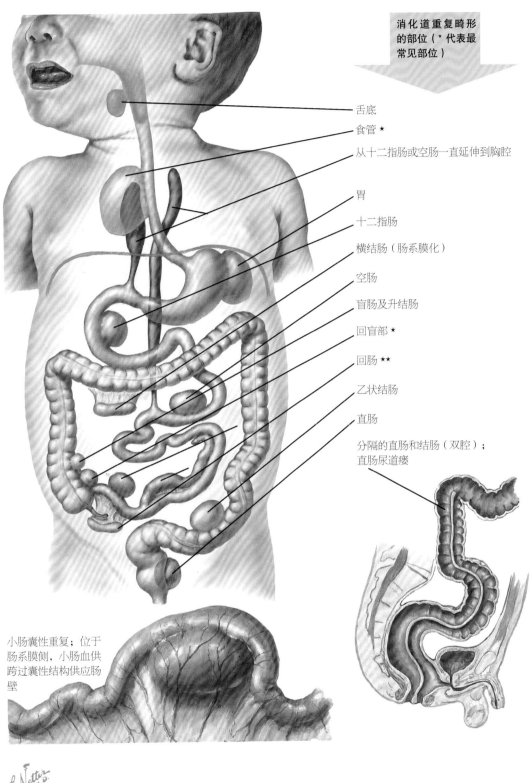

消化道重复畸形
的部位（* 代表最
常见部位）

舌底

食管 ★

从十二指肠或空肠一直延伸到胸腔

胃

十二指肠

横结肠（肠系膜化）

空肠

盲肠及升结肠

回盲部 ★

回肠 ★★

乙状结肠

直肠

分隔的直肠和结肠（双腔）；
直肠尿道瘘

小肠囊性重复；位于
肠系膜侧，小肠血供
跨过囊性结构供应肠
壁

梅克尔憩室

卵黄管，或称脐肠系膜管，在胚胎早期连接卵黄囊和原始管状肠，通常在胎儿生命的第7周左右逐渐消失，没有留下它存在的痕迹。卵黄管在其整个扩展中未能消失会导致各种各样的残骸，包括憩室（梅克尔憩室）附着在回肠、脐肠系膜囊肿，通过脐肠系膜的管状器官（瘘管），以及脐和纤维管状结构，将憩室与脐连通，（这样的结构）容易导致肠梗阻。其中最常见的是梅克尔憩室。梅克尔憩室是胃肠道最常见的先天性异常，其典型表现为"双规则"。它在大约2%的人群中流行，通常位于回盲瓣2英尺内，长约2英寸。男性的发病率是女性的2倍，大约2%的患者在出生后2年内出现并发症。这个憩室总是附着在回肠壁的反肠系膜一侧，它的长度（1~10cm）和宽度（直径从1~4cm）各不相同，尽管它的形状通常类似于手套的手指。供应憩室的动脉——卵黄动脉，是肠系膜上动脉的一个分支。它沿着憩室穿过回肠壁到达顶端。梅克尔憩室是一种由小

肠所有层（黏膜层、肌层和浆膜层）组成的"真"或"完全"憩室，与后天肠憩室不同，后者的黏膜和黏膜下层通过肌肉层疝出，仅被浆膜覆盖。梅克尔憩室的黏膜内衬与回肠的黏膜内衬相对应，但偶尔也会出现异位（空肠、十二指肠或胃）黏膜和胰腺组织结节，可引起严重并发症（见下文）。梅克尔憩室的开口呈漏斗状，通常足够宽，不会造成闭塞，颈部狭窄的"假性憩室"也是如此。在大多数梅克尔憩室患者中，原卵黄管的其余部分完全消失，但在某些病例中，可能会留下一根未闭合的纤维索，将憩室的盲端连接到腹壁的脐区。有时，憩室或纤维束可附着于另一肠袢或另一脏器。卵黄管的雏形很少以实性纤维索的形式永久存在而不发展成憩室，导致回肠环固定在脐上。这可能导致肠梗阻和肠袢绞窄。整个卵黄管作为一个永久性的管道持续存在会导致脐肠瘘，这在出生后不久就很容易被发现。在这种比较罕见的情况下，脐带在出生时通常比正常情况

下的脐带底部更厚，当脐带的外部结构退化和脱落时，脐带会出现一个红色的肿块，中间有一个小开口。瘘管可根据导管的管径和腹压的变化排出肠道内容物。分泌物可从偶尔引流少量黏液到持续丢失肠内容物不等。在这种情况下，脐息肉经常形成于外部开放的瘘管。然而，脐肠瘘最严重的并发症是回肠通过大口径瘘管脱出。当婴儿哭闹或咳嗽时，腹部压力增加可能导致脱出，表现为暗红色、突出的、香肠状肿块，部分肠道从内翻出，肠黏膜出现在瘘口外口。卵黄管残余的另一个解剖变异是脐窦。在这种情况下，卵黄管可能只在其外部保持开放，导致窦而不是瘘管。在这种情况下，靠近回肠的导管的近端通常被转化为一根纤维索，连接在窦的一端和回肠的另一端。最后，卵黄管的外端和内端都可能发生纤维化，而中心部分作为未分化的部分持续存在，并发展成囊肿（肠囊肿），在以后的生活中导致各种症状。梅克尔憩室，以及卵黄管残余的其他变异，可能会

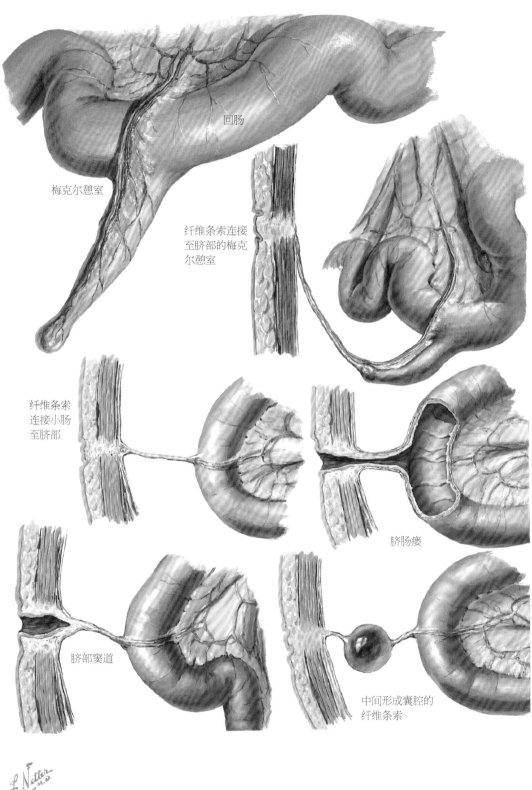

回肠

梅克尔憩室

纤维条索连接
至脐部的梅克
尔憩室

纤维条索
连接小肠
至脐部

脐肠瘘

脐部窦道

中间形成囊腔的
纤维条索

梅克尔憩室（续）

保持静止，可能一辈子都不会被发现，但它们也会引起各种临床症状。憩室的急性炎症可由非特异性感染、异物、寄生虫或创伤引起。这可能是轻微的炎症变化，发展为坏疽，随后出现穿孔和腹膜炎。这些病例的临床和病理表现类似阑尾炎症，通常难以鉴别。憩室炎的症状通常是突发性的。腹痛性剧痛局限于脐周，伴有恶心、持续性呕吐和发热。腹部可膨胀，脐周围或右下象限或左下象限有压痛。炎症性梅克尔憩室在体检或术前影像学上很难与急性阑尾炎区分开来，可能需要剖腹探查。其他需要考虑的诊断包括急性胆囊炎、结肠憩室炎和急性输卵管炎。高达21%的梅克尔憩室患者存在异位组织，通常累及胃组织；然而，十二指肠和胰腺组织也可能存在。胃肠出血可发生于憩室内壁胃黏膜异位引起的消化性溃疡。

溃疡通常形成于憩室附近或远离憩室，而不是在憩室内的黏膜或异位组织上，与胃空肠吻合后发生的边缘空肠溃疡相似。出血更容易发生在有症状的病人身上，可能是慢性和隐匿性的，也可能伴有大出血。在发生无痛直肠出血的儿童或出现不明消化道出血的年轻人中，应怀疑诊断。胃黏膜即使异位也能集中分泌^{99m}锝标记的过硼酸盐；此检查常用于诊断，可用于症状性梅克尔憩室胃黏膜异位定位。肠系膜动脉造影也可用于定位出血的憩室。此外，已有关于双气囊肠镜和胶囊内镜等内镜检查方法的介绍。如果诊断检测不明确或患者血流动力学不稳定，可能需要进行腹部探查以确定梅克尔憩室是否为出血源。肠梗阻可能是梅克尔憩室的并发症，它可能是由于肠套叠、肠扭转或腹腔内嵌顿疝而导致的。肠套叠发生时，憩室是

回肠或回结肠肠套叠的起始点。憩室底部附近的异位组织结节或肿瘤可能成为内翻的诱发因素，但内翻只有在憩室不与其他结构粘连的情况下才能完成。肠扭转是肠绕着与梅克尔憩室有关的纤维束或带旋转的结果。憩室进入腹股沟疝囊时也可能发生绞窄，最常见的是腹股沟疝，其次是股疝和脐疝。良性肿瘤（肌瘤、脂肪瘤、腺瘤和神经源性肿瘤）以及恶性肿瘤偶尔在梅克尔憩室中发生。不同类型的癌症、肉瘤和类癌肿瘤在小肠的其他部分已被观察到。

　　梅克尔憩室的治疗取决于临床表现。在影像学上偶然诊断为无症状的病人可能不接受选择性切除；然而，对无症状患者的腹部探查发现的憩室的处理则更具争议。有症状的梅克尔憩室应切除；可以采用剖腹手术或腹腔镜手术。

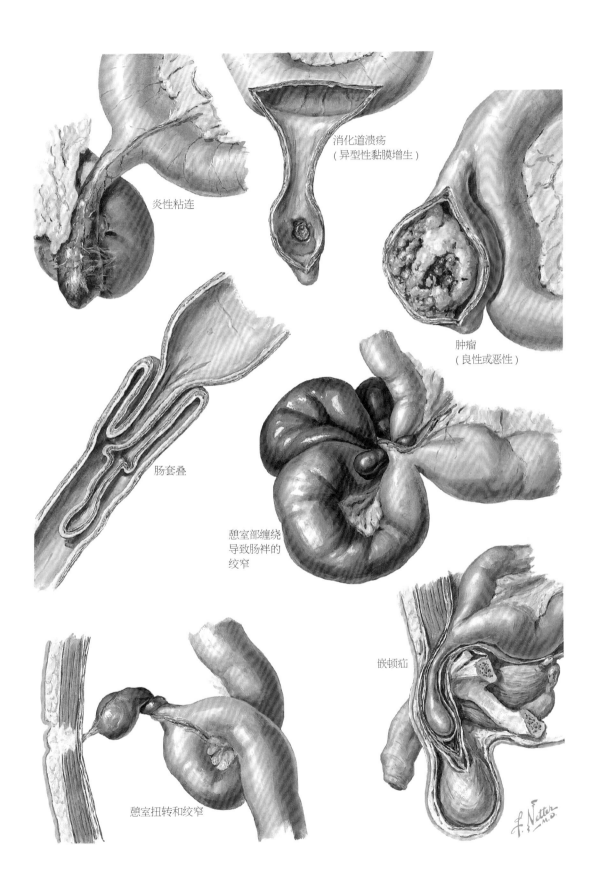

消化道溃疡
（异型性黏膜增生）

炎性粘连

肿瘤
（良性或恶性）

肠套叠

憩室部缠绕
导致肠袢的
绞窄

嵌顿疝

憩室扭转和绞窄

小肠憩室

憩室是一种空腔脏器的盲出袋，由所涉及部分的一层或多层组成。小肠憩室通常发生在十二指肠，较少发生在空肠和回肠。真正的发生率尚不清楚，因为憩室可能无症状，诊断通常是偶然的。十二指肠憩室在内镜逆行胆管造影术的患者中占7%。在大约20%的病例中，它们与消化道其他部位的憩室有关。小肠憩室可为单发或多发。空肠憩室通常是多发的，常伴有肠道运动障碍，如进行性系统性硬化症、内脏神经病和肌病。多发憩室数量众多，几乎累及整个小肠。它们几乎总是沿着肠系膜附着线排列，大小从几毫米到几厘米不等。由肠壁所

有层组成的"完全"憩室被认为是先天性的，常伴有其他畸形。仅由黏膜和浆膜组成的"不完全性憩室"是由大血管入口缺陷引起的疝形成的。小肠憩室通常无症状，一般在影像学、内镜检查或尸检时偶然发现。在一些病例中，症状局限于饭后出现一段时间的隐痛和胀气，并归因于憩室内粪便物质的滞留。小肠憩室可引起严重的并发症，如急性炎症、肠梗阻、穿孔、出血等。急性憩室炎通常是食物残渣或寄生虫附着于囊内的结果，其症状与急性阑尾炎相似。肠梗阻可由绞窄、炎性肿瘤压迫或更罕见的肠套叠引起。憩室穿孔通常是由于异物进入囊内而引起的急性炎症或创伤所致。穿孔可发生在游离腹腔、肠系

膜或其他肠袢，导致全面性腹膜炎、封闭脓肿或肠瘘。少数病例的异常胰腺组织和良性或恶性肿瘤位于肠道憩室。小肠大量憩室病的存在可能导致细菌过度生长，严重干扰吸收，引起脂肪泻、巨幼细胞贫血等吸收不良综合征的症状（专题2-29）。小肠憩室只能通过内镜影像学或X线检查诊断。然而，当憩室的宽颈部容易空出或肠道内容物充满憩室并阻止钡进入时，X线显示就变得困难。无症状憩室患者无需治疗；急性憩室炎和憩室出血的治疗与结肠憩室疾病相似。小肠细菌的过度生长可以通过口服抗生素来治疗，但除非潜在的危险因素（憩室病）被清除，并且患者需要间歇性抗生素治疗，否则这种方法很少有疗效。

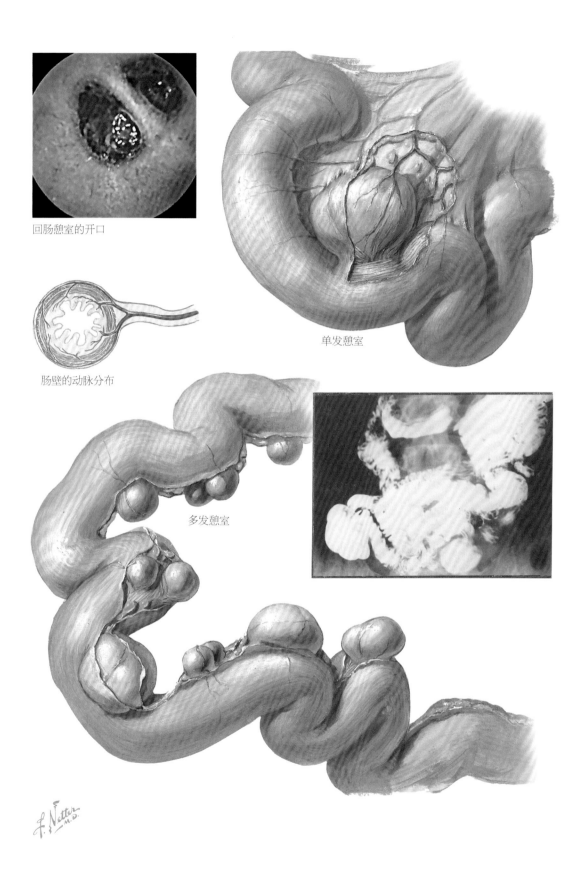

回肠憩室的开口

肠壁的动脉分布

单发憩室

多发憩室

脂泻病（乳糜泻）

脂泻病，也被称为谷蛋白敏感性肠病或非热带腹泻，是一种慢性免疫介导的肠病，由暴露于膳食谷蛋白引起。该病的主要靶点是小肠，然而，脂泻病可以影响多个系统。它主要见于欧洲人后裔，但几乎在每一个大陆上都逐渐得到承认。在美国和欧洲的总人口中，总体患病率接近1%。然而，其中只有10%～15%的患者得到了诊断和治疗。患病率似乎随年龄增长而增加。由于环境因素的影响，乳糜泻在遗传易感人群中发展。乳糜泻患者的直系亲属有10%～15%的患病风险。HLA Ⅱ类基因*HLA-DQ2*和*HLA-DQ8*通常在肠道抗原细胞表面表达，是脂泻病中最重要的遗传易感性因子。HLA-DQ2在90%～95%的脂泻病患者中发现，HLA-DQ8在其余大部分患者中发现。这些分子是导致患者患病的必要变量，这意味着如果没有这些分子，脂泻病是不可能发生的。然而，单纯这些分子不足以引起脂泻病，它们也发生在30%～40%的普通人群中。谷蛋白是小麦的一种贮藏蛋白质。麦胶蛋白的醇溶部分——麦胶蛋白，以及大麦（大麦蛋白）和黑麦（黑麦蛋白）中的类似蛋白，在脂泻病中是致病性的。这些蛋白质富含谷氨酰胺和脯氨酸残基，即使是健康的人体肠道也无法完全消化。因此，完整的麦胶蛋白肽留在管腔内，但很少穿过肠道屏障。在乳糜泻患者中，这

些碎片会接触到组织转谷氨酰胺酶，这是一种普遍存在的细胞内酶，炎症细胞、内皮细胞和成纤维细胞在机械刺激或炎症反应中释放这种酶。接触后，组织转谷氨酰胺酶与这些富含谷氨酰胺的蛋白质交联并脱酰胺。这个过程将谷氨酰胺残基修饰成谷氨酸残基，谷氨酸残基非常适合与HLA-DQ2或HLA-DQ8分子相互作用。一旦与HLA-DQ2或HLA-DQ8结合，麦胶蛋白肽就会呈现给CD4+ T细胞，引发炎症反应。最终的结果是小肠的炎症状态，导致黏膜结构紊乱，绒毛变平，淋巴细胞浸润上皮。传统上来说，脂泻病的临床表现是根据体征和症状来分类的。多数患者无症状，检查时偶然发现，其他表现为非典型的肠道外体征和症状。慢性或间歇性腹泻，往往大量和伴有恶臭，是最常见的胃肠道症状之一。腹痛、腹胀和胀气是其他常见症状；然而，慢性便秘也已有报道。脂泻病有各种体外表现，且常为首发症状。缺铁性贫血是最常见的肠道外体征，是青少年和成人中最常见的体征。神经系统症状，如头痛以及精神问题，如抑郁和焦虑，都与乳糜泻有关。已经有文献记载无谷蛋白饮食可迅速解决非糜烂性、多关节性或少关节性关节炎。代谢性骨病，包括骨质疏松症、骨质疏松症，以及罕见的骨软化症，在脂泻病中很常见，可以在没有胃肠道症状的情况下出

现。疱疹样皮炎是一种少见的脂泻病的皮肤表现，表现为强烈的瘙痒性炎性丘疹和水泡性皮疹，累及肘部、前臂、膝盖、臀部、背部和头皮的伸肌表面。穿刺活检的直接免疫荧光显微镜检查是诊断疱疹样皮炎的金标准。治疗包括膳食谷蛋白限制和氨苯砜药物治疗。可能需要持续数年的长期治疗才能完全缓解。脂泻病的诊断需要高度怀疑和识别与疾病相关的危险因素。应对胃肠道症状和不明原因的缺铁性贫血、叶酸缺乏或维生素B_{12}缺乏的患者进行检测。血清转氨酶持续升高、身材矮小、青春期推迟、反复胎儿流产、生育能力下降、持续性口腔溃疡、牙釉质发育不全、特发性周围神经病变、非遗传性小脑共济失调或周期性偏头痛也值得进行脂泻病检测。应考虑对乳糜泻患者的直系亲属和已知能够与乳糜泻共存的代谢紊乱的患者（如1型糖尿病和唐氏综合征）进行检测。检测血清抗组织转谷氨酰胺酶IgA水平被公认为是腹腔疾病筛查的首选，其敏感性（98%）和特异性（96%）最高。抗肌内膜IgA检测特异性接近100%，敏感性超过90%，但该检测具有较高的观察者间变异性。去酰胺化麦胶蛋白肽抗体（DGP-IgA和DGP-IgG）也被用作筛查工具，它们在幼儿中似乎特别有用。事实上，DGP检测在2岁以下儿童中可能比抗组织转谷氨酰胺酶IgA更敏感。IgA缺乏症在

体检发现

诊断评估

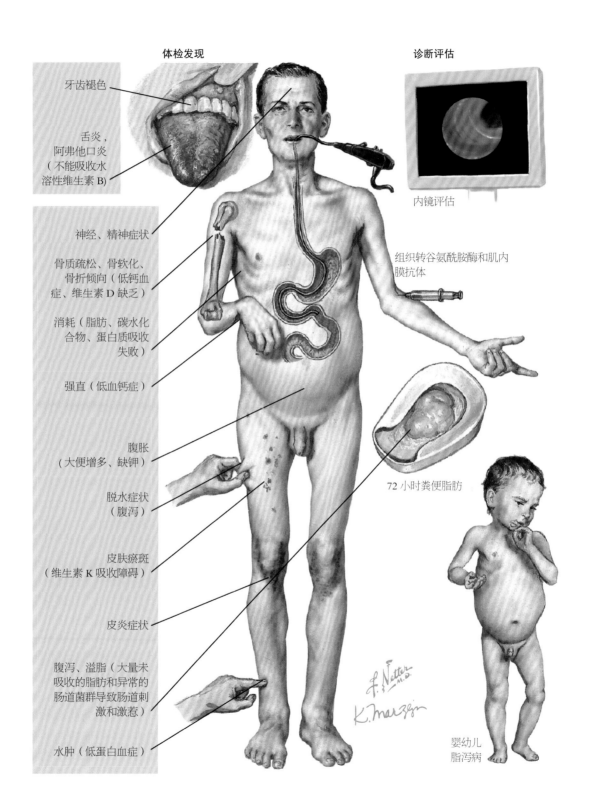

牙齿褪色

舌炎，
阿弗他口炎
（不能吸收水
溶性维生素 B)

内镜评估

神经、精神症状

组织转谷氨酰胺酶和肌内
膜抗体

骨质疏松、骨软化、
骨折倾向（低钙血
症、维生素 D 缺乏）

消耗（脂肪、碳水化
合物、蛋白质吸收
失败）

强直（低血钙症）

腹胀
（大便增多、缺钾）

72 小时粪便脂肪

脱水症状
（腹泻）

皮肤瘀斑
（维生素 K 吸收障碍）

皮炎症状

腹泻、溢脂（大量未
吸收的脂肪和异常的
肠道菌群导致肠道刺
激和激惹）

水肿（低蛋白血症）

婴幼儿
脂泻病

脂泻病（乳糜泻）（续）

腹腔疾病中比一般人群（＜0.5%）更常见（2%～5%），导致IgA组织转谷氨酰胺酶和IgA肌内膜血清学检测呈假阴性。在预测概率较高的情况下，除IgA组织转谷氨酰胺酶和IgA肌内膜外，还可检测血清IgA总量。如果血清IgA较低，应使用IgG为基础的检测方法来检测脂泻病。HLA-DQ2或HLA-DQ8的阴性结果也有助于排除这种情况下的诊断。除了血清学指标外，脂泻病的诊断还取决于小肠黏膜的组织学变化，如十二指肠内镜活检标本所记录的那样。内镜检查的典型发现是萎缩的十二指肠黏膜、皱褶消失、有无扇贝或结节状外观。然而，这样的发现并不是普遍存在的，黏膜也可以表现正常。组织学表现包括轻度改变，仅表现为上皮内淋巴细胞增加，隐窝增生和完全绒毛萎缩，使用Marsh-Oberhuber和Corazza分类进行报道。坚持严格的无谷蛋白饮食仍然是脂泻病患者唯一可用的治疗方

法，通常会使患者完全恢复健康。然而，所有年龄段的人都很难遵守无谷蛋白饮食，尤其是青少年和年轻人。有专业营养师的饮食咨询是治疗中最重要的方面之一，应向所有乳糜泻患者推荐。应监测患者是否缺乏维生素，特别是维生素A、维生素D、维生素E和维生素B$_{12}$、铁和叶酸，同时应补充铜和锌。镁和硒的缺乏也可能发生，应该寻找缺乏的迹象或症状。无谷蛋白饮食可能导致便秘，因为该饮食中膳食纤维含量低，经常使用车前籽壳通常是有益的。如果症状持续存在或患者在无谷蛋白饮食期间出现血清学和（或）组织学异常，这通常表明患者对饮食的依从性较差或无意中摄入了谷蛋白。其他或并发的疾病，如细菌过度生长、胰腺功能不全和显微镜下结肠炎，应予以考虑和适当排除。难治性腹泻是指症状和绒毛萎缩持续，尽管期间采取严格的无谷蛋白饮食至少2年。病因尚不清楚，但病程

可能很严重，逐渐导致吸收不良，甚至死亡。需要积极的营养支持，包括必要时的肠外营养和以免疫抑制为重点的药物治疗。

对于免疫抑制无效的患者，应考虑溃疡性空肠炎和淋巴瘤。溃疡性空肠炎患者有多种慢性、良性溃疡，多见于空肠，很少形成狭窄。这些可以在腹部横断面成像或上消化道内镜和胶囊内镜下识别。溃疡性空肠炎预后不良，死亡率为30%。溃疡性空肠炎和淋巴瘤之间的区别具有挑战性，因为两者在影像学上的症状和表现非常相似。肠病相关的T细胞淋巴瘤是一种罕见但具有侵袭性的肿瘤，多发生在胃肠道，作为未治疗的脂泻病的后遗症。大多数病人表现为Ⅳ期疾病。治疗包括化疗加或不加自体造血细胞移植。各种恶性疾病都与脂泻病有关，无谷蛋白饮食被认为可以预防某些恶性疾病的发展，包括食管、头颈部鳞癌、小肠腺癌和非霍奇金淋巴瘤。

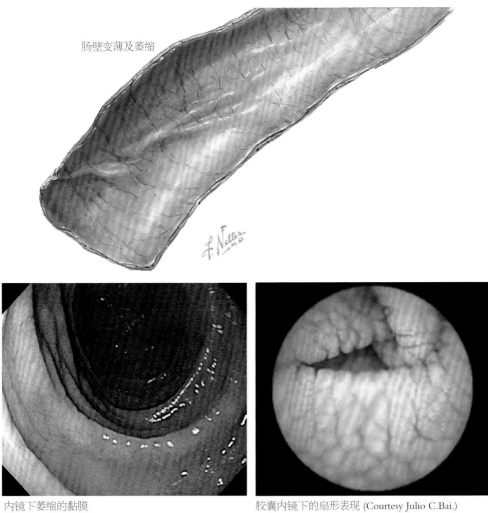

肠壁变薄及萎缩

内镜下萎缩的黏膜   胶囊内镜下的扇形表现 (Courtesy Julio C.Bai.)

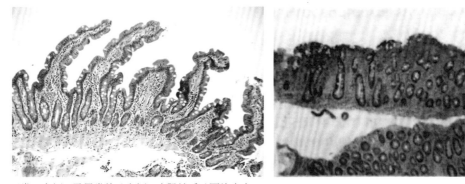

正常（左侧）及异常的（右侧）小肠绒毛（图片来自 Wilcox CM, Munoz-Navas M, Sung JJ. Atlas of Clinical Gastrointestinal Endoscopy, Philadelphia, Elsevier, 2012, F4-3. ）

热带口炎性腹泻

热带口炎性腹泻是一种慢性腹泻疾病，见于某些热带地区，但并非所有热带地区，其特征是小肠损伤，导致吸收不良和营养不足，包括叶酸和维生素B_{12}的缺乏。

热带口炎性腹泻发生在赤道以南和以北30度范围内的热带特定位置。它在印度南部、菲律宾和几个加勒比岛屿（海地、多米尼加共和国、波多黎各和古巴）特别流行，但在牙买加、非洲、中东或东南亚很少见到。它既影响到当地居民，也影响到在热带地区停留一个多月的游客。人们普遍认为，传染性病原体（的存在）是热带口炎性腹泻形成的原因。包括肺炎克雷伯菌、阴沟肠杆菌和大肠埃希菌在内的多种微生物已在空肠吸收物中被识别，但研究之间几乎没有一致性。细菌的过度生长也被记录在热带腹泻患者中，通过毒素和发酵产物的加工，可导致显著的小肠结构损伤。

肠道损伤导致刷状缘双糖酶丧失，导致膳食中碳水化合物吸收不良。正常绒毛结构的缺失会影响脂肪吸收，导致脂肪过多。维生素B_{12}和叶酸吸收不良会导致这两种维生素的缺乏，而小肠细菌的过度生长则会增加血清叶酸的浓度。这可能与两种情况下定植小肠的细菌种类不同有关。热带口炎性腹泻的兼性厌氧产毒大肠菌群产生乙醇等发酵产物，减少叶酸的吸收，而小肠中过度生长的厌氧非产毒菌群则产生叶酸。任何长期居住在热带国家或最近刚从热带国家返回的慢性腹泻患者都应考虑热带口炎性腹泻的诊断。脂肪泻是常见的，并伴有腹部绞痛、胀气和疲劳。吸收不良往往表现明显，随着体重的逐渐减轻，出现巨幼细胞贫血和低蛋白状态的迹象。

热带环境中的慢性腹泻具有广泛的病因可能性，主要是传染性的。因此，在进行侵入性内镜研究之前，有必要排除这些腹泻的原因。应进行仔细的粪便和血清学检查，以排除组织内阿米巴变形虫、蓝氏贾第鞭毛虫、胸圆线虫、细小隐孢子虫、贝异孢菌和卡耶坦环孢菌感染，并应进行血清学检查，以排除脂泻病。在具有人类免疫缺陷病毒（HIV）危险因素的个体中，应排除HIV感染和相关的机会感染。

如果（上述因素）是阴性，应进行上消化道内镜检查同时进行小肠活检。内镜检查的大体结果是非特异性的，包括十二指肠皱襞变平和"扇贝样变"。组织学特征与乳糜泻几乎相同，绒毛变短变钝，隐窝变长，炎症细胞增多。然而，热带口炎性腹泻结构改变较少，固有层单核细胞浸润较多，而在脂泻病中，绒毛变钝更为严重，绒毛完全或几乎完全缺失。

广谱抗生素和叶酸是治疗这种疾病最常用的药物。热带地区20%的患者会复发或再次感染。四环素给予长达6个月，可完全逆转肠道和血液异常的热带口炎性腹泻。单靠叶酸就能缓解血液病变，改善食欲和体重。由于明显缺乏叶酸，叶酸常与抗生素一起服用。共存的维生素B_{12}缺乏症应通过肌内注射维生素B_{12}来治疗。

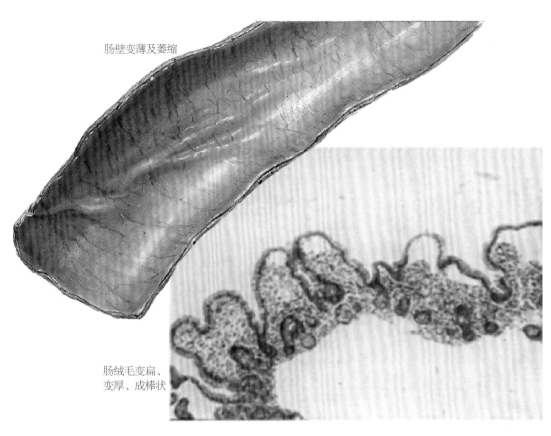

肠壁变薄及萎缩

肠绒毛变扁、
变厚、成棒状

惠普尔病（肠脂肪营养不良）

惠普尔病是由一种革兰氏阳性芽孢杆菌——惠普尔氏滋养体感染引起的一种罕见疾病。G.H.Whipple 于1907年首次描述了该病，但直到1991年才确定了感染源。

它主要影响欧洲血统的中年白人男性，提示潜在的遗传易感性导致惠普尔氏滋养体在接触土壤微生物后在肠道、淋巴反应系统和中枢神经系统中定植。

慢性携带者，占欧洲总人口的2%～11%，或被感染的个人将疾病传播给他人。粪-口途径似乎是主要的传播方式。芽孢杆菌的侵袭或摄取遍及全身，包括肠上皮、巨噬细胞、毛细血管和淋巴内皮、结肠、肝、大脑、心脏、肺、滑膜、肾、骨髓和皮肤。所有这些位点都显示出对芽孢杆菌明显缺乏炎症反应。此外，该生物对宿主细胞没有明显的细胞毒性作用。这些观察结果表明，潜在的宿主免疫缺陷可能是由细菌引起的继发性免疫下调。这导致肠道内大量生物体的积累，从而导致营养吸收的损害。

一个典型的病例是一名50岁的白人男性，他最初抱怨间歇性迁移性关节病，伴有慢性间歇性腹泻和体重减轻。非特异性症状如疲劳、咳嗽和肌痛也会发生。这种细菌可以影响几乎所有的器官，包括眼睛、皮肤、肺，甚至附睾和睾丸。超过50%的病例有淋巴结病，主要是纵隔淋巴结病，近1/4的患者有神经系统症状。认知变化（如痴呆或记忆障碍）和精神症状（如人格变化和抑郁）是最常见的症状。惠普尔病很少表现为没有肠道和全身参与的慢性局限性感染。这种形式可累及心内膜，引起"培养阴性"心内膜炎，或可感染眼睛，引起"抗皮质激素"葡萄膜炎。此外，惠普尔氏滋养体还与肺炎、胃肠炎甚至菌血症的急性感染有关。

由于惠普尔病较为罕见，诊断需要在高度怀疑下进行。实验室常规检查结果包括铁和维生素B_{12}缺乏症和低蛋白血症。唾液和粪便的聚合酶链反应检测缺乏敏感性，在大多数情况下，需要上消化道内镜结合小肠活检进行诊断。大体检查显示增厚的小肠皱襞内布满黄白色斑点。相应的肠系膜和腹膜后淋巴结肿大，呈黄色或灰色，质地柔软、黏稠；在切片上，它们显示出许多空泡化的空间（瑞士奶酪或蜂窝状外观），其中充满了黄白色的奶油状物质。

十二指肠绒毛在检查时可能出现萎缩；这是一个非特异性的发现。组织学上，小肠黏膜固有层增厚，内含大量单核巨噬细胞，胞质呈泡沫状、嗜酸性颗粒。十二指肠固有层广泛的周期性酸-希夫染色阳性物质证实了诊断。然而，周期性的酸-希夫染色在其他情况下可能是阳性的，比如分枝杆菌感染。使用特异性抗体进行免疫组化分析可以直接观察样品中的细菌，其敏感性和特异性优于周期性的酸-希夫染色。在专门的研究实验室中，也可以使用聚合酶链反应技术来扩增DNA，然后进行测序。

惠普尔病的治疗方法在过去二十年中不断发展。在使用抗生素之前，这种疾病通常是致命的。然而，经过适当的治疗，大多数病人的情况都很好。临床改善往往是巨大的，发生在7～21天。目前的治疗方案推荐使用第三代头孢菌素或青霉素，然后长期使用甲氧苄啶-磺胺甲噁唑。这两个主要问题是中枢神经系统疾病和复发性感染。中枢神经系统疾病很难控制，需要长期使用抗生素，这种抗生素很容易进入血脑屏障。据报道，多达35%的病例出现复发，表明在最初的治疗过程中，机体未完全根除。有时可观察到免疫重建炎症综合征，可能是致命的。因此，在治疗期间，特别是在初期，密切监测是必要的。

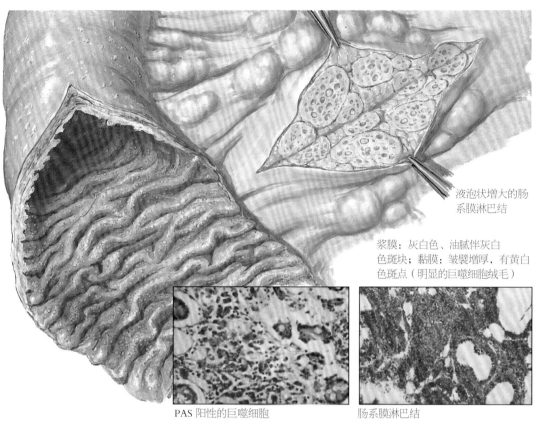

液泡状增大的肠
系膜淋巴结

浆膜：灰白色、油腻伴灰白
色斑块；黏膜：皱襞增厚，有黄白
色斑点（明显的巨噬细胞绒毛）

PAS 阳性的巨噬细胞

肠系膜淋巴结

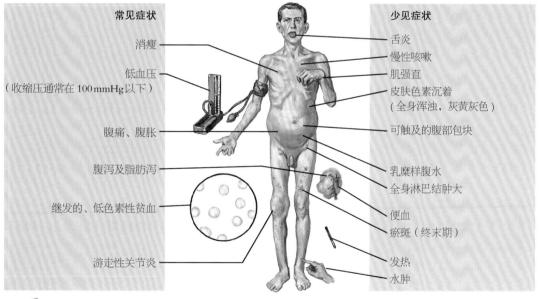

常见症状

消瘦

低血压
（收缩压通常在 100 mmHg 以下）

腹痛、腹胀

腹泻及脂肪泻

继发的、低色素性贫血

游走性关节炎

少见症状

舌炎
慢性咳嗽
肌强直
皮肤色素沉着
（全身浑浊，灰黄灰色）

可触及的腹部包块

乳糜样腹水
全身淋巴结肿大
便血
瘀斑（终末期）

发热
水肿

细菌过度生长

小肠细菌过度生长是指肠道内原生细菌过度增殖或存在结肠细菌，引起症状，干扰营养吸收。虽然出生时（消化道）是无菌的，但在出生后的几个小时内，消化道内就充满了母体菌群。在肠道菌群的早期建立中，婴儿的基因与微生物组、婴儿所获得的营养以及婴儿所处的环境之间的相互作用起着重要的作用。与结肠相比，小肠近端通常含少量细菌。乳酸菌、肠球菌、革兰氏阳性好氧菌或兼性厌氧菌在空肠中远端以每毫升10^4个的浓度占优势。大肠菌群的浓度很少超过每毫升10^3个有机体，拟杆菌是结肠中最主要的微生物，在小肠近端很少发现，因为有几种防御机制可以防止小肠过度的细菌定植。胃酸可以对摄入的微生物进行消毒，而蛋白水解的胰腺和肠道酶可以消化进入小肠的细菌。肠道黏膜层可以捕获细菌，而小肠蠕动的扫动作用可以防止细菌黏附在黏膜上。肠道免疫通过分泌IgA发挥重要作用，阻止细菌的增殖。最后，完整的回盲瓣可以防止逆行性细菌移位。因此，破坏任何一个或所有这些机制的疾病都可能导致小肠细菌过度生长。导致（肠道运动）停滞的解剖异常，如手术盲环、瘘管和与克罗恩病有关的狭窄，短肠综合征等，而小肠憩室是引起小肠细菌过度生长的常见原因。小肠动力障碍常见于硬皮病、放射性后肠病和小肠假性梗阻，可引起肠道功能停滞，使细菌增殖。某些内分泌疾病，如糖尿病和甲状腺疾病，可以改变肠道运动，而次氯酸盐和免疫缺陷会干扰宿主中和病原体的能力。小肠细菌的过度生长很少在没有潜在原因的情况下发生。

一旦确定，细菌过度生长干扰营养吸收，并通过毒素的作用引起一些不良症状或直接造成黏膜损伤。胆汁的解压和碳水化合物的过早发酵会导致脂肪过多、腹泻和肠胃胀气。维生素B_{12}和脂溶性维生素吸收不良可导致营养缺乏。

细菌过度生长的临床表现通常是非特异性的，包括稀便、腹胀和腹部不适。严重者可出现脂肪泻。随后的吸收不良可导致体重减轻、低蛋白血症和周围水肿。很少出现干眼症、口周麻木和伴有感觉异常的神经病变，它们分别反映出严重的维生素A、维生素D和维生素B_{12}的缺乏。

诊断小肠细菌过度生长的金标准传统上是空肠抽吸培养，显示每毫升空肠抽吸液中有超过10^5个菌落形成单位。但是，这个测试执行起来很麻烦，而且重复性很差。呼吸测试的原理是，在细菌过度生长的情况下，测试剂量的碳水化合物的过早发酵会导致氢气或甲烷的产生和呼出。与空肠抽吸培养相比，呼吸试验的敏感性和特异性较低，试验方案不规范；然而，它们安全且易于操作，目前广泛应用于小肠细菌过度生长的诊断。乳果糖和葡萄糖是最常用的底物。

治疗细菌过度生长需要使用抗生素，但是当潜在的疾病出现时，应该予以纠正。手术切除盲环或停用降低运动能力或抑制酸分泌的药物是消除和防止细菌过度生长复发的措施。一些广谱抗生素已经被使用，包括四环素、甲硝唑、阿莫西林/克拉维酸和头孢菌素。最近，一种抑制细菌RNA合成的非吸收性抗生素利福昔明的使用被证明在7～10天内是有效的。

治疗后再次复发比较常见，特别是在患者的基础疾病尚未得到纠正的情况下。对于复发性症状，存在几种抗生素治疗策略，包括间歇疗程或在每月第一周或每隔一周轮换使用抗生素。饮食处方包括不含乳制品的低纤维、低碳水化合物但高脂肪的饮食。这种类型的饮食可以减少症状并保证良好的热量来源。

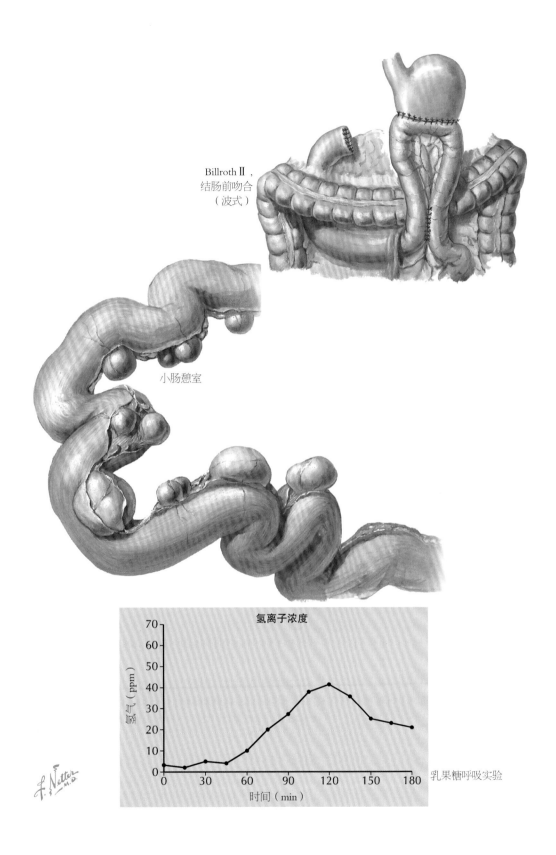

Billroth Ⅱ,
结肠前吻合
（波式）

小肠憩室

氢离子浓度

乳果糖呼吸实验

时间（min）

碳水化合物吸收不良（包括乳糖吸收不良）

碳水化合物吸收不良是由于结肠菌群发酵未被吸收的碳水化合物而引起的临床常见症状。虽然乳糖是最常见的吸收不良的糖，但是其他碳水化合物，包括低聚糖、双糖和单糖（比如果糖）可以引起与吸收不良有关的症状。

乳糖吸收不良

乳糖不耐受是指摄入乳糖后出现腹痛、胃肠胀气、恶心、腹胀和腹泻，而吸收不良是指乳糖消化不良，是一种可能不会引起症状的失调。乳糖是所有哺乳动物（海狮除外）的奶和奶制品中糖的主要来源。它被乳糖酶水解，乳糖酶是一种肠道刷状边缘酶，能将乳糖分解成葡萄糖和半乳糖。

出生时肠道乳糖酶活性最高，但2岁后开始下降，这一过程可能有助于断奶。世界上大多数人（70%）童年后乳糖酶活性较低（乳糖酶的不持久性）。这一比例在美洲原住民以及东南亚和非洲的一些人口中更高，达到90%～95%。低活性应与先天性乳糖酶缺乏症（一种罕见的常染色体隐性遗传病，影响婴儿出生）和后天乳糖不耐受症（感染性肠炎或腹腔疾病相关的肠道刷缘酶活性丧失的结果）区分开来。在大约30%的人群中，乳糖酶活性水平没有下降，并将最高新生儿

水平一直持续到成年期（乳糖酶持久性）。这种情况主要发生在北欧后裔中，这可能表明在收成不好时，依赖哺乳动物乳汁的人群中存在一种自然选择。

（具有）乳糖酶不持久性的个体能够耐受低剂量的乳糖。研究表明，如果乳糖摄入量限制在12.5g，相当于每天摄入240ml的牛奶，那么这些症状可能是可以忽略不计的。西方饮食中成年人平均每天消耗大约15g乳糖。

不被小肠吸收的乳糖迅速进入结肠，发酵成短链脂肪酸和氢气，这是导致随后症状的原因。然而，症状是可变的，可能取决于食物的脂肪含量、肠道转运时间和结肠菌群的组成。此外，短链脂肪酸可作为一种能量来源被结肠细胞消耗，这是乳糖缺乏的个体适应乳糖摄入的机制之一。

乳糖不耐受的存在通常由患者的病史提示，然而，可能需要测试来确认诊断。乳糖耐受测试和吸入标准剂量乳糖后的呼吸测试都是简单、无创的乳糖吸收不良测试。

建议短时间内完全限制含乳糖的食物，以减轻症状并确诊。然而，在这段时间之后，可能就不需要完全严格的控制，少量的摄入可被慢慢地重新接受。制剂含有细菌或酵母β半乳

糖苷酶可以用于商业用途，（它们）可以添加到含有乳糖的食物中或与餐同服以防止症状。含有预消化牛奶或其他乳制品物质的产品或非乳制品，如杏仁奶，都是可能的替代品。活菌种的酸奶，其中包含内生性β半乳糖苷酶，其耐受性良好，可以作为良好的钙源。乳制品食用缺乏与低钙和低维生素D水平有关，因此应监测和适当补充这些成分。

果糖不耐受

据估计，普通人群中约有1/4的人患有不同程度的果糖不耐受（fructose intolerance，FI）。这需要与遗传性果糖不耐受区分开来，后者是由果糖-1-磷酸醛缩酶缺乏引起的，并可引起新生儿低血糖症。果糖在自然界中主要存在于苹果等水果中，也可从谷物中提取，是高果糖玉米糖浆的主要成分。果糖并不能像葡萄糖及半乳糖一样被人体有效吸收，当大量摄取果糖时，肠道对果糖的吸收能力很容易达到饱和。未被吸收的果糖会到达结肠并被结肠细菌发酵，进而导致腹部症状。果糖不耐受更常见于功能性肠病患者中，其患病率可达80%。饮食中避免摄入果糖甚至减少进食能有效减轻相应的症状。

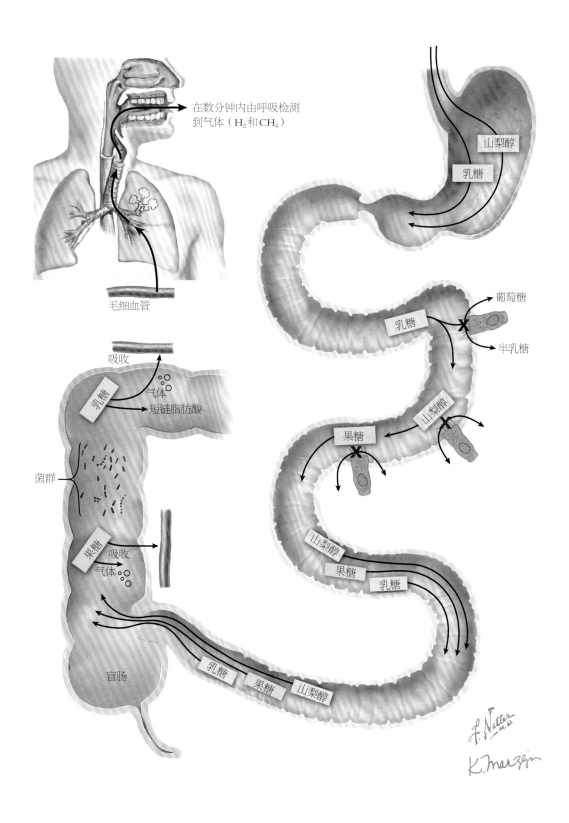

在数分钟内由呼吸检测到气体（H_2和CH_4）

毛细血管

吸收

乳糖

气体

短链脂肪酸

菌群

果糖

吸收

气体

盲肠

乳糖 果糖 山梨醇

山梨醇

乳糖

葡萄糖

乳糖

半乳糖

山梨醇

果糖

山梨醇

果糖

乳糖

淋巴管扩张症与无β脂蛋白血症

小肠淋巴管扩张症

小肠淋巴管扩张症（intestinal lymphangiectasia, IL）是一种以小肠黏膜、黏膜下层或浆膜下层淋巴管扩张为特征的疾病，可导致蛋白丢失性肠病。Waldman在1961年首次报道了原发性小肠淋巴管扩张。但是，淋巴回流障碍以及腹膜后淋巴结肿大可导致继发性的小肠淋巴管扩张症，其临床表现与原发性小肠淋巴管扩张症相似，前者病因包括心血管系统疾病和恶性血液病，后者病因包括化疗、感染或毒性物质作用。

目前，全球范围内小肠淋巴管扩张症的流行病学情况尚不明确。该病全年龄段均可发病但多见于儿童。原发性小肠淋巴管扩张症常是散发的，但是家族聚类分析显示其发病可能与基因有关。已知调节淋巴生成基因的一种罕见突变与其发病有关。

原发性小肠淋巴管扩张症是由淋巴管发育不全或畸形，进而引起淋巴循环受损导致的。各种原因导致的慢性淋巴管阻塞会导致淋巴管腔内压力上升并导致小肠黏膜下或浆膜下淋巴管扩张。最终，这些囊性扩张的淋巴管破裂，淋巴液流入肠腔内并造成血清蛋白和淋巴球蛋白丢失过多以及脂蛋白和脂溶性维生素吸收障碍。

其临床表型通常是非特异性的，包括乏力、体重下降、发育不良，也可见间歇性腹泻或脂肪泻伴恶心、呕吐。外周性水肿很常见，晚期病人可有胸腔积液、腹水甚至全身性水肿。实验室检查呈蛋白丢失性肠病改变，常伴有白蛋白、丙种球蛋白、转铁蛋白以及铜蓝蛋白水平降低；常见凝血因子水平降低，但是很少引起并发症。如前所述，淋巴球蛋白减少症是本病的特征性表现，可见脂溶性维生素缺乏。蛋白丢失性肠病的程度可通过α1抗胰蛋白酶清除率测定来评估。

CT小肠造影检查可见特征性的"晕轮征"，MRI检查具有一定参考价值。但是小肠淋巴管扩张症的诊断主要依靠内镜检查，病理检查是诊断的金标准。胶囊内镜检查虽然能够提供完整的小肠情况，但其主要缺陷是不能进行活检。在内镜检查中，扩张的淋巴管常表现为肠黏膜表面白色斑点，被称为"雪片症"。

组织病理活检可见明显淋巴管扩张，以小肠黏膜绒毛顶部为著，伴多克隆浆细胞浸润。

本病的治疗包括营养支持治疗以及对症治疗。可通过高蛋白、低脂饮食以减少淋巴液外流。补充中链甘油三酯（因其直接通过门脉系统吸收而不需要小肠淋巴管的参与）能提供额外的能量并减少乳糜管堵塞和淋巴液丧失。对于重症患者，可采用完全胃肠外营养。已有临床应用奥曲肽和氨甲环酸的报道，此外，病人可能从淋巴扩张肠段外科手术切除中受益。

无β脂蛋白血症

无β脂蛋白血症（abetalipoproteinemia, ABL）是一种罕见的常染色体隐性遗传病，本病由参与肝内和小肠载脂蛋白B及脂质组装的转运蛋白基因突变所致。ABL的临床特点为脂肪吸收障碍、棘形红细胞增多和低胆固醇血症。而低β脂蛋白血症则是另一种罕见的遗传性疾病，由β脂蛋白错误包装或转运所导致。

上述两种疾病的临床特点均为脂类的异常分泌或吸收所致的小肠脂肪吸收障碍以及脂溶性维生素缺乏。若不及时治疗可致严重后果，包括视网膜色素变性、凝血障碍、后柱神经病变和肌肉病变；此外，脂肪肝也很常见。临床诊断主要基于慢性腹泻、婴幼儿发育障碍等临床表现。血涂片棘形红细胞增多以及含载脂蛋白B的脂蛋白缺失在无β脂蛋白血症中具有诊断意义。当患者正常脂质饮食时行内镜检查可见小肠黏膜白色斑片状改变。组织病理活检可见明显肿胀、胞质清亮的肠上皮细胞，由于胞内存在中性脂质，这种细胞在油红O染色时呈强阳性。

若能早期诊断并加以规范的低脂饮食和维生素支持治疗，该病预后良好。

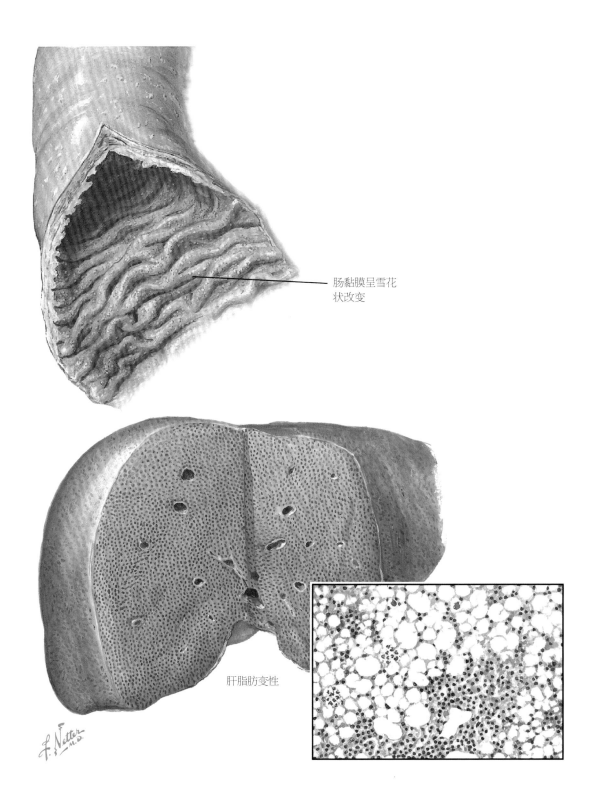

肠黏膜呈雪花
状改变

肝脂肪变性

嗜酸细胞性胃肠炎

嗜酸细胞性胃肠炎是一种病因未知的罕见的原发性胃肠道嗜酸性粒细胞浸润性疾病，其临床特点为肠壁一个或多个层次嗜酸性粒细胞浸润。任何年龄均可发病，但多见于30～50岁，男性略多于女性。世界范围内本病的发病率仍不明确，但有文献报道的病例数已超过300例。

嗜酸细胞性胃肠炎的病因尚不明确。几个因素都指向于由食物或环境过敏原引起的超敏反应可能与本病发生相关。本病超过一半的患者有哮喘、湿疹、鼻炎病史；本病患者外周嗜酸性粒细胞增多症和IgE水平升高症的患病率显著高于普通人群。此外，激素疗法及要素膳能缓解本病症状，这在一定程度上印证了过敏病因假说。

嗜酸细胞性胃肠炎可累及消化道的各个部分，其中胃受累最为常见，其次是小肠。根据浸润深度，本病可分为3型，分别为黏膜层型、肌层型、浆膜层型。根据累及部位不同及浸润深度、广度的差异，其临床表现也有所差别。其中以黏膜层病变的表现最为多见，临床表现为腹痛、恶心、呕吐、恶心，偶尔可见体重下降和贫血。肌层病变常表现为肠壁增厚和肠蠕动功能异常，而浆膜下病变常表现为腹水。

超过80%的患者合并外周嗜酸性粒细胞增多症且与肌层或浆膜下型病变密切相关。其他实验室检查结果呈脂肪和蛋白吸收不良性改变。无论是否有消化道出血，严重者可有缺铁性贫血。消化道影像学检查可见肌层病变患者有肠壁增厚征象以及腹水。虽然这些征象都是非特异性的，并不能成为嗜酸细胞性胃肠炎的诊断依据，但是有助于排除其他疾病。

本病的诊断依赖于内镜下肠黏膜活检或者腹腔镜下全层活检，可见异常嗜酸性粒细胞浸润。腹水化验中检出嗜酸性粒细胞增多症有助于诊断本病，特别是在病因不明的新发腹水患者中。原发性嗜酸细胞性胃肠炎的诊断需要排除其他器官受累以及其他可致肠道粒细胞增多的病因。

嗜酸细胞性胃肠炎的治疗手段十分有限，主要包含饮食疗法和免疫抑制疗法。饮食疗法包括避免食用6种过敏原（豆类、牛奶、坚果、小麦、蛋类、海鲜）或至少6周的要素膳，但是需要考虑患者的依从性。对于饮食疗法无效或不能耐受者，应该采取激素疗法。在治疗开始后数周，患者症状可有缓解，此时可逐渐减少激素用量。但是本病具有复发倾向，故部分患者需要长期治疗。嗜酸细胞性胃肠炎的病程是一个波动变化的过程，故大部分患者需要密切随诊和长期维持治疗。

症状	
黏膜疾病	腹痛 恶心、呕吐 腹泻 饱腹感
肌层疾病	肠梗阻 假性失迟缓症 胃出口部梗阻 肠穿孔
浆膜下疾病	腹水

活检表现

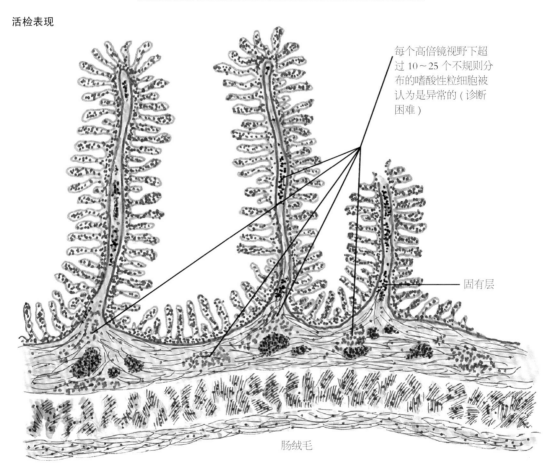

每个高倍镜视野下超过 10～25 个不规则分布的嗜酸性粒细胞被认为是异常的 (诊断困难)

固有层

肠绒毛

D. Mascaro

Cronkhite-Canada 综合征及其他罕见腹泻性疾病

Cronkhite-Canada综合征

息肉-色素沉着-脱发-爪甲营养不良综合征（Cronkhite-Canada综合征）是一种罕见的非家族性胃肠道息肉综合征，其临床表现主要是腹泻。本病特点为色素沉着、脱发和指甲营养不良性改变。本病可发生于所有人种，但在欧裔及亚裔中发病率更高。本病病因尚不明确，但常与甲状腺功能减退、系统性红斑狼疮、风湿性关节炎和硬皮病相关，这提示本病可能是自身免疫原性疾病。本病以除食道外全消化道多发性息肉为特点。这些息肉为错构性息肉，但患者的结直肠癌发病率比常人高25%。患者的临床表现常常是腹泻及体重下降伴有典型的皮肤病变表现，包括色素沉着和指甲营养不良。本病的治疗主要是对症支持治疗，包括营养支持治疗和抑酸、抗感染治疗。有报道称使用糖皮质激素和硫唑嘌呤的免疫抑制疗法能缓解症状，但其持续时间尚不明确。

自身免疫性肠病

自身免疫性肠病是一种罕见的吸收功能障碍，其特点为由小肠黏膜免疫介导损伤引起的慢性腹泻。虽有成人病例的报道，本病主要见于儿童。

本病的发病机制尚不明确，但其发病常与免疫球蛋白缺乏症和胸腺瘤有关。本病的诊断是在排除乳糜泻等其他吸收不良型疾病后，病理活检示小肠绒毛结构消失、平坦以及检出循环抗小肠上皮抗体。免疫抑制疗法是主要的治疗手段，其中糖皮质激素是最为常用的药物。有报道称应用其他免疫抑制剂如环孢素、硫唑嘌呤，甚至是抗肿瘤坏死因子等也能取得较好的疗效。

蛋白丢失性肠病

蛋白丢失型肠病是一种罕见的疾病，其特点为大量血清蛋白经消化道丢失并导致低蛋白血症和水肿。很多肠内、肠外病变可以导致蛋白丢失性肠病，其病因大体上可分为4类：腐蚀性肠病、非腐蚀性肠病、肠系膜淋巴管堵塞和中心静脉压升高。

腐蚀性肠病包括克罗恩病和非甾体抗炎药相关性肠病等良性病变，也包括淋巴瘤等恶性病变。其他疾病，包括乳糜泻、惠普尔病、肠道菌群失调以及淀粉样变性等可在没有小肠黏膜腐蚀或溃疡的情况下导致蛋白丢失性胃肠病。此外，由原发或继发性病因如缩窄性心包炎等引起的小肠淋巴回流障碍也可表现为蛋白丢失性肠病。患低蛋白血症者在排除其他疾病（如营养不良和肝肾疾病）后，可考虑蛋白丢失性胃肠病。坠积性水肿非常常见，严重者可有腹水和胸腔积液。

实验室检查主要呈营养不良性改变，包括白蛋白、总蛋白、γ-球蛋白、纤维蛋白原、转铁蛋白和铜蓝蛋白水平降低。肠道内蛋白丢失可通过血清α1抗胰蛋白酶清除率测定来检测。α1抗胰蛋白酶是一种在肝中合成的、分子量与白蛋白相似的蛋白质。它的一些特性使它成为蛋白质丢失性肠病的理想化验指标。α1抗胰蛋白酶在肠内既不主动分泌也不主动吸收，而且能抵抗肠道蛋白水解作用；因此，它主要以原型从粪便中排除。测定α1抗胰蛋白酶清除率需要血标本以及24小时粪便标本。升高的α1抗胰蛋白酶清除率对本病具有诊断意义，但腹泻可影响检验结果。此外，对于怀疑胃部蛋白丢失患者，应在给予抑酸治疗后再行本化验。蛋白丢失性肠病的治疗包括原发病治疗和营养支持治疗。应给予高蛋白低脂饮食。因为中长链甘油三酯能直接通过门脉系统吸收而不需要通过小肠淋巴管，故能在提供额外的能量的同时缓解乳糜管堵塞和淋巴液丢失。为达到正氮平衡，蛋白摄入量需达3μg／（kg·d）。

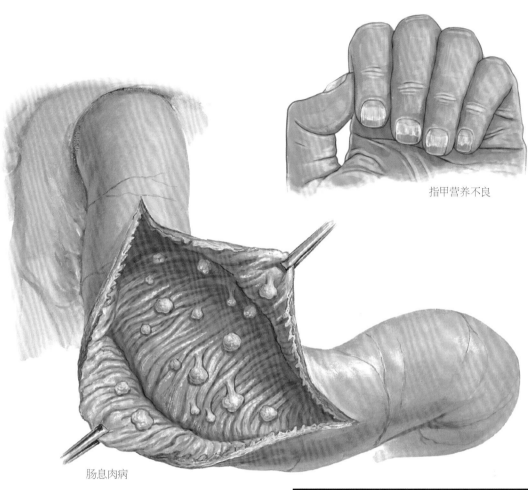

指甲营养不良

肠息肉病

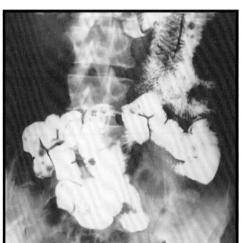

克罗恩病

在美国，大约有150万克罗恩病患者。克罗恩病是炎症性肠病的一种，而炎症性肠病（IBD）是一大类以肠道炎症为特征的疾病，包括溃疡性结肠炎、未定型结肠炎以及镜下肠炎等。克罗恩病是一种以消化道透壁性炎症为特点的渐进性疾病，可累及自口腔至肛门的全消化道。其典型的肠腔内病变是肠道非连续性病变以及鹅卵石样溃疡。本病的分型主要依据严重程度、病变部位以及临床表现，无论炎症是否活动、有无肠腔狭窄和瘘管形成。

本病具有两个发病高峰，分别是15~40岁和50~80岁。与其他人群相比，犹太裔人群具有更高的炎症性肠病发病率。与白种人相比，非洲裔美国人和拉丁美洲人群的发病率相对较低。此外，在年轻人群中，女性发病率略高于男性，虽然原因尚不明确，但可能与激素水平变化有关。

克罗恩病患者的一级亲属炎症性肠病的发病率是普通人群的20倍。在同卵双胞胎中，同时患有溃疡性结肠炎的概率为19%，而克罗恩病可达50%，这说明了与溃疡性结肠炎相比，遗传因素在克罗恩病的发病中起着更

为重要的作用。实际上，全基因组关联性研究在识别超过160个炎症性肠病的易感位点中起了至关重要的作用。包括固有免疫系统、自噬信号通路、主要组织相容性复合体等许多信号通路的缺失被认为是本病发生的重要原因。例如，带有*NOD2*（*CARD 15*）基因突变的克罗恩病患者有着更高的肠梗阻风险。但人群中多达20%的个体携带有这一突变却并未罹患克罗恩病。

实际上，在克罗恩病各亚型间以及各亚型内存在相当可观的遗传多样性。有鉴于此，加之孪生子研究没有显示出100%的一致性，越来越多的研究集中于饮食和环境因素对本病发生的影响。多项研究表明，西方饮食习惯中富含精加工食品、精制糖、油炸食品以及缺少蔬菜水果都与炎症性肠病发病风险增高有关。虽然过去炎症性肠病在发展中国家很罕见，但在这些国家和地区的大城市中该病的发病率呈增高趋势甚至与发达国家持平，究其原因可能与西方饮食习惯在这些地区的盛行有关。最近有报道称，鱼素饮食（仅含海产品和素食的饮食）与炎症性肠病复发风险降低相关，提

示了这种饮食方式可能的抗炎作用。通过全基因组关联性研究发现的许多异常信号通路证实了在肠腔内的固有免疫系统在对抗细菌抗原时的错误识别与IBD发病有关。综上所述，这些研究表明具有遗传易感性的个体可能错误识别由肠道菌群和（或）食物等组成的正常肠道内抗原，然后激活肠道内免疫细胞并引起免疫反应，最终导致炎症性肠病的发生。

克罗恩病的临床表现多种多样，根据严重程度、病变部位以及并发症而有所区别。常见症状包括腹痛、腹泻、全身不适、疲倦以及体重下降。与溃疡性结肠炎常见黏液脓血便不同的是，克罗恩病所致腹泻一般不伴随便血。在儿童患者中，克罗恩病所引起的营养吸收不良可导致生长发育迟滞、体重下降或微量元素（维生素A、维生素B_{12}、维生素D和维生素E；锌）缺失。

大部分克罗恩病患者在初诊断时都带有黏膜炎症征象。大约1/3的患者存在回肠灶状溃疡，约20%的患者仅累及结肠，超过一半的患者回结肠同时受累。有75%~80%的患者有不同程度

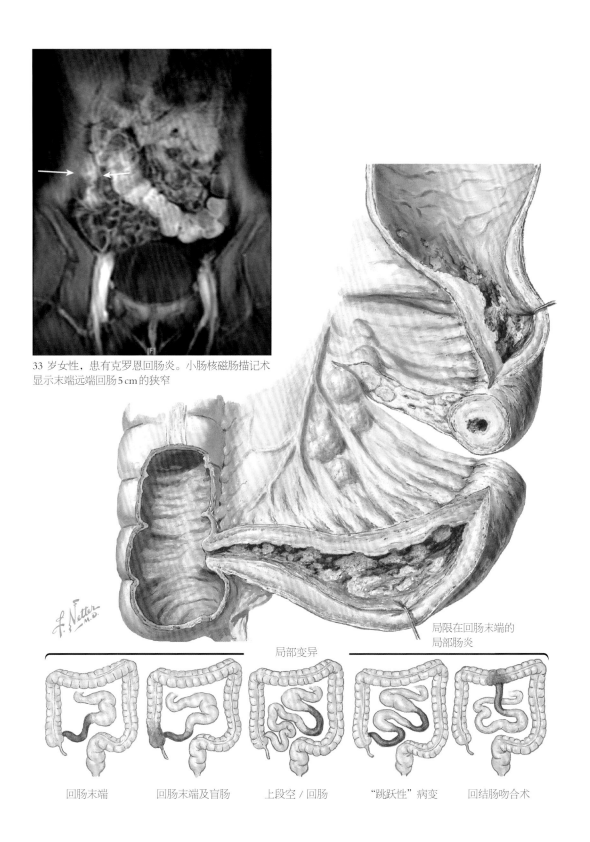

33 岁女性，患有克罗恩回肠炎。小肠核磁肠描记术
显示末端远端回肠5 cm的狭窄

局限在回肠末端的
局部肠炎

局部变异

| 回肠末端 | 回肠末端及盲肠 | 上段空／回肠 | "跳跃性"病变 | 回结肠吻合术 |

克罗恩病（续）

的小肠受累。克罗恩病上消化道受累较为罕见（5%），其中口腔及胃十二指肠受累最为常见。1/3的患者伴有肛周病变。瘘管形成可见于全消化道，详见后文所述。

未得到有效控制的透壁性溃疡会逐渐发展为瘘管并导致纤维增生性狭窄或瘘管性疾病。对本病自然病程的研究表明，在克罗恩病初次诊断20年后，超过 50% 的患者会有25%的小肠段狭窄以及10%的结肠段狭窄。梗阻症状也随之出现，在一定条件下，狭窄梗阻所致的肠腔内压力升高可能导致继发性瘘管的发生。狭窄的病因可以是纤维性的或者炎症性的。前者所致狭窄可通过内镜下球囊扩张治疗，而后者经抗感染药物治疗后可能好转。对于抗感染治疗无效和（或）出现梗阻的症状和体征者应考虑肠段切除术治疗。

20%~50%的病人会发展成穿透性瘘管，其中超过一半位于肛周，1/4为肠内瘘，约10%为直肠阴道瘘。值得注意的是，瘘管可从任何肠道段蔓延至其他内脏、腹膜或皮肤表面。这可能导致简单或复杂的脓肿并需要挂线治疗、手术或影像学引导下引流术等处理。无论如何，这些症状可导致严重后果并且给治疗带来极大困难。

重要的是，炎症性肠病的肠外表现给诊断提供了重要线索，因为它们可先于复发症状出现或提示疾病活动未受控制。与IBD活动相关的肠外表现包括葡萄膜炎、口腔溃疡、结节性红斑和影响外周大关节的非对称外周关节病变。多器官多系统受累可能仅与炎症性肠病有关而与结肠炎活动性相独立。

眼部病变还包括角膜炎、角化病和角膜溃疡，后者可能需要局部应用皮质激素。一半的病人会有肺功能异常但无自觉症状。回肠病变可引起脂肪吸收不良，导致肠道内钙过吸收并与肾中草酸盐结合沉淀，引起肾结石和肾盂肾炎。其他皮肤损伤包括坏疽性脓皮病、急性发热性嗜中性皮病（Sweet综合征）以及罕见的皮肤病型克罗恩病不伴小肠受累。营养吸收不良可引起继发性皮肤损伤，例如舌炎（复合维生素B缺失引起）或肠病性指端皮炎（由锌缺失引起）。自身免疫性或遗传性过敏性损伤也可能与该病有关。其他骨骼肌肉系统表现包括肥厚性骨关节病伴杵状指、骶髂关节炎或脊椎关节病。肝酶升高可预示原发性硬化性胆管炎，尽管在溃疡性结肠炎中比在克罗恩病中更常见。

实验室检查可因回肠炎所致慢性肠道丢失或维生素B_{12}吸收不良而呈缺铁性贫血征象。血清炎症标志物如C-反应蛋白水平可升高但不具特异性。粪钙卫蛋白升高与肠道炎症反应特异性相关，但细菌感染和使用质子泵抑制剂或非甾体抗炎药也可导致该指标升高。值得注意的是，低维生素D水平与本病的严重程度相关，并且可能在疾病发生过程中起免疫学作用。

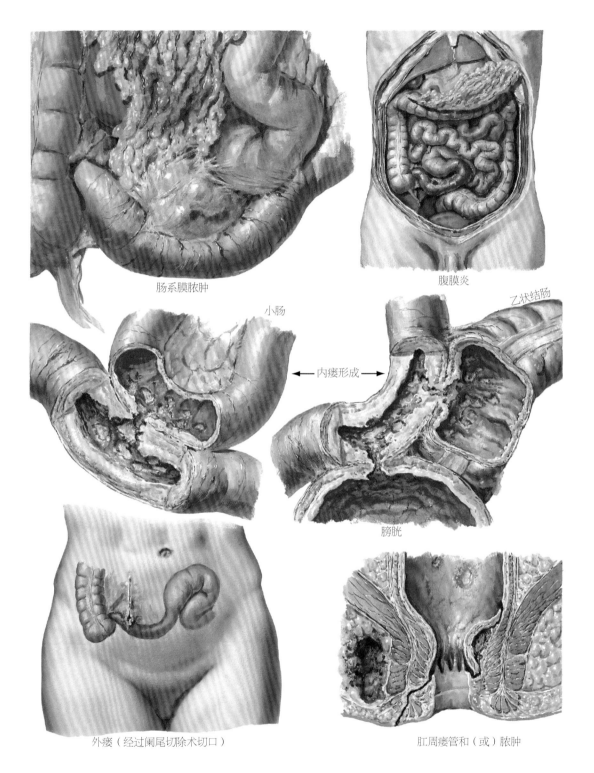

肠系膜脓肿

腹膜炎

小肠

乙状结肠

←内瘘形成→

膀胱

外瘘（经过阑尾切除术切口）

肛周瘘管和（或）脓肿

克罗恩病（续）

上消化道或下消化道X线造影可用于检查肉眼可见的肠腔狭窄或直肠阴道瘘。断层扫描应作为首选检查。CT提供了极好的成像，但可导致累积辐射曝露超量，增加了继发性恶性疾病的风险。因此，MRI是首选。磁共振肠造影是评估小肠炎症、狭窄和瘘的一种高敏感度的分析方法。

结肠镜检查有助于监测回肠病变情况，并且可见克罗恩病特征性的深裂隙状溃疡。因本病的自然病程呈波动性发展，假性息肉并非腺瘤，却是炎症活动的先兆。胶囊内镜检查为预测克罗恩病的预后提供了有价值的小肠监测手段。值得注意的是，已知肠腔狭窄者不宜行胶囊内镜检查。组织病理检查可见局灶性隐窝脓肿和隐窝炎，在黏膜和黏膜下层有中性粒细胞、浆细胞和淋巴细胞的透壁性炎性浸润。肉芽肿不具有诊断性意义。诊断时应排除肠结核，特别是对于累及回肠的病例。由于未被有效控制的结肠炎增加了手术、恶变以及病情恶化

的风险，活动性克罗恩病需通过免疫抑制疗法控制。系统应用皮质激素已被用于诱导黏膜缓解。由于长期应用糖皮质激素所产生的激素依赖也可导致各种各样的并发症（例如感染、缺血性坏死、多毛症、痤疮、肾上腺功能不全等），故临床上也使用非激素药物。虽然非激素类抗炎药被首先应用于治疗克罗恩病，但口服和经直肠应用美沙拉嗪（5-氨基水杨酸）对于溃疡性结肠炎有效而对于诱导克罗恩病缓解是无效的。甲氨蝶呤、硫唑嘌呤和6-巯基嘌呤等免疫调节剂自诞生起即被用于缓解期的维持治疗。人们还研发了多种以炎症通路关键信号因子为靶点的单克隆抗体类药物，包括抗肿瘤坏死因子抗体、抗α-4/β-7整合蛋白抗体（vedoluzimab）、抗白介素-12或抗白介素-23等。还有包括新型的口服制剂在内的大量其他新药正在研发过程中。已有研究表明生物活性药物单用或与免疫抑制剂联合能在未经抗TNF-α靶向治疗的患者中取得诱导缓解和促进瘘管关闭的效

果。喹诺酮和甲硝唑抗生素用于治疗肛瘘，但不能长期使用。

顽固病变常有转移倾向，其结果是原病变部位愈合。外科手术切除病变肠段能极大地提高患者的生活质量，但常常意味着在疾病复发时可能需要再次外科处理。因此，需要早期应用免疫抑制剂以预防潜在的炎症反应以及将来疾病复发所带来的肠腔狭窄和瘘管形成。建议本病患者戒烟，因为吸烟能促进克罗恩病炎症发展，影响伤口愈合，并有可能促进肠腔狭窄的发生。

已有大量炎症性肠病标准治疗措施，其中包括每年结核评估、应用抗-TNF治疗前乙肝筛查、早期使用皮质激素、预防接种（肺炎球菌、流感）、骨密度扫描以及营养支持、维生素D补充、戒烟教育、预防静脉血栓和炎症活动期预防艰难梭菌感染等。IBD患者管理要求从儿科到成年医疗服务的转变者、外科医生、社会工作者、营养师、造瘘护士和精神病医生等多学科专业人员合作以提高护理质量。

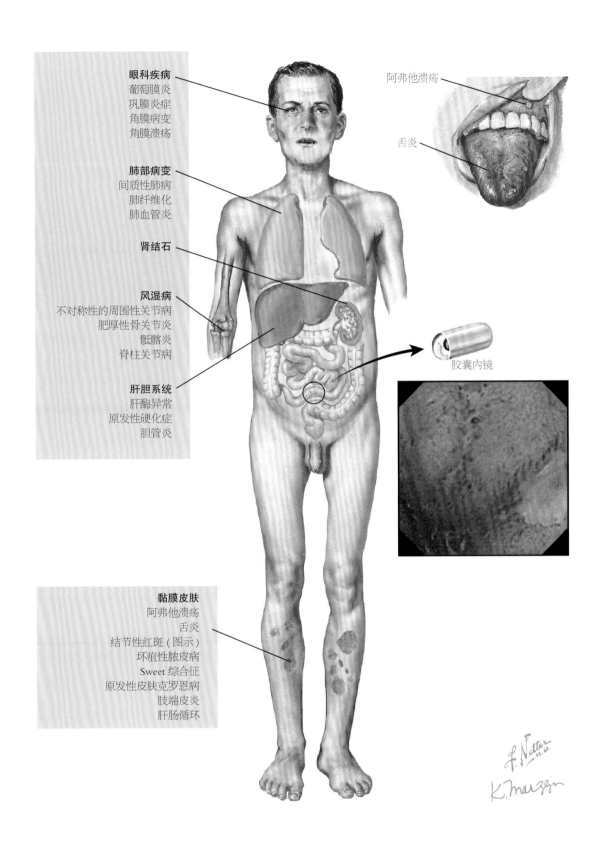

眼科疾病
葡萄膜炎
巩膜炎症
角膜病变
角膜溃疡

肺部病变
间质性肺病
肺纤维化
肺血管炎

肾结石

风湿病
不对称性的周围性关节病
肥厚性骨关节炎
骶髂炎
脊柱关节病

肝胆系统
肝酶异常
原发性硬化症
胆管炎

阿弗他溃疡

舌炎

胶囊内镜

黏膜皮肤
阿弗他溃疡
舌炎
结节性红斑 (图示)
坏疽性脓皮病
Sweet 综合征
原发性皮肤克罗恩病
肢端皮炎
肝肠循环

伤寒

在大众文化中, 伤寒玛丽 (又称玛丽马龙) 的故事对伤寒的强大破坏力表露无遗。故事中的主角玛丽是 20 世纪早期纽约地区富人家的大厨, 她是一个伤寒沙门菌的无症状带菌者。她在多个家庭工作时也把病菌带到各个家庭, 但是她拒不承认自己是传染源并最终导致了约 50 人死亡。而她人生最后的 30 年的大部分时间都在辗转于各个隔离病房中度过。

实际上, 伤寒沙门菌在美国并不常见, 年新发病例仅有 200 ~ 300 例。这些病例绝大部分都有到疫区国家旅行史, 如非洲南部、南亚和中亚、东南亚、拉丁美洲和加勒比地区。在全球范围内, 每年约有 600 万报道的新发病例。因为人是伤寒沙门菌的唯一宿主, 因此本病的高发地区和爆发流行通常发生在贫困、人口密集、卫生条件差的地区。伤寒沙门菌有 A、B、C 三种亚型, 但其临床表现相似。因其治疗原则相同, 故区分伤寒杆菌感染和副伤寒杆菌感染临床意义不大。

在多个场合中, 伤寒玛丽曾表示她自信不会成为疾病传染源, 故饭前便后从不洗手。不幸的是, 伤寒是一种粪口传播疾病, 而且良好的卫生习惯能有效阻止其传播。在侵犯小肠之前, 伤寒杆菌进入胃肠道后大部分被胃酸杀灭, 尚存活的伤寒杆菌进入肠道后可经血行途径和淋巴途径播散。伤寒杆菌的感染量越大, 其症状也越严重。

本病典型临床经过呈序贯性。潜伏期为 3 天到 5 周不等, 临床表现可有菌血症所致的发热、相对缓脉和寒战。病程第 2 周因黏膜下组织增生可有弥漫性腹痛。同时可见特征性玫瑰疹, 呈鲑鱼色斑疹, 主要分布于腹部和上半身。病程第 3 周因细菌播散可有肝脾大。在此阶段, 严重肿胀的黏膜下组织和淋巴管可发展为组织坏死, 引起消化道出血和回肠穿孔。穿孔在成年人中比在儿童中常见, 若未能及时有效用药或外科处理可致死亡。有趣的是, 头痛很常见但恶心呕吐却并不多见。此外, 患者有相同的概率出现腹泻或便秘, 但造成这两种截然相反的症状的原因尚不明确。有的病人可出现神经精神症状 (伤寒脑病)。其他肠外表现相对罕见, 包括心血管、呼吸、肌肉骨骼、肝胆、中枢神经和泌尿生殖等系统疾病。

即使经过治疗, 本病病程也可持续数周甚至数月, 其中 1% ~ 5% 的患者可发展为慢性带菌者状态。其诊断标准为急性感染控制 12 个月后仍能

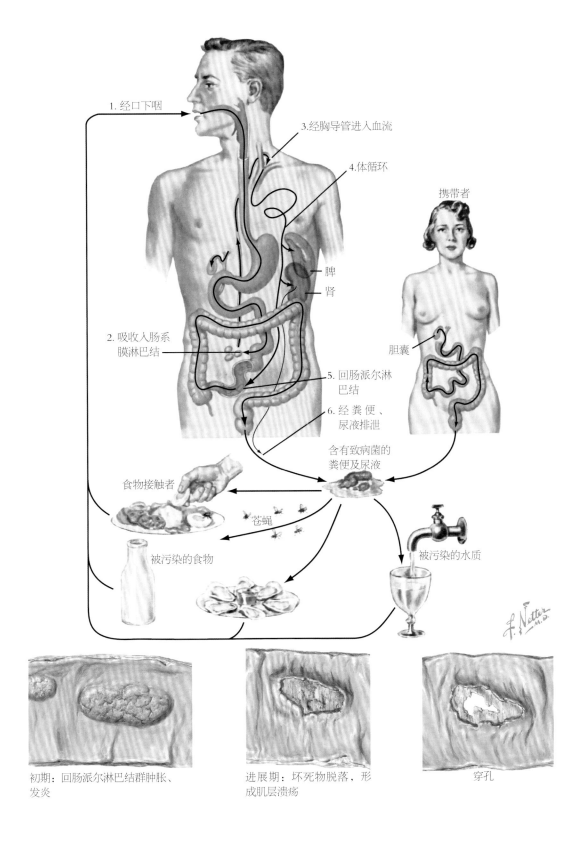

1. 经口下咽
3. 经胸导管进入血流
4. 体循环
携带者
脾
肾
2. 吸收入肠系膜淋巴结
胆囊
5. 回肠派尔淋巴结
6. 经粪便、尿液排泄
含有致病菌的粪便及尿液
食物接触者
苍蝇
被污染的食物
被污染的水质

初期：回肠派尔淋巴结群肿胀、发炎
进展期：坏死物脱落，形成肌层溃疡
穿孔

伤寒（续）

在粪便和尿中检出沙门菌。值得注意的是，已知胆囊是伤寒慢性感染的细菌定植灶，且这种感染是胆囊癌发病的独立危险因素。因此，对于复发性感染者可考虑行胆囊切除术。有趣的是，血吸虫胆囊感染增加了伤寒慢性带菌者状态的发病率，这提示了一种寄生虫-细菌协同共生的关系。由前列腺增生、尿路结石或狭窄等原因导致的泌尿系机械性损伤也与慢性带菌者状态的发生有关。值得注意的是，C282Y纯合体血色沉着病的患者具有抗沙门菌感染能力却对弧菌属易感。

肥达试验是一种在伤寒流行区被广泛应用的凝集法化验，能提示既往感染但对于活动性感染诊断价值较低。相对于肥达试验，Tubex试验并无明显优势。诊断性血培养需时数日，

因此病史及体检是抗生素开始应用的关键依据。但成功的培养仍是诊断金标准以及指导抗生素的必要条件，特别是在出现抗生素耐药的情况下。尿液、粪便甚至玫瑰疹都可做培养。伤寒杆菌培养最敏感的组织来源仍是骨髓。血培养可在感染后数天呈阴性结果，但骨髓细菌培养仍有50%的阳性率。其他诊断依据包括白细胞减少和贫血。病程第3周白细胞升高提示回肠穿孔可能。肝酶可升高至病毒性肝炎水平，容易造成误诊。有神经精神症状的患者，其脑脊液化验结果常呈阴性。

对于非疫区可能接触伤寒杆菌者，可预防性应用喹诺酮类药物7~10天。对于可能从疫区获得的感染者，在分离培养时应筛查萘啶酸耐药性，因其与喹诺酮类耐药性有关。对于喹

诺酮类耐药者，阿奇霉素、β内酰胺类以及氯霉素可取得较好的临床疗效。必须注意的是，复发可见于急性感染2~3周后，即使在健康的、免疫功能健全者身上也可发生。故即使患者临床表现好转，也需密切观察。

目前有两种活疫苗，一种口服接种，另一种注射接种。但两种疫苗都不能同时提供对伤寒杆菌A、B两型免疫。此外，即使接种疫苗也不能完全有效地预防伤寒杆菌感染。强烈建议除免疫缺陷以及孕妇外的人群在到伤寒流行地区前接种伤寒疫苗。正如伤寒玛丽故事中所展示的，勤洗手以及良好的卫生习惯是预防伤寒感染和传播的基础。

（译者：贾宝庆）

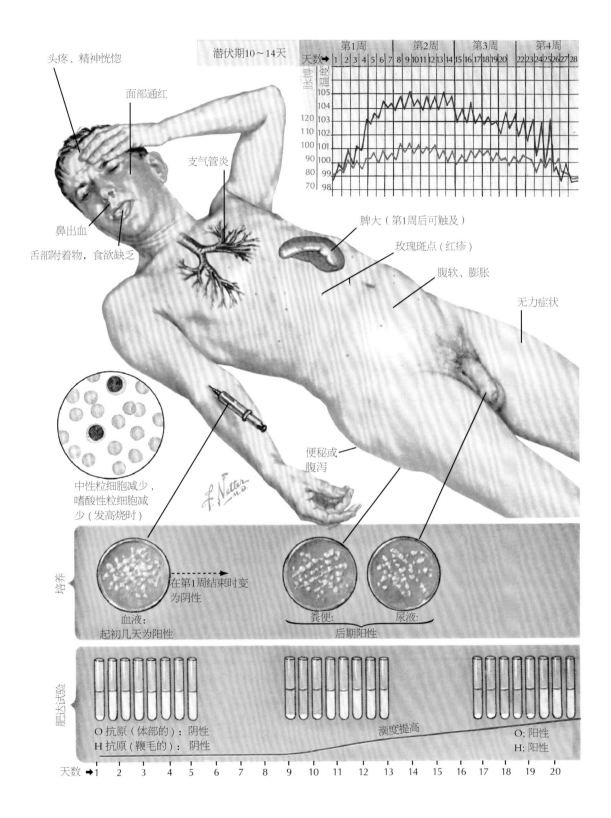

头疼、精神恍惚

面部通红

支气管炎

潜伏期10～14天

鼻出血

舌部附着物，食欲缺乏

脾大（第1周后可触及）

玫瑰斑点（红疹）

腹软、膨胀

无力症状

中性粒细胞减少，嗜酸性粒细胞减少（发高烧时）

便秘或腹泻

在第1周结束时变为阴性

血液：起初几天为阳性

粪便：　尿液：　后期阳性

O 抗原（体部的）：阴性

H 抗原（鞭毛的）：阴性

滴度提高

O; 阳性

H; 阳性

天数➡ 1　2　3　4　5　6　7　8　9　10　11　12　13　14　15　16　17　18　19　20

感染性肠炎

感染性肠炎是一种世界范围内的常见疾病，这种疾病有许多潜在的病原体。大部分的感染性腹泻疾病都是急性起病（短于2周）。在世界范围内，急性肠炎是在所有年龄段死亡的第五大原因。已有数不清的研究证实，70%～75%的急性腹泻是由病毒引起的。之前的培养技术无法将大部分的细菌分离出来。但是随着16S聚合酶链式反应深度测序技术的出现，现在可通过遗传学特征确定细菌，这种新技术的出现使我们摆脱了对繁琐培养技术的依赖。这些技术已经在大约15%的急性肠炎病例中确定了细菌的来源。原生动物所占的比例更少。

在不发达的国家，人口过多、环境卫生差和人类免疫缺陷病毒（HIV）感染率的增长等因素促进了病原的传播并导致在世界范围内死亡率居高不下。相比较下，发达国家的死亡率较低，因为在这些国家人们更容易获取医疗资源。然而在发达国家中，感染性腹泻仍占发病率和医疗支出的很大一部分，因此，精确的诊断和及时的干预是至关重要的。

现在已阐明包括诺如病毒、轮状病毒、腺病毒和星状病毒在内的数种病毒的发病机制。典型的病毒性胃肠炎一般表现为短暂的前驱症状包括发热、呕吐和自限性的水样无血的腹泻。这些病毒一般通过粪-口途径传播，值得注意的是，诺如病毒和肠道腺病毒还可通过空气传播。

在杯状病毒属（因外形有杯口样的凹陷而命名）的5种病毒中，诺如病毒和札幌病毒这两种可以导致人类的胃肠炎。诺如病毒为人所知的是因其可以在游船上导致感染性腹泻，但其实任何存在人与人近距离接触的设施如学校、宿舍等，都可导致诺如病毒的爆发传染。尽管这种疾病在一年的任何时候都可出现，但是据观测，其发病率在冬季最高。疾病发作前会有1～2天的潜伏期，随后出现急性的恶心、呕吐和大量非炎症性无血的腹泻。尚未发现诺如病毒特有的肠毒素，但是据观察，在症状发作2～3周后会出现明显的空肠绒毛变钝和刷状缘内消化酶活性的减低。症状可能会持续2～4天，一旦症状缓解，会出现反流、消化不良甚至便秘的症状。

札幌病毒的临床表现与诺如病毒相似，然而与诺如病毒可在任何年龄段发病不同的是，札幌病毒更多见于儿童。聚合酶链式反应在诊断疾病的严重程度上比免疫分析更有优势，但是在解释阳性结果时要慎重，因为无症状的携带者并不少见。通常来说，阳性的化验结果应结合临床症状来分析。

轮状病毒潜伏期最短2天，主要影响婴幼儿，可以导致长达2周的严重脱水伴脱皮。轮状病毒可以造成绒毛的变钝及随后刷状缘内消化酶（乳糖酶、麦芽糖酶、蔗糖酶）的丢失，导致严重的渗透性腹泻。现已分离出轮状病毒的特征蛋白，在内镜下可以观察到该蛋白会导致黏膜炎症，炎症进一步通过肠道神经系统刺激肠腔内液体的大量分泌，并可导致电解质紊乱。有很少患者还可出现转氨酶升高，其原因同乳糜泻一样，是黏膜受损导致肝肠循环重吸收增加所致。尽管基于聚合酶链式反应的化验可以确定病毒，但是该病的诊断主要依赖于临床表现。轮状病毒罕见的临床表现如癫痫和新生儿坏死性小肠结肠炎也有报道。应该给新生儿严格注射轮状病毒疫苗。

目前腺病毒已发现了超过50个亚组，疾病表现主要集中在呼吸系统但可延及众多器官及系统。其中，肠道特异的病毒主要由F亚组组成，主要侵犯2岁以内的儿童而很少影响成人。病毒可通过空气悬滴、粪-口污染或对一般消毒剂有抵抗力的污染物而传播。一般至少有7～10天的潜伏期，随后出现可以持续1～2周的腹泻。一般很少需要抗病毒治疗。与诺如病毒不同的是，肠道腺病毒导致的腹泻一般不伴有剧烈的呕吐。在导致儿童急性腹泻的常见病因中，肠道腺病毒居第二位，仅次于轮状病毒。肠道腺病毒可以用专用的酶联免疫吸附测定试剂盒进行区分。

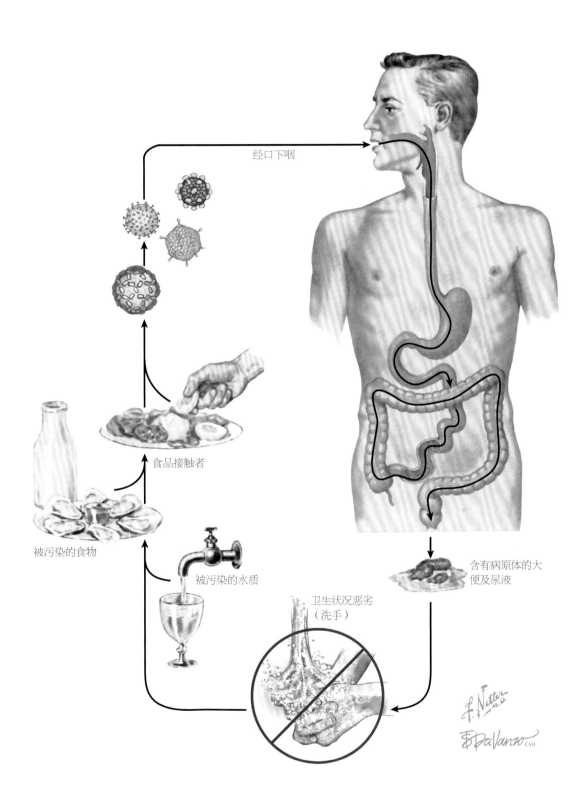

经口下咽

食品接触者

被污染的食物

被污染的水质

卫生状况恶劣
（洗手）

含有病原体的大
便及尿液

感染性肠炎（续）

星状病毒多发病于儿童，也有成人感染的报道，而成人腹泻症状相对较轻。星状病毒感染潜伏期一般为3～4天，腹泻通常持续3天。对于特定种群的确定，聚合酶链式反应依然比免疫分析法更敏感。

对于急性病毒性胃肠炎，不提倡使用抗生素。治疗应主要集中在大量的静脉和（或）口服补液（如电解质糖液、椰子水、WHO口服补液盐）。在对症治疗上，可以使用止泻（如洛派丁胺）和止吐的药物。

肠道内细菌性病原体非常丰富，当腹泻合并了严重的腹痛、脱水或便中带血时，要考虑细菌性腹泻的可能。标准的培养方法可以培养出导致腹泻的大部分常见菌，如弯曲杆菌、沙门菌和志贺菌。在夏季，被弯曲杆菌、沙门菌或痢疾志贺菌污染的奶制品和肉制品与高发病率密切相关。

空肠弯曲杆菌和大肠弯曲杆菌引起的感染表现十分相似，可在受污染的水、禽类和奶制品中被检出。可表现为弥漫性腹痛，也可局限于右下腹，易与阑尾炎相混淆。大部分患者可经历长达1周的腹泻，而部分患者可能无腹泻表现。血性腹泻可能在感染发生数天后出现，但会迅速消失。在症状缓解后1～2个月内仍可能检测到细菌的排出。弯曲杆菌性小肠炎在免

疫功能不全的患者中可有不典型的并发症，如继发结肠炎、胆囊炎、心包炎和腹膜炎。也可发生其他的肠道外症状，详见后述。

沙门菌被分为可导致伤寒热的沙门菌（单独讨论）和不可导致伤寒热的沙门菌两类。不可导致伤寒热的沙门菌感染主要表现为胃肠炎。还有许多主要感染动物的沙门菌属（牛都柏林沙门菌、猪霍乱沙门菌），这些菌属很少引起人类发病。在鼠类和家禽中发现的肠炎沙门菌和鼠伤寒沙门菌可以在人体内定植并（或）引起胃肠炎。沙门菌病一般起因于受污染的食物，如蛋黄、蔬菜或花生酱，甚至接触乌龟、蜥蜴和蛇等爬行动物也可导致发病。沙门菌在适宜繁殖的介质中，如在肉制品和奶制品中，可以存留数月仍可致病。受污染的食品被大规模召回的情况并不罕见。

沙门菌可以穿过胃内的酸性环境并定植于小肠。小肠内的正常菌群通过竞争绒毛结合位点、局部产生毒性脂肪酸、分泌抗菌肽和争夺营养等方式起到防御的作用。因此，抗生素对正常菌群的破坏可能会起到负面作用，反而会加剧症状。有意思的是，沙门菌可以介导小肠细胞吞噬它们而促进其侵犯。尽管有内毒素被识别出，但只有一小部分沙门菌产生并分

泌该毒素。炎症反应的机制尚未完全明确，但可以明确的是沙门菌可以介导中性粒细胞向肠腔的移动并最终导致腹泻。沙门菌病的症状与其他原因导致的急性腹泻基本相似，包括恶心、呕吐、发热和腹部绞痛。有不到5%的病例可出现菌血症，表现为骨髓炎、心肌炎、血管内皮感染（如细菌性动脉瘤）以及肝胆系统和呼吸系统的感染。值得庆幸的是，腹泻症状是自限性的，持续5～10天。除非感染严重或合并复杂感染，否则不建议使用抗生素。实际上，抗生素的使用可能会延长带菌状态并导致复发。

在第二次世界大战期间，人们发现了无菌反应性关节炎可继发于免疫交叉反应，该反应由弯曲菌属、沙门菌属和志贺菌属导致的菌血症所引起。还可合并结膜炎、皮肤黏膜病变和尿道炎/宫颈炎等表现。有意思的是，高达30%的吉兰-巴雷综合征的患者有空肠弯曲杆菌感染的病史，其发病机制为抗体的交叉反应涉及了神经内的神经节苷脂。

霍乱弧菌和志贺菌是引发流行性腹泻的常见病因，尽管后者主要导致结肠炎。霍乱弧菌可在被粪便污染的水体中发现或直接通过粪-口途径传播。因食用被污染水域出产的鱼类或贝壳类而感染的病例也不罕见。霍乱

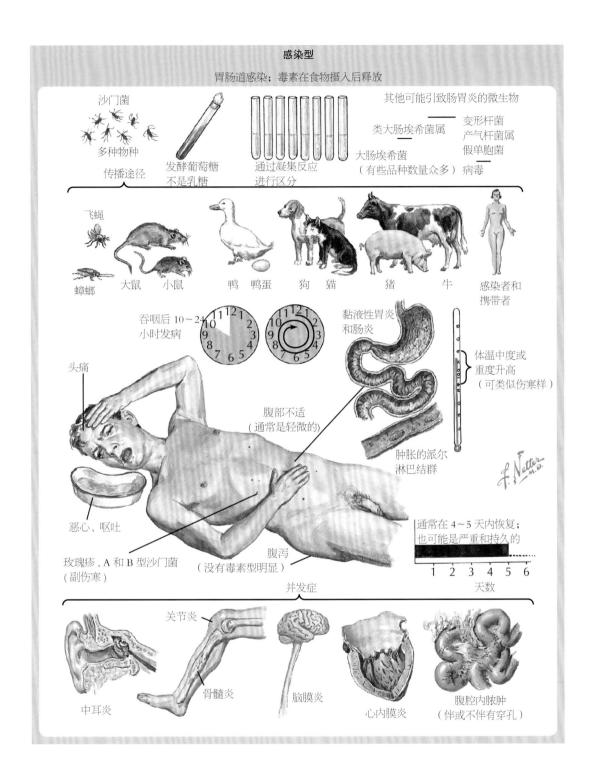

感染性肠炎（续）

弧菌拥有的毒力因子帮助其定植于小肠，这一过程产生强效的霍乱毒素，对腺苷酸环化酶产生强烈刺激，导致腔内氯化物的分泌和大量液体的丢失。潜伏期可因摄入菌落数目不同而在1～5天之间变动。随后的大量腹泻可呈现"米汤样"并有难闻的鱼腥臭味。治疗要点在于补充容量。霍乱弧菌对喹诺酮类、大环内酯类和四环素类抗生素反应良好。

大肠埃希菌有众多的菌株，在这里只介绍可以导致肠源性的腹泻疾病的菌株。产肠毒素大肠埃希菌（ETEC）是在发展中国家导致急性肠炎的最常见菌株，也是导致旅行者腹泻的最常见原因。这主要归咎于较差的环境卫生和供水的污染。在短暂的潜伏期后，大量的水样腹泻持续1天到1周不等。ETEC产生的不耐热的毒素与霍乱相似，它们刺激腺苷酸环化酶并增加细胞内环磷酸腺苷，从而增加氯化物向肠腔内的分泌并抑制氯化钠的重吸收，导致液体向肠腔内净移动而产生水样的腹泻。ETEC还可产生一种耐热的毒素，通过刺激环磷酸鸟苷而产生相同的水电解质的移动。致肠病的大肠埃希菌（EPEC）与之不同的是它们不分泌毒素，而是直接黏附在肠上皮细胞上，这意味着它们可以将自身蛋白导入细胞内部，该蛋白可以改变细胞内信号传导。这种细胞内部的级联效应可以改变细胞间紧密连接

的通透性，增加水与电解质向肠腔内的分泌而产生严重的水样腹泻，并可导致脱水。聚合酶链式反应试验可以用来检测ETEC的毒素基因和EPEC的黏附因子基因。肠聚集性大肠埃希菌（EAEC）在发展中国家和发达国家都可引起腹泻的爆发流行。其因在组织培养黏附试验中可观察到细菌有结合HEp-2细胞的倾向而得名。EAEC合成的一种独特的细胞毒素可导致黏膜组织的破坏。单纯通过组织培养黏附试验即可诊断。肠出血性大肠埃希菌（EHEC）包括大肠埃希菌O157：H7株和O104：H4株，常见于被污染的牛肉和其他被粪便污染的产品（如生牛奶、蔬菜和水果）。EHEC产生的志贺毒素可破坏血管内皮细胞。它可以以无血的腹泻起病而进展为出血性肠炎和结肠炎。随后的炎症级联反应可以导致微血管病性溶血性贫血和急性肾损伤，也就是溶血尿毒综合征。该综合征可能在细菌被免疫系统自然清除7～10天后才出现，这也解释了为什么抗生素在缓解这类状况时无效。抗生素可能会加剧溶血尿毒综合征，一般情况下应禁用。

气单胞菌的生命力顽强，除了可以在新鲜的水体中生存，也可以在加氯消毒或污染的供水中存活。腹泻形式多样，可以呈水样、胆汁分泌样，也可以呈黏液血性、痢疾样。虽然气单胞菌可以在普通的培养基上生长，

但是很难与其他正常菌群区分。如果临床怀疑气单胞菌，应该提醒微生物实验室以便采取适当的特殊方法来鉴别。一般无须使用抗生素，但是如果临床需要的话，可使用喹诺酮类与复方新诺明。如果感染是在国外获得的，这可能会影响其耐药模式，而这些抗生素可能并不有效。

金黄色葡萄球菌和蜡样芽孢杆菌拥有提前合成的毒素，更容易导致恶心和呕吐，而很少引起腹泻。金黄色葡萄球菌可以污染奶制品、蛋类、肉类和农产品，当这些食品被放置在室温环境下时，细菌可以迅速增生并合成毒素。一旦感染，可以在1～6小时内出现严重的上消化道症状但可自发缓解。蜡样芽孢杆菌还可产生肠毒素，可经常在剩饭菜和"外带"的米饭中被发现，发病时间和症状的严重程度与金黄色葡萄球菌相同。

可以造成急性肠炎的原生动物包括：隐孢子虫、贾第鞭毛虫、囊等孢虫、微孢子虫和环孢子虫。隐孢子虫和贾第鞭毛虫是最常见的肠道寄生原生动物。与贾第鞭毛虫不同，隐孢子虫是一种细胞内寄生的原虫，在健康个体中引起自限性腹泻，有时在免疫功能不全的患者中引起慢性腹泻。主要通过被粪便污染的饮用水和公共嬉水池传播。其他的传播途径还有家庭成员间的粪口污染和伴侣之间肛口交媾。卵囊通过蜕囊释放4个香蕉形

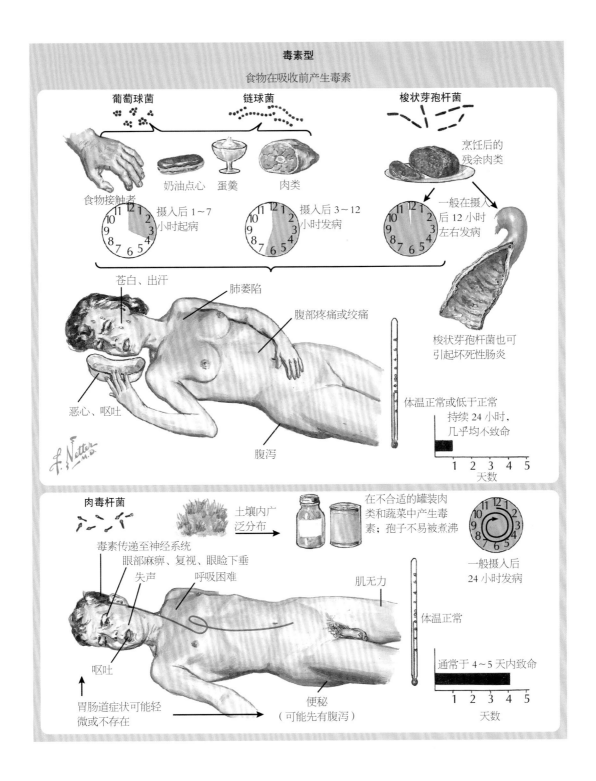

毒素型

食物在吸收前产生毒素

葡萄球菌　　　　链球菌　　　　梭状芽孢杆菌

食物接触者　　奶油点心　蛋羹　肉类

烹饪后的残余肉类

摄入后 1~7 小时起病

摄入后 3~12 小时发病

一般在摄入后 12 小时左右发病

苍白、出汗　　　　肺萎陷　　　　腹部疼痛或绞痛

恶心、呕吐

腹泻

梭状芽孢杆菌也可引起坏死性肠炎

体温正常或低于正常

持续 24 小时，几乎均不致命

天数

肉毒杆菌

毒素传递至神经系统
眼部麻痹、复视、眼睑下垂
失声
呼吸困难
肌无力

呕吐

胃肠道症状可能轻微或不存在

便秘
（可能先有腹泻）

土壤内广泛分布

在不合适的罐装肉类和蔬菜中产生毒素；孢子不易被煮沸

一般摄入后 24 小时发病

体温正常

通常于 4~5 天内致命

天数

感染性肠炎（续）

状的孢子体，后者可以附着在小肠上皮上。这些孢子体孵化成为的裂殖体可反复侵犯宿主细胞。新的卵囊形成后，被释放入肠腔进入粪便而再次开始循环。患者1～2周后出现疲乏、嗜睡、腹部绞痛、恶心和不同程度的腹泻。隐孢子虫还可以通过肠道侵犯肝胆管系统，造成肝炎、胰腺炎、胆囊炎或导致狭窄而引起胆管炎的症状，这些多见于免疫功能不全的患者（如艾滋病人）。因为需多次取样，显微镜检已被免疫分析所取代，后者使用更简单而方便。硝噻醋柳胺一般可有效清除感染。艾滋病人需通过抗病毒治疗重建免疫功能以协助清除感染。贾第鞭毛虫感染另行讨论。

囊等孢虫（旧称贝氏等孢球虫）是一种机会致病原虫，以可形成孢子的卵囊形式存在于被粪便污染的食品和供水中。囊等孢虫必须在宿主体外才能于1～2天后形成孢子。一旦被吞下后，可形成孢子的卵囊侵犯小肠和大肠的上皮细胞以完成其生命周期，并再次被分泌入宿主的肠腔。肠道活检表现为炎症浸润、绒毛变钝和隐窝的增生。大便镜检可发现薄壁的椭圆形卵囊。其所造成的分泌性腹泻可引起明显的脱水伴肾前性的肾损伤和电解质紊乱。病程一般是自限的，只有合并严重脱水、病情迁延或免疫缺陷的患者需要治疗。7～10天的复方新诺明治疗有效。

微孢子虫是一种可在细胞内形成孢子的微生物，对其了解尚不充分，已确定了超过1300个品种。其中14种可以感染人类，艾滋病患者尤为多见。肠上皮细胞微孢子虫属和脑炎微孢子虫属是最常被发现的致病种属。孢子可在呼吸系统、粪便和尿液中被发现，可以被吸入或咽下。孢子利用它们的极丝将核酸注入宿主细胞内，在细胞内大量复制并形成多核的营养体原质团，最终从宿主细胞中大量释放而继续侵犯邻近细胞。通过这种方式，它们可侵犯小肠和胆管的黏膜，引起小肠绒毛变钝、结构改变和隐窝增生，造成肠道吸收不良和肠液分泌而导致腹泻。在健康患者群体中有包括脑、眼和肌肉的肠道外感染的报道，艾滋病人的表现更加严重。小肠黏膜受侵呈斑片状，这使内镜下活检敏感性较差。然而，光学镜检和三色染色检出率较高。短疗程的阿苯达唑治疗对于大部分感染有效，然而，肠上皮细胞微孢子虫属耐药，可能需使用大环内酯类或四环素类。

环孢子虫专性寄生于细胞内，以无传染性的状态被排入粪便，目前已知只引起人类发病。环孢子虫在温暖潮湿的环境中才可形成孢子。因此，在南亚、印度和拉丁美洲等热带气候的发病率更高。一旦形成孢子后，环孢子虫随污染的水或食物进入人体并在肠道内脱囊，释放出的孢子体浸润

上皮细胞并在胞内进行复制。常见的症状有急性的水样泻、疲乏、厌食和体重下降。大便镜检可以发现卵囊，但是可能会与隐孢子虫相混淆，因隐孢子虫（5μm）比环孢子虫（10μm）小很多，二者可以通过体积区分。短疗程的复方新诺明或硝噻醋柳胺可迅速缓解腹泻症状。

值得注意的是，一些细菌（比如沙门菌和弯曲杆菌）和原虫（贾第鞭毛虫、隐孢子虫）很少导致慢性腹泻。虽然在健康患者中比较少见，但是在免疫缺陷患者中仍然要考虑。有时可能会导致感染后的肠应激综合征，然而该诊断只有在排除了其他可能后才成立。

常规的大便培养无法检出所有的病原体。所以需要仔细地询问病史并了解不同微生物感染的危险因素，为微生物科检测可能的微生物提供指导。聚合酶链式反应和免疫分析使检测变得更加容易。然而，一些微生物仍然需要多次大便标本的镜检以确保检出。一般不常规检测虫卵和寄生虫，但是这对于免疫缺陷、免疫抑制或有慢性疾病的患者来说仍然是有必要的。对于很多这类疾病来说，预防才是最重要的。首先可以从充足的母乳喂养做起，以保证婴儿能从母亲获得免疫球蛋白，还要有良好的卫生环境和经常洗手以减少多种疾病的粪口传播。

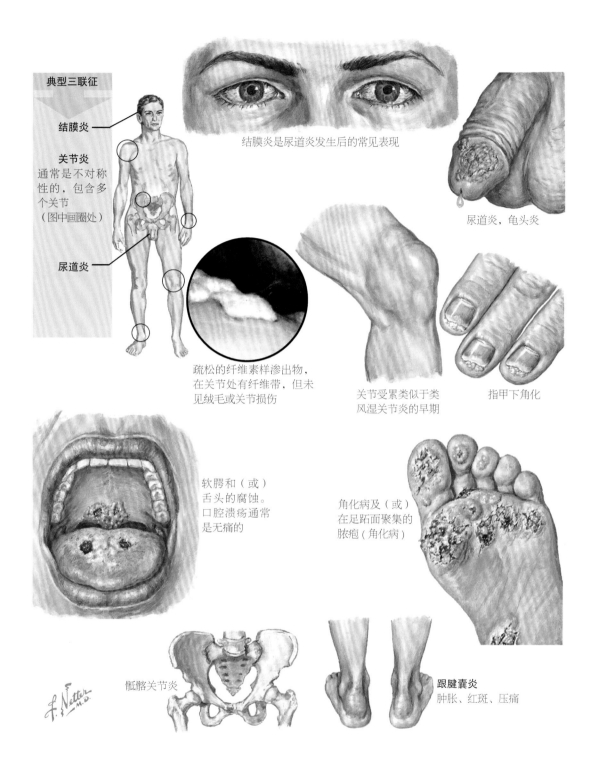

典型三联征

结膜炎

关节炎
通常是不对称性的，包含多个关节（图中画圈处）

尿道炎

结膜炎是尿道炎发生后的常见表现

尿道炎，龟头炎

疏松的纤维素样渗出物，在关节处有纤维带，但未见绒毛或关节损伤

关节受累类似于类风湿关节炎的早期

指甲下角化

软腭和（或）舌头的腐蚀。口腔溃疡通常是无痛的

角化病及（或）在足跖面聚集的脓疱（角化病）

骶髂关节炎

跟腱囊炎
肿胀、红斑、压痛

人类免疫缺陷病毒/艾滋病肠病

在美国，多达50%的艾滋病患者有腹泻的表现，但是这些患者中，只有60%～70%找到了明确的病因。艾滋病肠病特征性的表现为超过4周的慢性腹泻，伴有吸收不良和腹部不适。表现为小肠性腹泻，大便量大并且餐后出现。可能会有明显的电解质紊乱、严重的失水和不自主的体重下降。

人类免疫缺陷病毒（HIV）发挥作用的具体机制尚未完全阐明。黏膜的活检显示干细胞的增加引起隐窝增生，并伴有隐窝细胞向绒毛的浸润，导致相对吸收面积的下降。人类免疫缺陷病毒可引起刷状缘数种消化酶活性的短暂降低，包括乳糖酶活性的一过性下降，还会干扰钠离子-葡萄糖共转运体的活性，导致糖类的吸收障碍。这些因素共同导致了渗透性腹泻。同样也观察到了在固有层和肠道相关淋巴组织中CD4+T淋巴细胞的明显下降，它们本来的生理作用是抵御肠道病原体的入侵和介导对食物抗原以及正常共生菌群的免疫耐受。事实上，体外试验已证实免疫缺陷病毒可导致上皮细胞分化的延迟，这将导致紧密连接结构的紊乱和肠漏现象，进一步导致肠道菌群穿过肠壁移位。在艾滋病患者中还观察到血清脂多糖水平的升高和血清细菌产生的内毒素。

这种促炎症状态可刺激免疫活化并保持慢性炎症的状态。

初始的大便评估应包括常规的大便培养，还应增加补充试验以检测难辨梭状芽孢杆菌感染。为了检测虫卵和寄生虫，需要3份至少间隔24小时的大便样品。还需要增加针对盖贾第鞭毛虫和隐孢子虫的大便检验。对于男性同性恋群体，重复的肛门交媾增加了下消化道隐孢子虫定植的可能，还包括其他的性传播疾病，比如衣原体和淋病奈瑟球菌。后两者主要导致直肠炎，表现为里急后重和血性腹泻。对于艾滋病患者，还应考虑加做特定的化验，包括微孢子虫、囊等孢虫、环孢子虫和分枝杆菌复合群。像腺病毒、埃可病毒和巨细胞病毒等病毒在艾滋病患者中的发现率也升高。对于溶组织内阿米巴原虫的检测可以通过大便镜检和粪便免疫分析的方法完成。念珠菌的过度生长十分罕见，但也有文献报道。其他的真菌感染也同样需要排除（见下页的表格）。

如果实验室或大便的化验没有阳性发现，则需要行内镜检查。内镜下黏膜可以是完整的、无明显的炎症表现。除了结肠活检之外，还应行十二指肠和回肠的活检以测定绒毛高度与隐窝长度的比值。如果内镜下表现为斑片状，则推荐行多点活检。如果观察到炎症表现或局灶性病变，应行抗酸杆菌染色以除外容易被漏诊的结核分枝杆菌。罕见情况下可以发现肠道卡波西肉瘤或淋巴瘤。如果化验检查都是阴性的，则应关注每一位患者的抗反转录病毒的治疗方案。腹泻已被证实是多种蛋白酶抑制剂的潜在不良反应，症状可随着停药而缓解。

治疗的关键在于利用抗反转录病毒治疗方案控制基础的病毒感染。因为艾滋病肠病所伴发的容量丢失程度较重，大量的补液和预先的电解质补充是十分重要的。当然，还应尽快重建患者的营养摄入。避免乳糖制剂和多食纤维性食物可能有助于减少腹泻次数和液体丢失。使用抗动力药如洛派丁胺、地芬诺酯联合阿托品或磷酸可待因缓解症状也被证实有效。Crofelemer是一种新型的氯离子分泌拮抗剂，已被证实可以减少艾滋病患者的非感染性分泌性腹泻。有关奥曲肽控制肠液分泌的证据尚不足，但是该药可使难治性腹泻的患者获益。

最后，艾滋病肠病的诊断需要仔细审视患者的病史、个人危险因素、实验室化验、大便化验和用药史，并排除其他可能诊断。免疫力的重建有助于症状的改善。

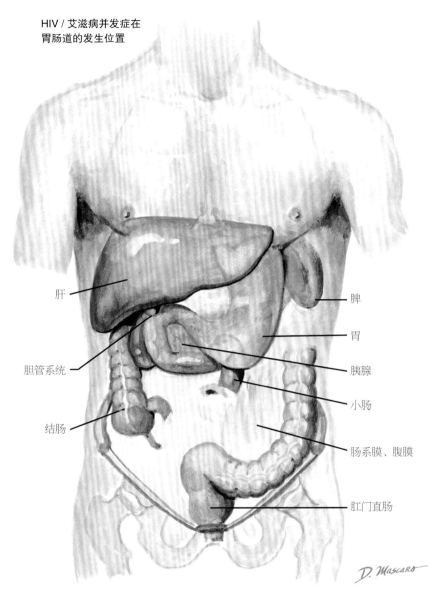

HIV / 艾滋病并发症在
胃肠道的发生位置

肝

胆管系统

结肠

脾

胃

胰腺

小肠

肠系膜、腹膜

肛门直肠

D. Mascaro

艾滋病肠病腹泻的鉴别诊断

细菌性	原生动物性	病毒性	真菌性	肠道肿瘤	药物诱导性腹泻
弯曲杆菌 沙门菌 志贺菌 梭状芽孢杆菌 艰难梭菌 鸟-胞内分枝杆菌 (MAI) 结核分枝杆菌	内阿米巴属 溶组织 阿米巴环孢子虫 囊等包虫属 隐孢子虫 蓝氏贾第鞭毛虫 利什曼原虫 　杜氏微孢子虫	肠源性腺病毒 诺瓦克病毒 轮状病毒 巨细胞病毒 (CMV)	念珠菌类 　白色念珠菌类 球孢子菌病 组织胞浆菌病	卡波西肉瘤 淋巴瘤	（去羟肌苷） 喷他脒

移植后的淋巴组织增生异常

实质器官与同种异体的造血干细胞移植使我们治疗疾病的能力发生了革命性的改变。然而，免疫抑制可能会导致不良后果，如皮肤、宫颈和结肠恶性肿瘤的发病时间提前，发病率升高。并且这也导致了一组称为移植后淋巴组织增生异常（PTLDs）的功能障碍的出现。它们主要包括由B细胞介导的淋巴组织和（或）浆细胞的增生，而这一增生过程存在转化为恶性淋巴瘤的可能。它们是实质器官移植后导致恶性肿瘤最常见的原因。与之相反的，在造血干细胞移植后的恶性肿瘤中，PTLDs只占很小的一部分。移植后淋巴组织增生异常恶变的概率在第一年是最高的，之后就明显下降。然而，PTLDs仍然是导致早期移植失败和死亡的重要原因。

结合基因、免疫、形态和临床等多种因素将PTLDs分为三种类型：①浆细胞增生和感染性单核细胞增多症样的PTLD；②多形性PTLD；③单形性PTLD。EB病毒与大多数的恶性疾病相关，这一现象体现了抑制T细胞功能的风险。

由EB病毒引起的单核细胞增多症的特征表现为单克隆的B细胞增殖，而这被T细胞抑制细胞所抑制。通过下调抗原的表达，一些B细胞可以逃脱T细胞的抑制而一直潜伏起来，直到免疫功能障碍或免疫抑制状态的出现。

在接受实质器官移植后的患者中，受体T细胞被钙调磷酸酶抑制剂所抑制，使得潜伏的B细胞得以增生。在接受同种异体的造血干细胞抑制的患者中，T细胞被抗胸腺细胞球蛋白和其他的细胞毒因子所抑制。有趣的是，在大部分的同种异体造血干细胞抑制后出现PTLDs的病例中，供者的EB病毒检测是阳性的。这样的供者体内的潜伏细胞在移植前一直被自身的T细胞所抑制。而在移植后，这些T细胞的功能被抑制，B细胞得以增生。

浆细胞增生和传染性单核细胞增多症样的PTLD可以在移植后的早期出现。表现为病毒感染的前驱症状，与传染性单核细胞增多症相似，包括疲乏、发热和体重下降，这在所有表型中是相同的。组织学检查没有发现不典型的结构改变。症状可随着免疫抑制剂的缓慢减量和受者移植后逐渐康复而缓解。

多形性PTLDs不满足恶性淋巴瘤的所有标准，但确实存在恶性改变。它们一般因局灶占位效应的并发症而被发现，如肠梗阻、淋巴结肿大和局灶性病变。

单形性PTLDs一般表现为弥漫的恶性淋巴瘤，大部分为B细胞来源的非霍奇金淋巴瘤。临床表现与以无痛性或侵袭性症状为主的疾病相似。

在接受实质性器官移植的患者中，由供者来源的PTLD主要集中在移植组织中，表现为极高风险的移植物功能不全和（或）丧失。然而，当PTLD来源于受者的组织细胞时，则会特征性表现在许多不同的器官和远处的位点，如皮肤、肝、肺或中枢神经系统。

90%～95%的受者EB病毒检测阳性，占了PTLD病例的大部分。而还有多达30%的PTLD患者该病毒是阴性的。这些病人的肿瘤在遗传学方面和免疫学方面表现都不相同，目前对其了解尚不充分。因此，充分评估供者和受者的EB病毒状态是十分重要的。仔细地评估症状和实验室异常，如高钙血症、高尿酸血症或乳酸脱氢酶升高；无法解释的细胞计数的下降（贫血、血小板减少、白细胞减少）以及单克隆的血清和尿蛋白水平可协助早期发现PTLDs。影像学检查，包括正电子发射断层扫描、磁共振成像或超声检查可于组织穿刺时协助定位，以确定或排除潜在的异常。

治疗应在保证移植物功能丧失的风险最低的同时，减少T细胞免疫抑制剂的使用。CD20细胞检验呈阳性的多形性PTLD患者或单形性PTLD患者，接受抗B细胞的单克隆抗体治疗（如利妥昔单抗）将会获益，可以有效地限制疾病的进展。否则，单形性PTLD的最佳治疗方案为CHOP（环磷酰胺、阿霉素、长春新碱、泼尼松）。一种新型的治疗方案，被称为过继免疫治疗，是将针对EB病毒的细胞毒性T淋巴细胞输入供者体内，来治疗病毒相关的PTLD。抗病毒疗法，如更昔洛韦，被用来预防巨细胞病毒感染，被证明有抗EB病毒的效果，但不幸的是，有骨髓抑制的风险。局灶性病变一般化疗和放疗有效。

一般来说，T细胞被抑制的程度、受者的年龄和种族背景以及移植后经历的时间都会影响PTLDs发生的风险。移植后全面的临床及实验室监测是诊断PTLDs的关键。

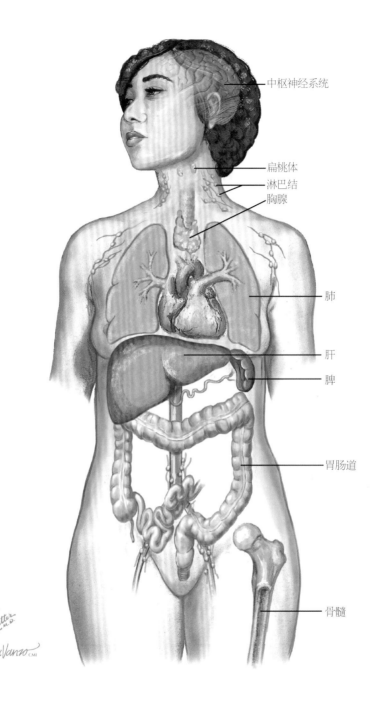

中枢神经系统

扁桃体

淋巴结

胸腺

肺

肝

脾

胃肠道

骨髓

腹腔和肠结核

在世界范围内，每年有700万~1000万新发结核病例，患病人数约20亿。结核病占全球总死亡人数的6%。肠结核占结核肺外表现（EPTB）的第6位，初期累计整个消化道的表现类似于克罗恩回肠结肠炎。结核病还可侵犯腹膜，表现为腹膜炎。多个因素共同促进了结核的传播，包括贫穷、营养不良、过度拥挤、移民身份和合并HIV感染。合并HIV感染的患者表现为细胞免疫应答缺陷、免疫重建不良，并有潜在的结核复发的风险。因此，可以观察到EPTB的比率更高、疾病严重程度增加且疾病进展更快。

导致肠结核的病原菌是结核分枝杆菌。肠结核既可以是原发感染也可以是继发于贡氏病灶（Gohn focus）的再活化。胃肠道结核的直接传播

途径包括：咽下含有结核菌的痰液或通过淋巴系统的血源性传播；由肺部原发的病灶通过任一途径传播均有可能。邻近器官的直接侵犯也有报道。

肠道派尔集合淋巴结属于肠道相关的淋巴组织，在其滤泡相关的上皮中可以找到M细胞。M细胞提供了病原菌进入黏膜的路径，也是随后对结核杆菌发挥吞噬作用细胞的来源。之后的炎症反应一般是无痛的，但如导致严重后果可产生急性和亚急性的症状。

回盲部是最常受累的部位，症状主要由溃疡并发症、增生/溃疡增生或纤维化所引起。最初，腹部的不适、排便习惯改变、贫血和全身症状都提示潜在疾病的可能。纤维化和增生改变可使肠道狭窄而致梗阻。炎性反应可因单纯的占位效应（结核瘤）而致梗阻。溃疡性病变可表现为吸收障碍

或穿孔，或两者都有。实际上，结核性腹膜炎经常表现为腹水和（或）不明原因的发热。

食管结核可以表现为食管假瘤，但较少见。胃十二指肠的结核病变异与消化性溃疡疾病相混淆。或者因导致幽门肿块梗阻而被误认为腺癌。肠道阿米巴或耶尔森菌引起的感染与结核引起的症状相似。此外，有10%的肠结核集中于结肠，因此，病变可有类似于结肠癌或溃疡性结肠炎的表现。直肠结核病变可以表现为出血，而肛管结核一般表现为瘘管并发症。不可否认，肠结核与克罗恩病的临床表现十分相似。值得注意的是，肠结核的腔内表现为特征性的深浅不一的环周溃疡，与克罗恩病的深在、线性溃疡不同。有人认为克罗恩病实际的病因为结核和（或）分枝杆菌属，但是这

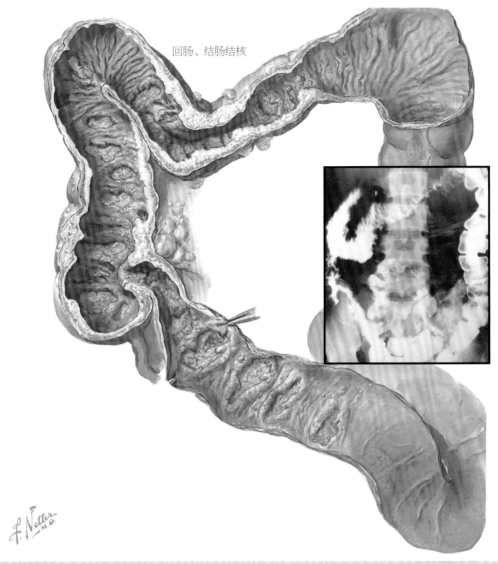

回肠、结肠结核

并发症

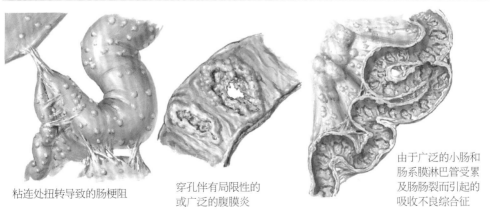

粘连处扭转导致的肠梗阻

穿孔伴有局限性的
或广泛的腹膜炎

由于广泛的小肠和
肠系膜淋巴管受累
及肠肠裂而引起的
吸收不良综合征

腹腔和肠结核（续）

从未被证实。在发展中国家，肠道疾病是克罗恩病的可能性较小；而在发达国家，小肠病变更有可能提示克罗恩病，但也要恰当地排除结核的可能性。

最初的诊断方法主要包括X线成像和横断面影像学检查。图像可能表现为肠系膜或主动脉旁的淋巴结肿大、不对称的肠壁增厚（因淋巴结浸润呈现的"白肠征"、因肠壁增厚呈现的"面包片征"）、回肠狭窄、瘘管、肿物或腹水。最终确诊要建立在组织活检的基础上。抗酸染色、培养和聚合酶链式反应被广泛应用。组织活检可以通过肠镜、腹腔镜手术或腹膜结节的经皮穿刺来获得。组织学分析的典型发现为干酪样肉芽肿。如怀疑腹膜结核的可能，则需采取腹腔镜探查或穿刺的方式以明确。腹腔镜下，腹膜结核表现为覆膜表面和（或）内脏器官的黄白色小结节。腹腔穿刺液细胞计数表现为以淋巴细胞为主（每立方毫米淋巴细胞>250个）。还可以发现腹水与血清之间明显的蛋白梯度，与渗出液相吻合。腺苷脱氨酶测定试验是阳性的，这与结核性腹水相吻合。血清的γ干扰素释放试验对于隐匿的和（或）活动的结核感染特异性更高。早期的诊断，尤其是在非流行区，对于防止不必要的手术切除和干预是十分重要的。值得注意的是，对于正在服用免疫抑制剂的炎症性肠病的患者，存在感染结核和（或）隐匿性结核复发的风险。这些患者在接受免疫抑制剂治疗期间应每年筛查结核感染。炎症性肠病的患者如有隐匿性结核的证据或暴露的病史，应在应用免疫抑制剂之前进行3个月的治疗。

标准的治疗对于肠结核是十分有效的，治疗方案包括2个月的利福平、异烟肼、吡嗪酰胺和乙胺丁醇（RIPE）治疗，再加4～7个月的利福平加异烟肼每日或1周3次服用。

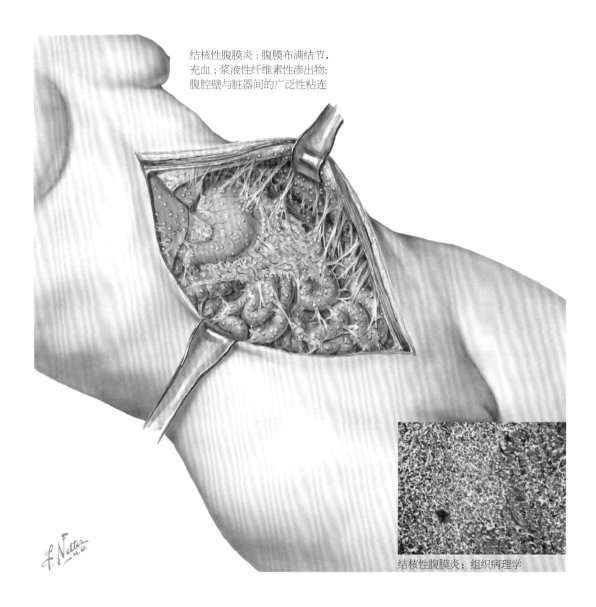

结核性腹膜炎：腹膜布满结节，充血；浆液性纤维素性渗出物；腹腔壁与脏器间的广泛性粘连

结核性腹膜炎：组织病理学

鸟-胞内分枝杆菌感染

从历史上来说，结核分枝杆菌在整个世界范围内都很常见，尤其是在贫困地区。幸运的是，抗结核药物的出现使疾病的控制有了极大的改观。然而，尚存在一组不同的非结核的分枝杆菌属的病原体。非结核的分枝杆菌病主要由鸟-胞内分枝杆菌（MAI）和堪萨斯分枝杆菌引起，现已发现超过140个不同的品种。有意思的是，在抗反转录方案应用于艾滋病治疗之前，MAI感染在发达国家比在贫穷国家更常见，这一现象促成了一个假说，即卡介苗接种或结核的感染史可以增强免疫力。然而，MAI患者的皮内反应率在发达与欠发达国家被证明是相同的。该病的发病机制尚不明确，但有数种机制已被揭示出来了。

饮用水和土壤是MAI和其他非结核分枝杆菌属的主要来源和生物膜形成的主要场所。在住宅饮用水、水龙头、淋浴喷头、浴缸、饮水机、游泳池、农场的驯养动物、食品、土壤肥料和盆栽土中均曾分离出MAI。生物膜是由细菌、病毒、真菌、原虫和其他微生物所组成的复杂群体，共同定植于一层由自身分泌的多糖、蛋白甚至DNA组成的黏液中。MAI可存在于其他宿主细胞中的多糖基质里，使得常规的消毒剂难以起效。当原虫出现于生物膜表面时，MAI有机会寄生于它们的细胞内。宿主细胞可以为其提供营养，并保护其免受固有免疫和抗生素的杀灭。为了根除该菌需要更高的抗生素浓度，因其缓慢的生长过程为其提供了代谢抗生素的机会。也因

为此，感染的发展一般也较缓慢。然而，一旦宿主的免疫系统开始吞噬受感染的细胞，疾病就会随之发生并最终产生症状。宿主遗传的和获得的免疫系统都会发挥作用。到目前为止阐明的机制中，Th1细胞和巨噬细胞通路异常、原发性的免疫功能缺陷或针对γ干扰素的自身抗体以及血液恶性疾病或艾滋病所导致的淋巴细胞减少等因素都与之相关。在不合并HIV感染和非艾滋病患者中，尚未发现单一的感染原因。血行和淋巴的传播可以导致疾病的播散。

MAI一般呈雾状，无论患者既往是否合并肺病（比如囊性纤维化、间质性肺病、肺气肿）均可引起肺部感染。儿童可以表现为浅表的淋巴结炎，以颈部多见。与特定的传染源直接接触后，可产生软组织和皮肤的感染（如伤口内的感染）。免疫功能缺陷的患者，如高龄、合并血液恶性肿瘤、接受实质器官移植、接受免疫抑制治疗（如抗肿瘤坏死因子α制剂）和艾滋病患者（尤其是每毫升CD4细胞计数<50个），发生MAI感染和疾病播散的概率更高。辛运的是，MAI尚未发现有传染性。

肺部症状主要包括有痰或无痰的咳嗽、嗜睡、呼吸困难、胸部不适及罕见的咯血。发热、体重减轻和夜间盗汗可能预示着疾病的播散。骨髓浸润可表现为白细胞减低或贫血。淋巴系统受累主要表现为淋巴结肿大或肝脾的肿大，有时可有转氨酶的升高。小肠受累表现为弥漫性的间断腹部不

适，而无肠梗阻的征象。每毫升CD4细胞计数<50个的艾滋病患者可能会出现急性或慢性的腹泻。

诊断主要以特殊培养基的分枝杆菌培养为基础，标本包括肺部疾病患者的痰或从其他组织中获取的样本。在胃肠道受累的播散性疾病中，影像学可提示肠壁增厚。内镜活检是必要的，可以提示MAI受累。MAI偶尔表现为非特异性的腹膜炎伴或不伴高蛋白腹水，如果腹水细胞学检查无法明确的话，可能需要腹腔镜探查。结核和MAI均可表现为肝病变并呈肉芽肿或干酪样组织改变。因此，为了区分二者，培养是十分重要的。MAI病引起艾滋病性胆管病变十分罕见，只局限于个案报道。

在肺部疾病中，药物为一线治疗方案，在药物治疗失败或存在孤立病灶的案例中，可能需要手术切除。在播散性疾病中，只有药物治疗可使患者获益。早期单药的大环内酯类治疗可增加病原耐药性。因此，治疗的主要手段是典型抗结核药物（利福布汀、乙胺丁醇、异烟肼）的多药联合方案。考虑到与艾滋病患者抗反转录治疗药物之间的相互作用，利福布汀是推荐使用的药物之一。在治疗起始阶段，可每月行细菌培养。在培养结果连续阴性至少12个月后方可停药。治疗6个月未见起效或治疗后复发者，应再次行分枝杆菌培养以测定其敏感性和易感性。

（译者：付卫）

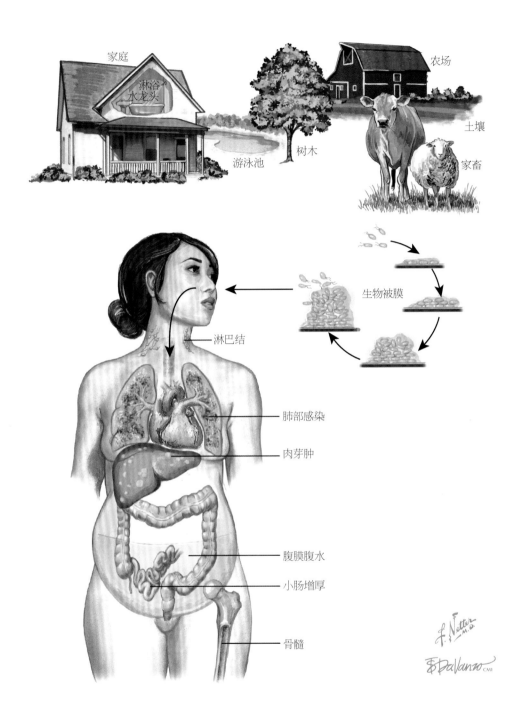

全身性疾病的小肠表现

结缔组织病

硬皮病常累及小肠，主要引起肠动力障碍。其特点是肠扩张，伴散在的广口样憩室，甚至导致假性肠梗阻和小肠细菌过度生长。

Ehler-Danlos综合征是一组影响胶原合成的遗传性疾病，可累及肠道，引起黏膜病变出血或内脏动脉动脉瘤破裂导致腹腔内出血。皮肌炎和多肌炎可累及整个胃肠道，但通常累及食管近端。

系统性狼疮性肠炎伴或不伴终末期回肠炎并不少见，可与克罗恩病混淆。但很少出现吸收不良和蛋白损失性肠病伴淋巴管扩张。

在类风湿性关节炎中，小肠很少表现为由于肠系膜血管炎引起的肠缺血、出血或梗死，或继发性淀粉样变引起的慢性腹泻。更常见的是，由于类风湿性关节炎的慢性用药，如非甾体抗炎药，会导致糜烂和溃疡。

在白塞病中，有多达50%的溃疡性病变患者累及胃肠道，尤其是回肠盲肠区域，这与克罗恩病类似。同样与克罗恩病相似的是，反应性关节炎患者可能有内镜或组织学证据显示回肠结肠炎症。

内分泌紊乱

1/4的糖尿病患者会受腹泻影响。内脏自主神经病变与小肠节段性扩张密切相关，常见于长期糖尿病。此外，某些用于糖尿病的药物，如二甲双胍，或伴随的胰腺功能不全、小肠细菌过度生长、腹腔疾病可能会引起腹泻。甲状腺功能亢进引起肠道快速转运，可导致腹泻或排便过多，而甲状腺功能减退则会减慢肠道运动。同样，甲状旁腺功能减退会导致神经肌肉兴奋，表现为腹痛、肠强直、腹泻、脂肪泻和假性肠梗阻。

皮肤病变

蓝色橡皮疱痣综合征以皮肤上的蓝色痣和胃肠道血管瘤为特征，缺铁性贫血或明显的胃肠道出血可作为肠套叠的先导点。神经纤维瘤病（von Recklinghausen病）与息肉样神经纤维瘤有关，可出现在整个胃肠道，可导致胃肠道出血或梗阻，或两者兼而有之。

肠病性肢端皮炎是一种罕见的常染色体隐性遗传疾病，通常认为是由于无法吸收足够的肠道锌，也可能是由克罗恩病继发的缺锌所致。通常出现在断奶时，手、脚、口、肛门周围有湿疹样的粉红色鳞状斑块，伴甲癣、甲营养不良。胃肠道症状通常是间歇性的，包括腹泻和吸收不良。小肠可见严重程度不等的片状绒毛样病变，帕内特细胞内可见异常包涵体。它可以通过口服锌剂来逆转。

硬皮病

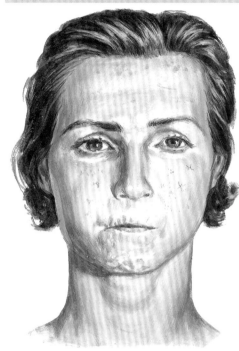

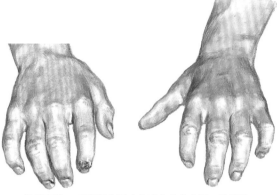

指端硬化：手指部分固定在半弯曲的位置；终端趾
骨萎缩；指尖变尖、溃烂

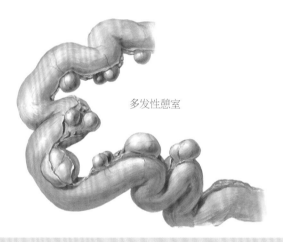

多发性憩室

特征：硬皮病萎缩期面部皮肤增厚、紧致和
僵直，嘴小、收缩，嘴唇狭窄

蓝橡橡皮疱痣综合征

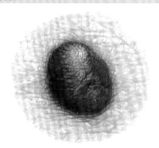

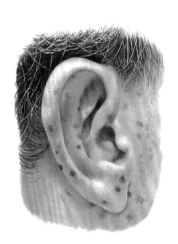

全身性疾病的小肠表现（续）

心血管疾病

长期以来，主动脉狭窄与血管发育不良（Heyde综合征）有关，这是由于获得性血管性血友病因子缺乏所致。充血性心力衰竭可导致内脏静脉床充血，引起厌食症、恶心、腹胀和腹痛。罕见情况下，它可以导致肠系膜缺血、体重减轻、腹泻、吸收不良和蛋白质损失性肠病。

血液系统疾病

孤立性浆细胞瘤最常发生在骨内（骨浆细胞瘤），但也可以出现在骨以外的胃肠道内。Waldenström巨球蛋白血症可累及胃肠道，单克隆IgM蛋白可作为细胞外无定形物质沉积于固有层，引起腹泻和脂肪泻等严重吸收不良。类似地，重链病常导致类浆细胞样细胞浸润空肠黏膜，引起腹痛、慢性腹泻吸收不良、脂肪泻、体重减轻。

其他形式的疾病

子宫内膜异位症的特征是异常部位存在子宫内膜腺体或基质，或两者兼有。肠内子宫内膜异位症一般以盆腔内肠浆膜表面组织斑块的形式存在，但斑块很少渗入肠的较深处导致肠道梗阻和消化道出血，甚至更低位的肠道。

结节病是一种系统性疾病，以非干酪样肉芽肿为特征。小肠受累极为罕见，即使已知结节病的患者存在典型的肉芽肿性回肠结肠炎，也应提示寻找克罗恩病。

移植物抗宿主病可为急性或慢性，通常累及胃肠道。小肠受累引起腹泻，往往是严重的。

囊性纤维化与独特的肠道疾病有关，这是由于黏稠的黏液分泌物浓缩而引起的。胎粪性肠梗阻只发生在新生儿中，通常是囊性纤维化的最初表现。远端肠梗阻综合征是成人的等效疾病，可引起肠梗阻。

子宫内膜异位症

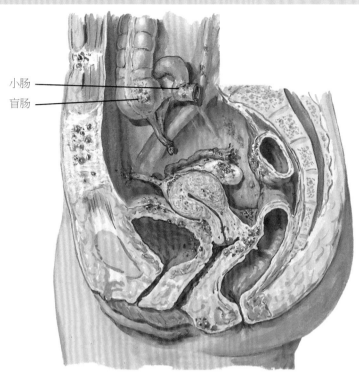

小肠

盲肠

子宫内膜异位症的可能部位

移植物抗宿主病（GVHD）

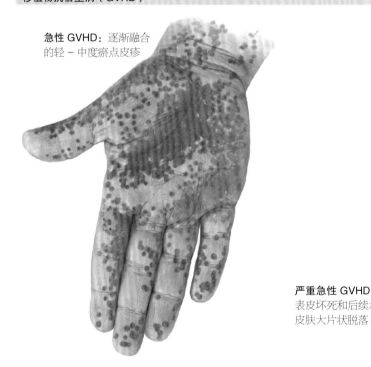

急性 GVHD：逐渐融合
的轻 - 中度瘀点皮疹

严重急性 GVHD：由于
表皮坏死和后续水疱，
皮肤大片状脱落

肠梗阻

小肠梗阻是由于机械梗阻或肠道运动异常阻碍了正常的腔内容物推进。梗阻可能是部分的或完全的，可发生在小肠的任何水平。

机械性肠梗阻

大多数机械性肠梗阻是由于以前手术引起的小肠内疝的粘连带或嵌顿所致。肠套叠、腹壁疝气、肠扭转或先天性旋转不良等病例，在没有做过手术的情况下，也可能会发生肠梗阻。与肿瘤、克罗恩病、肠道缺血或放疗相关的狭窄是梗阻常见的腔内原因，而结核性腹膜炎和腹膜种植性肿瘤中的腹膜炎症可导致粘连带引起梗阻。异物如胆结石、肠石或寄生虫的存在也可引起机械性梗阻。不管原因是什么，小肠梗阻都会导致肠远端瘪陷而近端段的扩张。在此过程的早期，肠收缩力增加，推动腔内内容物通过阻塞点。这解释了部分或完

全梗阻早期可见的腹泻。在这个过程中，随着气体和液体的快速积累，肠道变得疲劳和扩张。该气体主要为咽下的空气，加上胃、肠、胆管分泌物等细菌发酵产生的气体。随着梗阻的进展，扩张的肠近端失去吸收功能，导致富含电解质的液体（钠、氯、钾）被隔离，并进一步流入液体和电解质。随之而来的呕吐往往导致电解质丰富的液体流失和代谢性碱中毒，加重低容量性血症，可进展为肾功能不全和循环衰竭。严重肠胀气者，在闭襻性肠梗阻中，肠襻在两点间被内疝所闭塞；或者在肠扭转的情况下，肠壁过度拉伸会损害静脉回流，干扰正常灌注。如果不治疗，可进展为缺血、坏死和明显的穿孔。腹痛、呕吐和胀气是急性肠梗阻的特征。这些症状的发生取决于梗阻的原因、位置（近端和远端）以及梗阻的程度（部分和完全）。近端梗阻往往引起早期

和严重呕吐，而远端梗阻则表现为腹胀和排便困难。疼痛通常发生在脐周区域，本质上是"绞痛"，痉挛发作有一定的间隔。进展到更稳定的疼痛和局部定位可能是腹膜刺激、缺血和坏疽并发症的一个迹象。体格检查应包括脱水评估和寻找梗阻原因的线索。腹部检查将评估腹胀的程度，并确定手术疤痕或腹壁疝。腹股沟检查在这些病例中是关键，因为嵌顿的间接腹股沟疝在不密切注意的情况下很容易漏诊。腹部听诊可显示急性梗阻典型的高音"叮当"声；随着肠道逐渐膨胀，声音变得低沉，最终消失。肠梗阻可导致鼓室鼓胀，但充满液体的肠管可使鼓室鼓胀迟钝。早期梗阻时，腹部柔软，压痛小；因此，明显的压痛和僵硬表明腹膜炎和肠道受损的背景。实验室检查可以评估液体和电解质异常的存在与否和程度。白细胞增多和酸中毒可能提示并发症。目

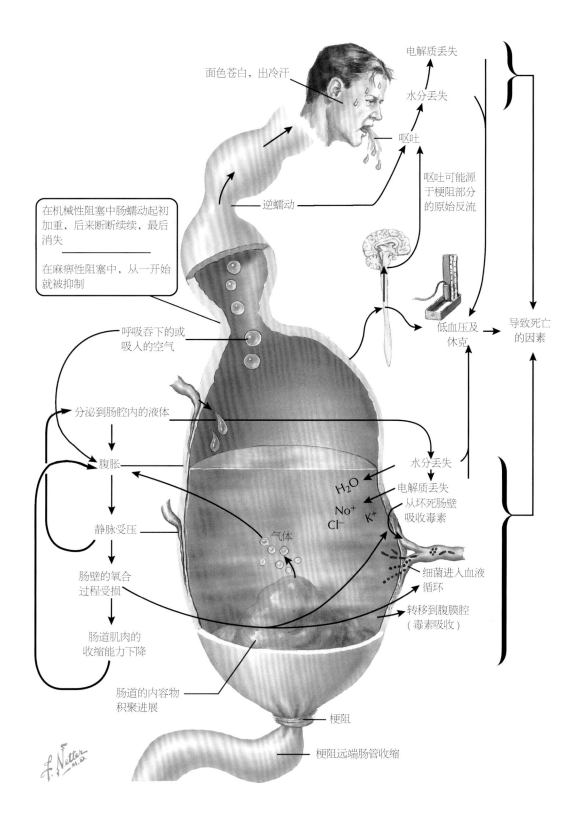

面色苍白，出冷汗

电解质丢失

水分丢失

呕吐

逆蠕动

呕吐可能源于梗阻部分的原始反流

在机械性阻塞中肠蠕动起初加重，后来断断续续，最后消失

在麻痹性阻塞中，从一开始就被抑制

低血压及休克

导致死亡的因素

呼吸吞下的或吸入的空气

分泌到肠腔内的液体

腹胀

水分丢失

电解质丢失

从坏死肠壁吸收毒素

H_2O
No^+
Cl^-
K^+

气体

静脉受压

细菌进入血液循环

肠壁的氧合过程受损

转移到腹膜腔（毒素吸收）

肠道肌肉的收缩能力下降

肠道的内容物积聚进展

梗阻

梗阻远端肠管收缩

肠梗阻（续）

前缺血尚无可靠的实验室指标，但血清乳酸水平升高可作为低灌注存在的敏感标志物。然而，它不是一个特定的标记。腹部平片是怀疑肠梗阻的一线影像学检查方法。充满液体和气体的小肠肠袢以及结肠中气体缺乏是小肠梗阻的病理特征。腹部CT扫描可以明确梗阻的具体部位，

往往可以确定梗阻的原因。最初的治疗包括容量复苏和纠正代谢紊乱。对于部分梗阻患者，鼻胃管抽吸的保守治疗可能是成功的，但这些患者应密切监测。有复杂肠梗阻征象并有缺血、坏死或穿孔证据的患者需立即行手术探查。

麻痹性肠梗阻

麻痹性或无力性肠梗阻是指非机械性因素干扰胃肠道正常协调推进运动而引起的肠胀气、肠阻塞。它常见于腹部或非腹部手术后。各种各样的情况包括血液、化学物质或肠液引起的腹膜或腹膜后炎症，都可能导致麻痹性肠梗阻。某些感染，如肺炎和败血症，以及使用阿片类药物和抗胆碱能药物，也是肠梗阻的常见原因。

患者的症状与机械性梗阻相似，但也有一定的差异。腹胀，没有腹部绞痛，通常是存在的。恶心和呕吐可能存在，也可能不存在，患者可能继续出现排气，甚至出现腹泻。腹部平片典型表现为小肠和大肠广泛扩张而无转折点。经口增强CT扫描可进一步证实诊断。肠梗阻的治疗以支持治疗为主，包括静脉补液和肠道休息。潜在的情况，如电解质失衡和败血症应及时发现并治疗。应停止使用刺激性的药物，并应尽量减少镇静药物的使用。如果呕吐持续，应开始鼻胃管减压。刺激肠道运动的药物，如交感神经溶解性胍乙啶或拟副交感神经药物新斯的明，已被用于治疗肠梗阻，但大多无效。刺激促胃动素受体的红霉素和胆甾体stokinin-1刺激因子右氯谷胺已经被评估，但似乎没有改变肠梗阻状况。

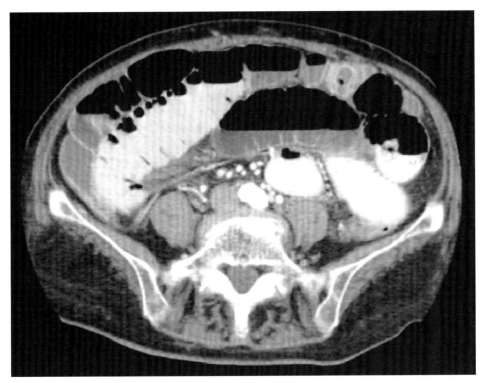

小肠梗阻的腹部 CT 图像。可见大而扩张的小肠袢及液体水平

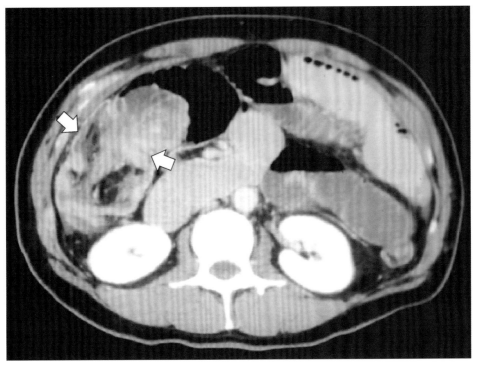

腹部 CT 显示肠套叠引起的小肠梗阻（箭头所示）

小肠血管畸形及其他引起小肠出血的原因

大约5%的消化道出血发生在小肠，定义为Vater壶腹和回盲瓣之间的区域。小肠血管畸形是小肠出血的主要原因。在老年患者中更常见，非甾体抗炎药（NSAIDs）诱发的肠病也是如此。小肠肿瘤、克罗恩病和非特异性肠炎在40岁以下人群中更为常见。少见的原因包括梅克尔憩室、胆管出血、胰性出血和主动脉肠瘘。

小肠血管畸形

小肠血管畸形很少见，但可以占胃肠出血病例的5%。它们在老年人中更为常见，但在大小和分布上各不相同。大多数血管性病变表现为胃肠道不明原因的出血，但症状和体征的严重程度从血红素阳性的粪便到需要反复输血的严重贫血不等。

血管发育不良（血管扩张或血管扩张症）

血管发育不良是一种病理上扩张和弯曲的薄壁血管，涉及小毛细血管、静脉和动脉，可见于肠黏膜层和黏膜下层。它们是小肠出血最常见的原因，占病例的50%。空肠是小肠中最常见的部位，其次是回肠和十二指肠。40%~60%的患者会有一个以上的病变。主动脉狭窄长期以来与血管发育不良（Heyde综合征）有关。主动脉瓣狭窄的高压力被认为是导致血管性血友病因子的高分子量多聚体剪切依赖性分裂、导致血管性血友病因子获得性缺失的原因。然而，最近大规模研究的发现对这种联系提出了质疑。伴有或不伴有血液透析的慢性肾衰竭是另一种与胃肠道血管发育不良频率增加相关的疾病。其他报告的危险因素包括高血压、缺血性心脏病、心律失常、瓣膜性心脏病、充血性心力衰竭、慢性呼吸系统疾病、既往静脉血栓栓塞和抗凝血药物的使用。血管发育不良常见于贫血伴或不伴铁缺乏。大便常呈血红素阳性，但黑素瘤很少发生。胶囊内镜具有很高的诊断率，可以显示整个小肠。小肠血管增生异常病变的典型表现为圆形、星状或蜘蛛状黏膜，边缘有明显的苍白区。不建议活检，活检有出血危险。

深部肠镜是短期和初期治疗的最佳选择。可采用单气囊肠镜、双气囊肠镜或螺旋肠镜，一旦发现病变，可用氩等离子体凝固烧灼。对于弥漫性病变或不适合侵入性治疗的患者，多种药物药理作用已经被研究。激素治疗（雌激素和黄体酮）、沙利度胺（一种血管内皮生长因子抑制剂）和奥曲肽已被证明在几个病例系列中是有益的，但缺乏随机试验。

毛细血管扩张症

小肠的毛细血管扩张本质上类似于血管发育不良，但它们可以累及肠道的所有层，不像血管发育不良仅限于黏膜和黏膜下层。此外，毛细血管扩张经常作为系统性疾病的一部分发生，涉及皮肤和其他黏膜表面。

胃肠道毛细血管扩张与遗传性出血性毛细血管扩张、硬皮病、CREST综合征，以及可能与特纳综合征有关。遗传性出血性毛细血管扩张症（Osler-Weber-Rendu综合征）是一种常染色体显性疾病，患病率为1:8 000至1:50 000。患者可能有血管病变，包括胃肠道毛细血管扩张和肝、肺、中枢神经系统动静脉畸形。最常见的临床表现是鼻出血和缺铁性贫血，但患者可能无症状。危及生命的出血可由内脏血管病变引起。管理是针对所涉及的器官，需要多学科的团队方法。内镜消融术用于治疗胃肠道损伤出血。手术或栓塞可能对危及生命的局部病灶出血有用。血管内皮生长因子拮抗剂，如贝伐珠单抗，局部

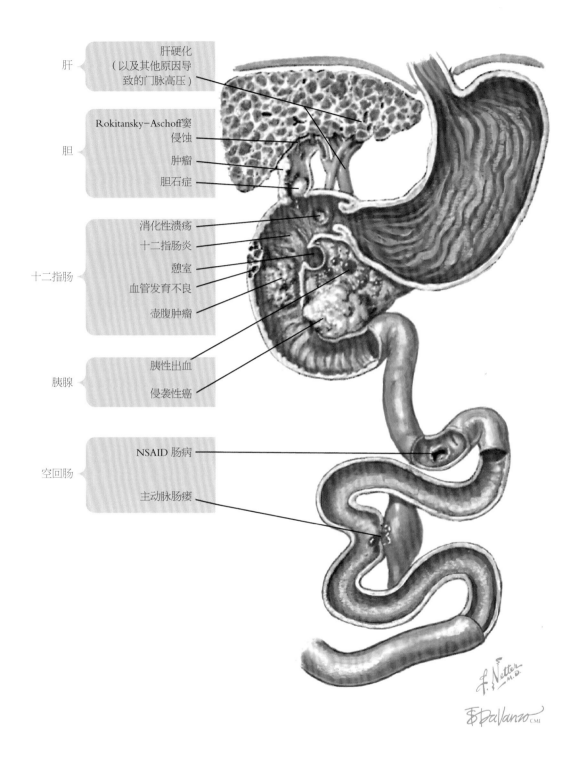

肝 ⎨ 肝硬化（以及其他原因导致的门脉高压）

胆 ⎨ Rokitansky–Aschoff窦
侵蚀
肿瘤
胆石症

十二指肠 ⎨ 消化性溃疡
十二指肠炎
憩室
血管发育不良
壶腹肿瘤

胰腺 ⎨ 胰性出血
侵袭性癌

空回肠 ⎨ NSAID 肠病
主动脉肠瘘

小肠血管畸形及其他引起小肠出血的原因（续）

喷洒或局部注射，已显示出减少出血发作的前景。

非甾体抗炎药性肠病

非甾体抗炎药使用引起的肠道损伤是比较常见的，也是引起不明原因消化道出血最常见的原因之一。远端小肠常受累及，但病变可以是弥漫性的，范围从糜烂或溃疡到狭窄或明显的肠穿孔不等。肠溶阿司匹林最初被设计用来减轻对胃的不良影响，但它的使用可能使得损害转移到了小肠。非甾体抗炎药引起的肠病的发病机制不同于非甾体抗炎药引起的胃病。非甾体抗炎药引起的局部黏膜损伤可增加肠道通透性，削弱黏膜屏障，使胆汁酸、蛋白水解酶、肠道细菌或毒素

穿透上皮细胞，造成黏膜损伤。

在胶囊内镜或肠镜检查中的表现包括皱褶发红、坏死区域、红斑、溃疡边界清晰和出血。然而，非甾体抗炎药性肠病的病理表现是膈肌样狭窄。狭窄由反复发作性溃疡性损伤造成的瘢痕形成，表现为薄的、同心的、膈隔样隔膜，有针孔大小的管腔。它们通常是多发的，多见于中段肠管，但也见于回肠和结肠。组织学特征为黏膜下纤维化和黏膜肌层增厚，上皮正常。这些狭窄很少会阻挡胶囊内镜的前进。内镜下可触及的狭窄或横膈膜可通过镜下气囊扩张，可收回保留的囊。然而，可能仍然需要外科干预。停止使用非甾体抗炎药是治疗的主要方法，大多数病变的完全消退通常随之而来。

胰性出血是指从胰周血管进入胰管内的出血，多见于急性或慢性胰腺炎，在极少情况下，见于胰腺内镜治疗后的出血。腹腔干和肠系膜上动脉选择性造影是最灵敏的诊断方法。胆出血或来自肝胆管系统的出血，通常表现为黑便、呕血、胆绞痛或黄疸，在近期有肝实质内或胆管内检查操作或腹部钝性损伤后应予以怀疑。侧视内镜可以直接观察到血块挤压或从乳头的Vater壶腹处渗血。

主动脉肠瘘是一种罕见的危及生命的疾病，几乎总是继发于主动脉瘤重建手术后。它通常累及十二指肠的第三部分，以先兆性出血为初始表现，然后是危及生命的大出血。最好的诊断方式是腹部CT扫描。

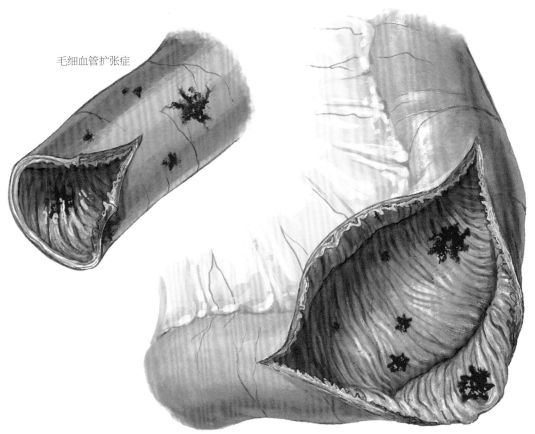

毛细血管扩张症

血管发育不良

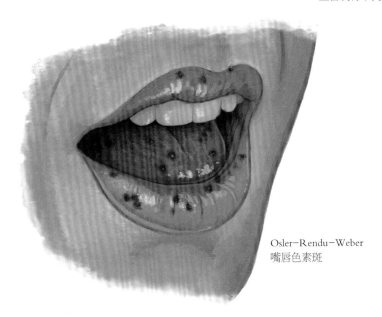

Osler-Rendu-Weber
嘴唇色素斑

直接与间接性腹股沟疝

疝（这个词来源于希腊语，意思是"长出"）在科尼利厄斯克理索时代（公元2世纪）就被定义为器官或组织通过一个不正常的开口从器官在腔内的自然位置突出。疝可根据缺损的原因或解剖位置进行分类。

间接性腹股沟疝（腹股沟斜疝）

大约75%的疝发生在腹股沟区域。腹股沟疝根据其位置与周围结构的关系分为间接性腹股沟疝、直接性腹股沟疝或股疝。有直接和间接成分的腹股沟疝称为pantaloon疝。无论性别，间接性腹股沟疝是最常见的类型。其特征是疝囊通过腹股沟管深环向腹股沟浅环推进，有时进入阴囊。腹股沟疝的发病率呈双峰分布，高峰出现在1岁前和60岁后。男性腹股沟疝的发生率是女性的3~4倍，这一事实表明了一种因果关系，即胎儿时期睾丸的下降与发育过程有关。当睾丸在妊娠晚期从腹腔内腔进入阴囊时，在此之前是引带和腹膜褶皱，称为索状突（专题2-55）或阴道直肠肌。这一过程通常在宫内生活的第8个月消失，形成一层薄而坚固的结缔组织（阴道韧带）。如果这个过程没有完全消失，腹膜袋或称为阴道直肠肌的囊仍然存在，这就是早产儿间接性腹股沟疝发生率高的原因。正常情况下，腹股管沟深环是防止腹腔内任何结构外移的完美闭合环。然而，如果索状突没有完全消失，囊可能会变大，或成为病理改变的对象，导致筋膜和肌肉损伤，从而导致该环功能不全。然而，阴道直肠肌未闭并不一定意味着腹股沟疝。许多男性和女性都被发现有明显的索状突，但从来没有任何疝气的迹象。另一些则是在生命晚期才"完全获得"疝气。流行病学研究已经确定了在阴道直肠系膜存在或不存在的情况下形成疝气的危险因素。固有的胶原蛋白薄弱易形成疝气。胶原蛋白紊乱，如埃勒斯-当洛斯（Ehler-Danlos）综合征，也与疝发生率的增加有关。如妊娠、腹水或慢性阻塞性肺疾病患者所见，腹腔压力的慢性增加和腹壁张力的增强可迫使腹腔内容物通过腹股沟管。或者，剧烈的体力活动或举重物引起的腹部压力突然增加，会对腹壁施加更大的压力，产生临床上可检测到的疝气。

为了了解腹股沟斜疝的病因、临床表现，特别是手术治疗，对该区域的解剖学有详细的了解是至关重要的。解剖图已经在专题2-1至专题2-3插图中进行了说明和讨论。在获得性腹股沟疝中，环会随着时间的推移而扩张，或者像先天性疝一样，环从一开始就足够宽，可以通过小肠或大肠、大网膜或膀胱。囊的大小取决于其内容物。它总是位于精索的前上方，精索包含输精管、睾丸、提睾肌和输精管血管，

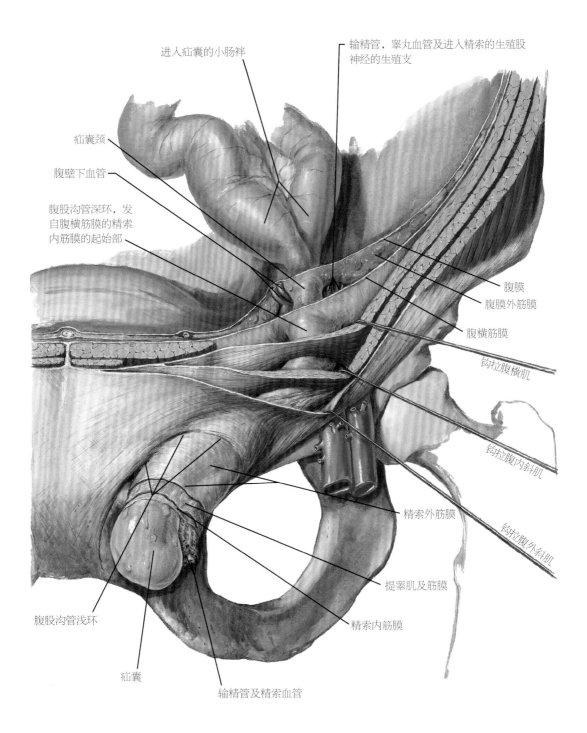

进入疝囊的小肠袢

输精管，睾丸血管及进入精索的生殖股神经的生殖支

疝囊颈

腹壁下血管

腹股沟管深环，发自腹横筋膜的精索内筋膜的起始部

腹膜

腹膜外筋膜

腹横筋膜

钩拉腹横肌

钩拉腹内斜肌

精索外筋膜

钩拉腹外斜肌

提睾肌及筋膜

精索内筋膜

腹股沟管浅环

疝囊

输精管及精索血管

直接与间接性腹股沟疝（续）

蔓状静脉丛还有淋巴管和神经。囊的近端狭窄部分与腹膜壁层相连，称为囊的"颈"，远端称为"基底"。疝囊的覆盖物与正常情况下精索的覆盖物相同。腹膜最内层由网状组织覆盖，精索内筋膜（漏斗状）起源于横膈肌，肌筋膜提睾肌层主要来源于内斜肌和腱膜。在中等大小到较大的间接性腹股沟疝中，腹股沟管的倾斜大部分消失。随着深（内）环的扩大和管内肿块的增多，两个腹股沟管环（深、浅）开始越来越垂直于彼此。腹股沟管方向改变的另一个后果是腹壁下血管的内侧移位。

间接性腹股沟疝可表现出一系列临床情况。它可能在体检时偶然发现在无症状的个体，或也可以导致危及生命的伴有嵌顿与绞窄的机械性肠梗阻。一些病人，尤其是中年人或老年人，可能会描述下腹部的疼痛或不适，或肿胀的外观，伴随某种意外或特定的紧张事件。然而，疼痛的频率和强度因人而异。一般来说，慢性中度的，甚至广泛的腹部内容物通过腹股沟深环扩大所产生的不适感，除了嵌顿的情况，通常比那些突然发作的不适感更少。有家族史的情况可能增加疝的发生率。一个不复杂的间接腹股沟疝的诊断是通过检查和触诊确定的。患者应在仰卧位和直立位进行检查，第一，将手置于腹股沟区域，指尖置于腹股沟管浅环上，沿腹股沟管施加轻微压力。第二，将手掌表面置于患者大腿之上，将第五根手指通过阴囊皮肤的浅环轻轻向前推。当病人完全放松时，可以感觉到腹部突出的组织。一个明显的但空虚的囊往往难以察觉且不能用于诊断，但此时可以要求病人使用腹部肌肉增加腹部压力或要求他或她咳嗽，通常会有助于发现腹股沟管深环的功能不全和将迫使腹部的一部分组织进入"管道"，触诊的手指这样可以直接触到或至少感觉到"管道"内组织的改变或移动。在婴儿中，检查自然不是那么简单，当疝气回复时，很难辨认。浅环处的条索增厚被认为是疝的可靠征象，前提是它是单侧的，这样可以比较两侧的条索。患有左侧先天性腹股沟疝的儿童有更大的机会很快暴露另一侧疝。奇怪的是，右侧疝不是这样的。

对女性而言，最好的诊断方法是将两根手指放在腹股沟管浅环上，咳嗽时触诊是否有扩张的冲动，或者更好的是，腹部肌肉组织的随意收缩会导致腹内压力更稳定地增加。

间接性腹股沟疝和直接性腹股沟疝的区别可以通过患者咳嗽时用手指堵住腹股沟内环来判断。腹股沟间接疝应予以阻断，但直接疝应自由膨出。此外，咳嗽冲动传递到指尖意味着间接性疝，而触摸手指背侧的冲动则意味着直接性疝。这些体征只在50%

精索突

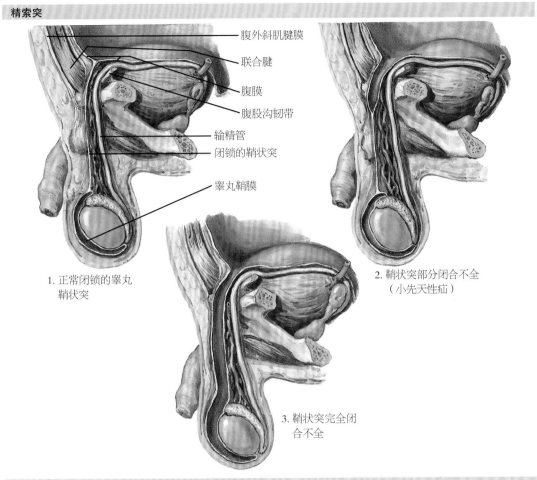

腹外斜肌腱膜
联合腱
腹膜
腹股沟韧带
输精管
闭锁的鞘状突
睾丸鞘膜

1. 正常闭锁的睾丸
鞘状突

2. 鞘状突部分闭合不全
（小先天性疝）

3. 鞘状突完全闭
合不全

婴儿期疝

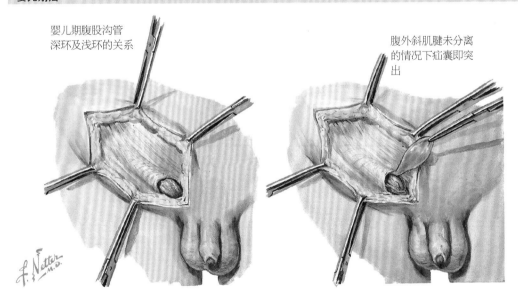

婴儿期腹股沟管
深环及浅环的关系

腹外斜肌腱未分离
的情况下疝囊即突
出

直接与间接性腹股沟疝（续）

的情况下可以区分直接性疝和间接性疝。如果脱出的器官一直突出到阴囊，必须考虑其他导致阴囊肿胀的可能性，如囊肿、附睾炎、睾丸扭转、精索静脉曲张，甚至睾丸肿瘤。对于女性，应考虑阴唇囊肿、脓肿或肿瘤。

实验室检查对腹股沟疝的诊断没有帮助。嵌顿和肠道缺血可能会出现非特异性白细胞增多。腹部影像很少用于诊断，通常有助于排除其他原因。

直接性腹股沟疝（腹股沟直疝）

直接性腹股沟疝的病因和病理背景与间接性腹股沟疝有很大的不同。这种病在儿童中很少见，多见于40～50岁，男性居多。因此，虽然被认为是一种后天的疾病，但它必须追溯到先天性发育情况，其特征是内斜肌最下方的肌筋膜壁发育不良，在那里纤维不是斜向排列的，而是横向排列的。此外，部分由于纤维的横向运动，连接的肌腱附着在直肌鞘上，

耻骨嵴上方的可变距离处。因此，直接疝的诱发因素被认为是腹股沟三角（Hesselbach三角）保护不足，尤其是其侧角保护不足。直接性腹股沟疝的解剖学特征是它突出于腹壁下血管的内侧，而不是像间接疝那样向外突出。换句话说，直接疝不是通过深环而是通过腹股沟管的后壁凸起。其原因可能是在直立状态下剧烈和（或）长时间用力，导致腹内压明显升高，或腹水时腹部进行性膨胀，或由于年老或消瘦引起腹部肌肉进行性萎缩。

直接性腹股沟疝的临床表现比间接性腹股沟疝更不明显。发病隐匿，无症状。病人或医生可能偶然发现腹股沟区域无痛隆起。当病人躺下时，肿块立即减少，并可在病人起身或用力时再次出现。随着大小的增加，虽然这种情况并不常见，但直接性腹股沟疝仍然存在于腹股沟韧带上方的区域，向内侧扩张，而间接疝通常向下扩展至阴囊。

这种突出物很少从皮下环中显露出来，通常是小而不完整的。球状肿块位于耻骨骨侧缘附近，精索表面和侧面位于突出物之上。随着疝气的回复，用于诊断间接性腹股沟疝的手法步骤（见上文）应该进行。当病人咳嗽时，如果由食指感受到的脉冲来自管道的底部，将手指向外，如果第五个手指的指尖未感觉到来自上方向下的脉冲，那么直疝可能性就比较大。

腹股沟疝的治疗

腹股沟斜疝的最终治疗方法是手术修补。腹股沟疝修补术是普通外科医生最常用的手术之一。非手术治疗，即使用疝气带，可以用于那些不适合手术，有腹部疼痛、压力、腹部内容物突出的有症状的患者。在新生儿，使用简单的疝气带2～6个月，有时足以防止腹部内容物突出，并给予出生时未能闭合的索道自发性闭合的时机，然而这种方法在当今较少使

无张力疝修补术

补片的放置以及腹股沟内环的新建

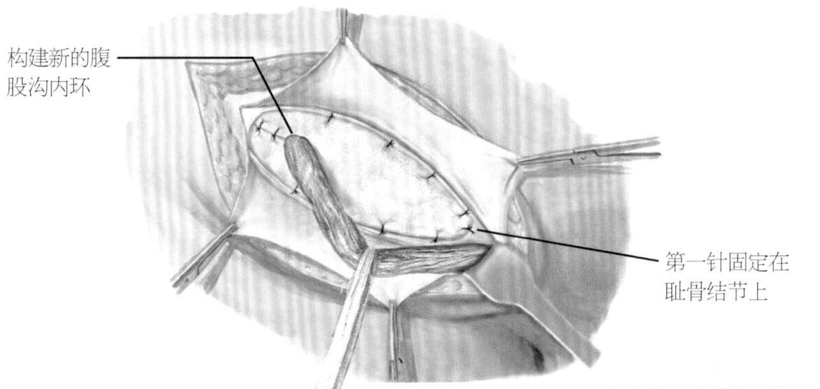

构建新的腹
股沟内环

第一针固定在
耻骨结节上

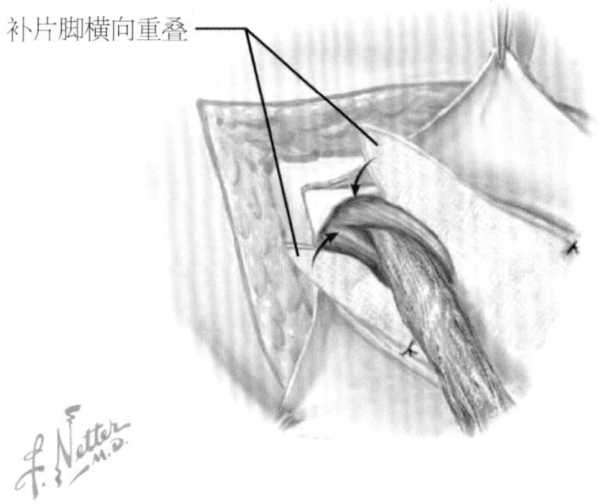

补片脚横向重叠

腹外斜肌腱膜的闭合

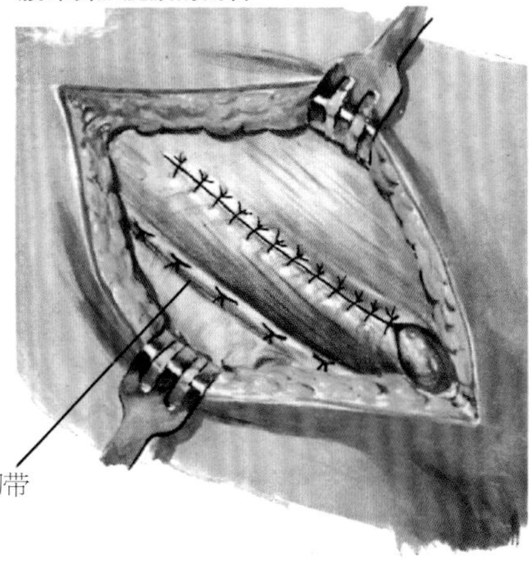

腹股沟韧带

McVay 修补术

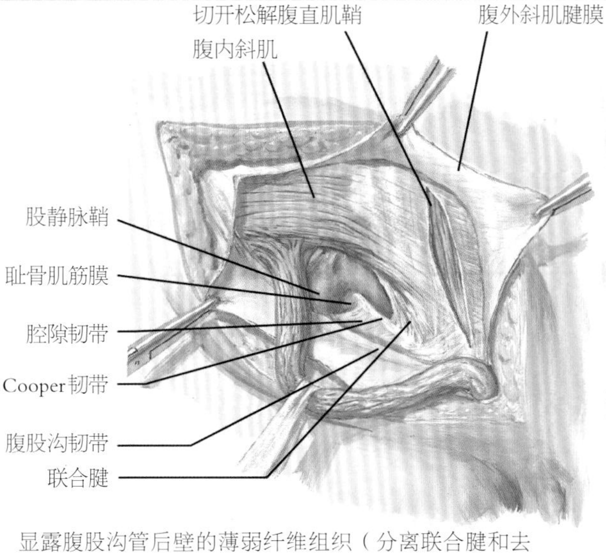

切开松解腹直肌鞘
腹内斜肌

腹外斜肌腱膜

股静脉鞘

耻骨肌筋膜

腔隙韧带

Cooper 韧带

腹股沟韧带

联合腱

显露腹股沟管后壁的薄弱纤维组织（分离联合腱和去
除Cooper韧带）

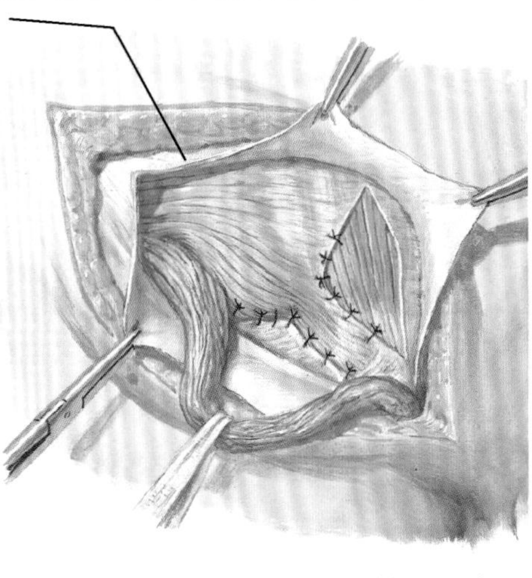

联合腱和腹内斜肌腱膜缝合至库珀韧带、耻骨
筋膜以及股管前壁。腹直肌鞘切口外侧缘缝合
于腹直肌和腱膜

直接与间接性腹股沟疝（续）

用，在任何年龄手术修复都是首选。

婴儿腹股沟疝的外科治疗相对简单，可以在几分钟内迅速完成，尤其是在那些疝囊很小和新近发病的情况下。结扎和切除疝囊就足够了，因为在婴儿，腹股沟管深环几乎接近浅环，没有必要分离腹外斜肌腱膜。外翻性膀胱患儿急需手术干预，一个未下降的睾丸伴或不伴有扭转或异位睾丸同样需要及时干预。对于女孩，结扎前必须排除卵巢、输卵管或子宫位于疝囊内的可能。

成人间接性腹股沟疝的外科修复可采用开放或腹腔镜方法。现代腹股沟疝手术开始于大约70年前，当Bassini（意大利帕多瓦）和霍尔斯特德（美国马里兰州巴尔的摩市）同时且独立开

发的手术技术，其基本原则是识别和切除持续存在的疝囊，修复有缺陷的深环和加强腹股沟管的后壁。无论是开放或腹腔镜下，成功的疝气修补取决于无张力的关闭，可以通过接近原始状态或使用网格补片来实现。对于绞窄性或巨大腹股沟疝，或合并腹水或既往盆腔手术者，一般建议剖腹修补。男性单侧腹股沟疝的剖腹手术也是首选。如果采用开放式方法，则必须考虑使用无张力网格。使用补片一般可减少复发，但如果疝合并嵌顿或绞窄，感染风险则会增加。最常用的开放网格修复技术是Lichtenstein修复和"插补"修复。当补片不能使用时，如在伤口感染时，可以使用传统的开放技术（如"Bassini"法、"Shouldice"

法和"McVay"法修复术）。

腹腔镜疝修补术越来越受到欢迎，在专家的指导下，复发率较低。在无上述禁忌证的情况下，腹腔镜入路是微创的，术后疼痛小，恢复时间快。两种最常用的腹腔镜腹股沟疝修补技术是经腹腹膜前疝修补术和全腹膜外疝修补术。所有腹腔镜技术都建议使用补片进行无张力修补，一个符合空间的预制网格是可用的。建议固定补片以避免补片移位和收缩，但必须小心避免意外的神经损伤。腹腔镜技术的选择主要取决于外科医生的专业知识。男性患者一般建议采用全腹膜外疝修补术，而女性腹股沟间接性疝或有盆腔手术史的患者，经腹腹膜前疝修补术是一种更简便、更安全的方法。

经腹腹膜前（TAPP）补片植入术

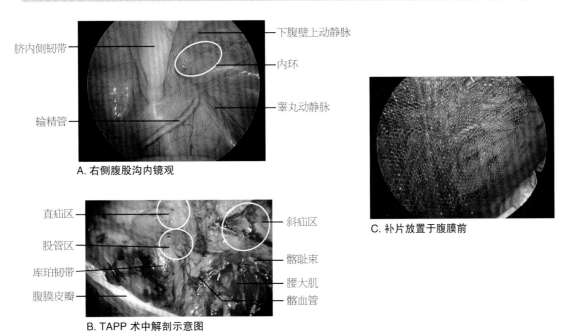

脐内侧韧带

输精管

A. 右侧腹股沟内镜观

下腹壁上动静脉

内环

睾丸动静脉

直疝区

股管区

库珀韧带

腹膜皮瓣

B. TAPP 术中解剖示意图

斜疝区

髂耻束

腰大肌

髂血管

C. 补片放置于腹膜前

全腹膜外（TEP）补片植入术

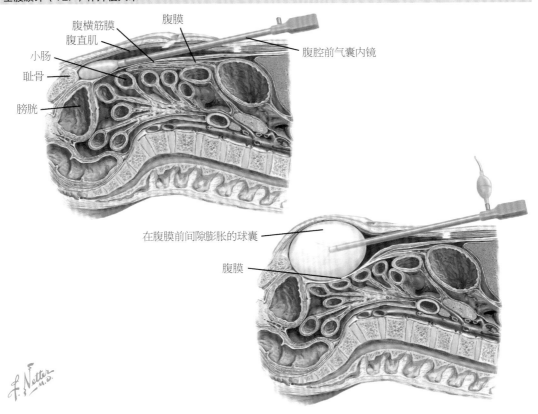

腹横筋膜

腹直肌

小肠

耻骨

膀胱

腹膜

腹腔前气囊内镜

在腹膜前间隙膨胀的球囊

腹膜

股疝

经股环的部分腹腔脏器或腹膜脂肪组织的突出称为股疝。其发生率远低于腹股沟疝。这种情况在儿童中很少见，女性比男性更常见（比例3∶1）。右边受影响的概率是左边的2倍。股疝似乎是一种后天形成的情况，由潜在的结缔组织紊乱、损伤后或腹内压升高引起的肌纤维组织的削弱或破坏所致。临产女性的高发病率表明肌肉的弱化与妊娠或分娩有关，但这一发现尚未在研究中得到证实。

突出的结构，向前推进腹膜覆盖物和附着组织（主要是脂肪组织），几乎垂直下降，在腹股沟韧带后面和下面，并通过股环。这个环是大多数人唯一潜在空间的上边缘，被称为股管，它实际上是股鞘静脉腔室的最内侧部分（即前部是股血管上方横筋膜的向下延伸，后部是来自髂筋膜的耻骨筋膜的延伸）。在中间，这两个筋膜层相互粘连，当它们下降时，它们与血管外膜融合，因此鞘在血管周围呈漏斗状。就在腹股沟韧带下方，股鞘（和它最内侧的部分，股骨管）位于阔筋膜的覆盖下，除了在椭圆形窝区域，那里覆盖的是更为薄弱的筛状筋膜。当股疝发生时，（疝内容物）进入股环后，打开股管，使股静脉移位并导致其狭窄。疝囊通常通过卵圆窝出现，将筛状筋膜向前推。然后疝囊可能向上，甚至可能通过腹壁浅血管延伸到腹股沟韧带前面或上面的区域，或者疝囊可能分别向内侧转向阴囊或大阴唇。在侧面，疝囊可通过股血管或沿隐静脉下行。然而，（疝囊）颈部始终位于腹股沟韧带下方和耻骨结节外侧，囊底通常位于斯卡帕三角（股三角）的内侧。已有相当多的类型被报道，其中有些确实非常罕见。

疝囊可能位于股血管前的股鞘上（血管前疝），也可能位于血管后（血管后疝）。疝囊可能在股环处分

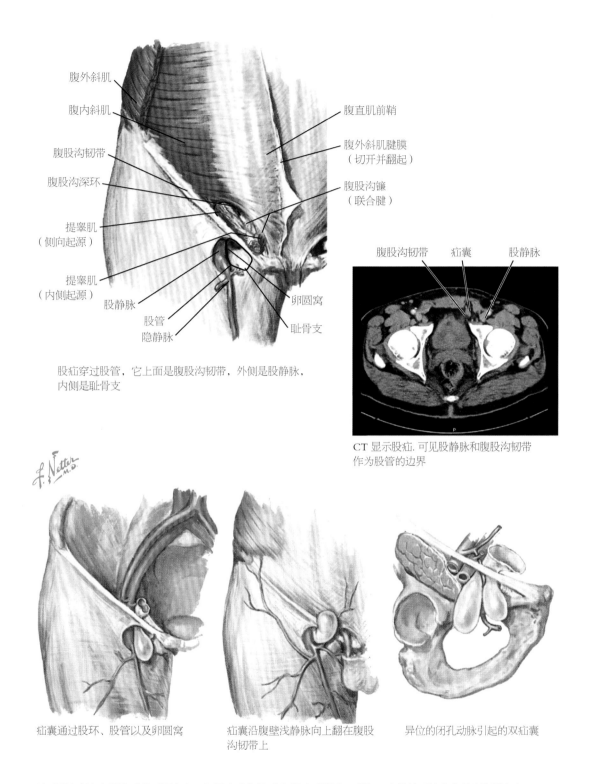

腹外斜肌

腹内斜肌

腹股沟韧带

腹股沟深环

提睾肌
（侧向起源）

提睾肌
（内侧起源）

股静脉

股管

隐静脉

腹直肌前鞘

腹外斜肌腱膜
（切开并翻起）

腹股沟镰
（联合腱）

卵圆窝

耻骨支

股疝穿过股管，它上面是腹股沟韧带，外侧是股静脉，
内侧是耻骨支

腹股沟韧带   疝囊   股静脉

CT 显示股疝. 可见股静脉和腹股沟韧带
作为股管的边界

疝囊通过股环、股管以及卵圆窝

疝囊沿腹壁浅静脉向上翻在腹股
沟韧带上

异位的闭孔动脉引起的双疝囊

展示了疝囊突出股管后的不同走向。如果疝囊像第2张图片中那样向上翻起，在体检时就会表现为腹股沟疝

股疝（续）

开，一部分沿着正常路线，另一部分则向闭孔方向。股疝也可以通过异常闭孔动脉变成双腔。也观察到直接腹股沟疝可能向股骨区域移位，而不是向下进入阴囊（cruroscrotal疝），从而模拟股疝。

小的股疝很容易被忽略，但是当部分肠管被包含在疝囊中时，疼痛可能会很严重。并发症发生的概率很高，40%的病例以绞窄或嵌顿等紧急情况出现。通常在发现位于腹股沟韧带上方和耻骨结节外侧的股骨窝处有一

个软隆起时可以做出诊断。如果疝囊沿腹壁浅静脉向上越过腹股沟韧带，可能会造成鉴别诊断的困难。在诊断股疝时，无论是否复位，都必须排除腹股沟腺炎、脂肪瘤、隐静脉曲张、腰大肌脓肿、闭孔疝、股囊积液、包虫病囊肿、皮样囊肿等可引起局部的、柔软的、波动性的肿胀性病变。大网膜和小肠是最常见的疝出结构，但也有阑尾（通常发炎）、梅克尔憩室或部分膀胱（滑动疝）、输尿管或阔韧带的存在。

股疝的治疗是外科手术。由于并发症的发生率较高，建议尽早手术修补股疝。非网状的McVay技术是治疗复杂股骨疝的首选方法。然而，由于缝合线的张力，复发的风险增加。网格补片的使用减少了复发的机会。除了不覆盖股环的Lichtenstein修复术外，还可以使用各种补片修复技术。腹腔镜下股疝修补术也是可行的，经腹腹膜前疝修补术和全腹膜外疝修补术均可应用。

（译者：李超丰）

从上方开始手术

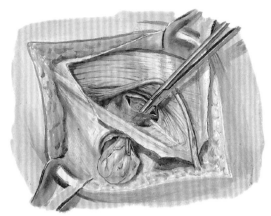

游离疝囊：经腹横筋膜切口将股疝转换为腹股沟疝

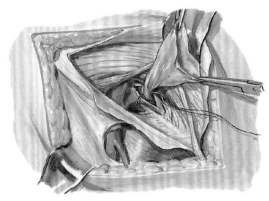

提拉、扭转、缝扎并切除疝囊

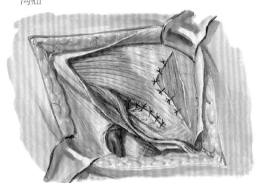

将腹内斜肌以及联合腱缝合到库珀韧带以及耻骨筋膜

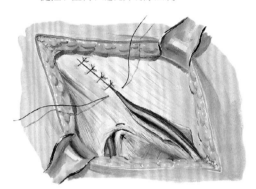

在圆韧带或精索上闭合腹外斜肌筋膜，腹股沟韧带缝合至耻骨筋膜

从下方开始手术

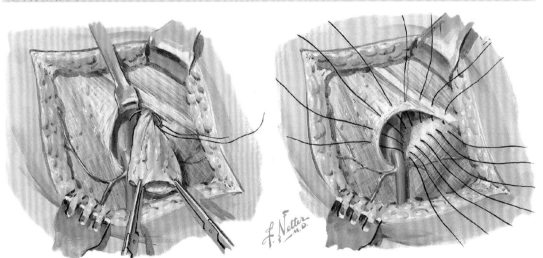

疝囊游离、打开、清空然后高位结扎

使用 Bassini 法闭合股管

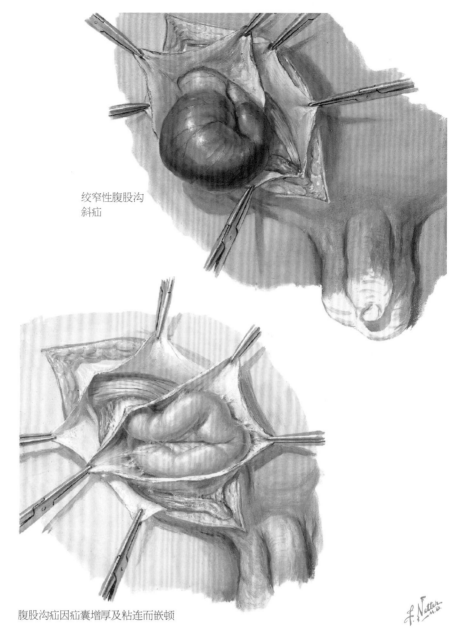

绞窄性腹股沟
斜疝

腹股沟疝因疝囊增厚及粘连而嵌顿

腹股沟疝和股疝的并发症和特殊类型

疝的嵌顿和绞窄

如果疝的囊和内容物不能还纳回腹腔，则被定义为难复性疝或嵌顿性疝。如不治疗，则产生肠壁水肿，引起静脉回流受阻，然后导致动脉血流阻断，伴随继发的缺血和疝内容物的坏死（也就是绞窄）。通常表现为疝区剧烈锐痛，也可表现为脐中部的疼痛。早期即有呕吐胃内容物的症状，但很快转为胆汁性最后呕吐腐败粪性内容物。之后伴随着肠管的坏死和穿孔会发生一系列急性循环障碍的系统性体征。因为坏死的组织局限在疝囊内，可能不会出现弥漫性腹膜炎。这种情况下需要外科手术紧急治疗。对于嵌顿和绞窄性腹股沟疝，在麻醉诱导时，手术台应摆放成头高位以减少疝囊自行回纳腹内的可能性。手术第一步为打开疝囊后，仔细检查疝肠管内容物的活力。如果嵌顿环内容物判定为有活力（转为红色，恢复弹性，坚韧、光泽的外观），则可还纳回腹腔。如果疝内容物失去活力（变黑、绿或淡黄色斑块，腹膜失去光泽，持续无力），则应被切除。对于进行一期吻合还是造口外置肠管取决于剩余肠管状况和病人的情况。

复发性疝

复发性疝的发生率为0.5%～33%，取决于发生的位置和修补方法。病人自身情况比如年龄、肥胖和疝病程的长短，技术层面因素比如外科医生的经验、麻醉类型、修补方法、修补片的使用、修补缝线的类型，这些均会导致疝的复发。复发的时间可以在早期（修补后5年内）或晚期（修补后5年以上）。技术问题导致早期复发，而晚期复发则与病人本身情况有关。修补复发性疝可选择开放手术或腹腔镜手术。目前，大多数外科医生广泛采用使用网片的无张力修补术治疗疝，同样也用于复发疝。但是注意此次手术解剖入路要避免上次手术过的解剖层次。失败的前壁修补应作后壁修补，反之亦然。如果当初使用的是网片修补，则不应取下先前应用的修补片，除非有证据表明存在感染或者修补片导致出现疼痛。

疝的特殊类型

滑动疝是一种特殊类型的疝。这种疝囊内突出的结构是间位器官，如盲肠或乙状结肠，或者偶尔是卵巢和输卵管。导致这种情况最有可能的机制是壁腹膜下部分游离结构可以使部分腹膜通过疝囊开口"滑"到内脏表面和它的浆膜层。疝囊内器官仅部分封闭在囊内，因为囊的后壁部分是器官本身，构成了脏腹膜。然而，大多数内容物为结肠的疝并非是滑动疝。在大多情况下，疝囊内的大肠是被腹膜完全覆盖的，因此它可以自由地移动，易于还纳，除非当时存在粘连。建议用不同于修补直疝和斜疝的方法修补滑疝，因为腹膜突出物及其延续的肠管都在可损伤范围内。打开疝囊，在谨慎地避免损伤下面血管的同时，通过分离它附着于腹膜的区域和疝内的腹膜壁，使疝内肠管可以自由移动。在把脏器还纳回腹腔后，将疝囊颈固定隐藏于腹横筋膜下。其余的手术步骤与McVay术式一致。

膀胱也可以通过腹股沟内环形成斜疝，或者它可以向中间跨过深面的腹壁下血管形成直疝。膀胱突出的部分可能被封闭在腹膜褶皱之中（腹膜内斜疝或直疝），或者腹膜褶皱只是部分伴行并覆盖在突出器官之上。这两种形式实际上就是滑动疝。未被腹膜覆盖的那部分膀胱通过直接路径（腹膜外疝）也有可能形成疝。最后，进入腹股沟管穿过内环腹膜疝囊得以形成，同时通常是腹膜外这部分的膀胱向中间穿过腹壁下血管向外突出（骑跨疝：马裤疝、马鞍疝），这些血管可以说形成了马裤的"跨部"。膀胱可能通过附着于囊的内侧壁进入疝囊，从而膀胱构成了疝囊壁的一部分，特别是巨大疝。膀胱疝出的病人的病史通常表现为一个长期的、难以还纳的大疝囊，排尿后缩小或消失。除了膀胱之外，囊内容物还可以为肠管和（或）大网膜。膀胱疝的手术采用一种特殊方式，开始做一个大的耻

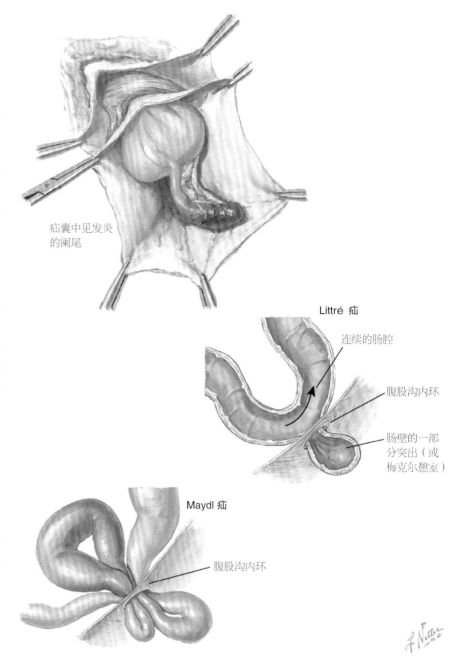

疝囊中见发炎的阑尾

Littré 疝

连续的肠腔

腹股沟内环

肠壁的一部分突出（或梅克尔憩室）

Maydl 疝

腹股沟内环

骨弓上切口。如果疝的大小适中，多余的部分一般来说会被折叠处理，但是，鉴于这种疝易于复发，应该还是建议切除疝囊内突出的部分并且关闭缝隙。之后的手术与其他直疝的处理方式一致。如果怀疑膀胱形成疝囊壁的一部分，术前在膀胱插入导管是非常重要的。

一种少见的疝叫做移位疝，发生于疝还纳回腹腔时囊内容物依然在疝内，疝囊颈太狭窄且不能扩张而导致肠袢不能还纳回腹腔。当疝囊内容物发生炎症时，其他并发症会一并出现，比如特别是阑尾蚓突、梅克尔憩室或仅一部分肠壁（部分肠体，有时叫Littré疝）在囊内。另一种少见的疝定义为W型疝或Maydl疝，发生于疝囊内，有两个肠袢，但是它们之间相连的部分在腹腔中，随后形成嵌顿、绞窄（逆行性嵌顿），最后由于狭窄的疝囊颈和作用在它们进出的环上的压力而形成坏疽。

腹壁疝

腹壁疝是腹腔内或腹膜内容物经由腹壁筋膜和肌肉缺损处向外突出而形成的。它们包括白线疝（脐疝和上腹疝）和半月线疝（spigelian疝）。腹壁疝可能为先天的或从前腹壁已愈合的薄弱切口突出（切口疝）。原发的白线疝通常不常见，男性较女性多见。它们通常发生于脐上腹正中线偏左或偏右一点，被称为上腹疝，但很少发生在脐下。它们由于腹侧皮血管形成以及少有腹膜囊或包含其他内脏的筋膜层处缺损而发生。疝位于腹中线右侧通常包含镰状韧带的脂肪组织，然而位于左侧的疝则包含腹膜外脂肪组织。大多数的上腹疝是无症状的，仅靠常规体检才能发现。偶尔，它们可能导致腹部绞痛或者上腹"牵拉"感，伴随恶心，消化不良，甚至呕吐。在儿童中，上腹疝会随着年龄的增长自然闭合。

脐疝发生在脐环并且出现在出生时或者以后。脐疝发生于10%的新生儿以及更常见于早产儿。这种疝通常在婴儿啼哭时腹内压增高导致疝突出而被发现。这些疝一般很小并且在5年内自然消失。如果没有关闭，通常建议择期手术。在成年人中，这些疝可能也很小；它们也可以很大并且导致一系列症状，特别是当腹膜囊内含有大网膜和（或）内脏或在无法控制腹水时。而且，大的疝内可能会嵌顿和绞窄。

成人小而无症状的脐疝可以临床随诊，但是大的脐疝应行开放手术或腹腔镜作一期缝合修补或无张力修补术。

半月线疝（spigelian疝）在半月线和半环线相接处以及上腹部血管穿过腹直肌后鞘的地方发生。它们一般发生在中年，男女发生概率均等。此种类型的疝被认为发生发展很缓慢。半月线疝通常有一个上面覆盖的腹膜外脂肪瘤的腹膜囊，但是很少达到直

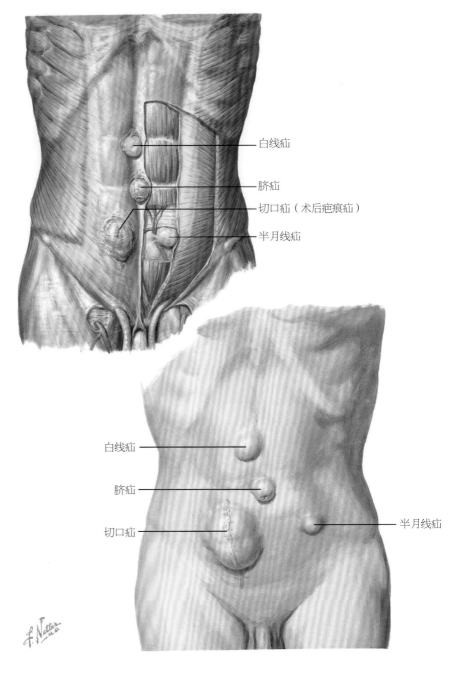

白线疝
脐疝
切口疝（术后疤痕疝）
半月线疝

白线疝
脐疝
切口疝
半月线疝

径2~3cm。症状和外科修补方式和脐疝相近。

切口疝出现在先前腹部手术入路的地方，包括腹腔镜切口。在有切口感染的病人中发生率为10%~20%中间。病人伴随肥胖、吸烟、营养不良，有糖皮质激素服药史，经历术后伤口裂开以及外科手术技术问题都是干扰伤口愈合以及引起切口疝的因素。即使再小的缺损，切口疝形成嵌顿的风险也很高。因此，除非有明确

禁忌证存在，否则建议行外科修补术。

腹直肌分离不能称之为疝。由于白线的拉伸和扩张而出现，出生不久就可以看到凸起，有时从剑突可延伸到肚脐。成人也可以发生，多见于多次生产的中年女性。在婴儿，分离随着孩子的生长发育会慢慢消失。在成人，这种情况通常是无症状也无临床体征的，但是当它出现症状以及腹带不起作用时，必须要做类似于腹疝处理的手术。

腰疝和闭孔疝

腰疝发生于腰椎区域两个自然间隙之一的地方。一个是腰下三角，或叫做Petit三角，它是由腹外斜肌后缘和背阔肌内侧为界形成的一个横向结构（略高于髂嵴）。一个是腰上三角，也叫Grynfeltt或GrynfelttLesshaft三角，上界为第十二肋和下后锯肌，内下界为竖脊肌，外下界为腹内斜肌后缘。由这些空间向外突出的疝称为腰疝，囊中含有腹膜、腹膜外组织或者脂肪和大网膜。很少包含大小肠或肾，当然，后者没有腹膜包被。腰疝可以是先天的或者自发形成的，但大多与泌尿外科的手术有关。突出的地方位于厚厚的脂肪和肌肉层之后，以及在大多情况下，当咳嗽时，能感受到有一凸起物向外推动，这是唯一征象。偶尔，病人会以腰疼和恶心为主诉。疝通常易于还纳，也可能无法还纳，但是绞窄的情况十分罕见。可以通过腹腔镜或开放入路进行修补。一般需要修补片修补。因为修补膜与肋缘修补困难而导致的慢性术后疼痛可能会使它的使用变的复杂。

闭孔疝是腹壁疝的一种罕见类型，发生于闭孔伴行闭孔内血管和神经。由于闭孔膜缺损导致孔道的扩大而形成。通常见于右侧但也可以是双侧，以及更多在女性多见。闭孔疝通常由腹膜囊以及可能包含的小肠、大肠、阑尾、大网膜、膀胱、卵巢、输卵管或子宫组成。疝囊可以完全穿过闭孔，位于闭孔外肌上由耻骨肌覆盖。在某些情况下，它可能到闭孔外肌束之间或者甚至在闭孔筋膜之间。很明显，因为闭孔疝位置很深，它的诊断非常困难。一个小突起可能会或

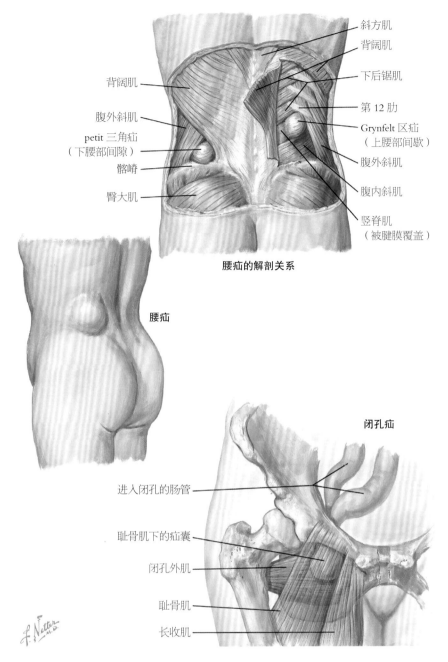

腰疝的解剖关系

（图标注：斜方肌、背阔肌、下后锯肌、第12肋、Grynfelt区疝（上腰部间歇）、腹外斜肌、腹内斜肌、竖脊肌（被腱膜覆盖）、背阔肌、腹外斜肌、petit三角疝（下腰部间隙）、髂嵴、臀大肌）

腰疝

闭孔疝

（图标注：进入闭孔的肠管、耻骨肌下的疝囊、闭孔外肌、耻骨肌、长收肌）

者可能不会被注意到，应该在病人处于仰卧位时，使其大腿弯曲、内收、外旋来放松耻骨肌、长内收肌和闭孔内肌，在闭孔区上方可以发现一个柔软紧张的包块[例如，在上方，股三角（斯长帕三角）内部]。疼痛沿着闭孔神经分布被称为Howship-Romberg征，这是闭孔疝的特征，但是绝不是一成不变的。疼痛可能为钝痛从大腿中央延伸至膝盖或膝盖下方。当疝囊足够大时，直肠和阴道检查时可触及疝囊颈。胃肠道症状（恶心、呕吐、绞痛、便秘）在并发症出现前很少发生（例如当闭孔疝出现绞窄时十分常见）。鉴别诊断需要考虑腹股沟疝，腰大肌脓肿，闭孔神经炎，髋关节疝、内疝、会阴疝、股疝以及肠梗阻的其他病因。非绞窄的闭孔疝可以通过后入路用修补片修补。如果怀疑绞窄，建议行腹部入路。

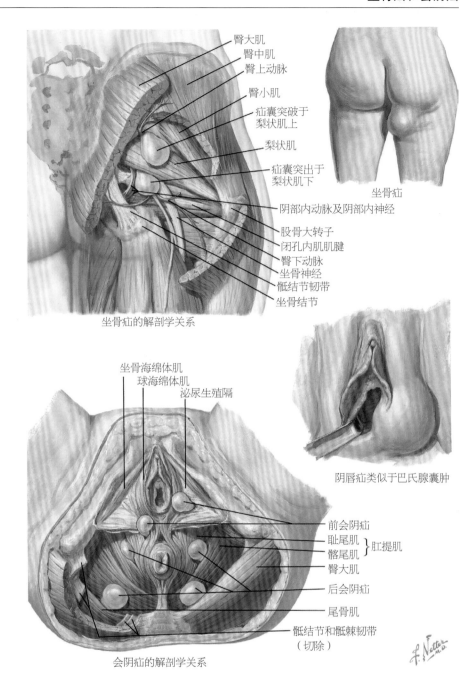

臀大肌
臀中肌
臀上动脉
臀小肌
疝囊突破于梨状肌上
梨状肌
疝囊突出于梨状肌下
阴部内动脉及阴部内神经
股骨大转子
闭孔内肌肌腱
臀下动脉
坐骨神经
骶结节韧带
坐骨结节

坐骨疝

坐骨疝的解剖学关系

坐骨海绵体肌
球海绵体肌
泌尿生殖隔

阴唇疝类似于巴氏腺囊肿

前会阴疝
耻尾肌
骼尾肌 } 肛提肌
臀大肌
后会阴疝
尾骨肌
骶结节和骶棘韧带
（切除）

会阴疝的解剖学关系

坐骨疝和会阴疝

坐骨疝和闭孔疝一样难以诊断，除非疝相当大并且从大腿突出。这些疝穿过坐骨大孔上（梨状肌上孔疝）或低于梨状肌（梨状肌下孔疝），或通过较小的坐骨大孔（坐骨棘下疝）。病人偶尔以按坐骨神经的走行而分布的疼痛为主诉。鉴别诊断必须考虑脂肪瘤、臀下动脉瘤或脓肿。疝内容物经常出现绞窄，以及可能导致肠梗阻。坐骨疝的外科修补通常采取经腹入路、经直肠入路或者采取混合

入路的方式。

会阴疝是一种从盆腔底部穿出来的疝。它们通常发生于术后或者老年多次生产的女性。前会阴疝也叫做阴部疝或者阴唇疝，似乎只发生在女性，可以穿过尿生殖膈到大阴唇中间，外观类似于巴氏腺囊肿。它们也可以在尿生殖膈的中部的后面出现在阴唇后部相邻阴唇系带。后会阴疝可在肛提肌的分支之间，到肌肉纤维束之间或肛提肌、尾骨肌之间发生，无

论男女可进入坐骨直肠窝最终出现在臀大肌边缘，因此可能类似于坐骨疝（见上文）。会阴疝通常有一个腹膜囊包含大网膜，大肠或小肠肠襻，或其他内脏。这些疝必须与囊肿和外阴部肿瘤相鉴别，在前种情况，应考虑与肛门直肠脓肿或肿瘤生长侵及坐骨直肠窝鉴别。会阴疝通常可以还纳但是偶尔还是会发生绞窄。关于修补，我们建议经腹入路或者会阴-腹腔联合入路。

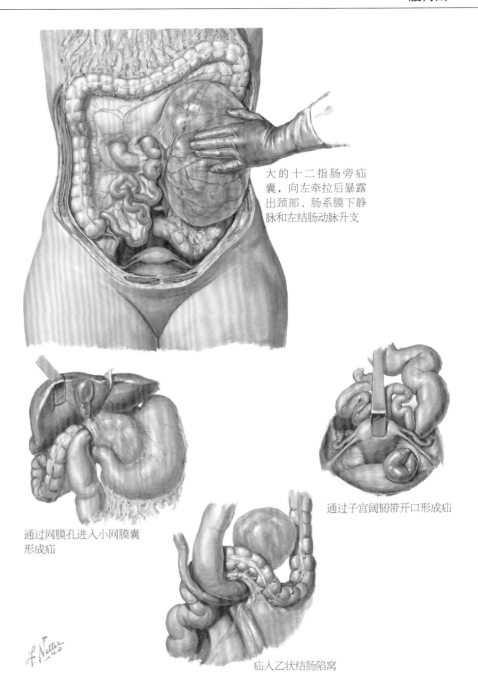

大的十二指肠旁疝囊，向左牵拉后暴露出颈部、肠系膜下静脉和左结肠动脉升支

通过网膜孔进入小网膜囊形成疝

通过子宫阔韧带开口形成疝

疝入乙状结肠陷窝

腹内疝

一个腹腔内结构，特别是小肠肠袢，可能会进入一个正常的或者一个后天获得的腹膜缝隙或者肠系膜缝隙导致内疝。这些缺损可以是从胚胎时期腹部发育时残留的间隙所致的先天因素，也可以是在行Rouxen-Y胃旁路手术或肝移植手术时导致医源性的肠系膜缺损。腹内疝可根据解剖分布分成十二指肠旁疝、盲肠周围疝乙状结肠周围疝或经肠系膜疝。最常见的是十二指肠旁疝，在75%的患者中发生在左侧。十二指肠旁疝的发生是由于先天性小肠突出到位于十二指肠升部

左侧的Landzert氏窝。突出的肠管可以延伸进入降结肠系膜以及远端横结肠系膜。25%的十二指肠旁疝的病人发生在右侧，包括Waldeyer空肠旁窝，位于十二指肠水平部后面的空肠系膜处。

腹内疝可能一直没有症状，可能会在无相关的腹部手术中或者尸检时发现。临床症状可以是非特殊性的恶心和腹部膨隆伴腹胀，或者发生急性危及生命的肠扭转和肠梗阻。当有肠梗阻征象出现并且在相应区域触诊到肿块应该怀疑有腹内疝存在。腹部X

线平片可显示肠梗阻的征象。直至最近，全小肠钡剂造影依然是诊断内疝的首要方法。典型征象是，造影时腹部或骨盆内有异常的拥挤肠袢，并常在囊内或有封闭性边界，通常伴有不同程度的小肠梗阻。近些年，CT扫描在腹内疝的鉴别方面用处越来越大。

在腹腔镜手术发现这些疝时，有一要点需铭记在心，就是几乎在每一例腹内疝病例中，有一条主要血管走行于疝囊颈前缘。所以切开疝囊颈十分危险，最好是打开疝囊颈远侧的囊壁、减压肠管使其易于还纳至腹腔。

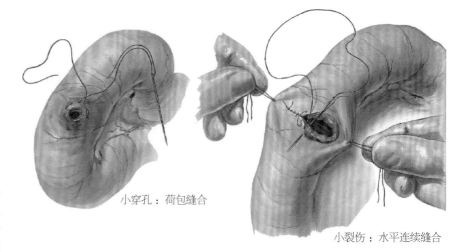

小穿孔：荷包缝合

小裂伤：水平连续缝合

腹部小肠损伤

　　小肠损伤在腹部穿刺伤里面很常见。回肠受累最常见（71%），空肠次之（23%），十二指肠损伤最少（6%）。其他内脏损伤可能与小肠创伤有关，包括结肠、胃、膀胱、肝、肾、直肠和脾。由于小肠在腹腔内几番盘旋，所以即便是被单颗子弹损伤通常也会有多于一个部分肠管被损伤。在腹部战伤当中，由于它们的频率相关性和高死亡率，小肠损伤也许是最重要的。虽然十二指肠损伤最少见，但是它们有较高的死亡率。子弹可能会导致肠被膜的挫伤，但通常会在每一侧肠管上产生小的点状伤口，伴有外翻的黏膜上有玫瑰花形的伤口出现。在其他案例中，特别是子弹的轨迹几乎沿肠管的长轴，穿孔的范围更广泛，从简单的裂缝到大得几乎把肠子完全分开的裂口。炮弹和炸弹的碎片通常会造成更严重的组织损伤，更多变和不规则的伤口。在现代战争中几乎不存在的刺刀和刀伤，损伤严重程度从小裂缝到肠的完全离断不等。临床表现取决于损伤的性质和范围。腹部疼痛和腹膜刺激征，局部或弥漫性压痛和腹肌紧张多见。所有小肠穿刺伤都会出现出血，但是量取决于肠系膜血管的损伤程度。死亡最常见的原因是腹膜炎，出血和休克。

　　小肠损伤应尽快采取外科手术修补。对整个小肠进行细致的探查十分重要，自回盲部或十二指肠空肠连接部开始会更加方便。大段小肠切除手术应该避免，探查每次取出及还纳的长度应在15～20 cm。应该彻底评估和标记（例如使用肠钳），但是在检查完毕整个肠道前，不应进行彻底的修复。这样不仅可以避免进一步的创伤，而且允许外科医生检查穿孔区域

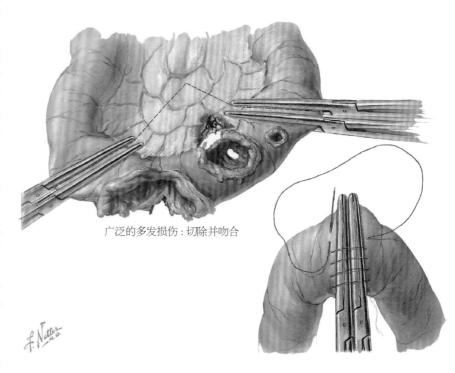

广泛的多发损伤：切除并吻合

比邻的足够长的小肠，以此决定对穿孔区域进行单纯修补还是进行区段切除。检查和修补需要非常彻底从而避免再次检查。几乎所有的小穿孔可通过手工吻合和吻合器技术修复。在小的撕裂伤中，为防止管腔狭窄应按肠管长轴横向进行缝合。应尽量避免切除肠管，即使穿孔部位离得很近，如果允许充分的修补，单独逐个缝合是更好的选择。在另一方面，如果穿孔范围大并相离很近、肠道实际上是离断的或者一个区段被破坏，就应该

行切除术。在因肠管与肠系膜分离肠系膜血管分离或肠系膜血管形成血栓引起该段区域的肠管因血供受到影响而失活的情况下，行手术切除是必要的。当必须进行切除术时，可采用一层或两层的手工吻合或吻合器吻合。

　　治疗的成功与应用抗生素治疗控制感染以及进行补液和输注血制品的支持疗法息息相关。术后前几天，肠道应进行生理功能的休整，故应避免口服进食，通过胃肠插管抽吸进行胃肠减压。

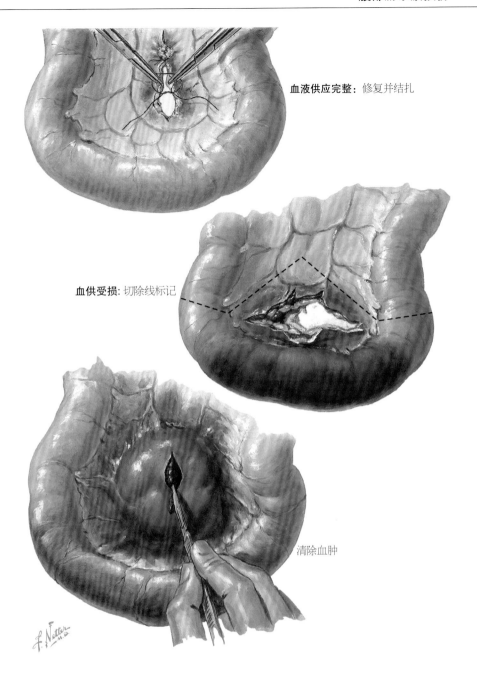

血液供应完整：修复并结扎

血供受损：切除线标记

清除血肿

腹部肠系膜损伤

　　肠系膜损伤的类型和程度不尽相同，通常是肠道损伤的一项并发症，但有时也可以独立出现。从简单的血肿或穿孔到不规则、锯齿样的撕裂，都可以导致肠系膜损伤。其严重程度取决于肠管供血血管受损的严重程度。这些血管的损伤可导致肠系膜间出血、出血涌入腹膜后间隙伴发血肿形成或出血涌入腹膜腔；肠系膜相对无血管的区域也有可能被撕破，进而几乎不表现出出血；或肠系膜直接从肠管上剥离，从而导致对应节段肠管的坏死。

　　处理肠系膜损伤的关键在于止血和保留肠管活力。在肠系膜损伤而不影响肠道血供的情况下，最好的止血方法是在撕脱缘单独结扎血管。在这种情形中，直接缝合伤口是不可取的，而应该使用血管钳钳住血管，于靠近血管钳尖端处结扎。当出血已经明显停止、邻近肠管血供没有受损时，可以不处理血肿。然而，当即使仅为怀疑尚存在持续出血或当血肿持续扩大时，必须仔细寻找出血血管。

腹部爆炸冲击伤

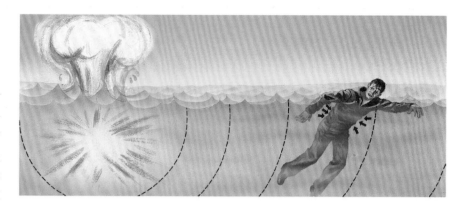

冲击所致的损伤通常来源于以下四个机制之一。原发性爆炸伤是由于爆炸波从爆炸中心传播至受害者处而造成的，对主要为空腔的器官造成损害。小肠是最常见的发生原发性爆炸伤的内脏器官，冲击波的损伤作用在一个封闭的空间中更加明显，因为冲击波可在此类脏器内表面通过反射和振荡而增强，而非消散。腹部浸没或水下爆炸伤是由水下爆炸产生的突然的正压波造成的。当这种波击中漂浮在附近的个体时，患者的腹内器官，甚至胸腔内器官，会遭受最严重的损伤。这个机制还没有完全被理解，但是冲击压力可能通过身体组织传输，就如同组织是水一般；继发性爆炸伤是由爆炸碎片引起的，到目前为止，此类爆炸造成的伤害最致命；第三类爆炸伤害发生时，受害者的身体被有力的空气运动推动位移，或被建筑结构崩塌所砸中；第四类爆炸伤害包括烧伤和吸入性损伤。近期有人提议增加第五类——高炎症性损伤。

炸药的剂量和患者离爆炸点的距离、空腔脏器内空气的量，以及也许——爆炸波袭来时的位置和角度，都影响着损伤的程度和类型。在空气冲击伤后，腹部疼痛最初可能完全消失，但伤口可能在损伤后进展至急性腹膜炎。或者，病人可能在一开始就表现出明显的穿孔症状。在某些情况下，睾丸疼痛可能是唯一的症状。全身爆炸伤的受害者在初始冲击后会表现出暂时的腹部和大腿麻痹、瘫痪，然后是大小便冲动。这些症状通常随着救援而缓解，但严重、尖锐的刺痛或腹部绞痛进展十分迅速。严重的恶心呕吐、呕血、便血、弥漫性腹部压痛、肌紧张出现在穿孔和腹膜刺激的情况下。这些症状在没有穿孔的情况下会相对较快地消退。典型的胃肠道损伤通常包括壁内血肿，此类血肿在伤后长达14天都可穿孔。前者主要是多发、点状累及肠黏膜下层及腹膜

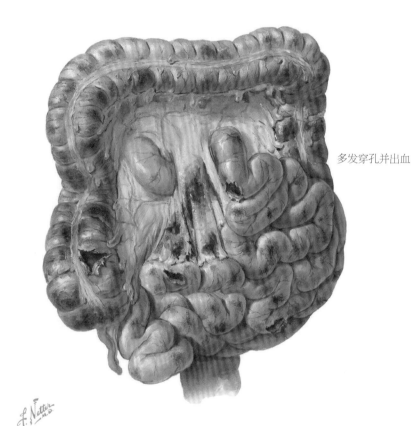

多发穿孔并出血

下层，尤其是较低的回肠和盲肠。伤口的大小和形状各不相同。较大的病变可导致肠坏疽。出血可发生在疏松的腹膜后组织，穿孔或撕裂更容易累及小肠而非此次。穿孔或撕裂是圆形或线形的，其边缘外翻，给人一种吹鼓出的外观。全身性或局限性腹膜炎常出现于后期。没有实验室检查能可靠地证明肠原发性冲击伤的存在。同样，腹部影像学检查也不能可靠地预测肠损伤。

预后取决于内脏损伤的程度和介入的时间，以及其他相关损伤。早期死亡是由于休克引起的，而晚期死亡是由感染和腹膜炎引起的。

当可以确定没有发生穿孔时，可像其他非穿透性腹部损伤一样行保守治疗。复苏措施必须及早开始，但在肺损伤中输血细胞和血浆应谨慎，同样地，麻醉也充满挑战性。

如果有任何穿孔或疑似穿孔的迹象，应尽早进行剖腹手术。腹部爆震伤手术步骤类似于其他原因所致的腹部损伤；孤立的小肠损伤可行修补，而当多处小肠损伤、显著失活或肠系膜出血时，切除后吻合是安全的。除了常规的术后措施外，持续的胃十二指肠吸引减压和抗生素治疗也是重要的。

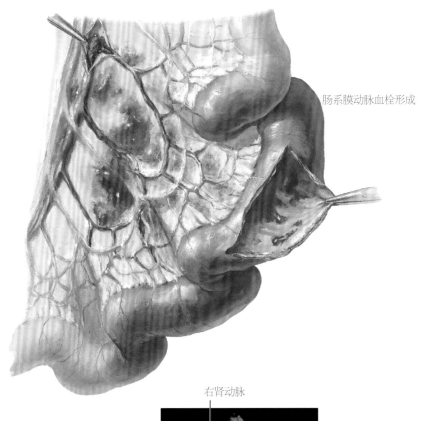

肠系膜动脉血栓形成

肠系膜血管闭塞

　　肠系膜血管闭塞是一种罕见的会导致肠内血流减少的血管病。缺血影响小肠称为肠系膜缺血。影响大肠的缺血称为结肠缺血，将在结肠部分进行讨论。肠系膜动、静脉血栓栓塞可引起肠系膜缺血。肠系膜动脉血管痉挛也可引起缺血。病理变化的程度、组织损伤的程度和临床表现的严重程度取决于血管受累的性质和位置。急性肠缺血指的是突发小肠低灌注，此类低灌注可由于闭塞或非闭塞性的动脉供血梗阻和静脉流出道梗阻所致。其临床后果可能是灾难性的，包括败血症、肠梗死和死亡。另一方面，慢性肠系膜缺血通常是由于肠系膜动脉粥样硬化而表现为偶发性肠血管低灌注。总的来说，动脉受阻更多会影响肠系膜上动脉，引起小肠和右半结肠的快速和广泛出血性梗死。肠系膜静脉血栓更常见于节段性或片状分布的近、中段小肠。肠系膜缺血的主要原因是肠系膜动脉栓塞（50%），肠系膜上动脉血栓形成（15%～25%），肠系膜静脉血栓形成（5%）和由于肠道低灌注所致的非闭塞性肠系膜缺血（20%～30%）。因此，肠缺血成因分为动脉闭塞性肠系膜缺血、非闭塞性肠系膜缺血和肠系膜静脉血栓形成。

　　小肠的初级动脉供应来自肠系膜上动脉，肠系膜上动脉和肠系膜下动脉都供应结肠。静脉回流与动脉供应

轴位 CT 血管造影重建的三维图像的前视图，可以使用计算机为不同分为重构指定不同的颜色

右肾动脉
左肾动脉
肠系膜上动脉
肠系膜下动脉
右髂总动脉
左髂总动脉
右侧髂外动脉
左侧髂外动脉
右侧髂内动脉
左侧髂内动脉

相平行。肠系膜血管之间有广泛的侧支循环，这是对肠缺血的保护机制。闭塞性缺血可由栓子（通常从心脏产生）或至少两条供应肠道的主要动脉内血栓形成引起。逆行栓子起源于全身静脉循环，并通过未闭的卵圆孔、房间隔缺损、室间隔缺损或如肺动静脉畸形之类的心外连通结构进入全身动脉循环，非常罕见。

　　在动脉和静脉闭塞中，肠道能在12小时内代偿减少约75%的肠系膜血流

量，而无明显损伤。然而，经过长时间的缺血，肠壁继发水肿，随后黏膜应激溃疡，继而肠壁全层坏死，最终穿孔。另一方面，非闭塞性缺血是内脏血流灌注不足的结果，在机体应对严重脱水或休克时肠系膜血管广泛收缩引起。

　　急性肠系膜缺血的发病率呈上升趋势，部分由于人口老龄化后增多的动脉硬化性疾病或危重患者的生存期延长引起。在没有心血管疾病的年

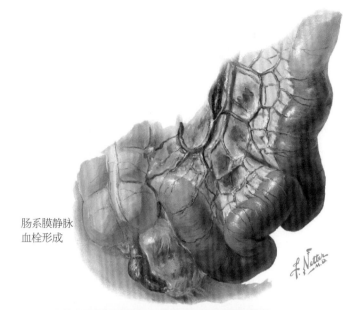

肠系膜静脉
血栓形成

肠系膜血管闭塞（续）

轻人中，肠系膜静脉血栓形成是急性
肠缺血的主要原因，也可出现于如炎
症性肠病、遗传性血栓形成倾向疾
病——如凝血因子Ⅴ莱顿突变等所致的
局部腹腔炎症反应过程中。

急性闭塞性肠系膜缺血的典型表
现为严重的脐周疼痛、查体与疼痛
不成比例，突然发作，伴有恶心和呕
吐。在早期病程中，检查可显示腹部
正常或轻度扩张，但由于肠缺血的进
展，腹膜炎体征进展、腹胀、压痛、
血流动力学变化提示即将发生休克。
实验室检查是非特异性的，包括显著
的白细胞增多、代谢性酸中毒、乳酸
水平升高、血浆D-二聚体升高等，
然而，这些指标数值正常不可用于排
除急性肠系膜缺血，并且这些测试
都不可以用来排除诊断。对于临床表
现提示急性肠缺血或值得高度怀疑的
患者，必须快速诊断。腹平片通常是
最有效的排除其他原因所致腹痛的检
查，如肠梗阻和肠穿孔等，但不适用
于诊断肠系膜缺血，因为25%以上的缺
血患者中腹平片影像是正常的。当出
现更具体的迹象如水肿压痕、出血以
及门静脉积气时，表明缺血进展。

彩超可用于确定腹腔动脉或肠系
膜上动脉狭窄，然而扩张充气的肠袢
经常干扰测试。当怀疑有肠系膜缺血
时，腹盆CT扫描应该是首选检查，但
有些病人仍然需要做动脉造影。对于
有明显腹膜炎或肠穿孔的病人，在任
何形式的影像检查之前，都可以进行
紧急手术探查。

与急性闭塞相反，肠系膜静脉血
栓形成的患者可能出现不同程度的

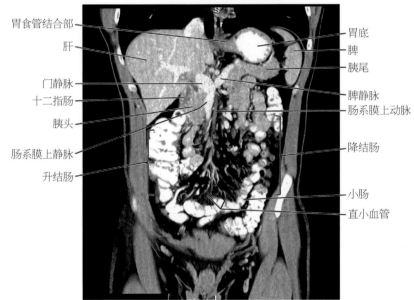

胃食管结合部 — 肝 — 门静脉 — 十二指肠 — 胰头 — 肠系膜上静脉 — 升结肠

胃底 — 脾 — 胰尾 — 脾静脉 — 肠系膜上动脉 — 降结肠 — 小肠 — 直小血管

冠状位 CT 重建显示肠系膜上动、静脉及直肠血管。 肠系膜下动脉在后面，在图中看不到
（引自：Cochard LR, Goodhartz LA, Harmath CB, et al. Netter's Introduction to Imaging, Elsevier, Philadelphia, 2012.）

腹痛，这取决于血栓形成的位置和时
间。疼痛常经过几个星期或几个月不
知不觉地进展，可能伴或不伴一个明
显的前因。慢性肠系膜静脉血栓形成
中的一个亚型可能完全无症状，直到
出现如静脉曲张出血或腹水等门静脉
高压症并发症。根据病史和体格检查
的高度怀疑是早期诊断的必要条件。
磁共振静脉造影或CT扫描可用于显示
肠系膜静脉内血栓。

腹膜炎或肠梗阻需要外科手术治
疗。对于急性或亚急性静脉血栓形
成患者，无手术指征时应开始抗凝治
疗，以最大限度地减少血栓的增大。
慢性肠系膜静脉血栓形成应根据出血
的风险个体化抗凝。急性肠系膜静脉
血栓形成的预后比动脉闭塞更佳，但
一旦肠梗阻发生，死亡率可高达75%。
早期诊断是影响肠缺血预后的最重要
因素。

肠系膜上动脉综合征

肠系膜上动脉综合征，也称Wilkie综合征、肠系膜血管-十二指肠压迫、慢性十二指肠梗阻、石膏综合征等，是十二指肠第三段受前方的肠系膜上动脉、后方的腹主动脉压迫后导致的罕见的近端小肠梗阻。

正常情况下，肠系膜上动脉与主动脉的形成的夹角角度约为45°（范围38°～65°）。跨越此角度的肠系膜上动脉长度为10～28 mm，十二指肠水平部横跨Treitz韧带时不受影响。这一角度小于25°时会降低肠系膜上动脉的距离至小于10 mm，导致十二指肠压缩。

肠系膜上动脉与腹主动脉夹角减小最常见的原因是整形手术术后十二指肠脂肪垫的丢失。十二指肠脂肪垫的丢失通常发生在严重衰弱的疾病，如艾滋病、癌症或心理疾病之后。在年轻人中，脊柱解剖侧弯异常或正畸手术可能导致这种情况。在后一种情况下，拉长的脊柱将导致肠系膜上动脉、肠系膜上动脉与腹主动脉夹角的剧烈减小，这被认为是与十二指肠脂肪垫的丢失有关。

这种不寻常情况可以发生在任何年龄，但往往见于年轻人中。女性略多于男性。典型症状包括病人出现恶心、呕吐、不能耐受口服食物和间歇性腹痛等。最近的骨科手术或体重急剧下降史将需要被仔细评估。根据病因，症状可能是急性的，伴有明显的近端小肠梗阻；或者是隐匿性的，只有餐后上腹疼痛和早饱。体格检查的结果可以为从非特异性的肠梗阻到明显肠道扩张症状及气过水声和高音调的肠鸣音不等。

肠系膜上动脉综合征的诊断是具有挑战性的，需要极高的怀疑度才可考虑。评估通常从排除引起类似症状的其他常见疾病开始，腹部平片应该是最初的影像学检查方法，它可显示胃和近端小肠袢的扩张。口服对比剂上消化道造影可以确诊，肠系膜上动脉综合征可以看到特征性的右下腹十二指肠水平段出现斜型缺口。CT扫描可有类似的发现。在诊断尚不清楚的情况下，CT、MRI甚至非常规使用的动脉造影都可以使用。

最初的管理是支持性的，依靠液体复苏和纠正电解质异常。常常需要鼻胃管为胃、近端十二指肠减压，以减少患者不适。营养疗法可逆转体重减低并增厚十二指肠脂肪垫，是增加肠系膜上动脉与腹主动脉夹角的第一步，优先考虑肠内营养；可由在梗阻远端空肠下鼻胃管实现。如果肠内营养不成功，可能需要全肠外营养。如果非手术治疗失败，可选择多种手术治疗方案。

Strong术包括松解Treitz韧带外肠系膜上动脉与腹主动脉夹角十二指肠。这使得肠道的完整性得以维护，但是因胰十二指肠下动脉牵拉而有25%的失败率。胃空肠吻合术是可行的替代方案，因为它能减轻胃梗阻；然而，它并不能解除十二指肠梗阻近端症状。剖腹十二指肠空肠吻合术提供了最好的预后，但其发病率最高。腹腔镜十二指肠空肠吻合术已经作为一种替代剖腹的手术，可能可以提供更少的风险，但此术式相关经验尚有限。

（译者：林国乐）

肝
小网膜
胃
胰腺
小肠

T10
T11
T12
L1
腹腔干
肠系膜上动脉
L2
十二指肠脂肪垫
十二指肠降部（L3水平）
L3
腹主动脉
L4
L5

肠系膜上动脉综合征

肠系膜上动脉

腹腔干
肾动脉
肠系膜上动脉
肾静脉
腹主动脉
~45°
十二指肠

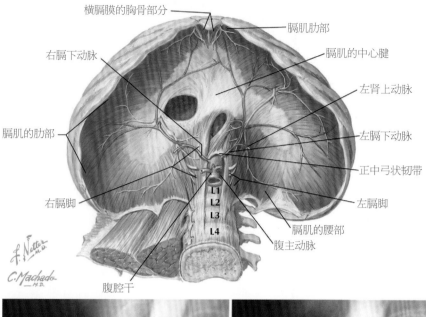

横膈膜的胸骨部分

膈肌肋部

右膈下动脉

膈肌的中心腱

左肾上动脉

膈肌的肋部

左膈下动脉

正中弓状韧带

左膈脚

右膈脚

L1
L2
L3
L4

膈肌的腰部

腹主动脉

腹腔干

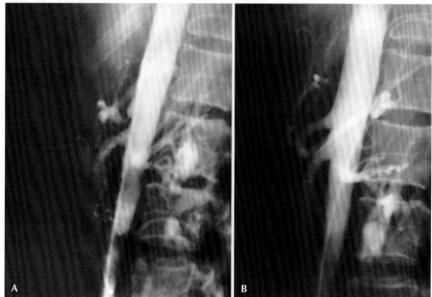

A. 腹腔动脉压迫术前表现；B. 正中弓状韧带横切后的正常腹腔动脉术后外观（引自：Escobar GA, Stanley JC. Current Therapy in Vascular and Endovascular Surgery, Elsevier, 2013, pp. 733-736, F5.）

腹腔动脉压迫综合征（正中弓状韧带综合征）

　　腹腔动脉压迫综合征，亦称正中弓状韧带综合征，又称邓巴综合征，是由于膈肌正中弓状韧带压迫腹腔动脉而引起的一种罕见疾病。正中弓状韧带是连接两侧膈肌脚的纤维带，在腹腔干的起始处向前弓形跨过主动脉的上方。腹腔神经丛（或神经节）位于腹腔干和正中弓状韧带之间，供应节前内脏神经、膈神经和迷走神经的躯体分支，副交感节前神经和交感神经节后神经纤维。

　　这种综合征的病因尚未明确。正常情况下，仅腹腔动脉闭塞不会导致肠系膜缺血，因为肠系膜上动脉和肠系膜下动脉能够代偿闭塞，维持肠道血供。但是，患有这种疾病的人，由于正中弓状韧带纤维压迫腹腔干可以导致慢性腹痛和体重减轻。另外，腹腔神经丛受压引起的神经病理性疼痛也会导致临床不适。腹腔动脉压迫综合征通常见于中年人，但在儿童年龄组中也有病例报道。典型的三联征包括上腹疼痛、体重减轻和呕吐。上腹

疼痛通常出现在餐后，超过80%的患者会有这种表现。也可能存在胃排空延迟，体格检查除了有1/3的患者可以听到上腹部杂音外，通常是正常的。诊断通常迁延数月至数年，并且需要高度怀疑该病。诊断的金标准是选择性血管造影，其他无创的影像学检查如多普勒超声、CT扫描或MRI也可以证

实这一发现。外科减压是治疗腹腔动脉压迫综合征的唯一治疗手段，不论是否联合腹腔动脉血管重建术。可以使用开放或腹腔镜手术，最近，也有报道使用机器人辅助的腹腔镜手术。术后疗效是不同的。早期并发症包括出血、胰腺炎和脾损伤。从长期来看，复发率高达10%。

腹膜癌（腹膜转移癌）

原发性腹膜恶性肿瘤（间皮瘤）极为罕见。相比之下，腹膜的继发性恶性肿瘤相对较常见。继发于腹腔脏器（尤其是卵巢、胃、大肠）的上皮恶性肿瘤是最常见的腹膜转移癌来源。腹膜后结缔组织、神经、肌肉组织的恶性肿瘤，以及分布在身体其他部位的肉瘤和畸胎瘤也可能会播散至腹膜，但比较罕见。淋巴瘤和感染性疾病（如结核）也可累及腹膜，类似于腹膜癌。肿瘤细胞向腹膜扩散可以通过直接侵犯、血行播散、淋巴转移或种植播散。脱落的肿瘤细胞可以通过腹腔内的液体播散至整个腹腔和腹膜表面。

腹膜基质组织可以提供丰富的生长因子和趋化因子，是肿瘤增殖的有利环境，导致血管通透性增加和淋巴管堵塞。除了腹腔内某些肿瘤细胞直接产生的液体外，这些变化还会导致腹腔内产生大量的积液（恶性腹水）。肿瘤细胞的增殖则可以在网膜、肠系膜、脏腹膜和壁腹膜出现许多结节。这种类型的转移最常见的原因是卵巢乳头状浆液性囊腺瘤，其次是胃癌。阑尾腺癌或卵巢假黏液性囊腺癌种植转移则会在腹膜表面形成腹膜假黏液瘤，其特点是在腹腔内出现大量的胶冻状物质。

腹膜转移癌的主要症状是由于腹水导致的腹胀和不同程度的腹痛。腹部的体格检查可以出现腹水的体征，并最终出现可触及的肿块。可对腹水进行穿刺分析。腹水多为渗出性，蛋白含量较低。外观是清亮或血性的，但乳糜积液在腹膜转移癌中也是常见的。腹水的白细胞计数通常升高，类似于自发性细菌性腹膜炎；然而，淋巴细胞占优势。如果肿瘤负荷过重，中性粒细胞很可能占主导地位，而葡萄糖浓度则可能比血清值低。腹部超声、CT或MRI可以发现腹水和腹膜增厚或结节，提示腹膜转移癌可能。

最好的诊断方法是腹腔镜探查

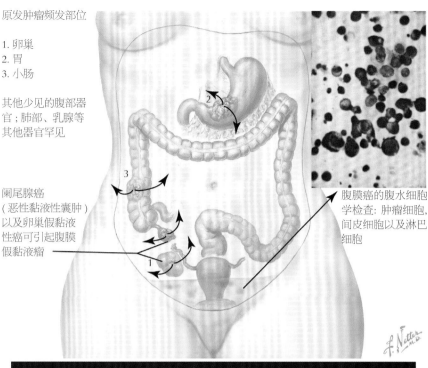

原发肿瘤频发部位

1. 卵巢
2. 胃
3. 小肠

其他少见的腹部器官；肺部、乳腺等其他器官罕见

阑尾腺癌（恶性黏液性囊肿）以及卵巢假黏液性癌可引起腹膜假黏液瘤

腹膜癌的腹水细胞学检查：肿瘤细胞，间皮细胞以及淋巴细胞

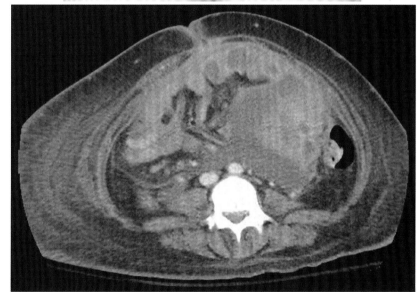

胃转移引起的腹膜癌可见增强

（专题2-76），能够明确腹腔情况并对腹膜结节进行活检。如果在腹水中发现肿瘤细胞也可诊断。该方法特异性强，但灵敏度较低。

腹膜癌的治疗取决于原发疾病和疾病进展的程度。支持性措施包括腹水引流和维持营养。肠梗阻可通过肠道休息和胃肠减压保守治疗，但有时也可能需要手术减压。腹腔及全身的新辅助化疗联合减瘤手术已被证明能够提高生存率。最近，腹腔热灌注化疗的出现（将加热的化疗药物直接进入腹膜）对腹膜癌的治疗具有革命性的意义。它能够在肿瘤局部使用高剂量化疗药物，同时最大限度地减少副作用，防止腹膜复发。

家族性地中海热及相关综合征

家族性地中海热

家族性地中海热是一种罕见的遗传性疾病，以反复发作的发热、急性腹痛合并多浆膜腔积液为特征。家族性地中海热基因，命名为MEFV基因，于1997年被克隆，它编码pyrin蛋白，该蛋白主要是在中性粒细胞的细胞质中表达。能够下调中性粒细胞对轻微炎症的活化反应。基因突变能够导致该过程功能障碍，使亚临床事件迅速演变为中性粒细胞募集和活化的级联反应，导致家族性地中海热的全面发作。本病为常染色体隐性遗传病，但是有些患者MEFV基因只有一个突变，而有些携带者也会出现炎症的表现。不完全的外显率和疾病不同的表达提示可能存在其他的遗传因素影响疾病的表达。顾名思义，家族性地中海热主要发生于东部地中海血统的人种，特别是犹太人、亚美尼亚人、土耳其人、阿拉伯人。这些族裔群体的突变基因携带率介于1/8～1/4，患病率约为1/500。然而，该病在世界其他地区也有报道，包括日本以及在欧洲、美国的德系犹太人。如果临床特征符合该病，不论哪种民族，都应该考虑该病可能。

一次发作的特征是腹部剧烈疼痛，最初比较局限，但随后会变得弥漫，查体会出现腹膜炎的体征，包括明显的压痛、反跳痛及肌紧张。发热通常介于101℉～103℉，但可能不会每一次都出现。胸膜和关节也常常受累。皮肤受累见于少数患者，可能类似于腿部或足部的蜂窝织炎。以中性粒细胞升高为主的白细胞增多、血清炎性标志物的升高，使该病与外科急腹症很难鉴别。因此，因为这些症状进行剖腹探查并不奇怪。这种急性发作通常始于儿童期或青年期，很少在40岁以后发作。男性发病率更高。起初，这种情况每年只发生1～2次，但间隔很快就缩短了，可能会像每一两周一次那样频繁发生，有时有明显的规律性，但在多数情况下无明显规律。典

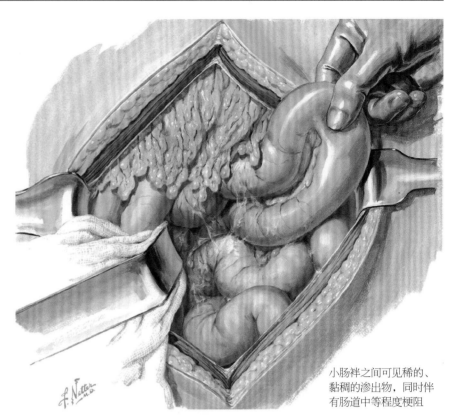

小肠袢之间可见稀的、黏稠的渗出物，同时伴有肠道中等程度梗阻

型的腹部危象可持续1～4天，在此期间，病人可能出现典型的急性腹膜炎特征，伴有明显的腹胀和腹痛。腹部影像学检查有助于排除其他急腹症病因，但不用于诊断家族性地中海热。腹膜病理会提示急性非特异性炎症，伴有浆膜的充血或水肿，以及少量浆液渗出或浆液纤维素渗出物。渗出液的培养总是无菌的。

诊断以阵发性疼痛和发热发作的特征为基础，其次是自发性缓解和完全无症状的间歇。对秋水仙碱治疗有效和基因检测阳性可以确诊。多种疾病类似于家族性地中海热的临床表现，必须予以鉴别。这些疾病包括遗传性血管性水肿、急性间歇性卟啉病、急性复发性胰腺炎、系统性红斑狼疮和腹型偏头痛。对于女性，还要考虑各种盆腔疾病。发作通常在妊娠期间完全停止。很少会在月经期发作，在这种情况下，可能有必要排除子宫内膜异位症。

这种疾病可能会持续长达50～70年，偶尔的缓解可能会持续数年，并且发作可能越来越少，甚至在以后的生活中完全消失。然而，病程可能会

出现加重，主要由于继发性淀粉样变性的隐匿性发展最终导致肾衰竭。秋水仙碱是治疗家族性地中海热的主要药物，可以作为一种长期的预防性治疗。它可能通过与微管蛋白和其他细胞内蛋白结合以及通过抑制中性粒细胞和内皮细胞黏附分子来抑制中性粒细胞的募集和活化。出现最早的前驱症状时服用额外剂量的秋水仙碱可以中止即将发生的发作。在一小部分患者中，秋水仙碱可能无效，而干扰素、英夫利昔单抗、依那西普和沙利度胺等各种药物已被证明是有效的。

急性间歇性卟啉病

急性间歇性卟啉病是一种罕见的遗传性疾病，特点是反复发作的腹痛和多种神经精神症状。这是一种常染色体显性遗传病，由卟胆原脱氨酶（PBGD）基因突变导致催化的卟胆原脱氨酶（PBGD）缺乏（血红素生物合成中的第三种酶）。所有种族都可能患病，但北欧血统的人中更为常见。男女间发病率相同，主要发生在30～50岁的成年人。急性间歇性卟啉病急性发作通常是由于服用药物（如

家族性地中海热及相关综合征（续）

磺胺），使用避孕激素，或减少热量摄入和应激触发。临床表现变化很大，但以反复发作的腹痛为特征，通常伴有周围神经病变。常累及自主神经和中枢神经系统，可表现为心动过速、高血压、出汗以及癫痫发作。腹痛通常比较严重且稳定，但常常是弥漫性的。常出现便秘、恶心、呕吐和肠梗阻的症状，但也可能出现腹泻。深红色尿是由尿中卟啉和（或）卟啉前体积累引起的早期症状。大多数患者在发作后症状可以完全缓解，但多次发作后，腹痛、焦虑和抑郁可能成为慢性病。

诊断急性间歇性卟啉病是具有挑战性的，需要高度的警觉性。在急性发作期间可以检测到尿液中卟啉前体胆色素原水平升高，应作为首选的检查。其他检查包括尿丙氨酸氨基转移酶、胆色素原，血浆和粪便卟啉。急性间歇性卟啉病的诊断通过发现红细胞胆色素原脱氨酶活性降低和（或）编码它的基因发生突变来证实。该疾病的管理包括避免已知诱因来预防发作，在急性发作期间进行支持治疗以及长期并发症监测。在急性发作期间通常需要住院治疗，静脉输注血红蛋白，同时补充或不补充碳水化合物。阿片类镇痛药、止吐药和抗焦虑药物治疗常常是治疗症状所必需的。

遗传性血管性水肿

遗传性血管性水肿是一种罕见的常染色体显性遗传疾病，其特征是偶发性血管性水肿发作和不明原因的腹痛，而没有荨麻疹或瘙痒。它是由C1抑制剂的缺乏或功能障碍引起的。症状从童年开始，没有明显的种族或性别差异。攻击可能涉及皮肤的任何部分或上呼吸道。消化道受累非常常见，并表现为反复发作的肠绞痛、腹胀、呕吐和（或）由肠壁水肿引起的腹泻。遗传性血管性水肿的诊断是通过发现补体蛋白中的特异性异常确诊的。管理涉及预防急性发作和对有症

状患者的支持治疗。具体的治疗包括C1抑制剂浓缩物、抗纤维蛋白溶解剂、减毒雄激素，以及缓激肽或激肽释放酶受体拮抗剂。

肠系膜脂膜炎

肠系膜脂膜炎（也称为Weber Christian病的肠系膜表现、单独的脂肪代谢障碍和肠系膜脂肪肉芽肿）是一种良性的慢性炎性疾病，影响小肠的肠系膜脂肪组织。本病的具体原因尚不清楚，但肠系膜脂膜炎已经在多种疾病（如血管炎、肉芽肿病、恶性疾病和胰腺炎）中有报道。

最常见的临床表现包括腹痛、呕吐、腹泻、便秘、腹部肿块或肠梗阻。腹部CT扫描是诊断肠系膜脂膜炎最敏感的成像方式；反映肠系膜血管周围脂肪聚集的脂肪环征或肿瘤样的假包膜可以用来诊断该病。活检可以确诊，但诊断通常不需要手术活检。

肠系膜脂膜炎通常自发，可以对有症状的病例进行治疗。有些药物可用于治疗，如类固醇、沙利度胺、环磷酰胺、孕激素、秋水仙碱、硫唑嘌呤、他莫昔芬和抗生素。外科手术有时用来确诊和治疗肠梗阻或其他并发症（如局部缺血）。

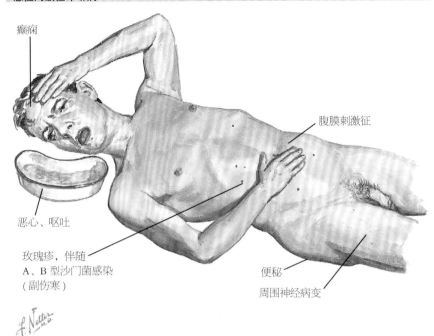

急性间歇性卟啉病

癫痫

恶心、呕吐

玫瑰疹，伴随
A、B型沙门菌感染
（副伤寒）

腹膜刺激征

便秘

周围神经病变

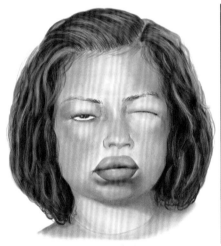

遗传性血管性水肿

血管性水肿

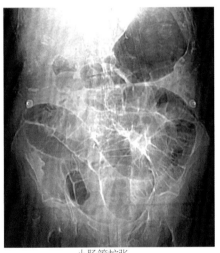

小肠管扩张

腹腔镜检查

腹腔镜检查是一种通过人工制作的腹壁开口插入内镜器械直接检查腹腔及腹腔内脏器的技术。腹腔镜技术已经彻底改变了外科领域，并逐渐取代了许多传统外科手术。腹腔镜检查也可用于诊断目的，直接观察腹膜、肝、大网膜或小肠表面以及盆腔器官的病变并获取活检组织。腹腔内粘连、腹膜癌或结核、腹水或出血很容易被腹腔镜识别和取样。在恶性疾病的情况下，腹腔镜检查是一种有用的辅助分期。

由于可能需要转换为开放式剖腹手术，因此检查需要在手术室内进行，并采取无菌预防措施。腹腔镜检查需要将腹壁从腹部器官上提起。大多数外科医生最常用的方法是通过气腹针或套管向腹膜腔内注入二氧化碳来产生气腹。气腹的替代方法是腹部提升装置，可通过脐部置入 10～12 mm 的套管针。这些装置具有减少生理紊乱的优点，但体积庞大，并且不能提供像气腹一样的大的操作空间。

手术的第一步是建立腹部通道，这可以通过两种方法来实现。在第一种封闭技术中，专门的弹簧针被放入腹腔而不损伤下面的器官。肚脐通常被选为通路的首选点，因为在这个位置，即使是肥胖患者，腹壁也非常薄。然后腹部充满二氧化碳气体。

另一种方法是开放（Hasson）技术。用这种技术，外科医生在肚脐正下方做一个小切口。在直视下逐层切开腹壁各层进入腹腔。在充气之前伸入手指确保没有粘连的肠管。这种技术对于先前有腹部手术史的患者是优选的，因为小肠可能黏附到腹部切口的下面。

初始充气常用的部位是脐部，第一个套管针/镜头端口放置在同一部位。其他端口的位置围绕镜头端口在腹部进行三角形放置，从而保持仪器操作的最佳通路并为外科医生提供舒适的位置。某些区域，如手术前瘢痕（由于粘连的可能性）、腹部右上象限（由于圆韧带）以及腹直肌的中线（由于上腹血管的走形）应该避免。腹腔镜手术的其他技术包括单切口手术、单孔通路和自然腔道内镜手术。在单切口手术中，通常是在脐处使用一个单一切口来完成手术，而不是通过多个切口进行手术。自然腔道内镜手术包括内镜/腹腔镜手术。多通道内镜通过胃、膀胱、阴道或直肠进入腹腔。其结果是一个真正的"无瘢痕"操作，减少疼痛。

与腹腔镜手术相关的并发症似乎很少，主要与腹部端口建立有关。血管损伤是最常见的，已有腹壁下动脉损伤的报道。其他并发症包括肠道或膀胱损伤以及腹壁神经损伤。端口部位转移是一种罕见但严重的并发症，端口部位疝是一种晚期并发症，在腹腔镜手术后5年内有3%～5%的患者中出现。

腹腔镜手术的绝对禁忌证包括血流动力学不稳定和不能耐受剖腹手术。相对禁忌证包括存在慢性阻塞性肺疾病、全身性腹膜炎或肠梗阻或既往广泛手术史；在这些情况下，需要与患者和家属进行坦诚的讨论，以明确腹腔镜的相对优点和风险。

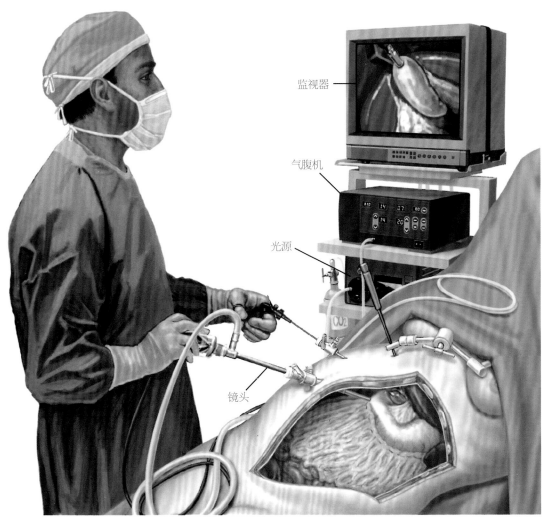

监视器

气腹机

光源

镜头

监视器

贾第虫病

贾第虫病是由厌氧的鞭毛原生动物寄生虫（贾第鞭毛虫）造成的。它每年的发病率约为50万例，其中美国每年报告2万例。在宿主之外，贾第鞭毛虫以一种非常有弹性的囊肿的形式存在，可以存活数周至数月；它能抵抗许多消毒剂，包括含氯化剂。海狸和鹿是常见的野生动物宿主，它们的粪便含有贾第鞭毛虫，污染溪流、池塘和土壤。尽管感染者每天可能会产生100亿个囊肿，但摄入10～25个囊肿就能导致疾病。在囊肿在排出后，每个囊肿释放出2个滋养体，这些滋养体进行无性繁殖。贾第鞭毛虫拥有一个腹部吸盘，使其附着于小肠黏膜。有趣的是，感染不会发展为肠侵袭性感染，但仍可能引发严重的炎症反应。随着滋养体接近大肠，它们经历孢囊并再次经宿主的粪便排出。

贾第虫病在发展中国家更为常见，因为有公共水源污染频发。在发达国家，露营者、徒步旅行者、在受污染的水池游泳的儿童，甚至是所谓的"泥浆跑"的非传统马拉松运动员都是这种疾病的常见受害者。糟糕的洗手技术在传播感染性囊肿方面臭名昭著。值得注意的是，肛口性行为也被确认为一种传播方式。

虽然症状可能仅持续2天，但经常发生在宿主感染后的1～3周。严重腹泻、脂肪泻、恶心、过度嗳气、肠胃胀气和腹部绞痛为主要症状，可导致严重脱水。据估计，高达1/3的急性感染者将继续经历慢性贾第鞭毛虫病，包括肠道疾病和惊人的肠道外疾病表现。长期肠道并发症包括加重的胃肠功能性疾病、感染后肠胃炎和乳糖不耐受。已报道的肠道外表现包括肠道感染反应性关节炎、眼部疾病和荨麻疹。已经证明严重慢性贾第鞭毛虫病导致身体发育和智力发育的延迟。在发展中国家，贾第鞭毛虫病导致严重吸收不良、出现体重减轻、生长不良、脂溶性维生素缺乏症（特别是维生素 A 缺乏）和维生素 B_{12} 缺乏症并不罕见。另外，贾第鞭毛虫侵入胰胆管系统和肉芽肿性肝炎的病例已有报道，但非常罕见。

以前贾第鞭毛虫病的诊断依赖于最少3个来自不同粪便样本的粪便显微镜检查，因为囊肿的排泄可能是充满变数且不可预知的。仔细检查时，在苏木精-伊红（HE）染色中可以发现罕见的典型的梨形外观。然而，粪便免疫分析和核酸扩增分析的出现已取代了这些不敏感的显微镜检测。实际上，内镜十二指肠吸出物检测发现贾第鞭毛虫的检出率只有20%。在内镜下，近端小肠可能看起来完全正常，或仅表现为非特异性红斑、结节颗粒。组织学上，黏膜可能看起来完全正常，或者表现为非特异性绒毛状钝化，被误认为乳糜泻。还可观察到上皮内淋巴细胞增加、嗜酸性粒细胞浸润和黏膜固有层的扩张。

尽管采取积极治疗，但仍然出现复发性贾第鞭毛虫病的个体不仅需要寻找新的原发性感染源，还应该考虑原发性免疫缺陷，如IgA缺陷、常见变异性免疫缺陷、自身免疫性疾病或其他免疫疾病。

受感染的患者可以排出感染性囊虫长达6个月，因此必须采取预防措施以避免进一步污染。鼓励所有人都练习良好的洗手卫生。户外人士应该使用含碘的水消毒，因为贾第鞭毛虫病对氯疗法有抗性。此外，腹泻儿童等个人不得在公共泳池游泳。

用硝基咪唑（替硝唑、甲硝唑）和硝唑沙奈治疗是有效的；治疗完成后5～7天内，贾第虫病的症状将会消失。通常在治疗完成后不超过1周开始从肠道清除囊肿。随着治疗时间的延长或药剂的转换，复发性或难治性贾第虫病可能会有所改善；很少需要联合治疗，特别是那些患有免疫缺陷的患者。

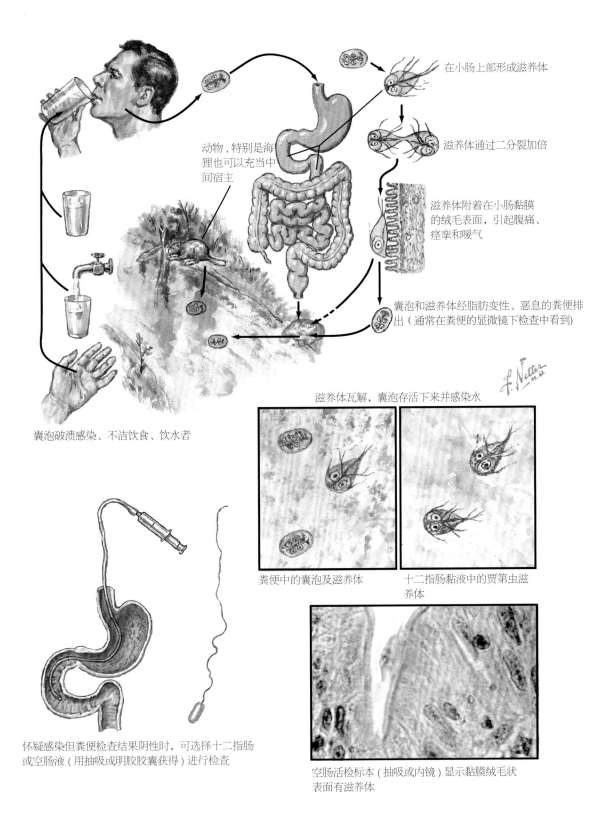

在小肠上部形成滋养体

滋养体通过二分裂加倍

滋养体附着在小肠黏膜
的绒毛表面，引起腹痛、
痉挛和嗳气

动物，特别是海
狸也可以充当中
间宿主

囊泡和滋养体经脂肪变性、恶息的粪便排
出（通常在粪便的显微镜下检查中看到)

囊泡破溃感染、不洁饮食、饮水者

滋养体瓦解，囊泡存活下来并感染水

粪便中的囊泡及滋养体

十二指肠黏液中的贾第虫滋
养体

怀疑感染但粪便检查结果阴性时，可选择十二指肠
或空肠液（用抽吸或明胶胶囊获得）进行检查

空肠活检标本（抽吸或内镜）显示黏膜绒毛状
表面有滋养体

小肠良性肿瘤

小肠良性肿瘤是罕见的一组病灶，可发生于从十二指肠到回肠的任何部位的小肠。虽然小肠占胃肠道75%的长度和90%的吸收面积，但该区域的肿瘤仅占所有原发性胃肠道肿瘤的一小部分。良性肿瘤约占小肠中所有肿瘤的35%。在22 810次尸检中，这些肿瘤的发生率为0.16%。发病率不因种族、民族或性别而异。这些肿瘤在所有年龄段都有记录，但平均发病年龄为50～60岁。对于某些类型的良性腺瘤，包括神经纤维瘤和血管瘤，存在家族遗传倾向。

小肠良性肿瘤可能单发或多发，可能来源于其任何组织成分。神经源性肿瘤往往多发，而腺瘤、脂肪瘤和平滑肌瘤则倾向于单一病变。良性肿瘤通常按照位置分为腔内、腔外和壁内类型。肿瘤的大小可能从几毫米到几厘米不等，并且可能出现无蒂、带蒂、斑状或环状。良性小肠肿瘤中最常见的类型是腺瘤、平滑肌瘤和脂肪瘤。其他良性小肠肿瘤包括神经源性肿瘤、肌瘤、血管瘤、纤维瘤、淋巴管瘤、黏液瘤和骨瘤。小肠的神经源性肿瘤可能是全身综合征的一部分，如神经纤维瘤病（von Recklinghausen病）。良性小肠肿瘤的发病率从十二指肠到回肠逐渐增高。腺瘤在回肠多见，而间质瘤或平滑肌瘤多见于空肠。80%～90%的血管瘤和神经纤维瘤在空肠和回肠之间发病。

腺瘤是小肠最常见的良性肿瘤。大多数小肠腺瘤表现为无蒂息肉，但它们也可以带蒂。可以是单发或多发息肉，最常见于回肠。它们的大小可以从几毫米到几厘米不等，但很少见到较大的肿瘤。组织学上，腺瘤可分为管状、绒毛状和绒毛管状肿瘤。腺瘤一般无症状。然而，如果它们造成梗阻，就会出现少见的出血和腹痛。就像结肠腺瘤一样，它们也会恶变。总体而言，管状腺瘤具有低恶性潜能，而绒毛状腺瘤可在40%～50%的病例中发生恶变。高达90%的家族性腺瘤性息肉病和加德纳综合征（Gardner

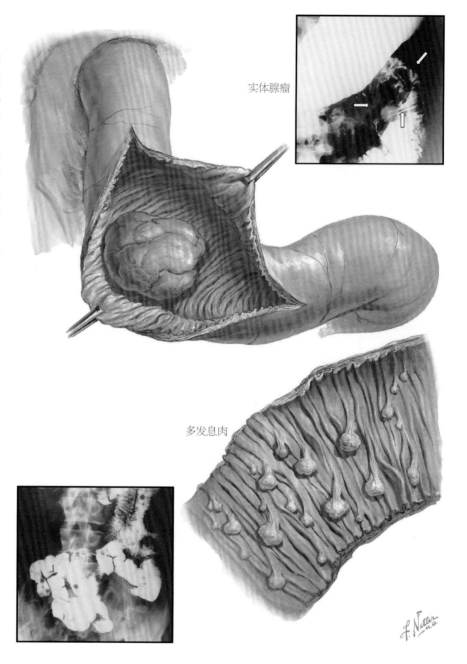

实体腺瘤

多发息肉

syndrome）患者合并有十二指肠腺瘤。在家族性腺瘤性息肉病的情况下，十二指肠腺瘤癌变的发生率是5%～10%。

脂肪瘤是小肠中第二常见的良性肿瘤。它们通常发病于回肠，起源于黏膜下层。它们很少同时起源于黏膜下层和浆膜层。它们倾向于在管腔内生长并且内镜显示为无蒂或有蒂息肉，伴有正常或变薄的萎缩黏膜。在内镜检查过程中，脂肪瘤可以为"枕头样变"，当闭合的活检钳压在脂肪瘤上时可以感觉柔软并且在接触点处看到凹痕。在内镜超声检查中，脂肪瘤表现为黏膜下层的高回声均匀病

变。CT扫描显示经典的低密度肿物。脂肪瘤通常无症状，但可伴有梗阻、肠套叠或不明显的消化道出血。它们不具有恶性潜能，除非它们出现症状，否则不需切除。

平滑肌瘤起源于黏膜肌层或固有肌层。它们通常表现为单发的、质地稍硬的、灰色或白色、界限清楚的肿物。这些肿瘤可以向腔内或腔外生长，或同时向两个方向生长。当它们向腔外生长时，它们可能会发生坏死和溃疡并伴有腔内出血。如果它们向腔内生长，则表现为梗阻性病变。组织学研究表明，它们由梭形的平滑肌

小肠良性肿瘤（续）

细胞束组成，很少或不存在有丝分裂。每高倍视野中超过两个有丝分裂提示平滑肌肉瘤，是一种恶性病变。

　　小肠良性血管肿瘤包括血管瘤和先天性血管畸形（错构瘤）。这两种肿瘤很难鉴别。小肠血管瘤可表现为单发或多发病变，可分为毛细血管型、致密型和海绵型。海绵状血管瘤有巨大的、充满血液的交通空间，内衬内皮，基质很少。Rendu-Osler Weber 病也称为遗传性出血性毛细血管扩张症，是皮肤、黏膜和内脏血管瘤的常染色体显性遗传疾病。血管病变通常表现为蔓状毛细血管扩张症或结节性血管瘤。蔓状毛细血管扩张症将随着压力的施加而部分消退，而结节性血管瘤则不会。Peutz Jeghers 综合征是另一种常染色体显性遗传疾病，其特征为胃肠腺瘤、错构瘤和皮肤黏膜色素沉着。

　　神经源性肿瘤可发生在小肠的任何位置，并可表现为单发或多发性病灶。它们起源于神经组织。最常见的神经源性肿瘤是神经纤维瘤。像大多数小肠良性肿瘤一样，神经源性肿瘤可以向腔外、腔内或壁内生长。向腔内生长的肿瘤可能是无蒂或带蒂的，并且覆盖的黏膜可能会变薄并溃烂，导致消化道出血。小肠中的神经源性肿瘤可能是 I 型神经纤维瘤病（von Recklinghausen 病）的一部分。组织学研究表明，这些肿瘤通常显示成束的梭形细胞、呈栅栏状排列的核和薄壁血管间隙。重要的是要记住，神经源性肿瘤可能与其他结缔组织肿瘤相似。特定的免疫组化染色，如 S100，可能有助于神经源性肿瘤的诊断。

　　增生性和错构瘤性息肉是良性病变，也可在小肠中发现。错构瘤性息肉可以再次出现，或者与息肉病综合征（如 Peutz-Jeghers 综合征）相关。

　　一般而言，小肠良性肿瘤可能不会引起症状，也可能只会导致非特异性的症状。症状的非特异性可能会导致肿瘤的诊断显著延迟。由于肠梗阻、肿瘤坏死溃疡引起的出血、肿瘤

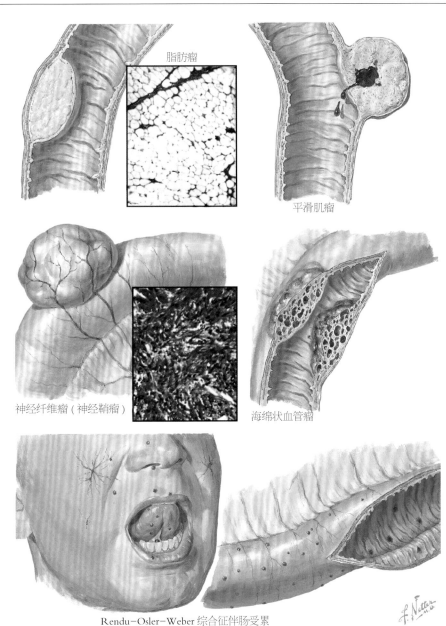

脂肪瘤

平滑肌瘤

神经纤维瘤（神经鞘瘤）

海绵状血管瘤

Rendu-Osler-Weber 综合征伴肠受累

破裂或恶变可以导致严重的症状。腔内生长的肿瘤往往比腔外肿瘤早出现症状。腔内息肉样肿瘤可伴有肠套叠引起的腹部疼痛。当肿瘤坏死侵入血管时，会出现肿瘤出血。当发生这种情况时，出血可能缓慢且隐匿或大量且明显。在引起症状之前，腔外病变可能长到很大。它们可能破裂到腹膜腔内或呈现急腹症的体征。壁内或腔外肿瘤很少会导致瘘管，如果瘘连接到腹腔，可能会引起腹膜炎。

　　小肠良性肿瘤的初步检查和诊断可能需要影像、内镜和（或）外科手术。目前没有评估这些肿瘤的流程，应该基于临床怀疑进行初步检查。通过钡剂检查或 CT 扫描可以很容易地发现较大的肿瘤。通过无线视频胶囊内镜检查小肠，这通常被认为是识别这些病变的最佳初始检查。一旦明确后，可以通过单气囊或双气囊小肠镜进行内镜活检和（或）移除。

　　小肠良性肿瘤的主要治疗方法是手术切除。两种主要的切除方法是内镜和外科手术，主要通过腹腔镜或剖腹手术。内镜还是外科手术切除的决定是基于肿瘤大小、生长方式、位置和是否需要紧急介入（如梗阻或穿孔）。

　　总体而言，小肠良性肿瘤的预后良好。很少发现间质瘤是平滑肌肉瘤或良性腺瘤，结果是腺癌的情况。

类癌

类癌是起源于肠嗜铬细胞的一类分化良好的神经内分泌肿瘤，占小肠所有恶性肿瘤的近40%。近年来，小肠类癌的发病率有所增加，这可能部分归因于升高的内镜和放射检测。高峰发病年龄在60岁，但20～80岁之间均可发病。类癌根据其胚胎来源分为前肠（支气管、胃、十二指肠和胰腺）、中肠（空肠、回肠和近端结肠）和后肠（远端结肠、直肠和泌尿生殖道）类型。本节将重点讨论涉及小肠的类癌。

小肠类癌最常见的发病部位是回肠，特别是距离回盲瓣60 cm部分的小肠。这些肿瘤外观上表现为坚硬的黏膜内或黏膜下结节。由于其缓慢的增长和缺乏症状，大多数类癌在阑尾手术期间偶然发现，或偶然在检查另一种疾病时发现。在其他情况下，类癌可引起轻微腹痛、出血或肠套叠。

当这些肿瘤分泌5-羟色胺和其他生物活性产物时，可导致类癌综合征。约10%的类癌患者可见这种综合征。超过90%的类癌综合征患者会发生转移性疾病，最常见的是肝转移。类癌综合征的典型症状包括痉挛，伴有腹泻、潮红和支气管痉挛，甚至发绀。一种强烈的紫色皮疹，主要累及上身和手臂，是与类癌相关的潮红的特征。喝酒或红酒，吃蓝奶酪或巧克力（含胺量高）以及运动都可能导致潮红。如果反复发作，可能发展为永久性皮肤变色或毛细血管扩张症。

类癌危象是一种危及生命的类癌综合征，其通常是由于麻醉剂的施用而导致生物活性物质的大量释放。类癌危象可表现为强烈的潮红、腹泻、心动过速、高血压或低血压、支气管痉挛和精神状态改变。类癌危象也可由于手术或活检时的肿瘤操作诱发。手术前应给予奥曲肽以减少类癌综合征患者类癌危象的发生率。

小肠类癌通常无症状，常被偶然发现。当出现症状时，检测24小时尿液5-羟基吲哚乙酸（5-HIAA）可以帮助诊断。进一步的影像学检查，如腹部CT扫描、增强MRI和生长抑素受体显像，可以显示肿瘤的定位和转移（如果存在）。不论肿瘤大小、癌肿均具有转移潜能。这是小肠类癌的一个独特特征。例如，在阑尾和结肠中，大于2 cm的病灶会增加转移的风险。小肠类癌的初始治疗，不论大小，均采用整块切除相邻肠系膜，并进行淋巴结清扫。鉴于这些患者中有40%将合并胃肠道恶性肿瘤，术前应检查整个胃肠道。不幸的是，化疗在转移性疾病中作用有限。生长抑素受体在80%以上的类癌中均被发现。因此，当类癌综合征发生时，用生长抑素类似物治疗可以有效缓解症状。这些药物并不能减轻肿瘤负担。对氯苯丙氨酸和甲基多巴是5-羟色胺合成抑制剂，也可用于类癌综合征的症状缓解。手术在类癌综合征的治疗中起的作用有限。小肠类癌的5年生存率为52%～100%，取决于疾病的分期、肿瘤的大小和累及的器官。即使在远处转移的情况下，10年生存率也被认为有40%～60%。类癌的总体预后各不相同。当类癌演变为类癌综合征，预后将很难预测。

（译者：张国超）

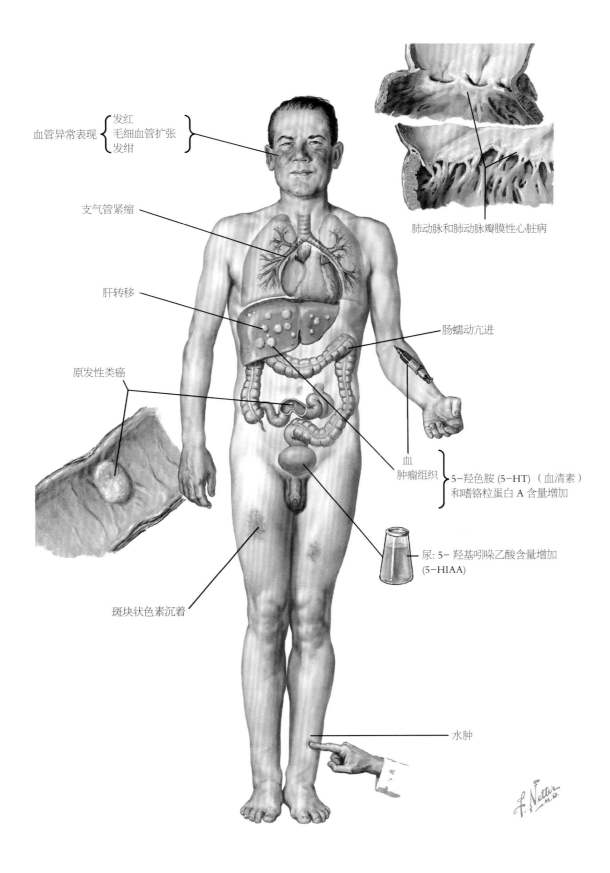

血管异常表现 { 发红
               毛细血管扩张
               发绀 }

支气管紧缩

肝转移

原发性类癌

斑块状色素沉着

肺动脉和肺动脉瓣膜性心脏病

肠蠕动亢进

血
肿瘤组织 } 5-羟色胺 (5-HT)（血清素）
            和嗜铬粒蛋白 A 含量增加

尿: 5- 羟基吲哚乙酸含量增加
(5-HIAA)

水肿

色素沉着息肉综合征

色素沉着息肉综合征（Peutz-Jeghers综合征）为常染色体显性遗传疾病，特点是皮肤黏膜色素斑和多发胃肠道错构瘤性息肉。患者胃肠道和非胃肠道恶性疾病风险增加。

主要突变基因是19p染色体上的STK11/LKB1基因。然而这种疾病的家系并不是都与这个基因位点有关，这表明可能存在其他基因突变导致这种疾病发生。据估计10%～20%的患者没有Peutz-Jeghers综合征家族史。男女均可发病，发生率基本相同，发病率没有得到良好地报道，据报为1∶8000至1∶20 000。

Peutz-Jeghers综合征的两个主要特征为皮肤黏膜色素斑和多发胃肠道错构瘤性息肉。至少95%的患者合并有皮肤黏膜色素斑。典型表现为斑疹，通常呈扁平状，蓝灰色至褐色斑点，直径一般<5 mm。分布在口周、鼻部、嘴唇、颊黏膜、手、脚、肛周和生殖器区域。最常出现于嘴唇和肛周。在最初的1～2年，斑疹通常会随着年龄的增长，体积增大、数目增加，然而青春期后开始逐渐减退。唯一特殊的是颊黏膜部位的斑疹，青春

期后仍持续存在。雀斑出生后才会出现，极少发生在鼻周和口周，不会出现在颊黏膜部位。皮肤黏膜色素斑的出现应高度怀疑Peutz-Jeghers综合征。然而需要强调的是，这些病变也可能与其他综合征有关。

错构瘤性息肉婴儿时期就可能出现，可发生于胃肠道任何部位，以小肠多见。患者一般没有症状，有症状患者多表现为腹痛、肠套叠和出血。内镜检查时，此类错构瘤性息肉并没有明显的可辨认特征帮助明确诊断。

它们可能是无蒂的、有蒂的或者是分叶的；可能有单个息肉或多发息肉。在组织学研究中，这些息肉表现为黏膜固有层平滑肌增生，伴有树枝状畸形或正常形态的上覆上皮。组织学检查是诊断错构瘤性息肉的必要条件。

Peutz-Jeghers综合征与胃肠道和非胃肠道恶性疾病发生风险的增加相关。这些患者诊断为癌症的平均年龄为42岁，终生罹患癌症风险为37%～93%。与Peutz-Jeghers综合征相关的最常见胃肠道恶性肿瘤是结肠癌和胰腺癌，非胃肠道恶性肿瘤是乳腺癌。Peutz-Jeghers综合征患者罹患

乳腺癌的风险相关性显著，与BRCA1和BRCA2基因突变导致乳腺癌风险类似。同时女性患者宫颈肿瘤、卵巢囊肿和卵巢性索间质瘤的风险也明显增加。

男性患者的支持细胞型睾丸癌的罹患风险增加。无论性别，这些肿瘤多发生于年轻患者。如果符合下列标准之一，临床上可以对Peutz-Jeghers综合征作出诊断：①组织学检查证实的两个或两个以上的Peutzjeghers息肉；②胃肠道内证实患有Peutz-Jeghers息肉，同时曾有近亲属曾被诊断为Peutz-Jeghers综合征；③出现典型的皮肤黏膜色素斑，同时曾有近亲家属曾被诊断为Peutz-Jeghers综合征；④任何数量的Peutz-Jeghers息肉，同时合并典型的皮肤黏膜色素斑。

符合该综合征临床诊断标准的患者均应该进一步接受STK11基因突变检测。

如符合临床诊断标准但STK11基因未发生突变，鉴于可能存在其他基因突变，此类患者仍不能排除Peutz-Jeghers综合征。PeutzJeghers综合征患者的管理主要集中在对胃肠道和非胃肠道恶性疾病的筛查和监管计划上。

色素沉着息肉综合征（Peutz–Jeghers 综合征）

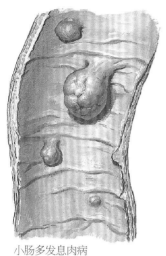

小肠多发息肉病

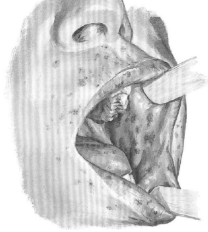

黏膜及皮肤的色素沉着

间歇性、迁移性肿块
（由于自发复位性肠套叠）

良性肿瘤的并发症

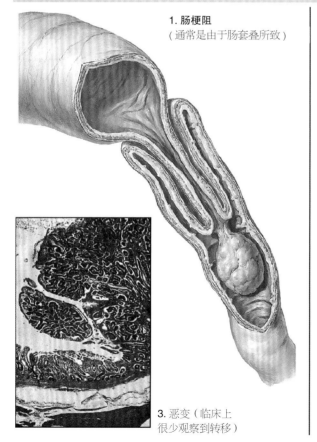

1. 肠梗阻
（通常是由于肠套叠所致）

3. 恶变（临床上
很少观察到转移）

2. 出血
（大多见于平滑肌瘤）

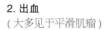

第一阶段：
间质出血

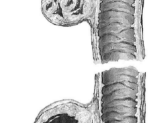

第二阶段：
坏死区融合，
出血区形成

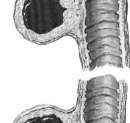

第三阶段：
排出到肠腔，
并持续性流血

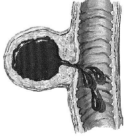

生长形态学类型

环形（逐步持续进展的梗阻）　息肉状（肠套叠导致突发梗阻）　浸润型（因蠕动障碍导致肠梗阻）　外生型（由于挤压或扭转导致梗阻）

局部结果

环形梗阻　　套叠　　出血（溃疡或中央坏死）

穿孔　　瘘　　←吸收功能障碍　　多而广的病变

小肠恶性肿瘤

在美国，小肠恶性肿瘤只占所有癌症的0.5%，但却占所有小肠肿瘤的65%。在所有的胃肠道肿瘤中，大约5%来源于小肠。

小肠恶性肿瘤很少见，但已经证实与许多危险因素相关。遗传性癌症综合征，如家族性腺瘤性息肉病、Peutz-Jeghers综合征、遗传性非息肉病性结直肠癌（林奇综合征）与腺癌风险增加有关。慢性炎症如克罗恩病、乳糜泻等疾病会增加腺癌和淋巴瘤风险。富含精制碳水化合物、糖、腌制或烟熏食品，以及红肉的食用量增加，也会增加小肠腺癌的罹患风险。腺癌、类癌、淋巴瘤和肉瘤/胃肠道间质瘤是最常见的四种小肠恶性疾病。这些病变占小肠恶性疾病的95%。腺癌常见于十二指肠，而类癌和淋巴瘤常发生于空肠和回肠。肉瘤，包括胃肠道间质瘤，在小肠全段的发生概率均等。

类癌已超过腺癌，成为小肠最常见的恶性肿瘤。小肠类癌在专题2-80中讨论。恶性小肠肿瘤在男性中比女性更常见（1.5:1），非裔美国人发生率高于白色人种。平均诊断年龄为65岁。腺癌和类癌的出现一般比淋巴瘤和肉瘤稍晚。如同小肠的良性肿瘤一样，恶性肿瘤可以表现为两种形式，肿瘤直接浸润肠壁或者以息肉状肿物形式突入肠腔。

根据组织学检查结果进行分类。腺癌起源于腺体黏膜，类癌起源于肠嗜铬细胞、胃肠道间质瘤起源于Cajal细胞。非壶腹腺癌约占小肠恶性肿瘤

的40%。

它们通常在发生于十二指肠，当非壶腹癌与克罗恩病相关时，回肠是主要的发病部位。病人症状往往不明确、含糊不清，最常见的主诉是腹部疼痛。

由于病人症状不明确，经常延误诊断，因此大多数病人明确疾病时已经为晚期。初发症状的缺失与小肠肠腔的扩张性和肠腔内含有的主要液体成分相关。

小肠淋巴瘤可以是原发性肿瘤，也可以是全身性疾病的部分表现。占小肠恶性肿瘤的15%～20%，其中非霍奇金淋巴瘤是最常见的。

淋巴瘤通常发生在成人身上，在60～70岁发病率达到顶峰，男性比女性略多。淋巴瘤通常表现为浸润型或狭窄型生长，伴或不伴有溃疡。回肠是淋巴瘤发生率最高的区域，因为它是小肠淋巴滤泡分布最多的部位。小肠淋巴瘤的致病因素包括艾滋病、克

气钡双重造影
由于癌肿引起的空肠闭锁（箭头）

空肠段可见癌灶

肿瘤

腺癌的非典型管状腺体
侵犯到正常的内壁黏膜

小肠恶性肿瘤（续）

罗恩病、辐射相关并发症以及长期应用免疫抑制疗法。肉瘤是恶性间质性肿瘤，约占小肠恶性肿瘤的10%。

胃肠道间质瘤是最常见的肠道肉瘤。最常见于空肠和回肠。胃肠道间质瘤是否会表现侵袭性主要取决于它的体积和有丝分裂率。

如果病变体积大于10 cm或高倍视野下有丝分裂率超过10/50或病变体积超过5 cm且高倍视野下有丝分裂率超过5/50均认为病变恶性风险高。高倍视野下有丝分裂率大于10/50的胃肠道间质瘤，5年生存率为5%，并且100%发生转移。

越来越多的胃肠道间质瘤被报道，目前尚未明确是因为诊断工具的增强还是疾病本身发病率的增加。转移癌可以通过局部入侵或血源性传播侵入小肠。常见的通过直接入侵转移到小肠的病变是卵巢癌、结肠癌和胃癌。黑色素瘤、肺癌、乳腺癌、宫颈癌和结肠癌可以通过血源性传播转移到小肠。

小肠恶性肿瘤是无痛的，因此经常诊断延长。它们的症状不具有特异性并且可以持续数月，所以这些患者通常不会寻求紧急评估。患者可能出现贫血、腹痛或体重减轻。如果病变具有侵袭性，可能会导致患者出现吸收不良和间歇性腹部绞痛。有些病人可能因梗阻或肠套叠而出现急性腹痛。也可能会出现急性、严重的胃肠道出血。钡餐、CT扫描（是或否同时进行肠造影）、磁共振小肠造影和视频胶囊内镜检查可以帮助识别和定位小肠的恶性病变。一旦病灶定位明确，通过内镜检查，如推进式肠镜检查、单气囊或双气囊式肠镜检查，或螺旋肠镜检查，即可进行组织诊断。

如果不能使用内镜技术评估病变，就需要进行外科手术来帮助活检和诊断。小肠恶性肿瘤的治疗依赖于组织学诊断。治疗技术选择包括内镜或手术切除。一旦病变被切除，组织学分析和肿瘤侵入深度将决定需要哪种化疗类型。

小肠腺癌5年生存率为30%，平均存活时间小于20个月。壶腹腺癌预后较好，5年生存率为36%，如进行早期切除，患者存活率更高。淋巴瘤的总体预后取决于疾病分期。晚期患者5年生存率一般为25%～30%。通过外科根治手术和化疗药物辅助治疗，患者存活率可上升到60%～70%。

（译者：宁武）

第 3 章

结 肠

大肠的发育

　　大肠的发育和其他器官的发育紧密相连。盲肠、阑尾、升结肠和横结肠都为中肠器官，与空肠和回肠共同发育。而降结肠、乙状结肠和直肠是后肠器官，与泌尿生殖系统一起发育。在正常的发育过程中，中肠的长度会快速增加，并在胚胎发育到第5周时疝入脐带中。中肠袢的头支演变成空肠和回肠，尾支演变成远端回肠、盲肠、阑尾、升结肠和横结肠。在脐带中，中肠袢的尾支从下方转向左侧，再继续转至上方，当中肠在第11周回纳入腹腔时，尾支已最终转至右侧。这就解释了由尾支演化出的器官在腹腔内位于右侧的原因。

　　第6周，当中肠袢还位于脐带内时，盲肠就发育成为中肠尾支上一处膨大区域。第8周，阑尾已变成为盲肠壁上的一个憩室。在盲肠转位到右下腹部的过程中，阑尾继续伸长，这时正是胎儿发育的4～5个月。当阑尾发育完成后，盲肠和升结肠背侧的肠系膜会与腹后壁的壁腹膜相融合。这一过程导致阑尾与盲肠的相对位置变异较大。横结肠保留有肠系膜，因此和腹膜后的盲肠和升结肠不同，它仍是个腹膜内位器官。作为中肠的最末端的部分，横结肠越过右腹进入左腹，连接起后肠器官。它走行于十二指肠前方，这是导致十二指肠背侧系膜几乎与壁腹膜融合的一个原因。降结肠是后肠的第一段，它同样没有背侧肠系膜存在，而是与左侧壁腹膜融合在一起。

　　后肠包括降结肠、乙状结肠和直肠，由肠系膜下动脉供血。后肠虽然不参与中肠的生理性疝过程，但它也分隔出了泄殖腔，将泌尿生殖系统与消化系统隔开。泄殖腔被来源于中胚层的尿直肠隔分为尿生殖窦和直肠两部分。此隔同时也将泄殖腔膜分为两

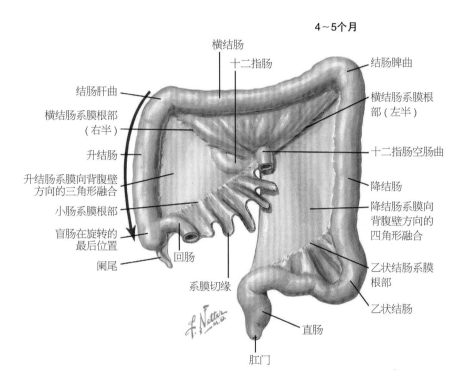

10周

盲肠（从脐部返回腹腔后继续旋转）

降结肠背对着腹壁

盘绕的小肠

脐带

卵黄管消失

4～5个月

横结肠

十二指肠

结肠脾曲

结肠肝曲

横结肠系膜根部（左半）

横结肠系膜根部（右半）

十二指肠空肠曲

升结肠

降结肠

升结肠系膜向背腹壁方向的三角形融合

降结肠系膜向背腹壁方向的四角形融合

小肠系膜根部

乙状结肠系膜根部

盲肠在旋转的最后位置

乙状结肠

回肠

阑尾

直肠

系膜切缘

肛门

部分：尿生殖膜、肛膜。尿直肠隔的表面有一个易于辨认的结构，称为会阴体。它位于直肠前方，是会阴区和肛门肌肉的重要附着点。

　　上方的后肠结构和下方的肛门凹被肛膜隔开。后肠结构由肠系膜下血管供血，肠系膜下神经丛支配。而肛门凹是由外胚层和体壁中胚层退化形成，属于体壁结构，由髂内血管供血，阴部神经支配。当肛膜消失后，直肠和肛管之间的间隔即不复存在，

直肠肛管贯通成一个连续的通道。但由于二者胚胎期的起源不同，它们的血供、神经支配、被覆上皮均截然不同。直肠腔内被覆的单层柱状上皮是由内胚层分化形成，其中有许多能分泌黏液的杯状细胞。在齿状线处，直肠的单层柱状上皮与肛管被覆的复层鳞状上皮相接续，两种上皮间泾渭分明。复层鳞状上皮属于表皮，由外胚层分化而来。如果肛膜没有消失或消失不全，就会出现肛门闭锁或肛门狭窄。

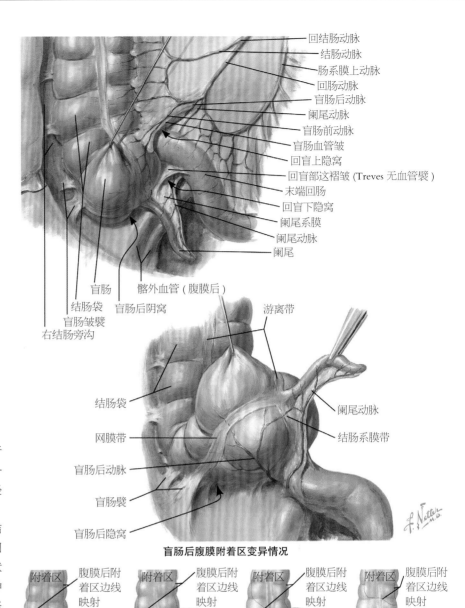

回结肠动脉
结肠动脉
肠系膜上动脉
回肠动脉
盲肠后动脉
阑尾动脉
盲肠前动脉
盲肠血管皱襞
回盲上隐窝
回盲部这褶皱 (Treves 无血管襞)
末端回肠
回盲下隐窝
阑尾系膜
阑尾动脉
阑尾

盲肠
结肠袋
盲肠皱襞
右结肠旁沟
髂外血管 (腹膜后)
盲肠后阴窝

游离带
阑尾动脉
结肠系膜带

结肠袋
网膜带
盲肠后动脉
盲肠襞
盲肠后隐窝

盲肠后腹膜附着区变异情况

附着区 | 腹膜后附着区边线映射
附着区 | 腹膜后附着区边线映射
附着区 | 腹膜后附着区边线映射
附着区 | 腹膜后附着区边线映射

回盲部

末端回肠是小肠的终末段，位于盆腔内右侧髂窝的前方。回肠口一般开口于结肠内侧壁。这一开口曾经被称为回肠瓣、回结肠瓣、回盲瓣，但此口的闭合方式并非典型的瓣膜结构，因此不建议再使用上述名称。回肠口的下方是处于右下腹区呈囊袋状的盲肠，而回肠口上方则是向上延伸的升结肠。尽管回肠口的位置个体差异很大，但它通常位于体表麦克伯尼点（McBurney point）的深部。麦克伯尼点位于右下腹区，在右髂前上棘与脐连线（又称为门罗线，line of Monro）与腹直肌外侧缘的交点上。

盲肠自回肠口向下延伸，进入右髂窝中，是大肠最粗大的部分。通常盲肠内侧和回肠祥关系密切，后侧及外侧紧邻髂肌。其前方通常被小肠和（或）大网膜所遮盖，但当肠内气体增多时，盲肠可能膨胀突出，直接与前腹壁相接触。此时，叩诊此腹壁区域可以闻及明显鼓音。扩张的盲肠可以向下越过腰大肌，甚至进入真骨盆。但盲肠一般不会探入腹股沟韧带后方，因为这一区域通常被小肠占据。

回肠被肠系膜固定于腹后壁，系膜内包含回肠的血管、神经和淋巴管。回肠系膜中也包含供应盲肠的血管。几乎所有人在回肠和盲肠相接处都存在一个腹膜皱褶，它是回肠系膜的末端移行至回肠、盲肠和升结肠前方的结构。这一皱褶称为盲肠血管襞，也被称为回结肠襞或回盲上襞。襞内含盲肠前动脉。它构成回盲上隐窝的前壁。此隐窝的后壁为末端回肠及其系膜。其开口向下略偏左。

另一皱褶称为回盲襞，通常与阑尾系膜前方相融，自末端回肠下方向右侧延伸至盲肠。它还有一个名字：回盲下襞。襞中并无重要血管通过，因此也被称为Treves无血管襞。

阑尾系膜也是由腹膜延展而成的。它从末端回肠的肠系膜后叶延长出来，通过盲肠后方行至盲肠左侧，并伴随阑尾的全长。因此，它构成一个三角形的结构，两层膜结构之间包

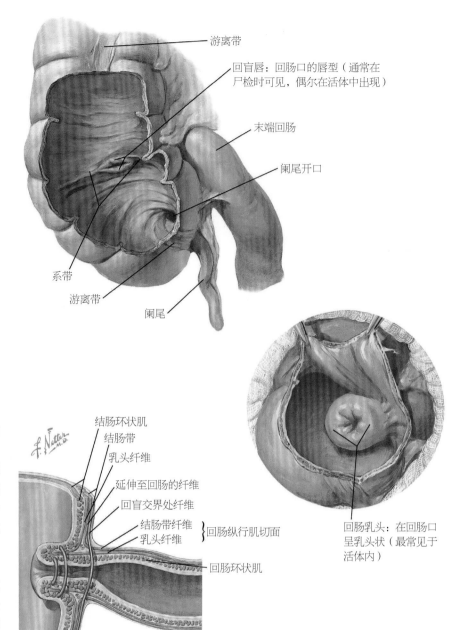

游离带

回盲唇：回肠口的唇型（通常在尸检时可见，偶尔在活体中出现）

末端回肠

阑尾开口

系带

游离带

阑尾

结肠环状肌
结肠带
乳头纤维
延伸至回肠的纤维
回盲交界处纤维
结肠带纤维
乳头纤维
回肠纵行肌切面
回肠环状肌

回肠开口处纤维分布示意图

回肠乳头：在回肠口呈乳头状（最常见于活体内）

回盲部（续）

含着阑尾血管或其分支。回盲下隐窝由回盲襞构成前壁，阑尾系膜构成后壁。

在一些个体中，腹壁右后外侧还存在一条或多条纤细的腹膜皱襞，在盲肠外侧者称为盲肠后襞，升结肠外侧者则称为结肠后襞。这些皱襞形成的隐窝较浅，通常不足以容纳肠袢，隐窝开口也较宽，不易形成内疝。

盲肠的活动度取决于其后方脏腹膜反折的形态及其与后腹膜的位置关系。不同个体间腹膜反折的形态和相对位置关系差异巨大。有时，腹膜反折可能位置极低，盲肠和末端回肠都牢固地融合于后腹壁。有时相反，反折位置极高，整个盲肠和末端回肠，甚至部分升结肠都被脏腹膜包裹，靠回肠系膜与腹后壁连接。在大多数情况下，反折位于这两种极端之间。反折线的形态可能是直线形、凸形、凹形或斜向左下方或右下方，或可能为向下延伸的窄带，形成一种类似盲肠系膜的结构。

在回肠末端进入盲肠处，除浆膜层外，回肠其他各层肠壁均一起插入盲肠壁内。这在盲肠腔内形成一对嘴唇样的结构，称为回肠口或回盲瓣。

在尸体解剖中，大部分个体（约60%）回肠口两侧存在一组横向皱褶，称为回肠口系带。这对褶皱形似月牙，是回肠内容物进入结肠的标志。回肠口的上系带与下系带也是区分升结肠和盲肠的标志。因此，有时也称上系带为回结肠唇；下系带为回盲肠唇。虽然多数回肠口旁是两瓣系带，但也有的会形成一个圆形的回肠乳头，当其关闭时，形似一个星号（*）。乳头

内的环形肌一般保持收缩状态以防止结肠内容物反流入回肠。但此肌并不是真正意义上的括约肌。回肠一些纵向平滑肌纤维与结肠系膜带相接续，其他纵向肌肉纤维参与构成回肠乳头。回肠和大肠的肌纤维在乳头处会合，大肠的环状肌肉包绕回肠的环状肌肉。两层环状肌与纵向肌纤维相交叉，但在靠近回肠开口的两层环状肌会合处并没有这种交叉结构。

增强 CT

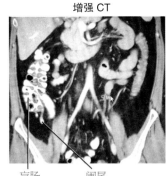

盲肠   阑尾

麦克伯尼点

阑尾

近端结肠上的阑尾有重要的临床意义。其体表投影位于髂前上棘与脐连线的外侧1/3处（麦克伯尼点）。在胎儿生命早期，盲肠尾部呈圆锥形，并逐渐变长变细，最终形成一个蠕虫状的结构。此后，由于盲肠壁生长速度不同，阑尾根部从盲肠的顶端移到后内侧壁上，此处正是三条结肠带汇聚成一条纵肌的地方。人类和猿的阑尾是退化的器官，是大肠狭窄而细小的分支（长度为2.5～25 cm，平均6～9 cm），不具有肠道功能（与此不同的是，一些鸟类和哺乳动物的蚓突相当长）。然而，当发生腹泻或其他结肠功能失调情况发生时，阑尾可以成为储存肠道正常菌群的仓库。阑尾的位置和走形在不同个体间变化较大，即使同一个体内也因时而异。阑尾的位置变化的差异在很大程度上是由于阑尾系膜的长度和宽度不同所致。阑尾系膜和近旁的回盲襞围成一个书立样的空间，称为回盲下隐窝。

阑尾系膜给阑尾提供了宽广的活动范围。通常阑尾位于骨盆上方，但由于个体差异和活动范围大的原因，实际上也可能向下接触到盆腔器官（如子宫及其附件或膀胱）。甚至它可以出现在腹股沟斜疝的疝囊内，或构成腹股沟直疝的内容物之一。阑尾也可能转向上方，在盲肠或回肠的前方或后方走形。当阑尾位于盲肠后方时，称为盲肠后位阑尾。这种阑尾一般活动度较差，位置较为固定，可能是因为炎症所致的粘连，也可能是在胚胎时期升结肠与后腹壁融合时将阑尾粘

阑尾的位置变异示意图

固定的盲肠后阑尾

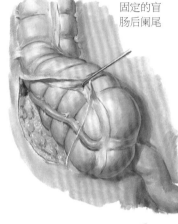

阑尾系膜
浆膜层（脏腹膜）
外层纵行肌
环状肌
黏膜下层
聚集性淋巴结
腺窝

在了盲肠后方。如果阑尾固定在更高的位置，如回肠后方，则称为"回肠后位"。和盲肠后位不同，有些回肠后位阑尾可以在盲肠后窝内外游走。

阑尾壁的结构和其他肠道相同，分为：黏膜层、黏膜下层、肌层和浆膜层。浆膜层（脏腹膜）覆盖了阑尾表面除了系膜附着处之外的所有区域。浆膜层深面是纵行的肌层，包绕整个阑尾。有时肌层可能出现一两处局部缺损，缺损处的浆膜层和黏膜下

层直接融合。在钡餐消化道造影检查中，阑尾在X线下显影可持续24小时。往往呈现为均匀的充盈，但如果阑尾腔显影呈节段性，也不能判定为存在病变。黏膜下层内有许多淋巴小结和丰富的弥散淋巴组织，因而阑尾也被称为"肠道的扁桃体"。黏膜层的结构和大肠基本相同，具备肠腺而没有肠绒毛和环形皱襞。在其肠腺窝的上皮组织中偶尔也能发现帕内特细胞（Paneth cell）的存在。

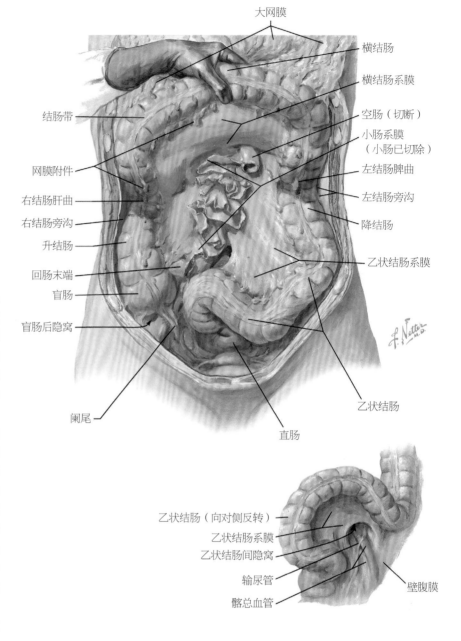

大网膜
横结肠
横结肠系膜
空肠（切断）
小肠系膜
（小肠已切除）
左结肠脾曲
左结肠旁沟
降结肠
乙状结肠系膜
结肠带
网膜附件
右结肠肝曲
右结肠旁沟
升结肠
回肠末端
盲肠
盲肠后隐窝
阑尾
乙状结肠
直肠

乙状结肠（向对侧反转）
乙状结肠系膜
乙状结肠间隐窝
输尿管
髂总血管
壁腹膜

结肠的位置及毗邻

大肠的肠腔管径通常在起始处（也就是盲肠的位置）最大，越接近直肠就越狭窄。然而，大肠管径在很大程度上因其功能状态而改变。在肠蠕动时，肠腔交替扩张和收缩，肠壁被紧缩褶皱分隔成许多袋样结构，称为结肠袋。大肠全长为120～150 cm。从盲肠开始，结肠又被细分为升结肠、横结肠、降结肠和乙状结肠四部分。升结肠和降结肠为腹膜间位器官，被腹膜固定于后腹壁，横结肠和乙状结肠为腹膜内位器官，被肠系膜固定于后腹壁。从整体上看，大肠的各部分大致形成了一个凸面向上的马蹄形弓状结构。可是，由于连接横结肠与乙状结肠的肠系膜长度不同，它的外观在个体之间也有相当大的差异。

升结肠平均长度为15～20 cm，它从回盲瓣几乎竖直向上到达结肠右曲（肝曲），并在此逐渐变成横结肠。从紧贴髂窝的髂肌处开始，升结肠向上跨过髂嵴，走形在腰大肌、腰方肌和腹横肌之间。结肠右曲位于右肾的前方，二者间以疏松结缔组织相连。由于受到结肠右曲的挤压，使肝的脏面出现所谓的"结肠压迹"。在肠腔扩张且没有小肠袢阻挡时，升结肠甚至可以与前腹壁相接触。升结肠转向左侧成为横结肠。此处它毗邻十二指肠降部和右肾的内侧面。

横结肠长度为30～60 cm，起自结肠右曲（肝曲），止于略偏上方的结肠左曲（脾区）。它作为腹膜内位

器官，是通过肠系膜与后腹壁相连接的。此系膜称为"横结肠系膜"，在两端结肠曲处很短，而在横结肠中部最长。由于横结肠系膜的这种结构，使得横结肠活动范围相当广泛，松弛时甚至可以下垂至盆腔内。横结肠系膜的附着线从右至左依次跨过十二指肠降部、胰腺和左肾。结肠左曲（脾区）位于左肾的外侧缘和脾下极处。大网膜的后表面附着于横结肠系

膜上方和横结肠前方的浆膜面。如果大网膜没有覆盖在结肠前方，横结肠的中间部分会直接接触前腹壁。由于个体间各器官的存在位置和充盈程度差异，横结肠右侧可能被肝和胆囊遮蔽，左侧则可能被胃和脾覆盖。

腹膜后位的降结肠，长20～25 cm，从结肠左曲向下延伸到髂嵴，或跨过髂嵴进入左髂窝。其前内侧面可能与小肠袢相毗邻。降结肠起始于

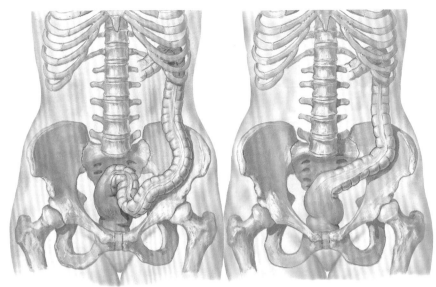

典型   变短、变直，倾向骨盆

结肠的位置及毗邻（续）

肾外缘和腰方肌之间，之后跨过髂肌最终到达腰大肌前方。这一走形也使得降结肠跨过股神经和生殖股神经，之后接续为乙状结肠。

降结肠和乙状结肠间并没有确切区分的标志。乙状结肠是降结肠和直肠之间的大肠。因乙状结肠存在系膜，使得此段结肠活动度较大，而系膜长度的个体差异导致乙状结肠活动度的有较大差别。其起始处可能在左髂嵴和真骨盆边缘之间。乙状结肠总是呈"Ω"形，跨过骨盆入口，凸向盆腔右侧，大约处于第1骶椎或第2骶椎水平。最后大约在第三骶椎的水平拐一个锐角与直肠汇合。然而，乙状结肠并非都是这种典型的形状。乙状结肠可能很短，以致斜向直插入骨盆；有时肠袢很长，会向右凸出很远，甚至向上进入腹部。成人乙状结肠的平均长度约为40 cm，儿童约为18 cm。但如前述个体差异的原因，它最长甚至达84 cm以上。乙状结肠系膜根部虽常有变异，但典型的走形是始于髂窝左上方，向内下行近10 cm后，再次向上到达第4腰椎右边的腰肌处，再向下进入骨盆。乙状结肠系膜的附着线形似不规则的倒置的钝角"V"形。此附着线从最高处转向下方时，会在动脉分叉的上方跨越左侧髂总脉和静脉。乙状结肠系膜的长度（即肠壁与系膜根部的距离）变异是相当巨大的。乙状结肠系膜在其内血管根

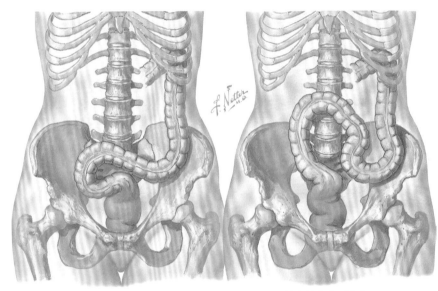

向对侧（右侧）成袢   乙状直肠曲升至腹腔

部处形成皱褶，腹膜围成凹陷称为"乙状结肠间隐窝"。此处的肠袢覆盖在髂外血管上，使之成为辨别乙状结肠血管干和髂外动静脉的标志。小肠袢可能突入此隐窝内而出现绞窄，形成罕见的"乙状结肠间疝"。左输尿管在腹膜后方通过乙状结肠间隐窝后侧。

乙状结肠和其余结肠拥有类似的环形肌层和纵行肌层结构。所不同的是，在乙状结肠末端，三条纵行的结肠带逐渐呈扇形增宽，当到达直乙交界处时，纵行肌层已将肠管完全包绕。同时，此处的环形肌也相应增厚。越接近乙状结肠末端，其上的肠脂垂也逐渐变小变少。我们一般感知不到肠脂垂的存在，除非肠脂垂的血管蒂发生扭转并出现缺血，在这种情况下，就会出现类似阑尾炎或憩室炎的症状。

结肠的结构

在组织学上，结肠和其他消化道的正常结构大体相同。尤其是结肠、盲肠和阑尾都有黏膜层、黏膜下层、双层肌层和浆膜层（或外膜层）。虽然和小肠肠壁结构层次相似，但结肠的管径明显更粗，管腔更宽。相比于小肠，结肠上存在三种特征性结构：①结肠带；②结肠袋；③肠脂垂。

结肠带是三条约8 mm宽的纵行带状结构，伴随结肠全程。是双层结构的肌层的外层部分。这层平滑肌结构纵向走形，与消化道其他部分不同，它不完整包绕肠管，而是汇聚成三条独立不相交的条带。结肠带之间的空间被一层薄的纵行平滑肌所覆盖。每条结肠带的名称都来源于其在横结肠上的位置。第一条，"系膜带"位于横结肠的后表面，两层结肠系膜之间。在升、降结肠上，它位于后内侧面；第二条，"网膜带"位于大网膜

的附着处，在横结肠的前上表面。在升、降结肠上，延续于后外侧面；第三条，"独立带"常位于横结肠的下表面，在升、降结肠上，走形于前面。在结肠两端，阑尾根部和直乙交界处，三条结肠带互相融合，形成均匀的纵行平滑肌套。通常，后外侧的网膜带和前方的独立带在乙状结肠远端融合成一宽的纵行带。在近端直肠的外纵行肌层上，只存在结肠带模糊痕迹，原因是此肌层在前后方显著增厚，外侧略薄。

"结肠袋"是结肠上更显著的一种囊袋状结构，存在于结肠带之间。各结肠袋之间被深浅不同的环状缩窄沟纹隔开。结肠袋的外膨程度取决于结肠带的收缩状态：结肠带收缩越剧烈，结肠袋外膨越明显；结肠带松弛时，结肠袋也几乎消失不见。由浆膜下脂肪聚集，形成的脂肪小袋称为"肠脂垂"。在升、降结肠上呈两列分布。而在横结肠上只存在沿着独立

带分布的一列。每个肠脂垂的体积会随着人的营养状态和体脂总量变化而发生改变。

在结肠腔内，黏膜层形成新月形的横向皱褶称为"半月襞"。它的位置与外侧结肠袋间的环沟相对应。与小肠皱襞（也称Kerckring襞）仅由黏膜和黏膜下层构成不同，半月襞中还有环形肌层。结肠黏膜上没有绒毛结构，这一点与小肠有显著差别。而与小肠相同的是，结肠黏膜也有肠腺（Lieberkühn腺窝），直肠的肠腺位置更深，甚至可以深达黏膜肌层。在黏膜下层，除了通常的血管、淋巴管、黏膜下神经丛，还有众多来自黏膜固有层中的淋巴小结穿透黏膜肌层进入黏膜下层。大肠的黏膜上皮是由一层高大的柱状细胞构成的，这些柱状细胞都是由位于腺体下1/3处的干细胞分化而来，并逐渐移向表面。在结肠黏膜上皮上，尤其是在腺窝底部，分布有大量的杯状细胞。

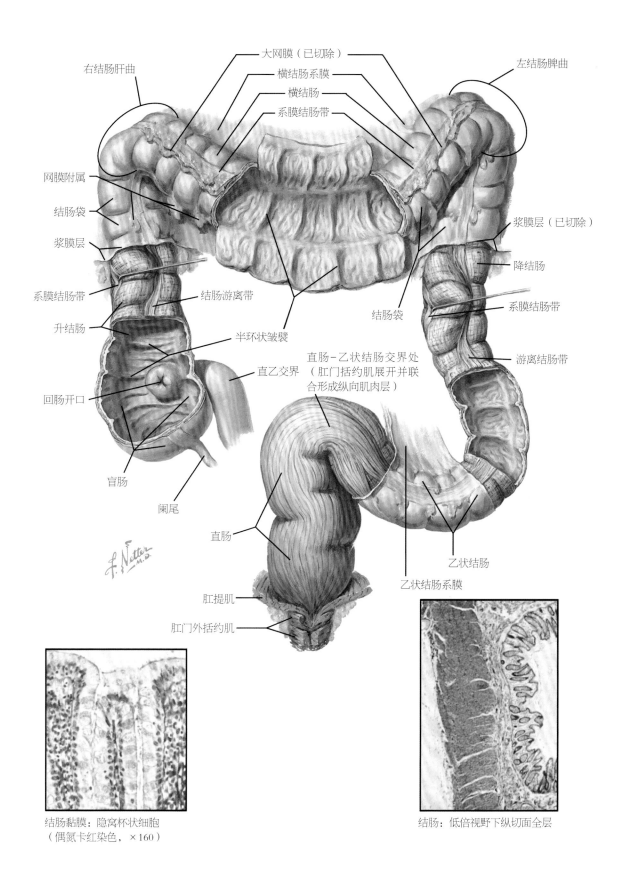

右结肠肝曲

大网膜（已切除）

横结肠系膜

横结肠

系膜结肠带

左结肠脾曲

网膜附属

结肠袋

浆膜层

系膜结肠带

升结肠

回肠开口

盲肠

阑尾

结肠游离带

半环状皱襞

直乙交界

浆膜层（已切除）

降结肠

系膜结肠带

游离结肠带

结肠袋

直肠-乙状结肠交界处
（肛门括约肌展开并联
合形成纵向肌肉层）

直肠

肛提肌

肛门外括约肌

乙状结肠

乙状结肠系膜

结肠黏膜：隐窝杯状细胞
（偶氮卡红染色，×160）

结肠：低倍视野下纵切面全层

直肠和肛管

胃肠道的终末端由直肠和肛管构成，但这二者来源于截然不同的胚胎结构。直肠是乙状结肠向下的延续，起始于直乙交界区，对应第三骶椎平面，下行10～15cm至肛直肠线。形成乙状结肠浆膜的脏腹膜也向下延续，却仅覆盖直肠的前壁和侧壁。后壁表面是外膜，直接与体后壁相连，此处一般并无肠系膜存在。仅在极少数情况下，在直乙交界处附近可能会出现一个很小的直肠系膜。因此，直肠通常是真正的腹膜后器官。被覆于直肠前方的腹膜向上反折，在男性形成"直肠膀胱陷凹"，将直肠和膀胱隔开；在女性则形成"直肠子宫陷凹"，将直肠和子宫隔开。此陷凹深度变异较大，直肠子宫陷凹往往比直肠膀胱陷凹更深：从肛门到此腹膜陷凹底部，男性平均约为7cm，女性仅为4cm。腹膜在直肠前方向两侧骶骨伸展，形成两条纵

沟，称为"直肠旁窝"。

为了更好地理解直肠的功能，我们将直肠人为区分为壶腹部和括约肌部两部分。壶腹部如同一个横向的裂隙，当有粪便储存时，可以被完全撑开，鼓胀起来。因此，它的形状和体积根据肠道充盈程度和腹腔压力的不同而差异巨大。直肠的周径在直乙交界区约为15cm，在最膨大处甚至可以超过35cm，而在穿越盆膈处（男性大约在前列腺中间水平，女性则在阴道中间水平），直肠会明显变窄。直肠的长度和直径在个体之间差异很大，而且测量较为主观，但总的来说，女性直肠比男性短小。直肠壶腹部的骶曲位于骶骨前。直肠的后壁在骶前继续向下延续至骶尾关节下方的水平，在接近肛提肌处走形稍趋水平。前壁则相对较直，平行且紧贴于女性阴道或男性膀胱的后部。无论从何种角度看来，直

肠也一点不"直"[拉丁词rectus（直）来源于早期解剖学家对不能直立行走的哺乳动物的解剖经验]。

直肠壶腹部分通常有三个侧曲。其中，上下的两个侧曲凸向右，中间曲则凸向左。这三个侧曲的凹面内壁对应的直肠腔内三个新月形的皱襞，此皱襞由黏膜、黏膜下层及环形肌层构成（肌层的纵行层并不参与构成）。这三个皱襞被称为"直肠横襞"（也称直肠瓣、休斯敦瓣），横襞环直肠内1/3～1/2周。上、下横襞位于左侧，上横襞位于直乙交界区下方约4cm处，下横襞位于齿状线上方2～3cm处，正是直肠壶腹开始收窄处。中间横襞通常位于右侧，平或略高于腹膜反折的水平，为齿状线上方6～7cm处。这个距离是直肠指诊时手指可能达到的极限位置。在多数情况下，中间横襞是三个侧襞中最大的一

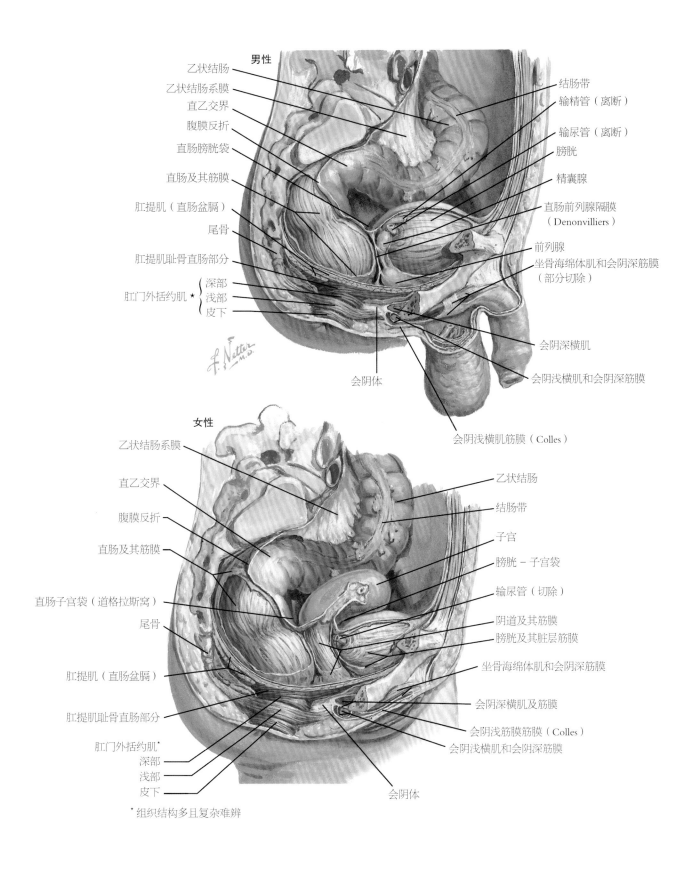

男性

乙状结肠
乙状结肠系膜
直乙交界
腹膜反折
直肠膀胱袋
直肠及其筋膜
肛提肌（直肠盆膈）
尾骨
肛提肌耻骨直肠部分
肛门外括约肌 ★ ｛ 深部
　　　　　　　 浅部
　　　　　　　 皮下

会阴体

结肠带
输精管（离断）
输尿管（离断）
膀胱
精囊腺
直肠前列腺隔膜
（Denonvilliers）
前列腺
坐骨海绵体肌和会阴深筋膜
（部分切除）
会阴深横肌
会阴浅横肌和会阴深筋膜
会阴浅横肌筋膜（Colles）

女性

乙状结肠系膜
直乙交界
腹膜反折
直肠及其筋膜
直肠子宫袋（道格拉斯窝）
尾骨
肛提肌（直肠盆膈）
肛提肌耻骨直肠部分
肛门外括约肌 *
深部
浅部
皮下

* 组织结构多且复杂难辨

会阴体

乙状结肠
结肠带
子宫
膀胱－子宫袋
输尿管（切除）
阴道及其筋膜
膀胱及其脏层筋膜
坐骨海绵体肌和会阴深筋膜
会阴深横肌及筋膜
会阴浅筋膜筋膜（Colles）
会阴浅横肌和会阴深筋膜

直肠和肛管（续）

个，但侧襞的个数和大小变异较大：可能会额外多出1～2个，或也可能只存在2个侧襞。

直肠的括约肌部，通常被认为是外科肛管的上1/3，始于肛门直肠肌环的上缘，通常在肛门口上方4～6cm处，直肠在此处明显缩窄。它向下延伸到齿状线（解剖学的肛直肠线）。齿状线是距肛门口2～3cm处直肠黏膜上一条不规则、波浪形的界线。这条线一直被认为是内胚层的原始消化管和外胚层的肛道的分界标志；然而，组织学证据表明，这种两种胚胎结构是在几厘米范围内逐渐转变的，并没有清晰的分界线。尽管如此，齿状线仍是肉眼可识别的重要环形结构，由上方6～12个凸起和下方间隔其间的相同数量的窦结构组成。齿状线上方凸起的是纵向黏膜，称为肛柱，也叫Morgagni柱。肛柱高

2～3cm，顶端融入肛门或直肠的黏膜。肛柱内的淋巴管和血管床比周围组织更丰富。齿状线呈不规则状的一部分原因，就是由于其是伴随着肛柱走形的。肛柱之间的山谷状凹陷是"肛窦"，又称Morgagni窦。肛柱的最下端（即齿状线处）被黏膜皱襞连在一起，此皱襞被称为"肛瓣"。注意，不要与直肠横襞（也可被称为直肠瓣）相混淆。绝大多数（并非所有）肛窦向下凹陷形成的口袋，称为肛隐窝（也叫肛门袋、Morgagni隐窝、Horne囊），深约1cm或更深。肛腺导管向肛隐窝内排放黏液。肛腺有时会深达括约肌内，被称为"肌间腺"。这些腺体和导管有时会导致肛门直肠感染。感染或炎症的发展可能形成肛周脓肿，甚至扩散至肛窦周围的皮肤，穿破表皮而形成肛瘘。

有些时候，肛柱形成乳头状凸起

突向直肠腔内，被称为"肛乳头"。大多数人没有肛乳头这一结构，但如果有，肛乳头可能会增生肥大，变成形似纤维息肉的样子，甚至可能从肛管脱出而出。

外科肛管的下2/3被称为解剖学肛管，起自齿状线，终止于肛门开口。解剖学肛管的上部称为肛梳，是因为齿状线外观如同梳子（齿状线的一个英文名称为pectinate line，"pectinate"同时有"梳状的；齿状的"两个意思）。肛梳是由黏膜皮肤上皮（有时被称为肛上皮）和上皮下的结缔组织构成的。此区域的重要性在于，它是两套血供和神经支配的过渡区：直肠由内脏系统供血及来自上方的神经支配，肛门由躯体系统供血及下方的神经支配。门静脉系统和髂内静脉分支的吻合也在这一区域，形成直肠内（静脉）丛。直肠自

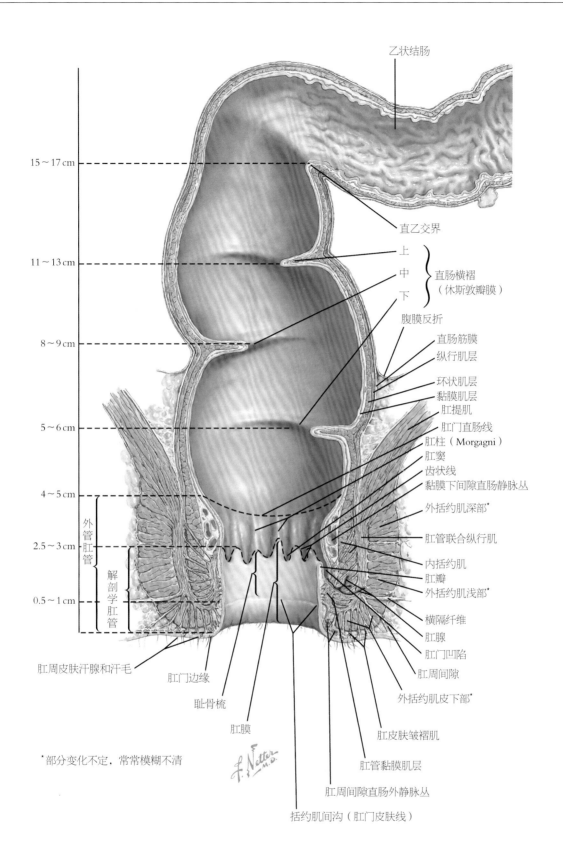

乙状结肠

15～17 cm

直乙交界

上
中　直肠横褶
下　（休斯敦瓣膜）

11～13 cm

腹膜反折

直肠筋膜
纵行肌层

8～9 cm

环状肌层
黏膜肌层
肛提肌

肛门直肠线

5～6 cm

肛柱（Morgagni）
肛窦
齿状线
黏膜下间隙直肠静脉丛

4～5 cm

外括约肌深部*

外
管
肛
管

肛管联合纵行肌

2.5～3 cm

内括约肌
肛瓣
外括约肌浅部*

解
剖
学
肛
管

横隔纤维
肛腺
肛门凹陷
肛周间隙

0.5～1 cm

肛周皮肤汗腺和汗毛

外括约肌皮下部*

肛门边缘

肛皮肤皱褶肌

耻骨梳

肛管黏膜肌层

肛膜

肛周间隙直肠外静脉丛

*部分变化不定，常常模糊不清

括约肌间沟（肛门皮肤线）

直肠和肛管（续）

主神经和肛管周围神经的连接，以及两个区域的淋巴引流也都存在于肛梳这个区域。构成肛门肌环的肌群包绕着肛梳，向下延伸1～1.5 cm至肛梳的下界——括约肌间沟（又称Hilton白线、肌间沟）。括约肌间沟是触诊时的一个明显标志性结构，是联合纵肌（肛提肌和外纵肌层）在肛梳区的附着处，位于肛门内括约肌圆钝的下缘和外括约肌皮下部之间水平。肛梳的临床意义在于，它是肛裂、纤维化（肛梳硬结）和炎症的好发部位。肛梳下方，有一个起自括约肌间沟，终于肛管外口，宽约1 cm的皮肤组织环。解剖学肛管的黏膜皮肤上皮区域包括肛周间隙、肛门外括约肌的皮下部和另一个门体静脉吻合区——直肠外（静脉）丛。

成年人肛管的轴线是向上、向前、指向肚脐方向的，与直肠轴线方向不同。而婴儿因为直肠曲并没有发育形成，其肛管和直肠轴线方向相同，这使得儿童更易罹患肛门或直肠脱出。

显微镜下，直肠黏膜比乙状结肠的更厚。越接近外科肛管，其色泽越红，血供越丰富，最下端接近紫红色。丰富的血供导致此处易于发生出血性病变。直肠黏膜的活动度也更大，有时甚至形成假息肉或者较大的皱襞。直肠的单层柱状上皮和结肠类似，只是在最下端时高度更矮，接近立方体。直肠和结肠同样拥有肠腺（Lieberkühn隐窝），含有大量杯状细胞。直肠的柱状上皮覆盖外科肛管的上1/3，在齿状线上变为复层鳞状上皮。柱状上皮覆盖着直肠内（静脉）丛、肛柱和肛窦。直肠的柱状上皮和肛门会阴区的复层鳞状上皮之间存在

一个肛周上皮移行区。此移行区内可以见到单层柱状、单层立方、复层立方和复层鳞状细胞上皮是混合交织在一起的。移行区的范围不仅仅只在齿状线周围，上界可以延伸到肛门直肠肌环处，下界则多不越过肛瓣。所以，认为仅齿状线是"黏膜、皮肤接合处"是不恰当的。

肛上皮中的复层鳞状上皮覆盖着肛柱和肛瓣，并在接近括约肌间沟时逐渐增厚。肛上皮本身缺乏黏液腺、皮脂腺和汗腺，并牢固地附着于肛梳的纤维肌肉组织上，而与肛周间隙之间存在间隔。括约肌间沟下方的肛上皮继续增厚，与具有黏液腺、皮脂腺和汗腺的肛门周围皮肤相续。肛周皮肤也有顶浆分泌腺分布，称为肛腺（也叫Gay肛腺）。此处有时会发生肛周的汗腺腺瘤。

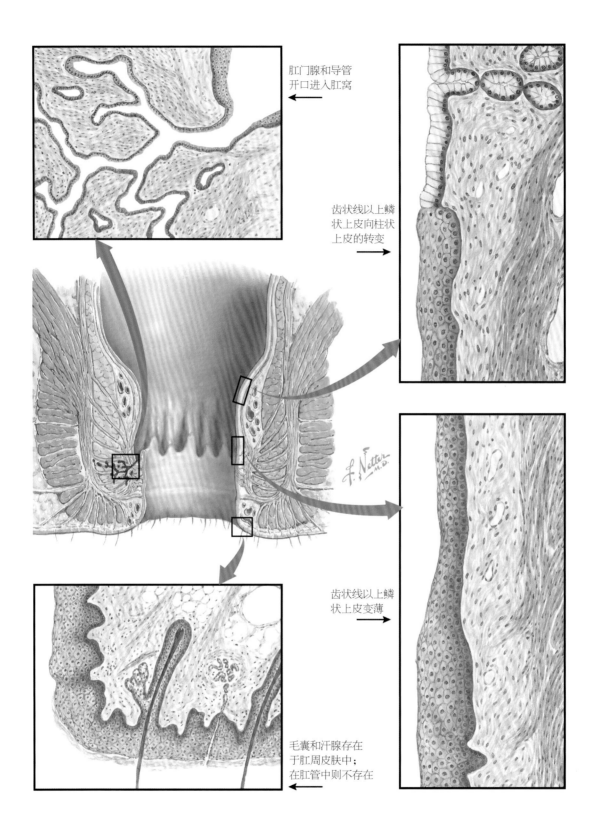

肛门腺和导管开口进入肛窝

齿状线以上鳞状上皮向柱状上皮的转变

齿状线以上鳞状上皮变薄

毛囊和汗腺存在于肛周皮肤中；在肛管中则不存在

肛门直肠肌肉系统

和其他肠道相同，直肠也有环形的内肌和纵行的外层平滑肌。然而，由于其又与肛门括约肌和肛提肌等骨骼肌融合交错，此处的肌肉结构复杂而独特。直乙交界处的结肠带向下延伸并延展，形成包裹于直肠外的较均匀的外纵肌。贴于直肠外纵肌内侧的肌层也是从乙状结肠内层环形肌延续而来。直肠壶腹的纵行肌和环形肌之间有大量的肌纤维交错。尤其是在直肠横襞对应的褶皱处，纵行肌肌束呈扇形插入内环肌层。在直肠末端，纵行平滑肌纤维与耻尾肌和耻骨直肠肌纤维融合，同时也与肛上筋膜纤维相融合，在外科肛管上部形成联合纵肌。在同一水平，环形平滑肌也增厚形成肛门内括约肌。

肛门内括约肌是受固有肌层神经丛和黏膜下神经丛的自节律神经支配的平滑肌，厚0.6~0.8cm、长3~5cm，在括约肌间沟水平（距肛门0.5~1cm

处）由于肌束重叠排列且被厚实的筋膜包裹，其下缘锐利而清晰，触诊时很容易分辨。

直肠外纵肌和提肛肌纤维组成的纵行肌向下延伸并包绕肛门内括约肌，此后该纵行肌也将被肛门外括约肌所包绕。纵行肌下行途中，会发出一些纤维弹性组织与穿入内括约肌的肌纤维交织在一起。形成的这种组织束斜向下穿入内括约肌时逐渐减少，直到最深处的组织束又转而向上。其中一些与发育完善的肛管黏膜肌层相融合的穿入组织束曾被称为"Kohlrausch黏膜支撑器"，而更适宜的名称为"肛黏膜下肌层"。这些纤维将肛梳表面的肛上皮锚定在其深面的组织和下1/3的肛门内括约肌上。在排便时，这种对其深面纤维肌肉起到固定作用的结构，给近旁的直肠内静脉丛提供了足够的支撑。它还帮助肛梳抵抗肛管所致的外翻趋势以及直

肠带来的下垂趋势。当下垂或者脱出确实发生之后，也是这个固定结构构成了肌间沟。在联合纵肌最下方，会发出呈扇形的纤维肌隔，它穿过肛门外括约肌皮下部的环形肌纤维，并附着于肛周皮肤上。这些纤维肌隔的肌肉成分（与一些肛门黏膜下肌层的纤维一起）构成了肛门皱皮肌。

联合纵肌的延伸部分在肛门外括约肌的外侧越过。这些延伸部分最重要的意义在于它们将括约肌的皮下部和浅部隔开，并且接续成为坐骨肛门窝的横隔。纵行肌向前方的延伸部分会向外括约肌上方的尿道反折，构成直肠膀胱肌的一部分；向后方的延伸部分到达尾骨，构成肛门尾骨韧带。联合纵肌在生理学研究、病理学研究以及直肠肛门外科手术中都有着极其重要的意义。它和肛提肌一起承担着提拉和括约肛管的任务。因在括约肌间沟水平的延伸部分和在外科肛管上

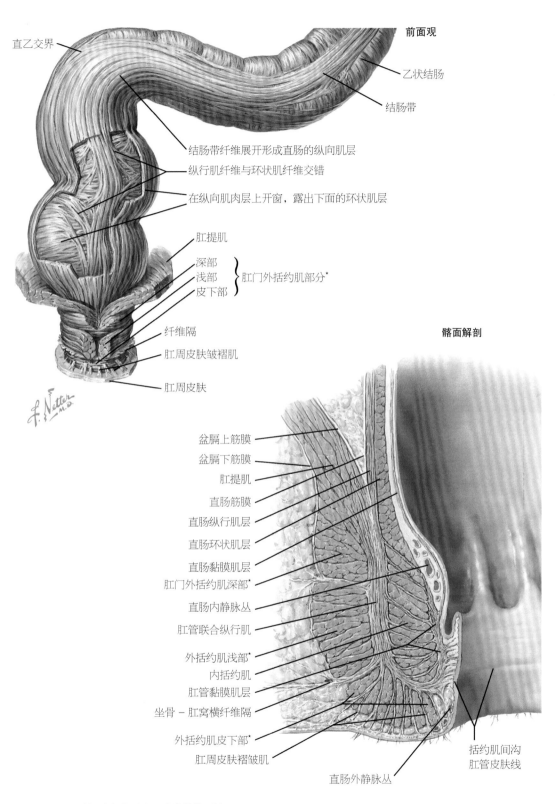

前面观

直乙交界

乙状结肠

结肠带

结肠带纤维展开形成直肠的纵向肌层

纵行肌纤维与环状肌纤维交错

在纵向肌肉层上开窗，露出下面的环状肌层

肛提肌

深部
浅部 } 肛门外括约肌部分*
皮下部

纤维隔

肛周皮肤皱褶肌

肛周皮肤

髂面解剖

盆膈上筋膜

盆膈下筋膜

肛提肌

直肠筋膜

直肠纵行肌层

直肠环状肌层

直肠黏膜肌层

肛门外括约肌深部*

直肠内静脉丛

肛管联合纵行肌

外括约肌浅部*

内括约肌

肛管黏膜肌层

坐骨-肛窝横纤维隔

外括约肌皮下部*

肛周皮肤褶皱肌

直肠外静脉丛

括约肌间沟
肛管皮肤线

*部分变化不定，常常模糊不清

肛门直肠肌肉系统（续）

1/3的筋膜结构的存在，联合纵肌限制着肛门直肠感染的扩散范围，也制约了肛瘘开口和瘘管的位置。从外科医生的角度看，联合纵肌末端纤维的重要意义在于：它使得内括约肌的下缘清晰可辨，而此下缘正是内痔切除术和痔上黏膜环切术的标志点。

肛管的最外及最下层的肌肉是分为三层结构的骨骼肌——肛门外括约肌。其三层结构分别为皮下部、浅部和深部。在外科手术中三部的区分比尸检时更清晰。皮下部直径3~5mm，紧挨肛缘上方环绕着肛门口，易于触及，常呈明显的环形的山脊状。在括约肌间沟水平，联合纵肌将皮下部和肛门内括约肌分隔开，皮下部处于内括约肌的下方稍偏外侧。从下方看去，皮下部常呈环形，但其纤维可能交错、向各个方向发出分支并向后方延伸。在男性，向前方中心缝方向延伸的肌纤维并不少见，而向后方延伸

的纤维有时也会附着于尾骨上。在女性，皮下部发育得更强壮一些，尤其在前方形成一个明显的环形带，在实施会阴切开术时会将其切断。皮下部的功能是通过联合纵肌的延伸部与肛提肌功能整合在一体而实现的。

紧邻皮下部的深面是呈椭圆形的肛门外括约肌浅部，它是三个部分中最大也是最强的部分。浅部于皮下部稍外侧，单独起于尾骨尖，因此也有时被称为尾骨部。浅部肌纤维包绕内括约肌的下部1/3~1/2。在男性体内，它还插入会阴中间点和球海绵体肌的中央筋膜缝中。而在女性体内，插入会阴中心腱的肌纤维很少，而大多数纤维汇入球海绵体肌，其中一部分可能向外延伸至坐骨耻骨支和坐骨结节，汇合入或独立于会阴浅横肌。在向前方走形的过程中，从左侧穿过肛管的纤维常常从前或外侧交叉到右侧，右侧的纤维也会同样交叉来到左

侧。向后方走形时，外括约肌浅部构成左、右两侧肛尾韧带的肌性部分。在肛尾韧带的深面及上方，是被肛管后深间隙所连通的左、右坐骨肛门窝。而在肛尾韧带的浅面及下方，是被肛管后浅间隙所连通的左、右肛周间隙。

肛门外括约肌的深部也是一个环形的肌性带。它一般不会附着于尾骨上，而是在通过直肠末端的后方时，与耻骨直肠肌相交汇。外科肛管的上1/3部分被肛门外括约肌的深部所环绕，一些纤维会和肛提肌的直肠前肌束一起附着于会阴体上，或者在交叉到对侧后与会阴浅横肌融合并向坐骨方向延伸。

直肠肛管依靠以肛提肌为主的盆膈肌群维持其正常位置。肛提肌是几乎连续的薄片状的骨骼肌，但通常又分为三个独立的部分，分别名为耻骨直肠肌、耻尾肌、髂尾肌。理解肛提

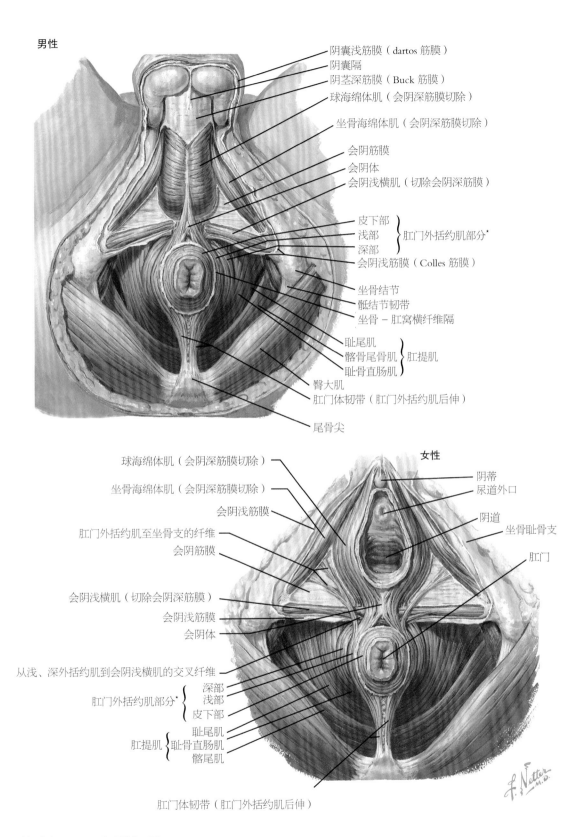

男性

阴囊浅筋膜（dartos 筋膜）
阴囊隔
阴茎深筋膜（Buck 筋膜）
球海绵体肌（会阴深筋膜切除）
坐骨海绵体肌（会阴深筋膜切除）
会阴筋膜
会阴体
会阴浅横肌（切除会阴深筋膜）
皮下部
浅部 ⎫ 肛门外括约肌部分*
深部 ⎭
会阴浅筋膜（Colles 筋膜）
坐骨结节
骶结节韧带
坐骨－肛窝横纤维隔
耻尾肌
髂骨尾骨肌 ⎫ 肛提肌
耻骨直肠肌 ⎭
臀大肌
肛门体韧带（肛门外括约肌后伸）
尾骨尖

球海绵体肌（会阴深筋膜切除）
坐骨海绵体肌（会阴深筋膜切除）
会阴浅筋膜
肛门外括约肌至坐骨支的纤维
会阴筋膜
会阴浅横肌（切除会阴深筋膜）
会阴浅筋膜
会阴体
从浅、深外括约肌到会阴浅横肌的交叉纤维
深部
肛门外括约肌部分* ⎫ 浅部
皮下部
耻尾肌
肛提肌 ⎫ 耻骨直肠肌
髂尾肌
肛门体韧带（肛门外括约肌后伸）

女性

阴蒂
尿道外口
阴道
坐骨耻骨支
肛门

*部分变化不定，常常模糊不清

肛门直肠肌肉系统（续）

肌结构的另一种方法是将之看成骨盆出口的分隔结构，它将骨盆出口分出盆膈平面和膈下平面两个部分。盆膈平面主要是由宽而扁平的耻尾肌和髂尾肌组成，而耻骨直肠肌只有少量的腹侧肌束参与其中。膈下平面则是由耻尾肌和耻骨直肠肌的下延部分及附近内脏出口（肛管等）的肌层组成。盆膈平面相对水平，而膈下平面则因为肌纤维呈漏斗状包绕着直肠肛管和泌尿生殖系统出口而较为垂直。

耻骨直肠肌只参与构成了盆膈平面的一小部分，而其绝大部分都在膈下平面中。它是肛提肌的最中心部分，起自耻尾肌在耻骨上起始处的内侧。在起始处，二肌间并无明显可辨的界限，之后耻骨直肠肌的肌纤维水平向后方从两侧越过骨盆出口，然后逐渐靠向耻尾肌的内下方。这时，起始处的水平部变为内侧面，而内侧缘则变为下缘。它正好在直肠的后方

联合纵肌的表面形成一个吊索状的结构。在与其所附着的肛门外括约肌深部汇合后，这个吊索状的肌束形成了肛直肠肌环的后半部分。此肌环在肛肠外科学中有重要意义。虽然耻骨直肠肌没有附着于尾骨，但中线缝向后发出纤维束与尾骨相连，固定了耻骨直肠肌的后方。耻骨直肠肌也向直肠前方发出纤维肌肉组织，到达前列腺或阴道以及直肠联合纵肌。女性的耻骨直肠肌更粗壮且易于识别。耻尾肌的起始处在耻骨直肠肌起始处的外侧。它起于耻骨和耻骨上支后面、耻骨联合和闭孔内侧之间，并向后延续，附着于闭孔内肌增厚的筋膜所形成的腱弓前缘。从此处再出发，肌纤维向后内方沿着骨盆出口的边缘，在耻骨直肠肌的正上方环绕直肠。两侧的纤维在中线处互相融合，参与形成连接至尾骨面的肌缝，并与耻骨直肠肌部分相连。腱膜沿着骶骨从此缝延

伸出去，形成骶尾前韧带。耻尾肌处于膈下平面的那部分，是由连接至前列腺、尿道、阴道、直肠和肛管的纤维肌性组织构成的。这些纤维肌组织会与纵肌和内脏出口的筋膜套相融合，桥接二者间的空隙。两侧的纤维还相互交错，直肠前束就是由连接了两侧的纤维构成的。

髂尾肌几乎全都起自闭孔内肌增厚的内侧筋膜——肛提肌腱弓。腱弓起自闭孔后方，向后延伸并附着在坐骨棘的正上方。髂尾肌肌纤维往内下略偏后方向汇聚，在耻尾肌的下方不远处汇合成肛提肌。

肛提肌的各部分合在一起，从上方看去，呈一个漏斗形的结构。漏斗边缘附着于耻骨、腱弓和坐骨上，最低点则是肛管。所以，肛提肌固定着盆底结构。当提举重物、咳嗽、排便等动作导致腹内压增高时，肛提肌是对抗这种压力的支持结构。除此之

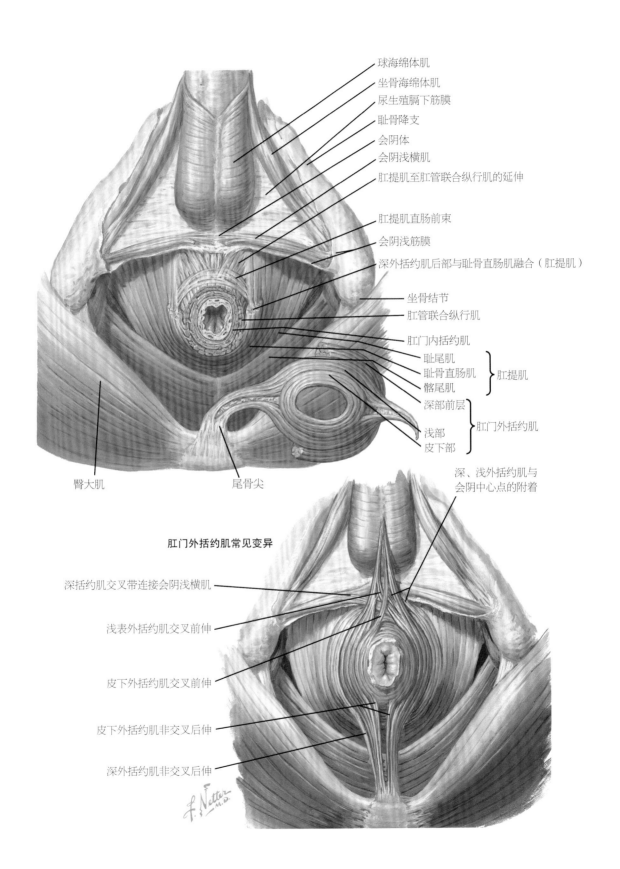

球海绵体肌
坐骨海绵体肌
尿生殖膈下筋膜
耻骨降支
会阴体
会阴浅横肌
肛提肌至肛管联合纵行肌的延伸

肛提肌直肠前束
会阴浅筋膜
深外括约肌后部与耻骨直肠肌融合（肛提肌）

坐骨结节
肛管联合纵行肌
肛门内括约肌
耻尾肌
耻骨直肠肌   } 肛提肌
髂尾肌
深部前层
浅部   } 肛门外括约肌
皮下部

臀大肌

尾骨尖

肛门外括约肌常见变异

深、浅外括约肌与会阴中心点的附着

深括约肌交叉带连接会阴浅横肌

浅表外括约肌交叉前伸

皮下外括约肌交叉前伸

皮下外括约肌非交叉后伸

深外括约肌非交叉后伸

肛门直肠肌肉系统（续）

外，耻尾肌和耻骨直肠肌的吊索结构
还形成了肛管直肠肌环，包绕直肠壶
腹的下部和外科肛管的上部。肌环后
部隆起的耻骨直肠肌吊索纤维也是一
个显著的解剖标志。肌环较为平坦的
前部是由肛门内括约肌、被称为直肠
前束（Luschka纤维）的耻尾肌延展部
以及联合纵肌所构成，肛门外括约肌
深部又包裹在外。通过对盆底骨骼肌
和末端肠道的平滑肌功能的整合，肛
提肌对括约肌收缩和放松肛门的功能
起到明显协同和支持作用。肛直肠肌

环的后半部分连同耻骨直肠肌吊索在
收缩时，将直肠拉向耻骨方向，使得
肛门直肠管的成角更大，使骨盆口缩
窄变短，同时提升肛门，这一系列改
变均有助于关闭肛管。

尾骨肌在肛提肌的下方构成了盆
底的另一部分。肛提肌和尾骨肌共同
构成了盆膈。二者都由第4对（有时是
第3对）骶神经腹支发出的分支支配。
这些神经穿入肌肉前，均走形于所支
配肌肉的上表面。肛门外括约肌受阴
部神经分支——直肠下神经和会阴神
经支配。

从临床经验出发，大部分的肛门

肌肉系统并不对肛门的控便能力造
成影响。但当肛门直肠环（尤其是前
面和侧面）被完全切断时，由于肌肉
萎缩，就容易出现一定程度的大便失
禁。肛肠手术时有一个重要的现象：
麻醉成功后，尤其是腰椎麻醉之后，
肛门直肠的肌肉系统的解剖学关系会
发生变化。所有的骨骼肌会松弛下
来，而内脏平滑肌张力保持不变甚至
升高。这会导致肛管变短，而内括约
肌移位到更低处，成为最先见到的环
绕肛门的肌肉。括约肌皮下部向外周
退缩且变得平坦，括约肌间沟可能消
失且难以触及。

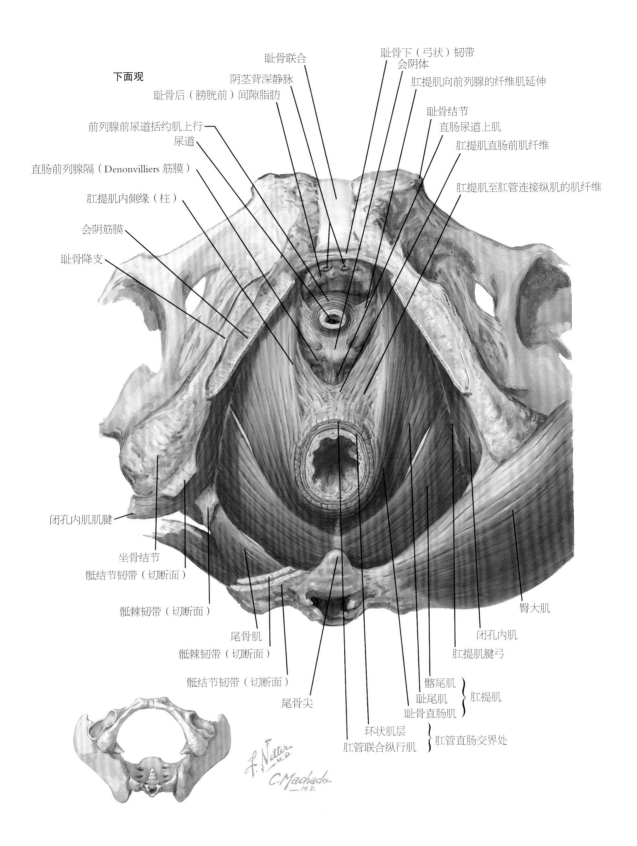

下面观

耻骨联合

阴茎背深静脉

耻骨后（膀胱前）间隙脂肪

前列腺前尿道括约肌上行

尿道

直肠前列腺隔（Denonvilliers 筋膜）

肛提肌内侧缘（柱）

会阴筋膜

耻骨降支

耻骨下（弓状）韧带

会阴体

肛提肌向前列腺的纤维肌延伸

耻骨结节

直肠尿道上肌

肛提肌直肠前肌纤维

肛提肌至肛管连接纵肌的肌纤维

闭孔内肌肌腱

坐骨结节

骶结节韧带（切断面）

骶棘韧带（切断面）

尾骨肌

骶棘韧带（切断面）

骶结节韧带（切断面）

尾骨尖

环状肌层

肛管联合纵行肌

臀大肌

闭孔内肌

肛提肌腱弓

髂尾肌

耻尾肌 } 肛提肌

耻骨直肠肌

肛管直肠交界处

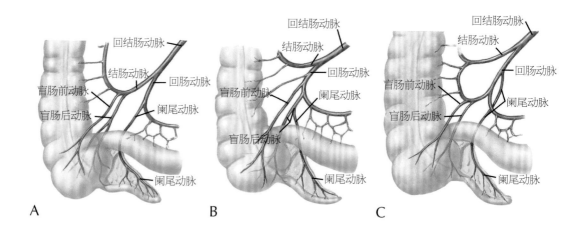

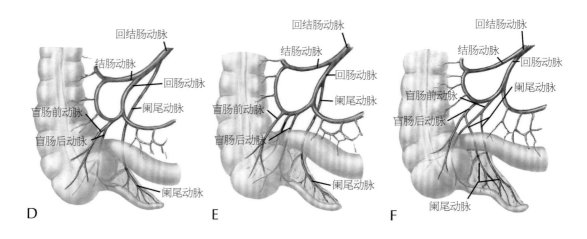

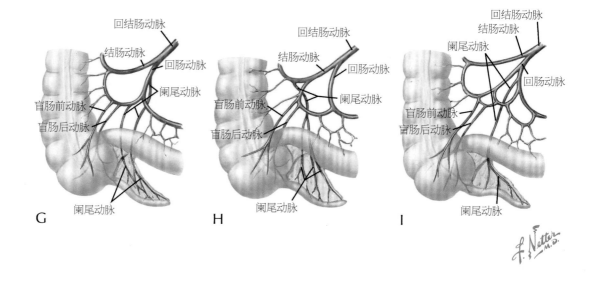

大肠的血供

　　典型的大肠血管分支模式图请参见专题1-1和专题1-2。此节我们将阐述大肠血供的起始、走形、吻合交汇和分布，以及各种变异情况。血供的各种变异情况相当常见，传统教材中的经典描述并不适用于每一个个体。大肠血供的典型模式简述如下：由肠系膜上动脉发出的回结肠动脉供应远端回肠，同时也发出阑尾动脉。盲肠受回结肠动脉发出的盲肠前、后动脉供应。肠系膜上动脉发出的另外两根血管——右结肠动脉和中结肠动脉，分别供应升结肠和横结肠。肠系膜下动脉分支形成左结肠动脉、乙状结肠动脉和直肠上动脉，分别供应降结肠、乙状结肠和直肠。右、中、左结肠动脉共同吻合形成边缘动脉（德拉蒙德边缘动脉，marginal artery of Drummond）。此动脉由于汇入了多支动脉，所以能为结肠提供相当富余的血供。许多直动脉由边缘动脉发

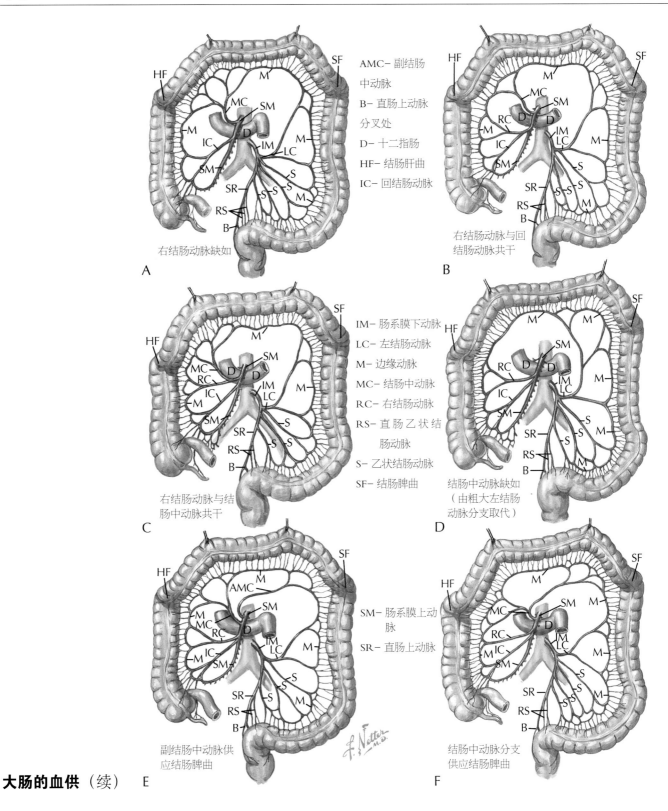

AMC- 副结肠
中动脉
B- 直肠上动脉
分叉处
D- 十二指肠
HF- 结肠肝曲
IC- 回结肠动脉

A 右结肠动脉缺如

B 右结肠动脉与回
结肠动脉共干

IM- 肠系膜下动脉
LC- 左结肠动脉
M- 边缘动脉
MC- 结肠中动脉
RC- 右结肠动脉
RS- 直肠乙状结
肠动脉
S- 乙状结肠动脉
SF- 结肠脾曲

C 右结肠动脉与结
肠中动脉共干

D 结肠中动脉缺如
（由粗大左结肠
动脉分支取代）

SM- 肠系膜上动
脉
SR- 直肠上动脉

E 副结肠中动脉供
应结肠脾曲

F 结肠中动脉分支
供应结肠脾曲

大肠的血供（续）

出，进入结肠进行供血。

行阑尾切除术时，必须识别并离断阑尾的血供，因此熟悉回结肠动脉分支的各种变异是非常重要的。回结肠动脉常分为回肠支和结肠支。回肠支会从后方向阑尾方向发出阑尾动脉，之后回肠支将与回肠动脉汇合。

结肠支往往会分出盲肠前、后动脉。阑尾动脉可能从回肠支的末端分出，且不走行于其后方（图3-15A）。盲肠前、后动脉以及阑尾动脉也可能由回肠支分出。在这种情况下，阑尾动脉可能发自盲肠后支（图3-15B）。回肠支与结肠支之间可能形成一级或

多级动脉弓（图3-15C～图3-15I）。盲肠前后两支可能由此动脉弓发出（图3-15C），也可能共干发出后再分成两支（图3-15D）。可能会出现两条盲肠后支（图3-15E），阑尾动脉也可能起自盲肠后动脉，或者盲肠前后动脉可能各发出分支，形成两条阑

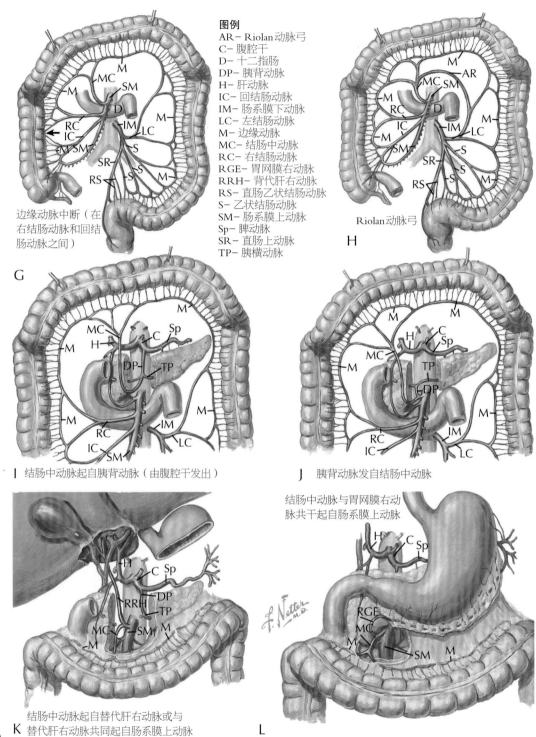

图例
AR- Riolan动脉弓
C- 腹腔干
D- 十二指肠
DP- 胰背动脉
H- 肝动脉
IC- 回结肠动脉
IM- 肠系膜下动脉
LC- 左结肠动脉
M- 边缘动脉
MC- 结肠中动脉
RC- 右结肠动脉
RGE- 胃网膜右动脉
RRH- 背代肝右动脉
RS- 直肠乙状结肠动脉
S- 乙状结肠动脉
SM- 肠系膜上动脉
Sp- 脾动脉
SR- 直肠上动脉
TP- 胰横动脉

G　边缘动脉中断（在右结肠动脉和回结肠动脉之间）

H　Riolan动脉弓

I　结肠中动脉起自胰背动脉（由腹腔干发出）

J　胰背动脉发自结肠中动脉

K　结肠中动脉起自替代肝右动脉或与替代肝右动脉共同起自肠系膜上动脉

L　结肠中动脉与胃网膜右动脉共干起自肠系膜上动脉

大肠的血供（续）

尾动脉（图3-15F）。甚至从动脉弓和回肠支上会发出多条阑尾动脉（图3-15G），有时也会从结肠支发出阑尾动脉（图3-15H）。如果回结肠支之间存在多级动脉弓，则情况更加复杂（图3-15I）。如果存在两条阑尾动脉，可能两条都供应整个阑尾；也有可能一条供应阑尾根部，另一条供应尖端。

有近20%的人右结肠动脉缺如。这时，升结肠的血供来自于汇入了回结肠动脉和中结肠动脉的边缘动脉（图3-16A）。右结肠动脉也有可能并非发自肠系膜上动脉，而发于回结肠动脉（图3-16B）。中结肠动脉往往不作为肠系膜上动脉的独立分支出现，而常被右中结肠总动脉干所替代，从其

上再发出中结肠支（图3-16C）。有时甚至会由增粗的左结肠动脉分支供应结肠肝曲（图3-16D）。有时会出现副中结肠动脉，此动脉常在横结肠系膜左侧与左结肠动脉分支吻合（图3-16E），也可能发自中结肠动脉主干，供应结肠脾曲。如果中结肠动脉是独立的动脉，则通常会分成两支供

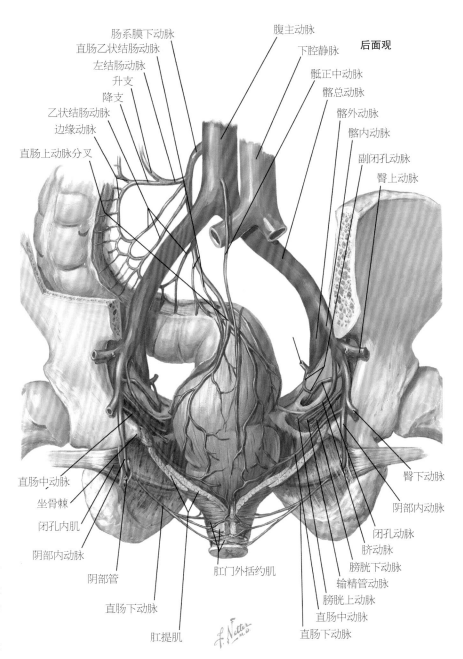

肠系膜下动脉
直肠乙状结肠动脉
左结肠动脉
升支
降支
乙状结肠动脉
边缘动脉
直肠上动脉分叉

腹主动脉
下腔静脉
后面观
骶正中动脉
髂总动脉
髂外动脉
髂内动脉
副闭孔动脉
臀上动脉

直肠中动脉
坐骨棘
闭孔内肌
阴部内动脉
阴部管
直肠下动脉
肛提肌

臀下动脉
阴部内动脉
闭孔动脉
脐动脉
膀胱下动脉
输精管动脉
膀胱上动脉
直肠中动脉
直肠下动脉

肛门外括约肌

大肠的血供（续）

应肝曲和脾曲（图3-16F）。平行于升结肠、横结肠、降结肠走行的边缘动脉，通常会接受右、中和左结肠动脉的汇入血流。有时动脉弓不连续，那么这个区域的结肠（图3-17G显示的是升结肠近端）则只由单一的结肠动脉供血。另一种变异情况是，中结肠动脉和左结肠动脉间形成粗大的动脉连接，成为有别于边缘动脉的动脉弓，即Riolan动脉弓（图3-17H），两动脉间多出的桥接血管会隐藏在横结肠系膜之中。

中结肠动脉有时也会奇异地从腹腔动脉干发出，而腹腔动脉干通常只供应前肠器官。这种情况的奇怪之处在于，即使横结肠紧邻多个前肠器官的前方，但终究是中肠的末段，不应该与前肠器官有同源血供。中结肠动脉也可能发自胰背动脉（在靠近

胰横动脉处），然后进入横结肠系膜供给横结肠（图3-17I）。也存在中结肠动脉发出胰背动脉的变异情况（图3-17J）。更罕见且复杂的变异是，中结肠动脉直接发自腹腔干或者脾动脉后，再发出胰横动脉。中结肠动脉偶尔也会发自胰头后方的副右肝动脉或者右肝动脉共干发出（图3-17K）。有时中结肠动脉会发出胃网膜右动脉（图3-17L），胃网膜右动脉通常是由腹腔干的分支胃十二指

肠动脉所发出。在上述各种变异中，胰体内都会存在联通腹腔干和肠系膜上动脉的吻合支。通常情况下，这两根主干血管的联通是通过供应胰头和十二指肠降部的两根动脉：胰十二指肠上动脉（腹腔干）和胰十二支持下动脉（肠系膜上动脉）之间吻合而形成的。胰体内新增的吻合动脉往往很细（直径1mm）；但当连接着肠系膜上动脉和肝动脉或胃网膜右动脉时，其直径也可增粗至2～3mm。

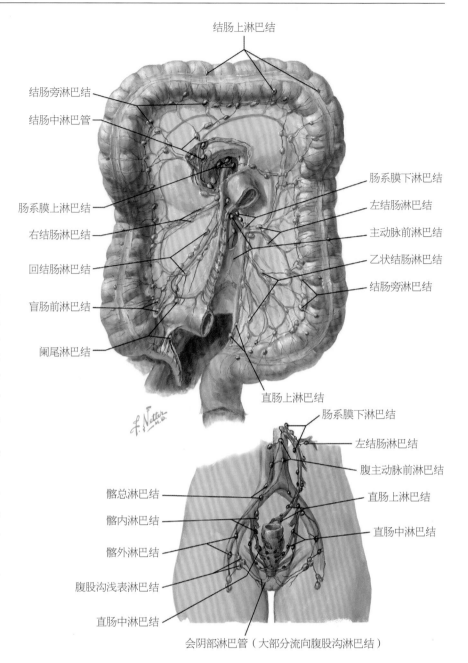

结肠上淋巴结

结肠旁淋巴结
结肠中淋巴管
肠系膜上淋巴结
右结肠淋巴结
回结肠淋巴结
盲肠前淋巴结
阑尾淋巴结

肠系膜下淋巴结
左结肠淋巴结
主动脉前淋巴结
乙状结肠淋巴结
结肠旁淋巴结

直肠上淋巴结
肠系膜下淋巴结
左结肠淋巴结
腹主动脉前淋巴结
直肠上淋巴结
直肠中淋巴结

髂总淋巴结
髂内淋巴结
髂外淋巴结
腹股沟浅表淋巴结
直肠中淋巴结

会阴部淋巴管（大部分流向腹股沟淋巴结）

大肠的淋巴引流

大肠的淋巴液首先汇入结肠上淋巴结，此组淋巴结位于结肠壁浆膜下。由于数量稀少，大多数淋巴液并不经过这些淋巴结。第一组重要的淋巴结是结肠旁淋巴结，位于各段结肠系膜中靠近升结肠、横结肠、降结肠和乙状结肠的连接处。这些淋巴结发出淋巴管，将淋巴液输送到伴行于附近同名血管的区域淋巴结中：回结肠淋巴结、右结肠淋巴结、中结肠淋巴结和左结肠淋巴结。沿回结肠动脉分布的大多数淋巴结引流来自包括阑尾在内的回结肠区的淋巴液（盲肠前淋巴结、盲肠后淋巴结、回盲部淋巴结和阑尾淋巴结）。回结肠淋巴结和腹膜后淋巴结（也包括走形在精索旁的淋巴结）存在交通，故而回盲部的细菌迁移有时会导致腹股沟浅淋巴结肿大。身体左侧也存在同样的交通。

回结肠、右结肠和中结肠淋巴结沿着同名血管走形，将淋巴液汇集到位于肠系膜上动脉根部的肠系膜上淋巴结群。降结肠和乙状结肠的淋巴管沿着肠系膜下血管的分支汇入肠系膜下淋巴结群。来自结肠脾曲的淋巴液一部分汇入肠系膜上淋巴结群，一部分汇入肠系膜下淋巴结群。部分淋巴液从肠系膜下淋巴结群发出后，在十二指肠空肠曲前内侧，沿肠系膜下血管的最上方分支，从左到右汇入肠系膜上淋巴结群。相反，引流结肠左下部的淋巴管汇入腹主动脉前淋巴结群后，继续流向腰椎淋巴结群、肠系膜上动脉淋巴结群和腹腔淋巴结群。

此处的淋巴液最终汇入乳糜池（一个袋状的淋巴管道）。乳糜池也接纳来自下肢、盆腔器官、后肠、中肠和前肠器官的淋巴回流。从乳糜池向上，淋巴液通过胸导管继续回流。胸导管的粗大管腔内存在明显的瓣膜结构，走形于主动脉和食管之间的后纵隔内。它通过主动脉弓后方，最终在左锁骨下静脉靠近左颈内静脉处将淋巴液注入静脉系统。

直肠和肛管的淋巴主要向两个方向引流。肛管上部通过各种中间淋巴结汇入主动脉前腰椎淋巴结群，继而流入肠系膜下淋巴结群。肛管下部则

经过会阴，沿着阴囊或者大阴唇到大腿内侧，进入腹股沟浅淋巴结群。

在直肠的外科肛管区域，淋巴液通过位于直肠壶腹下部后方的肛门直肠淋巴结群后，流入骶凹内直肠后方的骶淋巴结群；直肠壶腹及以上区域，淋巴直接回流入骶淋巴结群；直肠下部两侧的淋巴流入直肠旁淋巴结，通过伴随在三根直肠动脉旁的淋巴管道向上流入髂内淋巴结群，并继而流入髂总淋巴结群，再到腹主动脉前和腰椎淋巴结群，之后按常规途径经乳糜池、胸导管，最后汇入左锁骨下动脉。

体格检查

　　体格检查对于明确患者的诊断至关重要。胃肠检查有三个主要组成部分：视诊、听诊和触诊。医生应首先视诊患者的腹部是否对称，有无隆起包块、瘢痕、红斑、疝、沟痕或淤青。视诊最好通过将腹部划分为四个象限或九个部分进行，同时牢记每个器官在身体中的解剖位置。

　　用听诊器分别对腹部的四个象限进行听诊。听诊须先于触诊进行，以防止干扰肠蠕动状态。如果肠鸣音每隔 5～10 s 出现一次，就可以说患者肠鸣音正常。如果肠鸣音间隔小于 5 s，认为肠鸣音活跃。如果间隔大于 10 s，则认为肠鸣音减弱。肠鸣音活跃可以作为肠胃炎、肠梗阻、肠易激综合征或胃肠出血的诊断依据。肠鸣音减弱可作为肠梗阻、肠动力下降或穿孔的诊断依据。如果在一个区域听诊 3 min 或更长时间还没有肠鸣音出现，才诊断为肠鸣音消失。医生应以对腹部全部四个象限进行叩诊和触诊来完善检查。叩诊鼓音意味着存在胃肠道内积气或游离气体。叩诊浊音意味着存在实性肿块、大量液体淤积或粪便留存。触诊应以浅触诊开始，在患者耐受的情况下由浅入深。病变区域留到最后再触诊。特殊的疾病状态有特殊的查体表现。例如，当医生对腹部的右上象限触诊时，患者因疼痛而突然屏住呼吸，这就是墨菲征（Murphy sign）阳性。可作为胆囊炎诊断的依据。直肠指诊是全身检查的一部分，可作为泌尿系统、妇科、胃肠道或神经系统疾病检查的重要组成部分。这项检查可以发现肛周病变、直肠出血、直肠或前列腺疾病。直肠检查有多种体位。最常用的两种是胸膝位（背侧截石位）和抱膝的左侧卧位。开始检查时，首先检查肛门区域有无肿块、痔疮、皮赘、瘢痕、瘘或肛裂。然后，戴着手套用手指或棉签搔刮肛周区域，检查肛门反射是否能完整引出，

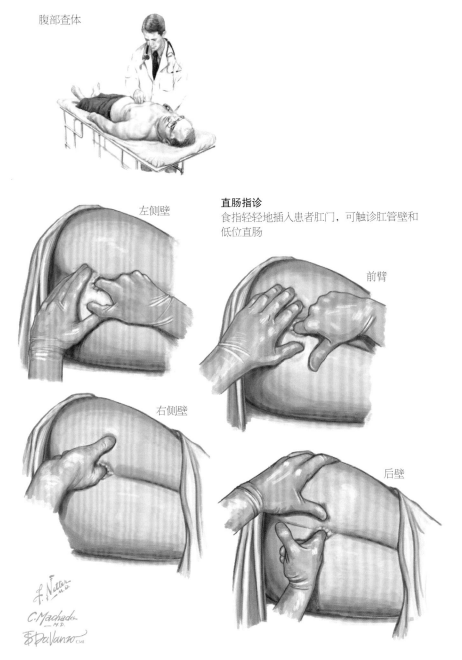

腹部查体

左侧壁

直肠指诊
食指轻轻地插入患者肛门，可触诊肛管壁和低位直肠

前臂

右侧壁

后壁

这是判断神经系统是否正常的标志。下一步，在适度润滑后，戴好手套，在患者肛门放松状态下以手指插入直肠。仔细探查直肠环周各处，是否存在肿块、粪便、疼痛，有无括约肌张力下降。如果怀疑大便失禁，可要求病人用力收缩肛门外括约肌，来判断括约肌张力。对于男性患者，均应检查前列腺是否肥大或形态不规则。对于主诉便秘的患者，可要求他做模拟排便的动作，来判断肌肉动作是否正常协调以及会阴下降的程度。模拟排便时，如肌肉动作不正常可能意味着肌肉协同失调。但由于病人在检查过程中可能感到尴尬或拘束，检查结果有时并不代表真实情况，所以需要进一步安排其他检查。在检查结束后，检查戴手套的手指有无血迹、黏液或异常粪便。在做肛门指诊的过程中，向患者解释检查的每一步骤极其重要，并注意要避免使用会引起患者误解或厌恶的不恰当语言。

（译者：刘辛）

腹部 CT 与腹部磁共振成像（MRI）对比

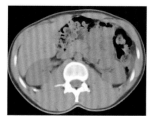
CT 平扫

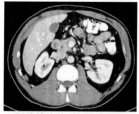
口服或静脉给予对比剂
的增强 CT

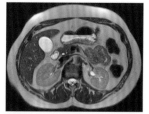
腹部MRI T2非抑脂像
（脂肪呈高信号）

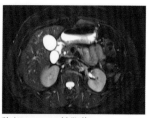
腹部MRI T2抑脂像
（脂肪低信号）

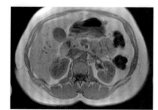
腹部MRI T1 非抑脂像

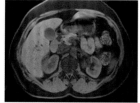
腹部MRI T1 抑脂像

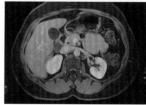
静脉给予对比剂的腹部增强
MRI T1 抑脂像

T1 指纵向弛豫时间，
T2 指横向弛豫时间。
特定的组织特征会影
响 T1 和 T2 图像上的
信号强度

CT	MRI
辐射	没有辐射
快（不到 5 min）	不是很快（通常超过 20 min）
整体上看实体器官、脂肪平面都不错	有利于病变的定性
最佳空间分辨率（"更薄"的图像，可以"解析"相近的病变）	最佳组织分辨率 [不同组织的氢（水）信号不同]
非常适合钙化（即小肾结石）	不利于钙化（即小肾结石）
有利于骨盆器官的整体外观，但细节有限	非常适合盆腔器官（子宫卵巢、前列腺、精囊）
静脉碘造影剂	钆基静脉造影剂

（引自 Cochard LR, Goodhartz LA, Hamath CB, et al. Netter's Introduction to Imaging, Elsevier, Philadelphia, 2012.）

常见诊断检查	说明
腹部 X 线片	肠穿孔、肠梗阻、尿路结石、肠缺血、巨结肠和大多数肠梗阻的评估
钡剂检查（单对比或双对比）	用于诊断炎症性肠病、狭窄、梗阻、假性梗阻、憩室病和肿瘤
腹部 CT	评估胰腺、肝病、癌症分期的最佳试验，对憩室炎，结肠肿块和转移性疾病有用。注：螺旋 CT 使用螺旋运动模式来提高结肠癌等疾病的分辨率
CT 腹部血管成像	评估主动脉夹层和动脉瘤。手术前后肾、胰腺和肝的评估。评估肾动脉疾病继发高血压。可能对治疗性止血有作用
CT 结肠造影或磁共振结肠造影（虚拟结肠镜）	可以显示结肠疾病，是结肠镜检查息肉和结肠癌的替代方法
排粪造影术	评估盆底功能障碍、直肠前突和其他导致排便问题的解剖问题
功能性磁共振成像	可用于评估盆底疾病
磁共振成像 (MRI)	评估克罗恩病和溃疡性结肠炎的程度；感染性肠病和缺血性肠病；胃、小肠和大肠的恶性和转移
PET/CT	用于评估转移性疾病的程度和制定治疗计划
腹部造影	使用放射性标记材料检测转移性疾病、胃肠道转运时间、胆管病理学和胃食管反流病
腔内超声	用于显示消化道和周围器官用于直肠癌分期和识别受损或病变黏膜组织的选择
传统腹部超声	评估实体器官（肝、脾、胆囊和胆管）。在紧急情况下，用创伤超声扫描（FAST）进行集中评估，以排除创伤。指导穿刺诊断腹水或指导大容量治疗性腹水

放射学和影像学检查

　　在过去的一个世纪里，放射成像和其他影像学方法取得了重大进展，使临床医生可以轻易地实现疾病的可视化、诊断和治疗。

　　制定影像学检查的最佳方案是选择既能完美回答当前的临床问题，又能限制成本和潜在副作用的检查。例

如，临床医生可以选择立位腹部X线片来排除消化道穿孔，因为它能够比CT扫描更快获得，辐射剂量明显减少，并且成本也较低。如果X线片提示膈下游离气体，即为诊断依据。临床医生也可以选择CT扫描，这样不仅能确诊消化道穿孔，还能确定穿孔原因。帮助外科医生描述穿孔的特征所带来的

益处可能比限制辐射剂量或检查费用更为重要。举例说明，CT扫描可显示局部穿孔或憩室炎合并炎症性改变。还需要记住的是，在某些表现为上腹痛的穿孔病人中，立位正位腹部X线片的敏感性可能并不足以除外腹腔游离气体。费用始终是所有患者的考虑，尤其是那些没有足够医疗保险的患者。

结肠镜检查

结肠镜检查是将长软管插入直肠和结肠以检查大肠疾病的操作。结肠镜检查的适应证包括结直肠肿瘤筛查或便血、贫血、腹泻和其他症状的诊断。乙状结肠镜检查是将软管插入距肛缘最多60 cm距离的操作。乙状结肠镜检查的适应证包括结直肠肿瘤筛查、肛肠手术术前评估、乙状结肠区域的已知病变检测、放射性肠炎等的局部治疗、异物去除、移植物抗宿主病或淀粉样变性的活检、支架或球囊扩张或者局部止血。本节的其余部分将集中在结肠镜检查上，虽然大多数的信息也适用于乙状结肠镜检查。

首先需要考虑的是，这项操作要有合理的适应证和合适的时机（例如，不应当对于一名因急性肺炎住院并伴有缺铁性贫血的患者进行结肠镜检查）。检查者应该对结肠的解剖和器械的功能有足够的了解，并且应该对诸如组织活检、止血和切除息肉等诊疗操作有充分准备。

虽然不同受训者达到一定的能力所需结肠镜操作例数不尽相同，但一般认为完成500例结肠镜检查可保证一定的成功率（>90%），但新的基于能力的评价方法也正在实施。

在大多数情况下，需要在结肠镜检查前进行肠道清洗。

大多数进行结肠镜检查而非乙状结肠镜检查的患者需要镇静。镇静可以通过静脉注射短效催眠药/遗忘剂如丙泊酚或阿片类药物和苯二氮䓬类药物完成。该操作可以在住院部或者门诊内镜诊室内进行，病人采取左侧卧位并屈身屈膝。在进行结肠镜检查前，必须行直肠指诊来排除任何妨碍器械自由通过的障碍，并检查肛门区域是否有损伤和缺陷。

润滑良好的结肠镜（一端具有光线和微型摄像机的长而灵活的狭窄管道）的使用窍门是用稳定的压力插入肛管并且缓缓地通过括约肌推入结肠。然后结肠镜检查继续进行，注意要将管腔一直保持在视野里直到盲

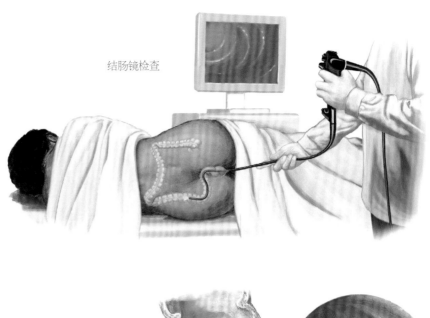

结肠镜检查

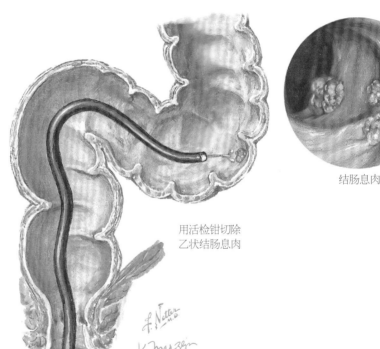

用活检钳切除
乙状结肠息肉

结肠息肉

肠。在需要的时候利用少量从充气袋吹出的空气可以帮助展开褶皱。

内镜医生可以通过灌洗和抽吸多余的残渣来获得更好的视野。

完整的结肠镜检查需要观察到盲肠。这一步要在阑尾开口和回盲瓣部位拍照来记录。将结肠镜插入回肠的诊断价值需要考虑相应操作的指征。

并不是所有患者都需要完整地检查结肠。例如，对于急性重症溃疡性结肠炎患者，内镜医生可能只需评价结肠远端和直肠，因为完整的检查会带来更高的并发症风险。然而，除此之外，应该努力进行完整的检查，利用镜体的转向和旋转达到盲肠。

在退镜过程中，通过显示器仔细观察评估肠黏膜。内镜医生的平均退镜时间越长，腺瘤的检出率可能越高。结肠内部也可以通过外科器械探查，这有助于诊断和治疗性干预。

检查者不应忽略进镜途中遇到的任何问题；如果遇到缩窄病变，检查者不应强行通过它。

和许多其他手术一样，结肠镜检查并非没有风险，但掌握必要的技术可以将风险降到最低。对病理状态的识别和评价依靠对正常变异范围的透彻认识。

组织活检和细胞学检查

通过活组织检查（活检）或细胞学检查获得的病理标本提供了与病人疾病有关的重要信息。以下各节将详细讨论结肠和直肠的组织活检和细胞学检查。

组织活检

内镜下组织活检是结肠和直肠组织活检最常用的技术。组织活检采用的活检钳是具有两个形状、尺寸和锯齿不同的钳杯，以此完成组织的抓取。大多数活检钳具有针钉样结构，既可用作抓握又可用作锚定取样。内镜活检钳可以被当做能烧灼组织的热钳，主要用于腔内止血或者息肉切除术。大多数操作使用冷钳，或者那些不能烧灼组织的器械。临床医生也可以选择使用一次性或可重复使用的活检钳。虽然使用一次性活检钳可以保证较少的样本污染，可重复使用的钳子更具成本效益，而且在清洁得当的情况下是卫生的。

组织活检最好用于确诊及指导后续治疗。例如，对于疑诊先天性巨结肠的患者，术前可考虑通过直肠活检术确诊。组织活检的方法各不相同，若所取活检为溃疡，病理学家要求从基底和边缘取样以排除不同的病因。

内镜下活检的出血和穿孔的风险比较小；然而，当患者已经处于出血风险和结肠穿孔状态时，禁行组织活检。以下是通常允许行活检的情况：

· 慢性腹泻：用以诊断镜下结肠炎（例如，胶原性或淋巴细胞性结肠炎）和淀粉样变性。
· 炎症性肠病：诊断和评价克罗恩病和溃疡性结肠炎；结肠癌筛查。
· 息肉和结肠癌：用于初步诊断；完整切除后的随访。
· 感染性结肠炎：常见原因是大肠埃希菌O157:H7、沙门菌、志贺菌、弯曲杆菌和难辨梭菌感染。
· 其他情况：用于确诊先天性巨结肠、肛门癌、脂肪瘤、Peutz-Jeghers综合征、白塞病及任何不明原因的结肠组织异常。

细胞学检查

细胞学检查是一种组织活检的替代方法，它可以识别感染和增生，如腺瘤进展为腺癌。刷片细胞学检查，顾名思义，是用灵活的刷子刮擦感兴趣的结肠区域。刮擦操作可将细胞从该区域提取，借助显微镜能够用于后续研究。虽然这项技术在多数结肠疾病的应用有限，但刷片细胞学检查在诊断结直肠癌的准确性上已经被证明与内镜下组织活检相同，并且当它

与组织活检配合时可提供最佳的诊断率。肛门直肠细胞学检查被认为是诊断肛门癌的金标准。

抗凝与组织活检

在文献中关于组织活检前停用抗凝药（如香豆素、肝素和Xa因子直接抑制剂）和抗血小板药物（如阿司匹林和氯吡格雷）以降低出血风险的问题尚存争议。停用这些药物会带来血栓栓塞事件的不良后果风险。冷活检中总体出血风险小于1%；息肉切除以及热钳或圈套器的使用会使出血风险升高。美国胃肠内镜检查学会制定了关于这些药物根据不同操作的风险和不同条件下不良事件风险的停用指导。接受低风险手术的患者，只要他们的国际标准化比值（INR）是治疗性的，就应该继续抗凝治疗。接受高风险手术的患者，应在术前3~5d停止抗凝药物治疗，并在手术后24h内重新服药，或遵医嘱。血栓栓塞事件风险较高的患者应使用肝素至术前数小时，而那些低风险的患者则无需肝素替代。以下情况被认为存在血栓高风险：心房颤动伴血栓栓塞事件、机械瓣伴血栓、机械瓣置换二尖瓣、机械瓣伴既往血栓事件、急性冠脉综合征、1年内曾放置冠脉支架以及心肌梗死后未放支架。

内镜下活检

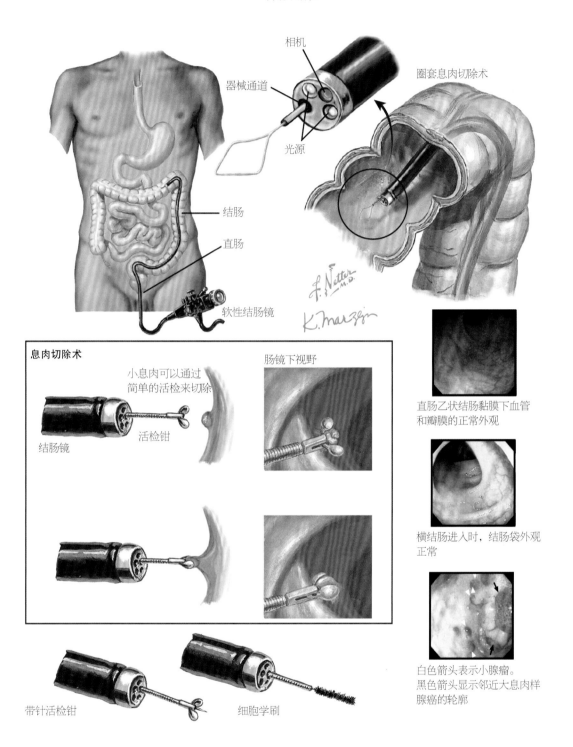

相机

器械通道

光源

圈套息肉切除术

结肠

直肠

软性结肠镜

息肉切除术

小息肉可以通过
简单的活检来切除

肠镜下视野

结肠镜

活检钳

带针活检钳

细胞学刷

直肠乙状结肠黏膜下血管
和瓣膜的正常外观

横结肠进入时，结肠袋外观
正常

白色箭头表示小腺瘤。
黑色箭头显示邻近大息肉样
腺癌的轮廓

肛门闭锁分型

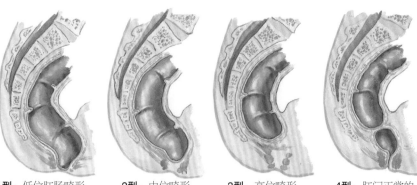

1型：低位肛肠畸形   2型：中位畸形   3型：高位畸形   4型：肛门正常的
直肠闭锁

瘘管类型（伴有肛门闭锁）

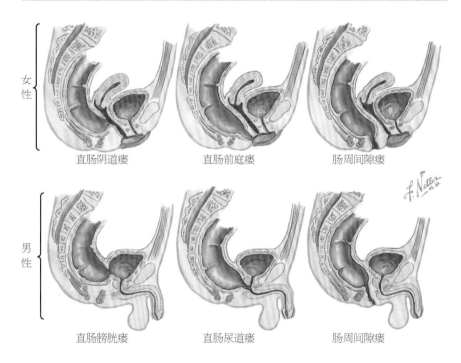

女性

直肠阴道瘘   直肠前庭瘘   肠周间隙瘘

男性

直肠膀胱瘘   直肠尿道瘘   肠周间隙瘘

先天性肠梗阻：肛门直肠畸形

　　通常情况下，在胚胎发育第8周，分隔直肠和肛门窝的泄殖腔膜被吸收，使肛门和直肠成为一条连续的管道。当泄殖腔膜没有崩解时，本应为肛门的部位没有开口，这种情况称为肛门闭锁。这是新生儿最常见的先天畸形之一（1∶5000活产儿），在男性中更为常见。已经观察到这种情况的几种变异。传统上，根据包括直肠盲袋、肛提肌复合体和骨盆骨性标志的相对位置在内的解剖标准，这些缺陷

被归类为低位、中位或高位。肛门闭锁且无瘘管者很罕见（仅占肛门直肠畸形的5%），而这种情况95%与唐氏综合征相关。肛管发育正常，但直肠完全闭锁也很罕见。识别畸形的性质很重要，因为不同类型的畸形修复手术的方法不同（专题3-26）。

　　肛门直肠畸形常伴有直肠和尿生殖窦不完全分离，所以在大多数肛门闭锁的婴儿中，男性可伴直肠尿道瘘或直肠会阴瘘，女性可伴直肠阴道瘘

或直肠会阴瘘。在男性患者中，瘘可开口进入膀胱（直肠膀胱瘘），或者前列腺，也可出现在尿道球部（直肠尿道瘘），或者可能出现在阴囊或会阴的皮肤上（直肠会阴瘘）。直肠尿道瘘在男性中常见，其次是直肠会阴瘘。在女性患者中，瘘可开口进入阴道（直肠阴道瘘）、前庭（直肠前庭瘘）、后阴唇系带或会阴（会阴直肠瘘）。直肠前庭瘘在女性中最常见，其次是直肠会阴皮肤瘘。女性另一个常

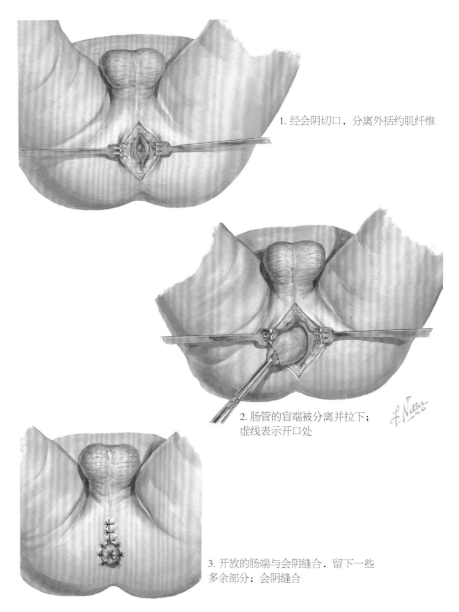

1. 经会阴切口，分离外括约肌纤维

2. 肠管的盲端被分离并拉下；虚线表示开口处

3. 开放的肠端与会阴缝合，留下一些多余部分；会阴缝合

先天性肠梗阻：肛门直肠畸形（续）

见的缺陷是泄殖腔存留，这种情况下只有一个由直肠、阴道和尿道融合而成的开口。

肛门闭锁通常在细致的体格检查或者插入直肠温度计时被诊断。如果24小时内未发现胎粪，应评估肛门的通畅情况，以便在肛门完全形成的情况下排除罕见的直肠肛管闭锁。当胎粪存在时，应仔细鉴别其来源。当胎粪通过瘘而不是肛门时，有时会漏诊伴有低位肛门直肠畸形的会阴瘘。并且应该进行会阴检查来发现直肠会阴瘘。直肠前庭瘘表现为除了正常

的尿道口和阴道外，前庭内有第三个开口。会阴只存在单一的开口提示泄殖腔存留。其他诊断标志取决于瘘口的大小和位置。胎粪可能出现在尿道口，或者可以在尿液的显微镜检查中发现胎粪颗粒，但这通常需要24小时才能发现。膀胱内的气体是一种罕见的X线征象，表明肠道和尿道之间存在连通。如果瘘管开口于会阴，利用造影剂（瘘管造影）可显示瘘管的来源和位置。另外，将造影剂加入膀胱也可以显示瘘的轮廓（膀胱尿道造影）。即使是婴儿阶段，也可以利用MRI这种新的影像学技术进行诊断。

如果24小时内没有临床证据提示明显的位置异常，直肠盲袋和肛门窝之间的距离可以用解剖学标准和影像学方法来评估。空气在第一个24小时进入到胃肠道并通过持续蠕动到达直肠，将婴儿倒立可使空气到达直肠盲袋的底端，可通过X线显影。通过它与肛门窝放置的不透X线标志物以及耻尾线和坐骨线等骨性标志的相对位置来确定直肠盲袋和肛门窝之间的距离。这使肛门直肠畸形可大体由直肠盲袋的位置划分为高位（肛提肌以上）、中位（部分经肛提肌）或低位（完全经肛提肌）。

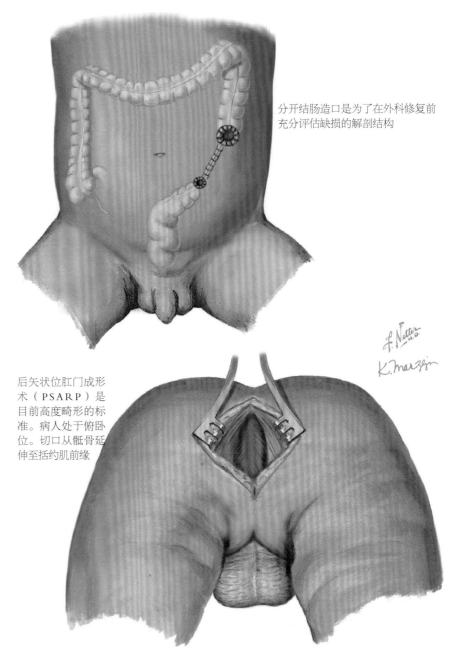

分开结肠造口是为了在外科修复前充分评估缺损的解剖结构

后矢状位肛门成形术（PSARP）是目前高度畸形的标准。病人处于俯卧位。切口从骶骨延伸至括约肌前缘

先天性肠梗阻：肛门直肠畸形的治疗

手术修复肛门直肠畸形的目标已经从挽救生命发展到尽可能多地保留胃肠、泌尿系统和性功能。这对于让患儿有正常的社会交往和发展成健康的成年人是至关重要的。

在最简单的情况下，正常位置上闭锁的肛门内透过一层薄膜可以看见胎粪，这种情况一般不需要外科手术治疗。用钝性器械穿透该薄膜是简单、安全、彻底和有效的。对于患有肛门直肠畸形的男孩和女孩，可以采用会阴入路进行最终的手术修复。外括约肌可用肌肉电刺激器定位。病人采用截石位，任何会阴瘘都要向直肠方向解剖。会阴部纵切口提供了最好和最安全的术野显露。手术区域应靠近中线解剖，避免神经和血管损伤。外括约肌的肌纤维呈粗大的马蹄形，其尖端指向后方。直肠盲袋因充满胎粪而呈蓝色球状肿块。（用止血钳或丝线）抓住直肠盲袋的最远端用以牵引。继续解剖，保持尽可能接近肠管，避免破坏邻近结构，直到游离出足够长的结肠，使盲袋的顶端可无张力地牵引到皮肤边缘。打开盲袋并排空胎粪。用间断缝合术将肠壁全层和打通的肛门窝皮肤吻合。剩余会阴切口的前面部分逐层关闭。

对于中高位肛门直肠畸形，后肠到肛门的距离以及潜在瘘的性质和位置并不清楚，因此需要进一步解剖学定位。缺乏相关解剖学知识会增加会阴探查手术的医源性损伤风险，在这种情况下，可以决定在降结肠和乙状结肠交界处进行转流造口。这种造口术既允许大便通过，又可以进一步明确相应的解剖关系，并且不妨碍后续专科的手术矫正。将造影剂以一定压力注入瘘口可以用来描绘尿瘘的位置。一旦对缺陷的解剖有了充分认识，就可以进行外科修复。

在这些情况下，当前标准的重建手术是后矢状切口肛门成形术，该术式由Pena和他的同事开创。在这种手术中，病人呈俯卧位并抬高骨盆。从骶骨到肛门窝延中线做矢状切口，并且切开深方的肌肉。在整个过程中，通过肌肉刺激来识别包括括约肌复合体的肌肉层和肛提肌，在这些病人中，括约肌通常形成不良。后入路可以安全地显露后肠以及从尿道或阴道等结构间解剖出瘘管。将游离足够长度的直肠置于括约肌内进行重建和缝合。某些病变在盆腔内的位置过高而难以仅通过后矢状入路肛门成形术安全完成，如直肠膀胱畸形和直肠前列腺畸形。这种情况可能需要同时行腹腔镜甚至剖腹手术，以完成瘘管的成功分离和直肠的复位。为了维持自主排尿和排便，传入和传出神经必须仔细保留。虽然有这些预防措施，高位肛门直肠畸形患者的大便失禁概率还是会明显升高。

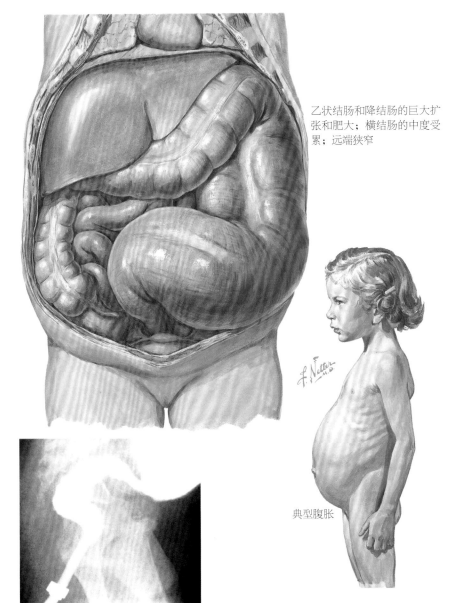

乙状结肠和降结肠的巨大扩张和肥大；横结肠的中度受累；远端狭窄

典型腹胀

钡灌肠：典型的远端狭窄节段

先天性肠梗阻：先天性巨结肠

巨结肠是一种描述性术语，已被用于许多临床实体，其中包括结肠扩张、肥大或冗长。巨结肠既可以先天获得，也可以后天获得。先天性巨结肠（HD）是一种先天性疾病，其原因是结肠的肌层和黏膜下神经丛中缺乏神经节细胞。这种疾病在活产婴儿中的发病率为1:5000，且在男孩中更为普遍。HD有时被称为无神经节性巨结肠，源于神经嵴细胞无法达到分化为肠神经系统神经节细胞的正常生长目标。这种局部神经回路在调节肠蠕动中发挥着关键作用。在没有神经节细胞的情况下，受支配区域结肠会痉挛，并导致假性梗阻。假性梗阻导致紧邻无神经节区域的结肠段极端扩张。受影响结肠的长度可以变化，但它总是在直肠的齿状线处终止，可以进行微创活检。

HD的诊断通常在新生儿期（＞80%），表现为呕吐胆汁、腹胀，以及在出生后48小时内未能排出胎粪。在较大的儿童中，父母一般因儿童便秘前来就诊。严重的功能性便秘比HD更会引起对儿童就诊的关注，而鉴别诊断则需要区别这两种疾病。虽然临床

体征和症状有很大的变化范围，但典型的情况很容易区别。患有慢性功能性便秘的孩子通常表现得很健康，达到了各成长阶段的标准。然而，患有HD的孩子更有可能患有慢性疾病，腹部膨大，在成长发育过程中表现出营养不良的迹象。患有HD的儿童在出生后通常有胎粪延迟（＞36小时）的病史，病史中经常包括"孩子从不正常排便"的说法。灌肠剂、泻药和其他疗法都是无效的。偶尔也会出现"腹

泻"的症状，对此更恰当的描述是，有液体肠内容物包绕粪便。与功能性便秘不同，HD不会排出大口径粪便。

在体格检查中，功能性便秘的儿童的腹部相对正常，在乙状结肠处可以触到坚硬的粪块。在直肠检查中，括约肌可能正常或松弛，在此处会触到粪便。或者如果肠道最近被排空，直肠壶腹似乎有很大的容量。而患有HD的孩子腹部膨大，肌肉组织缺乏张力。可触及肠道内巨大的粪便阻塞。

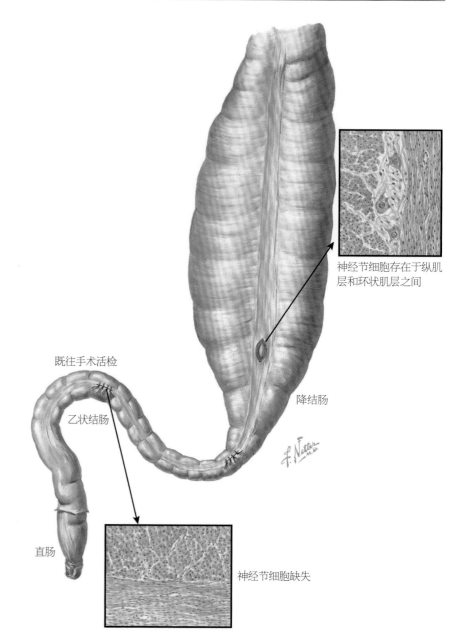

神经节细胞存在于纵肌层和环状肌层之间

既往手术活检

乙状结肠

降结肠

直肠

神经节细胞缺失

先天性肠梗阻：先天性巨结肠（续）

直肠检查显示括约肌紧张，直肠管腔空虚，管径正常。如果能触到粪便，粪便在直肠乙状结肠和直肠壶腹之间的交界点之上更常见。

在了解病史、体征和症状的基础上，诊断医生可以将大部分的HD与慢性便秘区分开。X光平片和钡灌肠可能为诊断提供帮助。对比灌肠检查结果，在刚出生前3个月是正常的，在出现全结肠病变时也可以表现正常。在HD中，钡剂进入一个正常口径的结肠，行进一段距离后突然转变为扩张的结肠。这种转变是突然的，可能发生在大肠中的任何一点。在典型病例中，无神经节细胞肠段位于大肠远端，向近端延伸不超过结肠脾曲。HD患者在排泄钡剂时，大部分的钡剂会滞留。因为病变肠段蠕动消失，近端肠段蠕动正常，所以分界非常明显。

可以进行肛门直肠测压，在HD中直肠肛门抑制反射会消失。这种反射通常表现为充气时肛门内括约肌松弛。活检是具有诊断意义的，这与专题3-28的传统方法相反。因为正常的远端直肠可能缺乏神经节细胞，所以应在齿状线以上至少1.5 cm处进行活检。因为该区域缺乏躯体神经支配，所以这种微创操作可以在没有麻醉的情况下进行。通过没有神经节细胞、存在粗大的神经纤维和胆碱酯酶染色增加来确诊HD。

目前唯一能够缓解HD临床症状的治疗方法是外科手术。在文献中有几种外科手术方法。当前的趋势是在新生儿期进行一期手术修复，而不需要结肠造口。这种基本的外科手术有

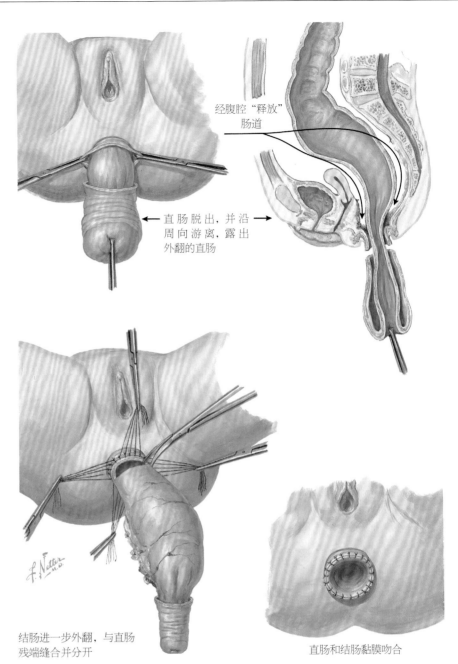

经腹腔"释放"肠道

直肠脱出，并沿周向游离，露出外翻的直肠

结肠进一步外翻，与直肠残端缝合并分开

直肠和结肠黏膜吻合

先天性肠梗阻：先天性巨结肠（续）

三种变化。在最初的Swenson手术过程中，切开肠管至扩张部位，通过冰冻病理活检来确定移行区近端的有神经节性结肠。越过无神经节的结肠，将健康的结肠与齿状线上方的直肠吻合，然后切除无神经节的结肠。在Soave手术中，在结肠的黏膜下和肌层之间的平面进行解剖，将无神经节的结肠套入肌袖，并横断肌袖以防止痉挛性收缩。最后，在Duhamel手术中，下拉有神经节的结肠，并在无神经节的直肠后部吻合，形成储袋样结构。关于这些术式的优缺点仍然存在争议。后者的支持者认为，它们更有可能保留骶传出神经和括约肌功能，从而防止尿失禁。Swenson手术的倡导者认为，如果分离平面靠近直肠，医源性伤害的风险会很小。根据外科医生的偏好和经验，这些手术可以通过腹腔镜辅助或完全经肛门入路完成。虽然近年来HD的外科修复有了明显的改善，但在这些患者中仍有明显的并发症，这取决于无神经节肠段的长度和手术修复技巧。并发症包括大便失禁、便秘和对肠炎的易感性等。作为一种可以替代外科手术的方法，目前正在进行一些检验干细胞在无神经节结肠中重建肠神经系统的能力的研究。被研究的移植细胞来源包括从中枢神经系统、神经嵴或肠神经系统中提取的多能干细胞。在移植后，已经证实干细胞能够存活、增殖并分化为肠神经元。尽管存在相当大的障碍，但这些研究为最终干细胞疗法作为治疗HD的非外科替代疗法提供了希望。

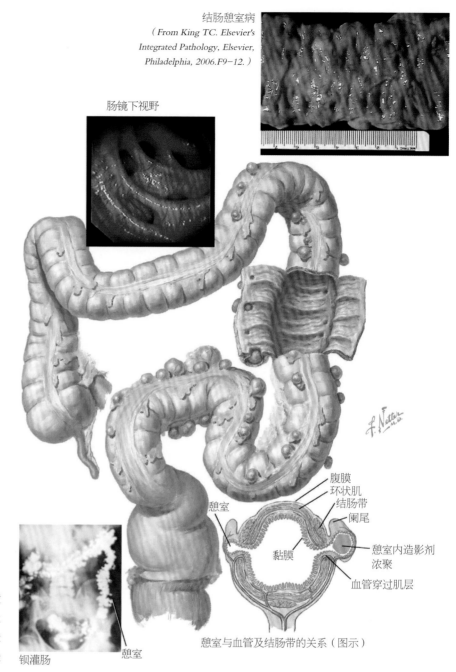

结肠憩室病
（From King TC. Elsevier's
Integrated Pathology, Elsevier,
Philadelphia, 2006.F9-12.）

肠镜下视野

腹膜
环状肌
结肠带
阑尾
憩室
黏膜
憩室内造影剂
浓聚
血管穿过肌层

憩室与血管及结肠带的关系（图示）

钡灌肠

憩室

结肠憩室病

　　结肠憩室病是指结肠黏膜经肠壁肌层的缺损向肠壁外突出的一种后天性疾病。这些缺陷通常位于血管穿透肌层进入到黏膜下平面的部位。这些血管，即长圆动脉，位置比较固定，就在两条侧方结肠带的肠系膜侧，所以憩室通常沿肠管平行两排发生。肠脂垂也位于肠周的这部分上，因此憩室常常进入肠脂垂的基底部。憩室被认为源于结肠壁的薄弱区，由肠腔和浆膜间压差造成的。局部高压可能形成憩室。胆碱能神经支配的缺陷也可能是形成憩室的原因。肥胖和便秘可能是加重因素，但不是主要原因。憩室不发生在直肠，但可能发生在整个结肠范围内。然而，它们在左半结肠更为常见，而且最常见于乙状结肠。憩室病在40岁之前很少见，但它的发

病率随着年龄的增长而增加，在中年人中发病率约为10%，男性中更为常见。40岁以后，憩室在女性中更加普遍。结肠的憩室呈瓶状，狭窄的颈部穿过肌层，体部更宽。由于憩室壁缺乏肌层，憩室实际上是"假憩室"；它们不能排出进入的任何粪便物质，而且这些物质会在囊内变硬成为坚硬的结石。粪石可以使憩室的黏膜形成溃疡或失活，而微生物可能进入组织

并引起感染，从而导致各种形式的憩室炎。憩室病的诊断通常采用结肠镜检查，但可以在CT扫描或对比造影中发现。在没有活动性炎症的病例中，对比造影最有价值，可以确定憩室的分布和炎症的消退情况。临床上，憩室病是一种无症状的疾病，只有10%～20%的病例出现症状。对于偶然发现憩室病的病人，通常不建议采取积极的治疗。

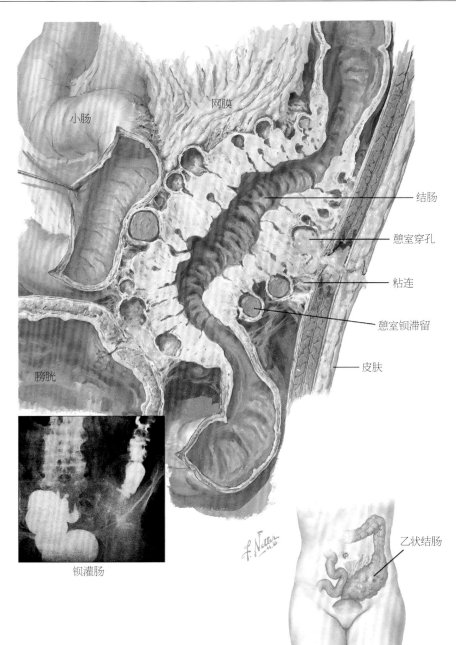

网膜

小肠

结肠

憩室穿孔

粘连

憩室钡滞留

皮肤

膀胱

钡灌肠

乙状结肠

憩室炎

　　在憩室病患者中，发生憩室内及周围炎症的只占很小一部分。在专题3-30已讨论了可能发生感染的情况。感染一旦在一个或多个憩室周围发生，随后的过程会因为微生物的毒力和病人的抵抗力而有所不同。在急性炎症过程中，所有肠壁的结构都受累，接着或最终发生穿孔，导致弥漫性腹膜炎；更常见的是形成局部脓肿，并被腹壁、网膜和其他脏器包裹。更为常见的是慢性炎症过程（憩室周围炎），这会导致肠道周围的纤维脂肪组织的形成，使其管腔狭窄，肠周径缩短，并与邻近结构粘连。这种增厚可能会沿肠管延伸几英寸，从而形成沿着结肠分布的质硬并且有触痛的包块。在这些增厚的组织中，感染持续存在，炎症的反复活动可能导致小脓肿的进一步扩展，而脓肿可能会破溃入其他器官。这样，在前腹壁，或膀胱、小肠，或女性盆腔器官可形成瘘管。因此，憩室炎可能的并发症包括结肠梗阻（通常是不完全

的和慢性的，而不是完全的）；游离穿孔及弥漫性腹膜炎；脓肿形成；内瘘或外瘘形成。最常见的是膀胱结肠瘘，它引起尿路的持续感染；由于子宫位于二者之间，所以女性很少发生这种情况。临床上，急性憩室炎表现为发热和左下腹部疼痛。查体该区域可发现触痛性包块，其下界也可经直触及到。慢性憩室炎患者通常主诉同

一区域内的钝痛或反复发作的疼痛，常常伴有排便习惯的改变、腹胀和消化不良。出血少见，但据报道有10%的病人发生。查体可以发现乙状结肠扩大并有压痛，乙状结肠镜可以显示直乙交界以上的肠管僵硬和水肿。如果是膀胱结肠瘘形成，典型的症状是气尿，通常伴有尿疼和尿频。小肠结肠瘘可引起严重的腹泻。

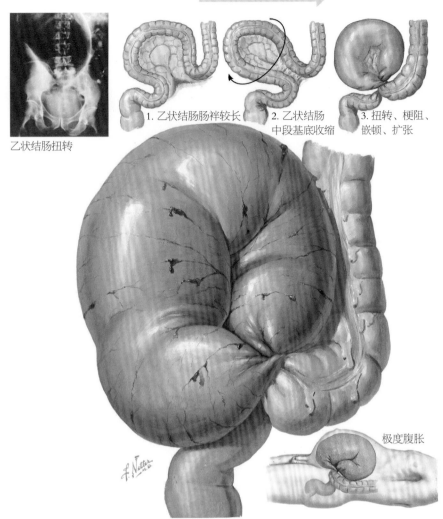

乙状结肠扭转的发病机制

乙状结肠扭转

1. 乙状结肠肠袢较长   2. 乙状结肠中段基底收缩   3. 扭转、梗阻、嵌顿、扩张

极度腹胀

乙状结肠扭转

原发性结肠扭转只发生在乙状结肠和盲肠，因为大肠的其他部分都固定在后腹壁上。肠扭转在西方世界是一种比较少见的肠梗阻形式，通常发生在老年人或失去自理能力的病人，常伴有神经精神障碍。肠扭转在东欧和亚洲更为常见，其发病率的差异很可能主要是由饮食习惯的不同而造成的。粗大的蔬菜饮食在世界上较不发达和较贫穷的地区更为常见，而这种饮食会导致更大的粪便残渣，从而引起结肠的持续负荷。随着时间的推移，过负荷的乙状结肠可能会逐渐膨胀和伸长，并且随着它的伸长，乙状结肠的两端趋越来越近，致使肠系膜连接变窄。乙状结肠系膜的基底部通常发生一些纤维化，这会加重系膜基底的狭窄。这些是发生肠扭转的必要因素，一旦它们存在，轻微的诱因即可发生肠扭转，比如用力或咳嗽。

在早期阶段，肠扭转会产生一个"止回阀"效应，允许气体和一些液体的粪便进入肠袢，但不允许它们离开。这样就使肠管快速而明显的扩张。如果扭转变得更紧，就会形成一个完整的"闭袢"性梗阻，肠系膜血

管受压可能会导致血供障碍，进而发生肠坏死。

临床上，乙状结肠扭转的症状和体征通常是突然出现，伴有下腹部疼痛；一定会出现便秘，但有时也会出现里急后重伴有少量黏液排出。呕吐症状不常见。通常情况下一般状况良好，除非发生血管栓塞和肠袢坏死，此时血液和体液迅速损失会发生休克。腹胀出现的早，发展迅速，并且

常常是主要的临床表现；在几个小时内，腹胀可能会变得非常严重，而在腹部查体时可能没有其他的表现。

腹部 X 线平片（立位或仰卧位）对于诊断是最有价值的。通常表现为单一、巨大、充满气体并包含少量的液体的肠袢，被称为"咖啡豆征"。对比灌肠造影可显示为肠扭转顶点的鸟嘴样畸形，这种检查也可能具有治疗作用。CT扫描可显示肠系膜呈螺旋状。

盲肠扭转

盲肠扭转在西方世界是一种罕见疾病，约占肠梗阻病例的1%。盲肠扭转同乙状结肠扭转类似，似乎在饮食中以蔬菜和粗粮为主的地区更常见，人们认为，肠道持续加载大量粪便残渣可能是致病因素。在有慢性便秘病史、使用泻药、妊娠或有手术史的病人中，盲肠扭转更为常见。女性中更为常见，但在任何年龄组中都可能发生，平均发病年龄在30~40岁。

盲肠扭转的致病因素是盲肠和升结肠在后腹壁上固定不足。正常情况下，胚胎发育过程中在肠旋转的第三阶段，盲肠从肝下区下降至右髂窝，升结肠和大部分盲肠固定于后腹壁。如果最后一个过程没有全部完成，盲肠、几英寸的升结肠和几英寸的末端回肠可能会被肠系膜附着在相对较窄的基底上，然后这些肠管可以围绕这个轴自由旋转。如果发生扭转，所有这些肠管都参与其中，实际上这种情况应该被称为回盲肠扭转。

就像乙状结肠扭转一样，起初的扭转可能不太紧，可能会自行解开。在这个阶段，止回阀效应会促使盲肠迅速扩张。如果扭转得越来越紧，就会形成完全性闭袢性梗阻。最后，出现血运障碍而导致肠坏死。而盲肠扭转出现肠坏死要比乙状结肠扭转更快。

此病发病突然，伴有剧烈的中腹部疼痛，随后很快出现呕吐。疼痛是持续性的，伴间歇性加重。在体格检查时，发现由于小肠低位梗阻导致的弥漫性腹胀，在大多数情况下，在腹中部可以触及到明显充气扩张的盲肠。触诊右髂窝可能有空虚感。对诊断最有价值的是X线平片。如果病人站立位行X线平片检查，可见芸豆样明显扩张的肠袢，其内可见液平面。而在梗阻点以上也可以看到扩张的回肠肠襻。CT扫描可以显示类似于乙状结肠扭转的螺旋状肠系膜。在盲肠扭转病例中，可以进行对比灌肠造影来排除远端的梗阻性病变，但是禁忌复位。

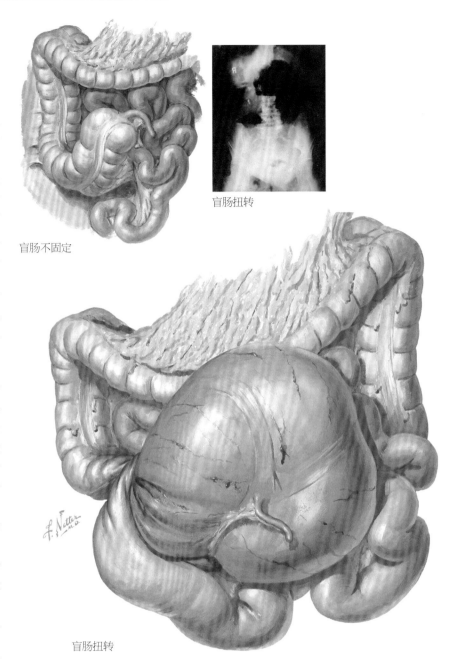

盲肠不固定

盲肠扭转

盲肠扭转

盲肠扭转的非手术治疗成功率远低于乙状结肠扭转。少于30%的患者成功进行了结肠镜减压治疗。还应该考虑到向梗阻肠袢内注入的气体，可能会导致缺血恶化。一旦确诊为盲肠扭转，通常要剖腹手术。如果有可能，应将肠管扭转复位。如果复位后肠管有活力，且在病人条件允许的情况下，可以尝试将盲肠缝合固定在正确的位置上；此种方法的复发率为30%~

40%，而且盲肠壁由于膨胀而变得很薄，使缝合过程非常困难。如果肠管无活力或者活力不确定，立即行肠切除和肠吻合是比较明智的做法。

部分盲肠扭转而自发复位的病例会出现反复发作的下腹痛。在这种情况下，诊断会很困难。但如果进行剖腹手术，反复发作下腹痛的原因通常是显而易见的；固定盲肠会阻止腹痛的进一步发作。

肠套叠

肠套叠，顾名思义，是肠管的一部分内陷入邻近远端肠管的肠腔内。关于这种情况发生的原因有很多推测。事实上，肠套叠在4~10个月大的婴儿中发生更频繁，这表明从纯牛奶饮食转变成固态饮食的转变通过改变肠蠕动的方式发挥了作用，从而诱发肠套叠。急性肠炎、过敏反应和肠道痉挛——简言之，任何有肠道过度运动的情况——都可能诱发套叠。在老年人中，可能是息肉、肿大的派尔集合淋巴结或者是梅克尔憩室，在这些部位近端的肠管就可能向内突入邻近的远端肠腔。无论病因可能是什么，在90%以上的病例中都未被发现。

肠套叠可根据发生套叠的消化道的部位进行分类，命名方法为套入部肠管加肠套叠鞘部，即接收肠管。这样就可能发生回肠套叠、空肠回肠套叠等。其中最常见的是回肠结肠（回肠盲肠）套叠。在肠套叠中也可能出现双重套叠或肠套叠内套叠（例如回肠-回肠-结肠套叠）。肠管套入的长度取决于其肠系膜的长度和活动度，肠系膜容易被挤压，从而导致水肿、腹膜渗出、血管绞窄，最终发展为肠坏死。

这种疾病的临床表现总是很凶险，通常是在大体正常、发育良好、营养良好的儿童身上突然出现。腹痛反复发作，通常间隔15~20min，伴随着急性休克的征象，患儿逐渐变得非常苍白。在疾病发作间隔期，病人看上去似乎恢复过来了，很放松，表现得就像什么都没发生过一样。在大约85%的病例中，在腹部可能触及到可移动的包块，这通常可以通过直肠检查来证实。在疾病的后期，会出现血便，突然出现血便是该病的特异性征象。在儿童中，空气对比灌肠可以用来诊断，也可以用来治疗。如果空气对比灌肠能够缓解症状，就不需要进一步的干预。

在成人中，症状是可变的，看不见儿童中典型的血性腹泻、包块和腹痛等征象。许多人会表现为不完全性肠梗阻的症状，经常反复发作。钡灌肠可能显示病变，但最准确的诊断方法是CT扫描。典型靶征或香肠样包块是特征性的表现。考虑到恶性肿瘤常作为发病诱因，所以手术切除往往是必要的。一期吻合通常是可行的，并发症也比较少。术前自行复位的肠套叠病人通常也要切除病变肠管。对于术中复位的病人可以减少切除范围，尤其是术前就知道病变为良性的。

总的来说，这种疾病的预后是良好的。在最近几十年，剖腹手术和肠切除手术的死亡率显著下降，并且随着早期诊断能力的提高和支持治疗知识的增长，预后会进一步得到改善。

（译者：汪欣）

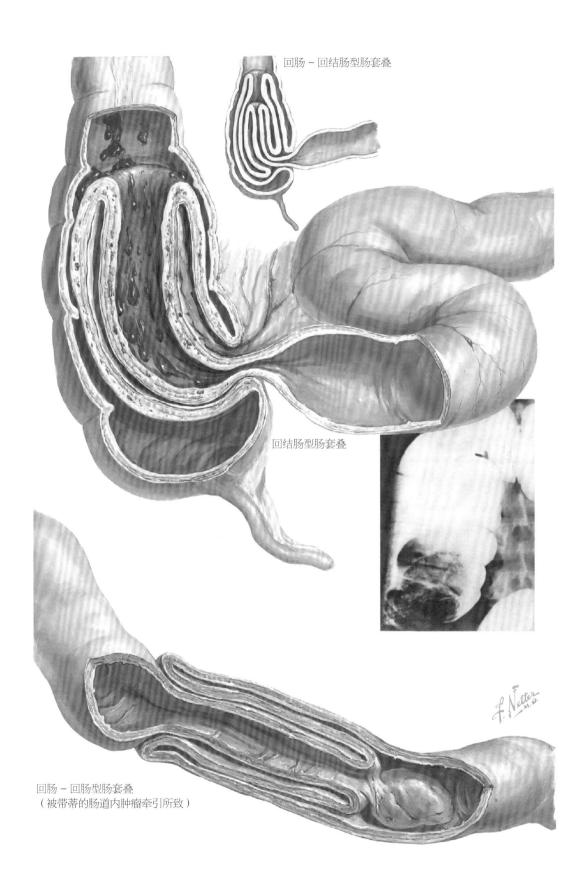

回肠－回结肠型肠套叠

回结肠型肠套叠

回肠－回肠型肠套叠
（被带蒂的肠道内肿瘤牵引所致）

阑尾疾病

急性阑尾炎

急性阑尾炎是一种常见的外科急症，也是急腹症的常见病因。阑尾位于回盲瓣附近和盲肠底部。虽然阑尾的底部总是附着在盲肠上，但其尖端可能会移位到不同的位置。这些变化可能使阑尾炎的疼痛部位的临床表现复杂化。

急性阑尾炎始于阑尾蠕虫状内膜的炎症，并可发展为黏膜下层和其他层的炎症。阑尾增厚、肿大，腔内充满黏液脓性物质。随后可能形成脓肿和穿孔并伴有腹膜炎。

这一发病率在生命的10~30岁是最高的。男性的这一比例也高于女性。

感染和梗阻是最重要的刺激因素。阑尾腔内梗阻被认为是阑尾炎发病机制的第一步。这会增加腔内压力，导致小血管闭塞，导致阑尾缺血坏死。随后可能出现炎症、缺血、穿孔并随后发展为脓肿或全身性腹膜炎。

典型的表现包括厌食症、脐周腹痛，随后可转移到右下象限（疼痛部位可能不同）、恶心和呕吐。一些病人的排便习惯有所改变。食欲缺乏被认为是典型的表现之一。发热、腹肌紧张、反跳痛、肌卫、板状腹是体格检查的结果。

虽然阑尾炎没有特异的实验室检查，但以下检查可以帮助确认诊断或排除其他可能的诊断：全血细胞计数、C反应蛋白、尿液分析（以区别于尿道感染）、肝和胰腺化验结果。对于育龄期妇女，应考虑进行妊娠检查，并认识到急性阑尾炎是妊娠期最常见的外科急症之一。

影像学检查在急性阑尾炎的诊断中起着重要的作用。超声检查是诊断阑尾炎的一种安全的影像学检查方法。健康的阑尾通常不能用超声波看到，阑尾直径超过6 mm是急性阑尾炎的准确诊断。如果超声显像是阴性或不确定的，通常会进行CT扫描。CT扫描是评价不典型表现患者最重要的影像学检查。

泌尿及妇科疾病、克罗恩病、急性感染性回肠炎、憩室炎等应列入急性阑尾炎的鉴别诊断。

患者在静脉补液时不应口服任何药物。应根据需要给予镇痛药和止吐药。阑尾炎的唯一治疗方法是阑尾切除术，根据外科医生的经验、患者的身体状况和年龄、疾病的严重程度等多方面因素，可以采用腹腔镜或剖腹手术。有些病例需要先行经皮引流术，然后在几周内切除阑尾。

慢性阑尾炎

慢性阑尾炎患者症状持续时间较长（>7 d）。白细胞计数通常是正常的。阑尾切除术可以解决大多数病人的疼痛。

阑尾肿瘤

阑尾切除术标本中阑尾肿瘤的发生率约为1%。最常见的肿瘤包括类癌、囊性肿瘤和腺癌，但很少在阑尾见非上皮性肿瘤（神经瘤、脂肪瘤、平滑肌瘤、淋巴瘤等）。

类癌

类癌是一种神经内分泌肿瘤，是阑尾最常见的肿瘤。一些人分泌血清素或其他血管活性物质，这些物质在相关的临床症状中发挥关键作用。阑尾切除术是大多数病例的标准治疗方法，如果病变大于2 cm或淋巴结受累，则建议行半结肠切除术。

囊性肿瘤

黏液囊肿的特征是充满黏液，阑尾肿胀，可为良性或恶性。由于可能存在潜在的囊腺癌，应考虑手术切除。假性黏液瘤是一种因黏液沉积于腹腔内而引起的临床症候群。对于大多数有症状的患者，标准的治疗方法是反复进行减瘤手术。

原发性腺癌

虽然少数急性阑尾炎患者有腺癌，但大多数腺癌患者表现为急性阑尾炎。右侧半结肠切除术通常是治疗的标准。

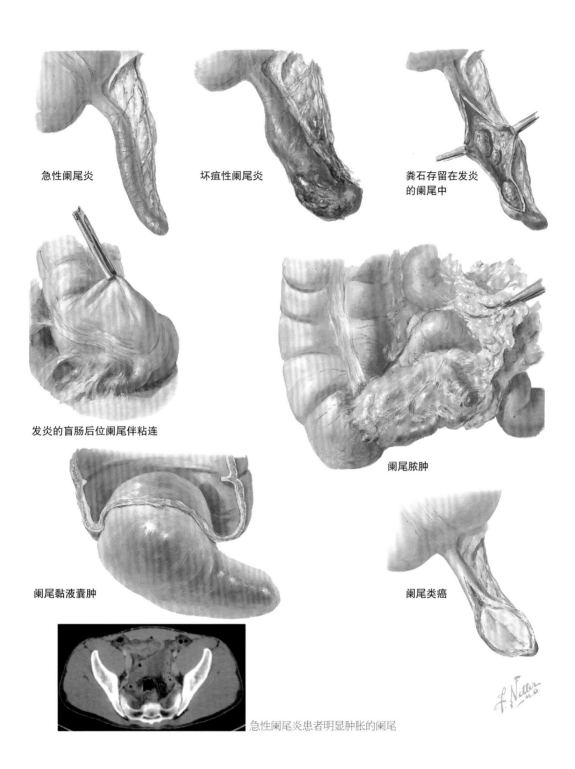

急性阑尾炎

坏疽性阑尾炎

粪石存留在发炎的阑尾中

发炎的盲肠后位阑尾伴粘连

阑尾脓肿

阑尾黏液囊肿

阑尾类癌

急性阑尾炎患者明显肿胀的阑尾

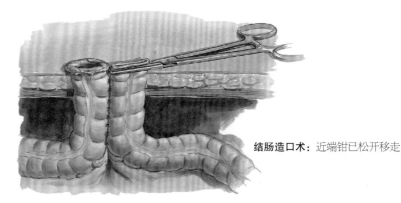

乙状结肠损伤的外置术

结肠造口术：近端钳已松开移走

腹部损伤：结肠

结肠损伤通常是医源性或外伤性的。接受某些药物治疗的患者更容易发生结肠自发性穿孔。其他操作，如内镜检查，可能是穿孔的潜在原因。自20世纪50年代以来，慢性类固醇治疗被证明有急性胃肠道穿孔的并发症。穿孔通常发生在结肠正常长度的异常位置。由于早期没有明显的症状和治疗延迟，死亡率为85%～100%。高死亡率与高剂量的泼尼松有关。由于长期使用类固醇，许多天然防御功能受损。由于没有炎症反应来隔离感染区域，可能会发生游离性穿孔。类固醇还可能损害黏膜再生，导致淋巴细胞萎缩，肠壁变薄，使得更容易发生穿孔。结肠镜下息肉切除术有10%的并发症，其中75%的严重程度较轻。超过90%可以采用非手术治疗。结肠穿孔可能是由于结肠镜操作或息肉切除所造成的。通常情况下，这些穿孔会被隔离，在稳定的患者中可以行非手术治疗，因为这些损伤发生在机械清洁的肠道中。患者最初接受肠道休息、全身抗生素和液体复苏治疗，并接受临床监测。如果他们继续出现对这些措施无效的症状，将需要外科治疗。通常情况下，可以进行简单的闭合，但偶尔也需要进行节段切除，包括原发性吻合，无论有无粪便改道或外溢。24小时内发现穿孔，预后最

佳。总的来说，这些病例的死亡率为2.9%～25%。这些并发症也可以在腹腔镜或内镜下进行修复。

腹部受伤可能是战斗和战争的结果。在一些报告中，与腹部创伤相关的死亡率从第一次世界大战期间的53%下降到第二次世界大战期间的18%～36%，在越南战争期间，在其中某些医院中，死亡率进一步下降到近10%。然而，在越南战争中收集的其

他数据显示，476名腹部伤员的死亡率达到42%。在穿透性或钝性创伤的患者中，未被识别的结直肠损伤可能是死亡的重要原因。能够快速识别急腹症或需要手术干预的病理状态是降低这类患者死亡率的关键。即使在插管患者中，体检结果如肌卫或反跳痛也应是明显的。结肠的损伤从孤立的淤伤区域到大的穿孔或广泛、不规则的撕裂，并伴有梗死。与小肠相比，结

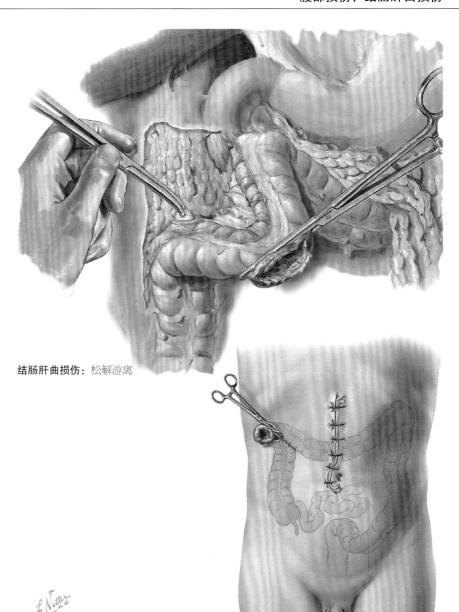

结肠肝曲损伤：松解游离

外置后结肠造瘘术

腹部损伤：结肠（续）

肠的伤口不太可能是多发的。孤立的淤伤区域偶尔发现远离损伤所造成的管道，在某些情况下，肠壁的外层会被发现破裂，从完整的黏膜层剥离下来。当存在多发性病变时，通常涉及结肠弯曲位置和盆腔结肠。涉及升结肠和降结肠的小病变可能是腹膜内或腹膜外的，尤其严重，因为它们很容易被忽视，也因为腹膜后组织容易受到厌氧菌感染。结肠损伤常与受伤部位的其他脏器损伤有关。

结肠外伤的临床症状和小肠外伤的临床症状几乎是一样的。轻微的外伤和小的穿孔，特别是腹膜外穿孔，早期可能不会引起症状，因此对可疑区域进行彻底的探查是必要的。如果创伤很大，通常伴有明显的休克症状。

对于涉及肠道更为远端部分，小而不复杂的创伤，如果半固态粪便物质的溢出较轻且手术较早，预后较好。如果担心腹腔内损伤，应使用广谱抗生素。骨盆骨折的患者对相关结直肠的损伤应引起关注。直肠指检对于每一个创伤患者来评估其结直肠损伤同样是必要的。对于血流动力学稳定的患者，CT扫描将提供一个彻底的腹部评估。腹部聚焦超声检查对于因（生命体征）不稳定而不能进行CT扫描的患者是一种可靠的评估方法，也可与CT扫描结合使用进行全面评估。钝性外伤所致的结直肠损伤发生率约为0.3%。通常在因为其他原因剖腹探查时发现。

创伤性损伤的损伤控制技术显著改善了剖腹手术后的死亡率。在这些手术中，对非手术性出血进行包扎、选择性血管结扎和肠管切除，不需要吻合或形成气孔，以快速终止手术。一旦出现凝血障碍，应终止这些操作，以便复苏后恢复和控制凝血障碍。

手术干预应通过正中剖腹手术进行。主要目的应该是稳定或停止持续的失血。然后，注意力可以转向发现和处理其他伤害。结肠损伤的治疗选择包括近端转移和修复，将伤口作为结肠造口，简单缝合修复或切除吻合。鉴于损伤的机制，必须判断确定最佳的行动方案。

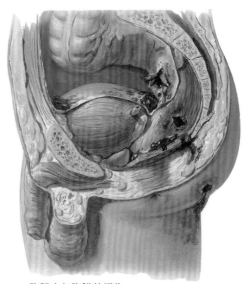

腹膜内与腹膜外损伤

腹部损伤：直肠

直肠的损伤比其他腹部脏器的损伤要少，但由于重力的关系显得尤为重要。在第一次世界大战中，占到所有腹部损伤的2.4%。第二次世界大战期间，腹部损伤中直肠损伤的发生率为3.7%。直肠损伤常与膀胱、盆腔结肠和小肠的病变有关。直肠穿透性创伤的其他原因包括刺伤、意外事故（如全地形交通事故）或人为性刺伤、异物或医源性原因。

直肠伤口的类型和范围各不相同。它们可能是腹膜外的或腹膜内的，或两者兼而有之。病灶通常由小型穿透物或骨盆碎片造成的小穿孔，或由烈性炸药或地雷的弹片造成的大面积撕裂伤组成。这种损伤的入口处通常位于大腿或臀部的后方或后外侧，可能让人误以为没有伤到肠道。在某些情况下，外部组织的损伤是广泛的，伴有臀区的撕裂伤和挫裂伤，以及肛门和直肠下部的损伤。在另一些病例中，肛门区域完好无损，损伤仅限于直肠下部。这些病例特别危险，因为感染发生在腹膜外直肠周围区域。直肠损伤特别容易发生厌氧性感染。在穿透物从后面或侧面进入的情况下，直肠的腹腔内部分也可能受到损伤。骨盆骨折并不罕见。这些病例通常伴有膀胱或小肠损伤。除了腹膜炎外，还与骶前区蜂窝组织感染的危险性有关。

腹腔内直肠损伤的诊断和治疗方式类似于结肠损伤。如果损伤发生在腹膜外直肠，可能很难诊断。这种

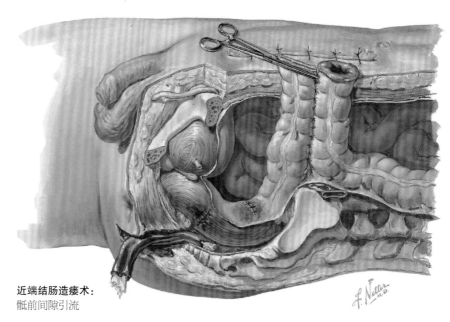

近端结肠造瘘术：
骶前间隙引流

损伤通常在感染症状出现后才变得明显，通常是在接下来的24小时内出现。患者应采用静脉注射广谱抗生素，并经检查或影像学确诊。如果直肠指诊时直肠有血，或膀胱、尿道、阴道或盆腔损伤引起相关直肠损伤，应使用乙状结肠镜。

在第一次世界大战中，直肠损伤的死亡率为45%，但在第二次世界大战中，这个数字下降到了23%。在越南战争期间，使用了直肠远端冲洗术，降低了死亡率。休克、后腹腔爆发性感染和腹膜炎是最常见的死亡原因。

直肠损伤的治疗主要包括外部伤口的清创，修复肠道，在需要时提供足够的直肠后腔引流，以及通过临时结肠造口实现粪便转流。在诊断有延迟的情况下，最好进行粪便改道加上直肠周围冲洗。

肠管的开口应尽可能用缝合线缝合。腹膜后组织引流是必要的。所有病例均应行剖腹探查，其他脏器损伤应妥善处理。直肠腹腔部分的开口应缝合关闭。

肛门黑色素瘤、放射损伤和盲肠炎

肛门黑色素瘤

肛管黑色素瘤很少见。其表现可能包括肿块、疼痛或出血。在另一种病变如痔疮的切除术中可能会偶然发现它，尤其是无色素类型，这种情况约占25%。1985—1994年，国家癌症数据库仅记录了256例新病例。诊断年龄中位数为60岁，多见于女性，诊断时常伴有转移性疾病。

该病整体预后较差，5年生存率为0~32%如果发生转移或局部感染。治疗需要R0切除术（完全切除肿瘤，显微镜下观察边缘未见肿瘤细胞），这通常需要腹会阴联合切除术，但局部切除对不在少数的患者来说可能是足够的。如果通过手术获得阴性切缘，可以得到更好的5年生存率。前哨淋巴结活检在肛门黑色素瘤的分期中没有显示出有效的效果。辅助化疗和放疗的使用尚未得到证实，但病例报告显示，辅助放疗后进行完全切除的患者可以得到更好的局部控制。

放射损伤

由于肠上皮细胞的快速更新，结肠和小肠受到辐射损伤的风险很大。放射治疗导致黏膜萎缩，降低结肠和直肠的隐窝高度。黏膜损伤也发生在辐射区域内。腹泻和便血常见于由此而导致的结肠炎或直肠炎。

辐射的影响可延迟发病，可在暴露后数月或数年发生。可能发生纤维化、狭窄、瘘管和毛细血管扩张。钡剂灌肠造影有助于确定狭窄的程度。细菌可能会过度生长，因此必须使用抗生素。狭窄的扩张也可能是必要的。手术应用于难治性狭窄或瘘管，因为与此相关的病发率是显著的。由于血液供应受损，它可能导致愈合困难。

盲肠炎

盲肠炎，又称中性粒细胞减少性小肠结肠炎，是接受细胞毒性化疗的患者的一种并发症，它可能会危及生命。它也可能发生于再生障碍性贫血、循环

肛管黑色素瘤

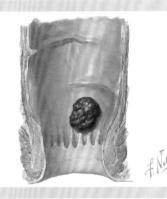

放射性损伤

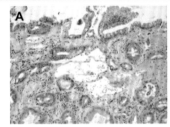
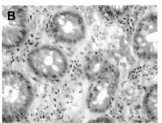

放射性直肠炎。A. 放大20倍；B. 放大40倍 (From Sarin A.Safar B.Management of radiation proctitis. Gastroenterol Clin North Am 2013;42:913-925.)

盲肠炎

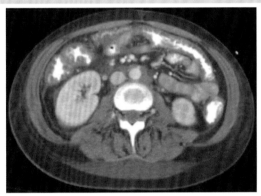

此腹部 CT 显示因中性粒细胞减少性小肠结肠炎导致肠壁显著地增厚。在图像上半部分中，肠腔内留存的造影剂让这一征象尤为明显（引自 Cloutier RL: Neutropenic entrerocolits. Emerg Clin North Am 2009;27:415-422.）

中性粒细胞减少症或自体干细胞移植后的患者中，但它被认为与白血病和淋巴瘤的治疗最有相关性。通常发生在盲肠、升结肠和回肠末端。可以看到黏膜和黏膜下环死并伴有出血和溃疡。

临床表现为发热、腹痛、腹泻伴中性粒细胞减少。患者还可能出现恶心、呕吐、便血和腹胀。症状通常在中性粒细胞减少症发病后7~9天开始出现。在鉴别诊断中需要考虑的其他诊断包括急性腹痛的任何其他原因，包括阑尾炎、憩室炎和缺血性结肠炎。

实验室研究通常对诊断没有帮助，但在血液培养中可能发现多种微生物感染。腹部X线显示右下腹部气体缺乏、小肠袢扩张、拇指印、肠壁积

气、游离空气或摄片显示正常。超声和CT扫描通常更敏感，可能显示肠壁增厚，充满液体的、扩张的盲肠，腹水，蜂窝织炎，结肠周积液，严重的患者可见局部积气或游离空气。

治疗通常包括积极的药物治疗，包括肠道休息、水合作用、鼻胃吸引减压和广谱抗生素覆盖。应密切观察患者的临床恶化迹象。对于穿孔、持续性出血或临床恶化提示脓毒症失控的患者，建议进行手术治疗。通常采用局部切除加近端造口术。通常，直到中性粒细胞计数恢复后，临床症状才会有所改善。利用重组粒细胞集落刺激因子可以加速这一过程。患者完全康复后可以继续化疗。

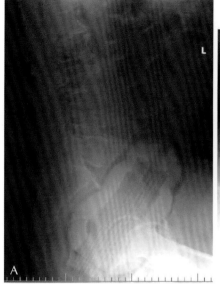
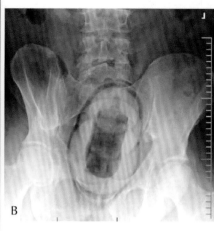

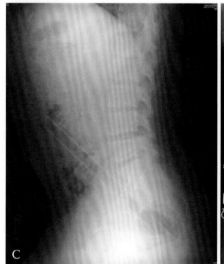
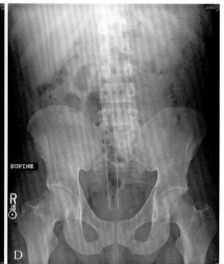

X光侧位（A、C）、正位（B、D）显示留滞在直肠内的异物

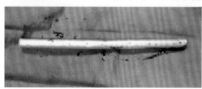

取出体外的异物

肛门及结肠异物

　　肛肠异物患者往往不愿就诊于熟知的医生，因此会在延误一段时间后就诊于急诊室。这些异物可能是经肛途径放入用于治疗或性目的。直肠异物也可以是口腔摄入的结果，如在机体内藏毒。最常见的物体是圆柱形的，但像球体、振动器、食品（水果和蔬菜）和瓶子同样也有被取出的情况。很少有直肠温度计在肛管以外的地方意外破裂。病人通常会在去急诊室之前试着把东西拿开，并且可能会编造故事来解释发生了什么。应引起对虐待或攻击的怀疑。由于异物本身和治疗结果的不同，系统的诊断和管理方法是必不可少的。即使在取出后，仍应继续关注延迟穿孔或明显出血的情况。患者多为30~40岁男性。

　　首先，应确定是否发生穿孔。如果病人病情不稳定，应在手术探查前立即进行复苏和广谱抗生素治疗。如果病人情况稳定，可以进行CT扫描以确定穿孔是否持续存在。穿孔可能发生在腹膜反折下方的腹膜外间隙，因

此诊断时应谨慎。

　　拔除时，应采用肛门周围神经阻滞、脊髓麻醉和（或）清醒镇静放松患者。当患者处于截石位置时，可以在腹部向下压力的情况下进行直肠检查，以便在需要时取出异物。拔除后应拍摄平片，以确保无穿孔发生。取出后应行直肠乙状结肠镜检查，以确定结肠或直肠黏膜有无损伤。

　　如果即使全身麻醉也不能经肛门取出，建议剖腹探查。可以尝试将异物推到远端并通过肛门取出它。如果这是不成功的，可以实施结肠造口取出异物并行一期缝合。如果发现穿孔，可能需要近端改道。创伤性肛门括约肌破裂可能导致大便失禁。对此的外科干预应推迟足够的时间，以便对临床症状进行全面评估。

直肠疾病状态：痔疮

痔疮是痔（直肠）静脉丛的曲张扩张，或上丛或下丛，或两者兼有，并在不同程度上伴有血管周围结缔组织的肥大和圆形细胞浸润。大约35%的人口患有痔疮。它们通常发生在25～55岁，很少发生在15岁以下。男女受到的影响是一样的。

为了解释痔疮的形成，人们考虑了各种各样的因素。遗传倾向似乎在某些人身上起作用。直立的姿势、门静脉系统瓣膜的缺失、直肠黏膜下汇集静脉的排列静脉在通过肛肠肌肉组织时易受压，以及其他生物学和解剖学条件都是促成因素。更直接的原因是各种事件产生一过性的或持续性的压力增加或血液停滞在直肠静脉丛，如因为便秘或腹泻引起的排便费力、直肠肿瘤或狭窄、妊娠、子宫肿瘤和子宫后屈、前列腺肥大和肿瘤、门静脉高压等。

内痔和外痔必须根据解剖位置进行鉴别。痔下静脉丛曲张表现为外痔，位于齿状线以下，由不同于肛门的皮肤所覆盖。血栓性外痔是一种急性外痔，由静脉内血栓形成，或更常见的是由静脉破裂导致血液外溢进入细胞组织，严格地来说，构成血肿。血栓的形成因素通常是用力。病人主诉肛门出现突然疼痛的肿块，检查时发现有一个圆形、带蓝色、柔软的肿块。血栓形成的外痔最终形成所谓的皮肤标记，由肛门皮肤的一个或多个褶皱组成，由结缔组织和一些血管组成。皮赘的形成也可能是由于痔切除术后皮肤的不完全愈合或肛门区域炎症的结果。

内痔是痔上静脉丛曲张扩张。在早期（一级），它们不通过肛管向外突出，只能通过直肠镜检查发现，在那里它们表现为球状的红色的肿胀。由于直肠上静脉分布较为均匀，内痔常位于左右后侧及右前侧象限。组织学上，扩张的静脉壁萎缩并被血管周围炎性浸润所包围。在后期，内痔可能通过肛管突出。最初，突出可能只发生在排便时，随后自然消退（二

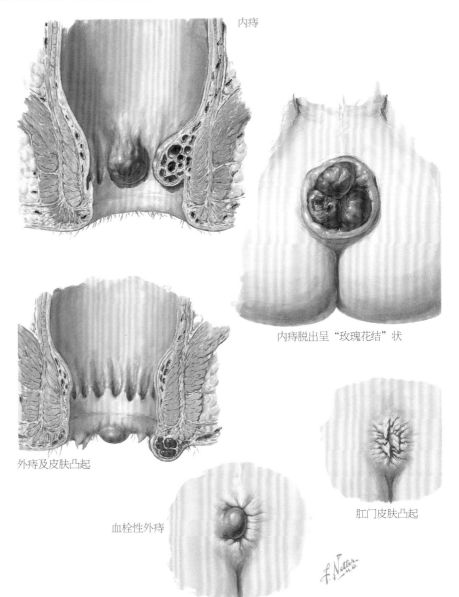

内痔

内痔脱出呈"玫瑰花结"状

外痔及皮肤凸起

血栓性外痔

肛门皮肤凸起

级）；随着时间的推移，突出变得更加明显，用力时突出而且必须通过手法复位（第三度）。最后，痔疮可能会永久脱出，在这种情况下，痔疮黏膜表面不断受到创伤，可能会发生溃疡。黏液分泌物增多也会刺激肛周皮肤，引起灼烧和瘙痒。

内痔的早期症状通常是间歇性出血，发生在排便期间或排便后。疼痛不是一种特征性症状，只出现在有并发症（血栓形成、绞窄）或其他伴随症状（肛裂、脓肿）的病例中。

所谓绞窄性痔疮是内痔最常见也是最痛苦的并发症。这种并发症发生在由于括约肌收缩以及同时或后续血栓形成的下痔静脉阻塞而导致脱出的痔疮不能还纳的情况下。

患者应通过肛门镜和直肠乙状结肠镜检查以确定痔组织的范围。脱出的程度可以通过让病人用力上厕所来评估。更多的近端评估则需要进一步的内镜检查来实现。

对于大多数人来说，补充膳食纤维的保守治疗是缓解便秘和排便困难的一线治疗方法。各种非处方油膏也可用于缓解症状。对这种保守治疗没有反应的晚期疾病患者可能受益于其他干预措施，如硬化治疗、透热疗法或套扎术。痔切除术适用于那些使用更多的保守治疗无效、有明显症状的或保持肛门卫生有困难的患者。对于一些痔脱出的患者，pexy手术使用一种装置实现经肛荷包缝合，可能是痔切除术的一种替代方法。

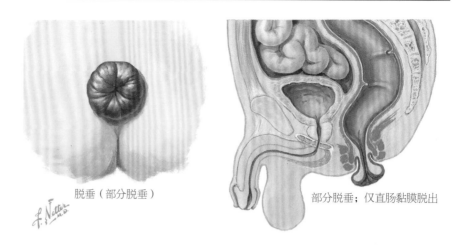

脱垂（部分脱垂）

部分脱垂；仅直肠黏膜脱出

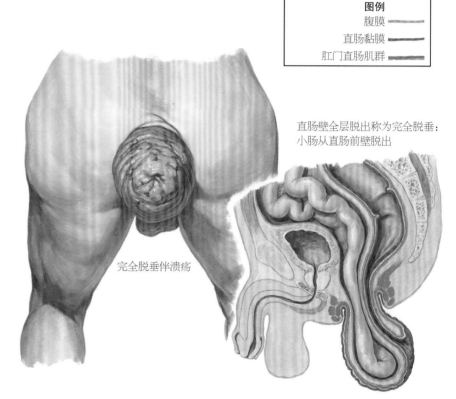

图例	
腹膜	
直肠黏膜	
肛门直肠肌群	

直肠壁全层脱出称为完全脱垂：小肠从直肠前壁脱出

完全脱垂伴溃疡

直肠疾病状态：脱出与脱垂

直肠脱出通常被理解为直肠和（或）肛管的一层或多层通过肛门口突出。脱出可以是部分的或完全的。部分脱出（通常简称脱出）仅累及黏膜，它通常不超过0.5～1英寸。完全脱出（称为脱垂）通常累及直肠全层，它表现为一个较大的球状肿块，可能最终包含腹膜疝囊，其内部包含有一段肠管。

在脱垂中，除了直肠组织的下降，肛管内层的外翻也常常发生，这样移位组织的覆盖层就会与肛周皮肤形成近似直角的连续。只有当直肠组织下降而肛门结构保持在正常位置时，一个沟回将包围突出的直肠。

乙状结肠直肠套叠（隐蔽或突出）以前被描述为直肠脱垂，但这实际上是一个不同的情况。当肠套叠从肛门口突出时，就会产生混淆。然而，直肠指诊将很容易将直肠脱垂与这种情况区别开来。在前者，手指会进入直肠壶腹。在后一种情况下，手指会在肛管内碰到盲端，或者移位的组织与肛周皮肤相连。

直肠脱出与脱垂的原因尚不清楚。一个或多个直肠肛管支持结构的缺陷似乎是主要的易感因素。在没有直肠肛管支撑结构改变的情况下，单纯腹部压力的增加不太可能导致脱出或脱垂。

脱出最常发生在儿童和老年。在儿童中，大多数病例发生在1～4岁，

表浅的骶骨曲线和支持组织减少，如在消耗性疾病中发生的情况，是主要的诱发因素。在年老或衰弱的患者中，脱出通常是由于失去括约肌张力。很明显，肠道内的一些病变，如息肉、痔疮和肿瘤，以及括约肌的解剖或神经功能紊乱，可能有利于脱出的发生。

脱垂可能发生在任何年龄，但它在儿童罕见。现在普遍认为，这种疾病实际上是一种道格拉斯囊滑动疝，通过削弱或受损的盆腔筋膜和上提肌发生，其可能是由于不正常的直肠活动所导致。人们已经注意到与排便机制相关的一些神经和直肠感觉因素的

重要性。由于对正常刺激的不当反应或神经肌肉异常并伴有低兴奋性，直肠感觉异常可能导致对全直肠刺激的反应和排便之间缺乏协调性。

脱出或脱垂患者最常见的主诉是在排便或行走时，肛门有肿块突出，并且变得越来越难以回纳。其他症状有饱腹感、遗粪、尿失禁、腹泻和出血。

检查时最好让病人站着或蹲着进行，应要求病人用力，以便能观察到突出物的全部范围。脱出检查时，会显示一个相对较小的肿块，呈放射状排列的皱褶。在脱垂患者，突出的肿块体积巨大，表现为黏膜充血，最终溃疡的黏膜呈同心圆状排列。

直肠疾病状态：乳头炎、隐窝炎、腺瘤性息肉、绒毛瘤、裂隙、瘙痒

直肠镜视野下肛乳头不同程度地肥厚：钩子牵开肛瓣处，暴露出隐窝炎

纤维息肉（显著增大、纤维化的肛乳头）

乳头状瘤

乳头状瘤

腺瘤性带蒂的分叶状息肉和无蒂息肉

腺瘤性息肉

肛裂与前哨痔

肛门瘙痒导致的肛周皮肤刺激

乳头的炎症过程，通常开始于一个隐窝，引起极度疼痛（和里急后重）与病变的大小和严重程度不成比例。急性乳突炎的结构特点是膨胀、水肿和充血，后来发展为慢性乳突炎，（结构为）纤维化和肥大。逐渐地，肥大的乳头可能发展成一根茎状结构，并可能变成所谓的纤维性息肉，这可能产生异物在肛管的感觉，导致便后不尽感、瘙痒和客观的刺激迹象。

Morgagni隐窝可以堆积粪便，并持续暴露在创伤中，很容易参与感染性炎症过程。隐窝炎可能局限于隐窝内和周围的局限反应，也可能扩散到周围组织，导致脓肿和瘘管的形成。隐窝炎（有时类似丁肛裂）的症状是肛门虫爬感、瘙痒和放射痛，排便和行走会加重这些症状。麻醉下的镜下检查，可识别受影响的隐窝、脓性分泌物或肉芽组织，以及相关乳头的肿大。

直肠上皮起源的良性肿瘤有两种类型，单发性腺瘤性息肉和绒毛肿瘤（也称为乳头瘤、乳头状瘤、乳头腺瘤、乳头息肉、绒毛息肉和绒毛瘤）。通常分叶状的腺瘤息肉可能是无柄或有蒂的，它们的大小可能从几毫米到直径约2 cm不等，但很少变大。较少见的绒毛瘤多以乳头状柄附着于黏膜上，触感柔软如天鹅绒。这两种良性上皮肿瘤均易发生恶性变性，表现为出血、黏液排出、腹泻、里急后重和肛管突出。

肛裂是一种位于齿状线以下肛管黏膜的裂缝或分裂状溃疡，往往延伸到肛门边缘。发病相当突然，病变通常伴有剧烈疼痛。如果不治疗，它往往会出现一个恶化和缓解的过程。肛裂可以发生在所有年龄段，特别是中年，女性中更常见。单侧肛裂最常见于肛门后联合处。多发性肛裂在女性中也比较常见，通常累及前后联合，很少累及外侧边缘。机械性创伤因素（排便时肛管过度扩张）和肛门感染是最常见的病因。典型的肛裂呈球拍状，边缘分明，在较低、较宽、较圆的端部，皮肤常形成水肿的袢（前哨痔）；其上端，非常接近肛门瓣膜，通常由一两个肥大的乳头保护。排便相关性疼痛是主要症状，发生在排便过程中或之后不久，可能非常严重，并可能持续一段时间。通过简单的肛门检查就可以诊断。

肛门瘙痒症是一种症状，可能伴随所有已知的肛肠疾病，以及其他器官或系统的疾病。然而，最常见的是，没有发现明显的原发疾病。没有任何明显原因的肛周瘙痒（一些作者认为是神经性皮炎，另一些人简单地称之为"原因不明的"）通常在晚上睡前和温暖的天气时更强烈。肛周皮肤会充血，表面可见挠抓造成的擦伤。在较慢性的病例中，皮肤的白色样变、皱褶、皲裂、苔藓样变、角化过度和片状角化不全是特征性的。

直肠疾病状态：肛门直肠脓肿及瘘管

肛门直肠局部感染并有脓液形成者称为肛周直肠脓肿。它通常是由正常直肠菌群（大肠埃希菌、变形杆菌、枯草杆菌、葡萄球菌和链球菌）侵入直肠周围或肛门周围组织而引起的。病理过程有一定的规则，似乎是从一个或多个隐窝的炎症（隐窝炎）开始的。从隐窝开始，感染可传播到肛管和肛腺，并从那里黏膜下、皮下或经括约肌周围组织扩散到周围组织。如果脓肿没有通过外科手术排出，那么这一系列的事件将随着脓肿的自发破裂而结束，要么进入直肠肛管或通过肛周皮肤破出。一旦脓肿穿孔，脓腔及其出口就会缩小，形成管状结构，即肛门直肠瘘。肛门直肠瘘总是由脓肿引起。

肛肠脓肿根据解剖位置按Park分类分为括约肌间型、经括约肌型、括约肌上型及括约肌外型。从位置上看，括约肌上型脓肿是最不常见的类型；它们从括约肌间平面延伸至耻骨直肠肌，穿过提肛提肌后经皮肤排出。由于周围受影响的组织有内脏而不是躯体的感觉神经供应，肛门直肠区域感觉不适和压力而不是疼痛。这些脓肿可以通过直肠指诊触诊检查，也可以通过直肠镜观察到浸润直肠管腔的肿胀。与肛提肌下脓肿相反，它们可能产生毒血症和极度衰竭的症状。直肠后壁，尤其是骨盆直肠脓肿，在大多数情况下，起源于其他盆腔器官的感染过程，因此严格意义上不是肛门直肠病变，尽管它们通常破裂进入直肠或肛管，有时通过肛提肌。

瘘管的形成，最终将作为脓肿形成、排出和愈合的结束阶段，将主要取决于脓肿的初始位置和瘘管开口位置。当两个开口，即主开口（隐孔）和次开口都能被检测到并且开放时，瘘道称为完全瘘。完全性瘘管通常连接直肠管腔和肛门或肛周皮肤。如果只有一个开放被识别，要么是主开口

直肠肛管周围脓肿的类型

直肠后间隙 ┐
骨盆直肠间隙 ├ 肛提肌以上
黏膜下 ┘

坐骨直肠间隙 ┐
肌间隙 │
皮下（肛周）├ 肛提肌以下
皮肤（疖）┘

内部贯通型
内部盲管型（窦道）
外部型（括约肌间型和经括约肌型）
分枝型（复杂型）
马蹄型

肛瘘的类型

Goodsall 规律

开放或者更为常见的，次开口开放，对与有盲端的瘘管，还可称之为窦，可以通过管腔排泄进入腹腔（内部窦）或通过肛周的皮肤向外排泄（外部窦）。前者是当脓肿通过隐窝自然排出时产生的，而隐窝是感染过程的起点。原则上，外部窦总是完全性的瘘管，尽管不能显示原发的（隐蔽的）开口。应用Goodsall规则，我们可以大致了解瘘管的病程，以及它的主要开口的可能位置。这个规则提出了在肛门的中心虚构一条横向线，人

们可以期待一个弯曲道和后中线后的主开口，次开口位于后方这条线，然而，当次要开口位于这条建议线的前面时，可以预期有一条直的通道和一个位于前面的初级开口。

可能会遇到有多个开口的分支型瘘道，即所谓的复杂性瘘道。经括约肌型瘘跨过肌肉组织，括约肌间瘘经黏膜下或皮下，括约肌保持完整。部分环绕肛门的弯曲通道称为马蹄型瘘。

（译者：唐韬）

直肠疾病状态：性传播疾病

性病性淋巴肉芽肿，是由L血清型沙眼衣原体引起的，可在生殖道、腹股沟区和（或）肛门直肠组织产生肉芽肿性病变。通常最初是在男性的龟头或包皮和女性的阴唇系带、阴道后壁或宫颈后唇这些受染部位出现不易察觉的丘疹或溃疡。随后，疾病在局部扩张并扩散到汇流区淋巴结。男性患者的腹股沟淋巴结炎标志其进入疾病的第二阶段，因为原发灶和外生殖器淋巴回流均要汇入腹股沟淋巴结，而感染在局部的扩展可导致阴茎和阴囊象皮肿。在女性，由于原发灶通常是阴道或宫颈，较易浸润至直肠周围和直肠壁；因此，其第二阶段更容易表现为直肠狭窄、直肠周围脓肿和肛瘘。病变在局部扩张可形成女性外阴蚀疮（腹股沟淋巴肉芽肿性女性外阴象皮肿）。直肠的原发感染可导致男性性接触人群（MSM）直肠狭窄。直肠症状包括肛门疼痛、肛门排气、便秘、发热、里急后重。

直肠的主要病理改变是一种直肠黏膜及下层广泛结缔组织萎缩的溃疡性炎性过程。当整个肠壁及肠周组织受累时，病变肠段就会变成结实、固定而狭窄的管道。溃疡可以穿透阴道、膀胱和肛周皮肤而形成多发窦道及直肠周围脓肿。偶尔，大肠的其他部分（特别是左半结肠）也可受累。

生殖系统C型沙眼衣原体是男性性接触人群直肠炎的常见原因。C型沙眼衣原体有三种人类生物亚型；D到K血清型沙眼衣原体也常见于直肠炎。感染可以是直肠部位直接接种的结果，在女性也可以是通过具有传染性的宫颈分泌物的局部扩散导致。感染通常较表浅，症状包括肛门瘙痒和黏液渗出。

梅毒螺旋体可在肛门直肠处产生各期梅毒的临床表现。在成年人，常在后联合处出现无痛性硬下疳（一期梅毒），极少情况下也可在肛管及直肠等更高位置出现。创面分泌物的暗视野显微镜检查发现梅毒螺旋体可以使肛门直肠梅毒很容易得到确诊。二期梅毒常以发生在肛周的扁平湿疣

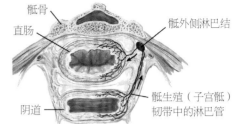

性病淋巴肉芽肿

骶骨
直肠
骶外侧淋巴结
阴道
骶生殖（子宫骶）韧带中的淋巴管

性病淋巴肉芽肿从阴道上部和（或）子宫颈扩散至直肠的淋巴通道

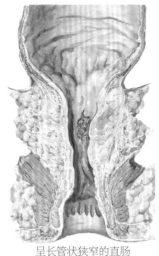

呈长管状狭窄的直肠

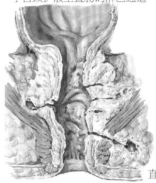

直肠狭窄并伴多发窦道

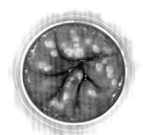

HPV 感染导致肛门上皮内瘤样病变

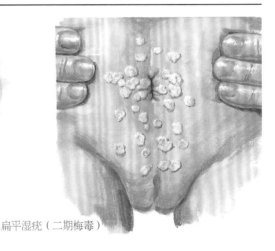

扁平湿疣（二期梅毒）

（扁平疣）为临床表现，其表面平坦，并非像尖锐湿疣那样的有蒂菜花分叶状。梅毒螺旋体可以在扁平湿疣中被检验发现。本期梅毒的血清学试验常呈阳性。在梅毒晚期，肛管及直肠可出现溃烂的梅毒树胶肿。在婴幼儿，多发浅表组织龟裂提示先天梅毒的可能。

淋病奈瑟菌可通过性行为的直接接种而引起直肠炎。这种直肠炎以易碎黏膜为特征，可导致脓肿及瘘管形成。特有症状包括肛门排脓、肛门疼痛和里急后重。

Ⅰ型和Ⅱ型单纯疱疹病毒可引起直肠炎和肛周感染。其感染通常与肛交有关，但也可见于既往生殖系统感染病毒后的复发。伴发症状包括：肛门直肠疼痛、里急后重、便秘和渗液。直肠镜及结肠镜检查可见溃疡性病变。

世界范围内80%～85%的肛门癌与人乳头瘤病毒（HPV）感染有关。高危HPV血清型包括：16、18、31、33、39、45、51、52、56、58和59。肛门直肠的感染途径包括性行为引起的直接接种和原发生殖系统病灶感染性分泌物的自体接种。和宫颈癌类似，HPV相关的肛管直肠恶性肿瘤是由病毒激活肛门上皮组织化生演变而来的。高危患者（如有肛交史的HIV感染者或患有其他已证实的HPV相关疾病者）将通过筛查肛管癌前病变的肛门细胞学检查和（或）高分辨率肛门镜检查获益。

寄生虫病：鞭虫病

鞭虫病是由毛首鞭形线虫（人体鞭虫）所致的寄生虫病。这种在全世界广为分布的寄生虫常见于温带及潮湿的热带地区。虽然在猪和猴类身上也发现了形态学相似的鞭虫，但人类仍是它的唯一宿主。雄性鞭虫长30～45mm，雌性鞭虫长35～50mm。雌雄鞭虫呈粉色且分为两个部分：包含食管的更长且逐渐变细的头部（像鞭子样）和包含肠及生殖器官的更长更粗的尾部。雄性的尾部是盘绕的，而雌性的尾部是成逗点状的。

雌雄成虫主要寄生在盲肠和升结肠，但是感染可以扩展到横结肠、降结肠或直肠。雌性在受精后将会产卵，并随粪便被排出体外。每个寄生虫每天可产3000～20 000个卵。这些卵呈桶状，长50～55μm，宽22～24μm。这些卵有双重壳，且在两极有孔，极孔被一些突起的、无色的、可折射的蛋白塞所封闭。所产卵中的受精卵内含有不分节段的颗粒状内容物，其在宿主体外的土壤中进行胚胎发育。在合适的温度和湿度下，这些受精卵3～4周内可发育至可运动的胚胎阶段。这些受精卵不太耐受干燥、冷、热，在54℃及-12℃的环境下会很快被杀死，也不能在直射的阳光下存活。人类通过吞食直接或间接来自于土壤的完整受精卵而被感染。这些受精卵可以直接来自于被污染的食物（特别是未煮过的蔬菜）、水和手以及间接来自于家畜、苍蝇和其他昆虫。摄入的含胚卵到达肠道后开始软化，胚胎在虫卵两极的一个或两个蛋白塞的推动下得以释放。释放出来的幼虫发育成成虫，交配后的雌虫开始产卵，从而开启一个新的循环。成虫通过细小的前端部分嵌入黏膜而附着于肠壁。从摄入虫卵到发育成熟并产卵大约需要3个月的时间。大多数病例的感染并不严重，一般少于20只鞭虫。而发展出临床症状常需感染超过200只鞭虫。然而，个别病例的大肠中可寄居着上千条甚至更多的寄生虫。

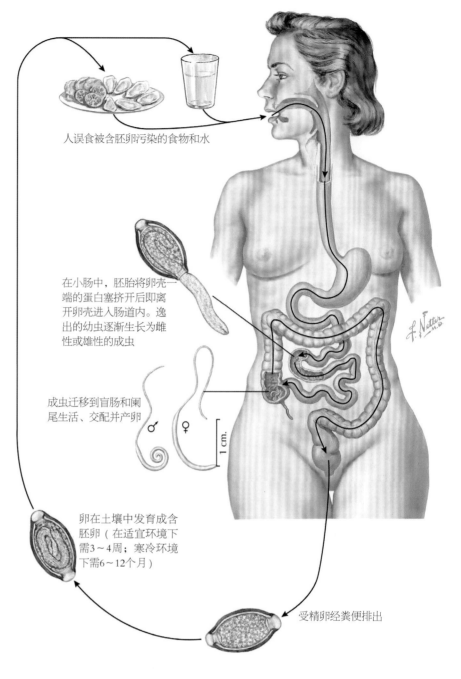

人误食被含胚卵污染的食物和水

在小肠中，胚胎将卵壳一端的蛋白塞挤开后即离开卵壳进入肠道内。逸出的幼虫逐渐生长为雌性或雄性的成虫

成虫迁移到盲肠和阑尾生活、交配并产卵

卵在土壤中发育成含胚卵（在适宜环境下需3～4周；寒冷环境下需6～12个月）

受精卵经粪便排出

鞭虫感染所导致的病理改变即使有的话也比较轻微；这些病理改变源于肠黏膜受损和大量寄生虫所产生的有毒物质。寄生虫的前端包埋在肠黏膜中可导致局部小的炎症。然而，寄生虫渗透的黏膜处可因肠道细菌侵入而引发炎症反应，包括在极个别情况下引起急性阑尾炎。重度感染可造成肠壁质脆、水肿而继发出血，从而引起患者缺铁性贫血。通常蠕虫不会主动吸血。

鞭虫病的临床表现随着感染强度、受累肠管范围和继发细菌感染的变化而变化。在大多数情况下，并没有特异表现或仅有模糊的消化紊乱发生。症状显著者与大量感染或细菌侵袭有关，这些症状包括：腹泻、痢疾综合征、便秘、腹痛、腹胀、虚弱、体重下降和贫血。直肠脱出见于重度感染者，在脱出的直肠组织上可看到成虫。结肠镜检查或脱出的直肠组织上发现成虫，以及粪便中检出特征性的虫卵都可以确诊鞭虫病（专题3-55）。

寄生虫病：蛔虫病

　　似蚓蛔线虫（大肠蛔虫）是人类感染蠕虫的最常见病原体。白色或粉色的成虫为长线虫，前部呈锥形，后部为圆锥形。它们光滑的表皮上有细小纹路，两条淡淡的白色条痕贯通身体两侧全长。雄性成虫（12～25 cm长，2～4 mm粗）比雌性成虫（20～40 cm长，5～6 mm粗）小，其身体末端有特征性的腹向卷曲。在有些样本，包括雄虫及雌虫，可以达到相当大的尺寸。成虫一般来说寄居在宿主小肠腔内，并将宿主半消化食物作为食物来源。一个成熟雌虫每天产约20万只卵。受精卵长45～70 μm、宽35～50 μm，包含大量粗卵磷脂颗粒。受精卵的外部由数层构成，包括：粗糙的、乳头状突起的蛋白罩以及厚而透明的外壳。未受精的卵子更大，且形状怪异，较一般受精卵外壳可能缺少一到多层，并且包含一些紊乱的、球状的内容物。受精卵及未受精卵的蛋白罩均很容易被破坏或可能直接缺失。虫卵被粪便排出，且在具有感染性之前必须经历一个成熟的过程。在适宜的环境下（包括湿润的、阴暗的土壤和约25℃的环境温度），胚胎蜕变为有感染性的第二阶段幼虫。在不同温度下，这一过程可能需要10天到6周的时间。如果环境不利，虫卵可能会休眠数年，并在适宜环境下继续发育。

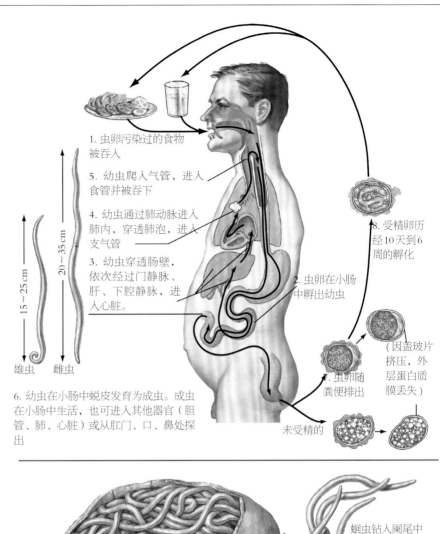

1. 虫卵污染过的食物被吞入

5. 幼虫爬入气管，进入食管并被吞下

4. 幼虫通过肺动脉进入肺内，穿透肺泡，进入支气管

3. 幼虫穿透肠壁，依次经过门静脉、肝、下腔静脉，进入心脏。

8. 受精卵历经10天到6周的孵化

2. 虫卵在小肠中孵出幼虫

（因盖玻片挤压，外层蛋白质膜丢失）

虫卵随粪便排出

未受精的

15～25 cm　　雄虫

20～35 cm　　雌虫

6. 幼虫在小肠中蜕皮发育为成虫。成虫在小肠中生活，也可进入其他器官（胆管、肺、心脏）或从肛门、口、鼻处探出

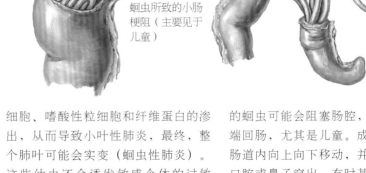

蛔虫所致的小肠梗阻（主要见于儿童）

蛔虫钻入阑尾中

　　人体经被污染的手指、水、蔬菜或其他食物而吞入成熟受精卵获得感染。幼虫在小肠内得以释放并穿过肠壁进入门脉循环，通过肝和心脏，到达肺部，穿透毛细血管，进入肺泡。蠕虫此时已长约1.5 mm，其从肺泡顺支气管和气管爬升至声门，然后再次被吞下后进入小肠，并在那里发育为雄性或雌性成虫。

　　在肺里，幼虫会引起局部的炎症和过敏。外周血中可能会有明显的嗜酸性粒细胞增多。其过敏症状包括反应性的呼吸道疾病或荨麻疹。肺泡中可能会出现大量包括红细胞、中性粒

细胞、嗜酸性粒细胞和纤维蛋白的渗出，从而导致小叶性肺炎，最终，整个肺叶可能会实变（蛔虫性肺炎）。这些幼虫还会诱发敏感个体的过敏性肺水肿和嗜酸性粒细胞的肺浸润（Löffler综合征，单纯性肺嗜酸性粒细胞浸润症）。

　　肠腔内少量成虫的感染通常是无症状的。更重些的感染可能会引起肠道局部机械性干扰、损害儿童的营养状况，尤其是在可能并存其他肠道感染的位置。大多数病例的临床症状包括腹部不适、疼痛、食欲减退、恶心、腹泻或便秘。个别情况下，大量

的蛔虫可能会阻塞肠腔，通常是在末端回肠，尤其是儿童。成虫可能会在肠道内向上向下移动，并通过肛门或口腔或鼻子穿出，有时甚至会穿入阑尾、憩室、胆管、胆囊、胰腺导管、腹腔（尤其是在胃肠道手术后）、咽部或中耳，引起严重的局部并发症。通常通过发现粪便中典型虫卵（专题3-55），发现通过口腔、肛门或鼻子的成虫或在结肠镜检查中发现成虫而确诊。蛔虫可能在CT或超声检查中发现。X射线检查可能会在胀气的肠腔、在进食不能透过射线的食物或钡灌肠后因特征性的充盈缺损而发现成虫。

寄生虫病：蛲虫病

蠕形住肠蛲虫（人蛲虫）可在全世界的热带和温带发现。它在儿童、公共机构和家庭中都很常见，而且与社会经济地位无关。这种微小的、梭状的、圆形的寄生虫成虫通过将头附着在肠黏膜上而寄居在盲肠、阑尾和大小肠连接处。雄性具有大幅卷曲及圆钝的后端，其长度为2～5 mm，最大直径为0.1～0.2 mm。雌性拥有尖锐的尾部，其长度为8～13 mm，最大直径为0.3～0.5 mm。雌虫在卵巢中产生卵子，并将其释放到一个容器中，即"子宫"，在那里进行受精。当子宫被填满后，雌虫就会从肠壁脱离，顺着结肠下行到直肠，然后经过肛管到达肛周及会阴区域。有些寄生虫被动地同粪便一起从宿主的直肠中排出的。雌虫在夜间移行到肛门括约肌外，其在皮肤爬行时，会在肛周和生殖股的褶皱中产卵。一只雌性成虫的产卵量平均约为1.1万。在产卵时，卵中已经形成蝌蚪形的胚胎，并在几个小时内，继续发育至有感染性的蠕虫状阶段。含胚卵大小（50～60）μm×（20～30）μm，一侧扁平。它们有一个半透明的外壳，由外侧的蛋白层和内侧的胚胎类脂膜组成。这些卵在随后的发育过程中不需要中间宿主；它们在被产出后的几个小时内具有感染能力，并且能存活数周至数月。肛周的虫卵可通过搔刮肛周区域或者传递衣物而污染衣服、床单、患者的手（特别是指甲）。虫卵可通过手口途径或直接经饮食传染给同一或另一宿主。床单和衣服上的虫卵也可能被吹入空气中而间接地进入口中或被吸入和吞咽。同粪便一起排出的雌虫会在宿主体外清空"子宫"，部分被释放的卵会具有传染性，并可能经被污染的食物或水而摄入。虫卵在外界环境中数天内会失活，大多数在2周内死亡。当包含具有感染能力的幼虫的虫卵被摄入并到达胃和十二指肠时，消化液会软化卵壁，幼虫得以释放。这些幼虫通过小肠，经过2次蜕皮，发育为成熟的雄虫和雌虫。交配之后，雌

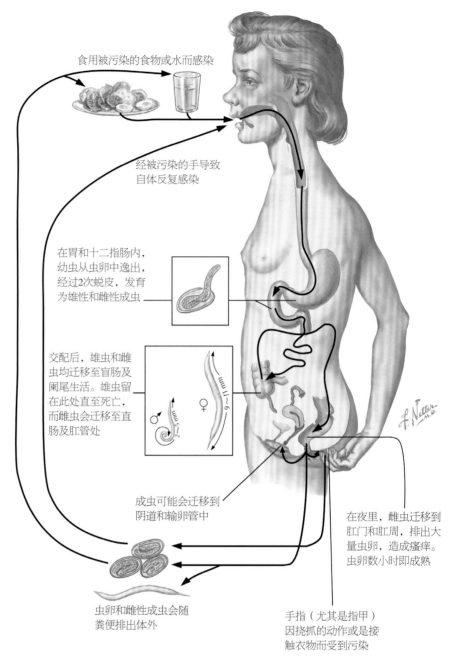

食用被污染的食物或水而感染

经被污染的手导致自体反复感染

在胃和十二指肠内，幼虫从虫卵中逸出，经过2次蜕皮，发育为雄性和雌性成虫

交配后，雄虫和雌虫均迁移至盲肠及阑尾生活。雄虫留在此处直至死亡，而雌虫会迁移至直肠及肛管处

成虫可能会迁移到阴道和输卵管中

在夜里，雌虫迁移到肛门和肛周，排出大量虫卵，造成瘙痒。虫卵数小时即成熟

虫卵和雌性成虫会随粪便排出体外

手指（尤其是指甲）因挠抓的动作或是接触衣物而受到污染

性变为"妊娠"状态，从而开始一个新的周期。从摄入虫卵到发育出成虫的时间为2～7周。

人蛲虫是一种相对无害的寄生虫，只有个别情况下会引发显著的局部病变。虫体的附着可能会因机械刺激而引起肠道黏膜的轻微炎症。有时，移行的成虫可能会导致胃肠道以外的疾病。在女性患者，寄生虫可能进入阴道，产生外阴炎和阴道炎。在罕见情况下，雌虫可能会移行到输卵管并被包裹，或转移到腹腔，从而导致盆腔、宫颈、外阴或腹膜肉芽肿。膀胱感染也有可能发生。最常见和最

令人烦扰的蛲虫病症状是肛门瘙痒，它的程度从轻微到极其强烈不等，而且在夜间是最令人烦恼的。受影响的个体，尤其是儿童，可能会遭受睡眠障碍、坐立不安和失眠。搔抓被刺激的区域可能会导致表皮脱落、皮肤炎和毛囊炎。对患者和受影响的家庭来说，蛲虫感染的心理影响可能是显著的。通过对感染者的肛周皮肤或阴道内的寄生虫进行鉴定可以明确诊断。虫卵鉴定可以在粪便中、也可以通过多次用于肛周皮肤以捕获妊娠期雌虫产卵的透明胶带的显微检查得到（专题3-55）。

寄生虫病：类圆线虫病

　　粪类圆线虫是一种在世界范围内分布的寄生虫，但主要是在热带和亚热带地区。雌性成虫，外观线状、柔弱，身长约 2.2 mm、直径 30～75 μm，寄居在小肠黏膜，每天可产含胚卵数十个，杆状蚴由此孵化而来。这些卵随粪便排出体外。在有利环境下（如在温暖气候条件下），在土壤中的杆状幼虫可以发育成自由生存、性成熟和性活跃的杆状雄虫和雌虫（分别长约 0.7 mm 和 1 mm）。之后，受精的、自由生存的雌虫产出可以孵化第二代杆状蚴的卵，这些幼虫此后可发育成有感染性的丝状蚴（即间接的或长期的、有性的生命周期）。在有利的环境条件下，二代杆状蚴可以发育成自由生存的成虫并进行有性繁殖，产生数代的杆状蚴。随粪便排出的并留存在土壤中的幼虫也可能在短时间内直接转化成感染性的丝状蚴（即直接的或无性的生命周期）。当与人类皮肤接触时，有感染能力的丝状蚴穿入皮肤血管，并被带到肺部的毛细血管中，在那里它们穿过肺泡，顺支气管树爬升到咽部，并被吞咽并到达肠道。在这种迁移过程中，丝状蚴进入青春期，并可能交配（有性生殖）。在十二指肠和空肠，有时也在回肠、阑尾和结肠中，成熟的雌虫在受精后或通过无性生殖进入黏膜并开始产卵。卵通常是卵圆形和薄壳的，但通常不能被发现，因为它们在宿主体内迅速孵化并释放杆状蚴，这些幼虫被释放到环境中以完成生活周期。而雄虫并不是组织寄生虫，其在肠道短暂停留后，同粪便一起排出体外。从感染到排出幼虫的时间通常是 3～5 周。杆状蚴也有可能不进入外界环境，而是通过肠黏膜或肛周皮肤重新感染宿主，从而导致自体感染及继续繁育数代的寄生虫。幼虫穿入皮肤过程通常是无症状的，但在敏感个体，它可能会在穿入的部位引起瘙痒性丘疹（肛周匍行疹），并且在有明显的自体接种的病人的臀部上最显著。幼虫在肺部的迁移有时可能会导致局部炎症和

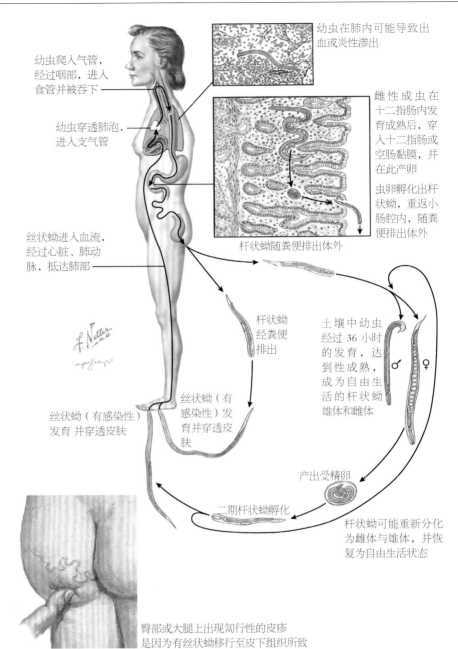

幼虫爬入气管，经过咽部，进入食管并被吞下

幼虫穿透肺泡，进入支气管

幼虫在肺内可能导致出血或炎性渗出

雌性成虫在十二指肠内发育成熟后，穿入十二指肠或空肠黏膜，并在此产卵

丝状蚴进入血流，经过心脏、肺动脉，抵达肺部

虫卵孵化出杆状蚴，重返小肠腔内，随粪便排出体外

杆状蚴随粪便排出体外

杆状蚴经粪便排出

土壤中幼虫经过 36 小时的发育，达到性成熟，成为自由生活的杆状蚴雄体和雌体

丝状蚴（有感染性）发育 并穿透皮肤

丝状蚴（有感染性）发育并穿透皮肤

产出受精卵

二期杆状蚴孵化

杆状蚴可能重新分化为雌体与雄体，并恢复为自由生活状态

臀部或大腿上出现匍行性的皮疹是因为有丝状蚴移行至皮下组织所致

出血，临床表现为肺浸润性的呼吸道反应性疾病和外周嗜酸性粒细胞增多症（Löffler综合征）。有时，支气管堵塞可能会阻止幼虫从肺中逸出，因此有些幼虫可能会在肺部发育为成虫，造成更多的肺损伤，最终侵入胸膜腔和心包腔。在肠道，肠黏膜的反应从轻微的炎症细胞浸润到片状坏死不等，随着坏死黏膜脱落，可以继发纤维细胞修复或肉芽肿性包块形成。相应地，临床表现也可以从无症状到显著的痢疾样功能紊乱，以及中度感染常见的腹泻与便秘交替。因血液恶性疾病、器官移植、HIV/AIDS、人类T淋巴细胞细胞病毒-I型感染、

低丙种球蛋白血症、糖皮质激素使用和抗肿瘤坏死因子治疗而引起的宿主反应的改变可能会加速并增加自体接种循环，使之成为一种超感染综合征。超感染综合征最常见的临床表现为灶状或弥漫浸润的肺疾病和支气管痉挛。幼虫的不稳定迁移也可能使之通过血液循环而定植在心肌、肝、胆囊、脑脊膜、大脑、胰腺、甲状腺、肾、脾和淋巴结。对类圆线虫病的诊断依赖于在粪便及十二指肠内容物中找到特征性的杆状蚴（专题 3-55）。酶联免疫吸附试验可用于血清学诊断。患有超感染综合征的患者可能在肺分泌物中发现的幼虫。

寄生虫病：板口线虫病和钩虫病

美洲板口线虫和十二指肠钩口线虫是产生人类钩口线虫病的病原体。美洲板口线虫主要分布在西半球、中南非洲、南亚、东印度群岛、波利西亚、密克罗尼西亚和澳大利亚，而十二指肠钩口线虫则主要分布在北非沿海、地中海、南欧、印度北部、中国北部和日本。美洲板口线虫是一种圆柱形、梭状蠕虫，灰黄色或微红色，成年雄性长5~9mm，宽0.3mm，雌性长9~11mm，宽0.35mm。雄性的后端延伸为一个钟形的黏液囊，而雌性的则是锥形的。十二指肠钩口线虫稍微大一些，雌性长10~13cm，宽0.6mm。美洲板口线虫有非常特征性的形态：身体形成一个弧形，腹侧在内侧，而前端则向后大幅弯曲跨越体部。美洲板口线虫和十二指肠钩口线虫的主要形态学区别是口腔和交合囊。前者颊囊位于上侧（腹侧），有两个半月形板齿，而后者则有两对牙齿。其交合囊的形态学差异在于肌肉指状突起（其作用在于交合过程中抓住雌性）和交合刺的不同。

美洲板口线虫和十二指肠钩口线虫的生活周期基本上是一样的。成虫寄生在小肠里，它们通过颊囊附着在黏膜上，并以宿主的血液和淋巴为食。受精的雌虫每天产下1万~2.5万个卵。卵呈椭圆形，长60~70μm，并有一个薄壳，通常在粪便中度过双细胞到八细胞细胞分裂阶段。在通风的土壤、适度的湿度，以及理想的温度等适宜条件下，杆状蚴可以在24小时内从卵中孵化出来。在3~5天的时间内，它们依靠排泄物中的物质提供营养并生长，蜕变2次，发育成有感染性的丝状蚴。当人体皮肤接触感染的土壤时，有感染能力的幼虫穿透它，进入淋巴管或小静脉，并依靠血液从心脏到达肺部，在这里它们从毛细血管进入肺泡，顺支气管树爬升，通过咽部，随后被吞下，到达十二指肠和空肠并发育为成熟雄虫及雌虫。

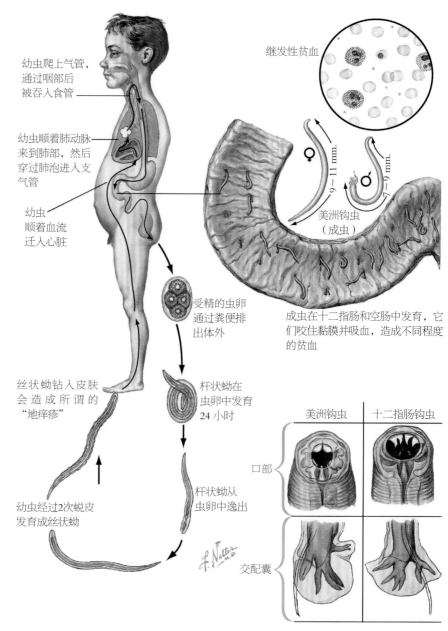

幼虫爬上气管，通过咽部后被吞入食管

幼虫顺着肺动脉来到肺部，然后穿过肺泡进入支气管

幼虫顺着血流迁入心脏

受精的虫卵通过粪便排出体外

丝状蚴钻入皮肤会造成所谓的"地痒疹"

幼虫经过2次蜕皮发育成丝状蚴

杆状蚴在虫卵中发育24小时

杆状蚴从虫卵中逸出

继发性贫血

9~11mm　7~9mm

♀　♂

美洲钩虫（成虫）

成虫在十二指肠和空肠中发育，它们咬住黏膜并吸血，造成不同程度的贫血

	美洲钩虫	十二指肠钩虫
口部		
交配囊		

美洲板口线虫和十二指肠钩口线虫引起的临床表现也很相似。幼虫穿入皮肤可能偶尔会引起局部瘙痒性皮炎（地痒疹），伴随水肿、红斑和丘疹或小泡疹。非适宜寄生人钩虫，如巴西钩口线虫和犬钩口线虫，可以穿透皮肤，产生局部炎症条索和红斑（匐行疹），但是不会在这个阶段上继续进展。幼虫的血肺迁移会导致肺泡组织的微小出血和细胞浸润，但是，除非大量的幼虫同时迁移，一般症状停留在亚临床级别。在肠道阶段，成年蠕虫可能最终会激发肠道蠕动亢进而引起痉挛和腹泻。通过吸血和在黏膜上产生小的侵蚀，这些寄生虫可能导致继发性（低色素和小细胞性）贫血。十二指肠钩口线虫引起的血液丢失为0.03ml/d，而美洲板口线虫可引起0.15~0.26ml/d。因此，严重的贫血很可能只发生在严重的感染和摄入的食物缺乏铁和蛋白质的情况下。有时，一次大量的感染可能会引起一些急性症状，包括头痛、恶心、虚脱、肺功能和循环系统紊乱、严重的腹痛和痢疾。嗜酸性粒细胞在外周血液涂片中常见。慢性感染与儿童的身体和智力健康受损有关，并削弱了流行地区成人的工作能力和生产能力。钩虫病的诊断是通过在粪便中识别出典型的卵（专题3-55）。

寄生虫病：牛肉绦虫致绦虫病

　　绦虫病是一种由牛肉绦虫（牛绦虫）所产生的寄生虫病，是一种扁形动物门的绦虫。这种绦虫的终宿主是人类，携带成虫，而中间宿主是牛科动物，携带叫做囊尾蚴的幼虫。成虫长4～10 m，但也可能更长。它寄生在小肠，通过头节附着在空肠黏膜上。通常情况下，一个宿主只携带一只寄生虫，但在极少数情况下，可能会有2只甚至更多的寄生虫。其微小的、伸长的、四边形的头节，直径1～2 mm，有4个半球形吸盘，由一个短而窄的颈部与1000～2000个节片连接在一起。在颈部后面连接着短而宽的（或称为"未成熟的"）节片，此处生殖器官还没有发育。其后虫体逐渐变宽，宽幅增加到20 mm × 7 mm。这些节片是成熟的，包含功能正常的雄性和雌性器官。在成熟节片中，卵的产生和受精是双性的。而在更远的节片，变得更长和轻微的缩窄，其内含有有15～20个侧枝和充满卵的子宫。孕节相继从母体中分离出来，通过结肠进入乙状结肠和直肠，在粪便中被动地排出，或通过自身的运动自肛门游出。在肠外，但最终也可以在肠内，孕节会破裂并释放出卵。卵是球形的，与其他的绦虫没有差异。它们的直径为30～40 μm，有1个厚的、有放射状条纹的外壳，里面包含了胚胎（六钩蚴），胚胎有3对精致的、柳叶刀样的小钩。这些卵最初包裹在一种薄而易破开的透明膜中。当孕节或卵掉在草场和牧场并被牛摄取，六钩蚴在肠中孵化并钻进小静脉和淋巴管，被运送到骨骼肌、心脏、舌头、膈膜、脂肪组织和其他区域，在那里经过2～2.5个月它们发育为囊尾蚴。牛囊尾蚴（囊虫）长7.5～10 mm，有一个成虫缩小版的头部，包裹在充满液体的囊泡中。这些幼虫可在牛体内持续存活约1年，之后它们就钙化了。当未烹调或未全熟的感染牛肉被人类食用后，囊尾蚴被膜就会被消化。这些胚胎会探出它们的头部并固定在小

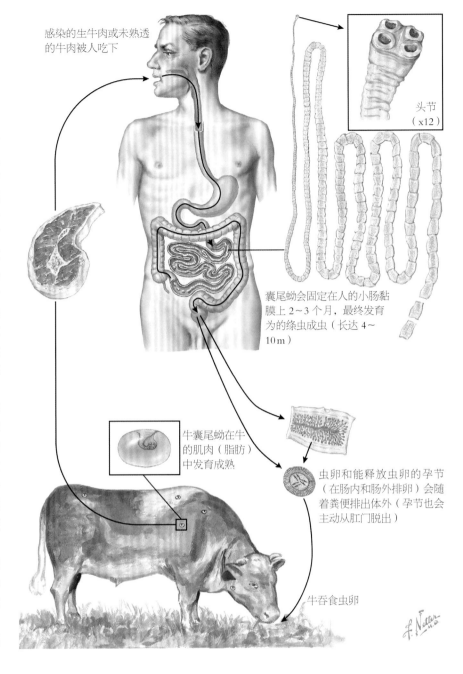

感染的生牛肉或未熟透的牛肉被人吃下

头节
（x12）

囊尾蚴会固定在人的小肠黏膜上 2～3 个月，最终发育为的绦虫成虫（长达 4～10 m）

牛囊尾蚴在牛的肌肉（脂肪）中发育成熟

虫卵和能释放虫卵的孕节（在肠内和肠外排卵）会随着粪便排出体外（孕节也会主动从肛门脱出）

牛吞食虫卵

肠黏膜上，在2～3个月的时间内发育为成虫。

　　感染牛肉绦虫通常是无症状的，患者只会抱怨自行从肛门脱出并在衣服或肛周区域发现的孕节造成的困扰。然而，有些病人会出现腹部不适、食欲减退、恶心、消化不良、腹泻或便秘、肛门瘙痒和神经系统症状，包括头痛、头晕和易怒。节片如果进入阑尾腔内，有可能会出现阑尾炎症状。罕见但严重的肠梗阻并发症会因

为大量纠缠在一起的节片引发。也可能会发生免疫系统反应，包括荨麻疹、瘙痒、皮肤病以及伴随IgE升高的外周血嗜酸性粒细胞增多症。牛肉绦虫病的确诊依靠在粪便中发现孕节。通过低倍镜检查，可以通过子宫主侧臂（每侧15～20个）的数量来与猪肉绦虫区分。另一不常用的诊断方法是通过复苏粪便中的卵来确诊（专题3-55）。但是在大体形态上，牛肉绦虫的卵与猪肉绦虫的卵是无法区分的。

寄生虫病：猪肉绦虫（猪囊尾蚴）致绦虫病

猪绦虫（猪肉绦虫）是一种可在那些生的或未完全加工的猪肉被食用的国家发现的绦虫。成虫寄活在人类小肠里，通常长2～5 m，罕见的情况下会更长。在其直径约1 mm的球状头节上，有4个杯形吸盘和1个带有两排22～32个交替排列的大小钩的顶突。和牛肉绦虫一样，不成熟节片、成熟节片和末端的孕节依次连接在头节后。人类感染了猪肉绦虫后，会随粪便单节或在成短链的排出孕节；与猪肉绦虫不同的是，它们不能运动。包含六钩蚴的卵被一个球状的、放射状条纹的、直径为30～40 μm的壳所包绕，其与牛肉绦虫不易区别，并因节片离开宿主之前或之后破裂而被释放。当这些卵被猪摄入时，六钩蚴在肠内孵化，进入血液或淋巴管，并被输送到身体的不同部位。它们最常见于骨骼肌、舌和心脏，在那里它们在大约2～3个月的时间内发育成囊尾蚴（囊幼虫）。猪囊尾蚴，就像其名称一样，长5～10 mm，由椭圆状的、充满液体的囊泡和嵌入其中的带有4个吸盘和顶端的冠状钩的头节组成。当未烹调或未全熟的包含活囊尾蚴的猪肉被人类食用后，囊尾蚴被消化，其头部从囊泡中探出并附着在小肠黏膜上，在2～3个月的时间内发育成成虫。猪肉绦虫成虫在小肠内产生与牛肉绦虫相同的临床症状。但是由于其节片长度更短，诱发肠梗阻的可能性更小。猪肉绦虫病的确诊依靠粪便中发现孕节；它们可以很容易地与牛肉绦虫的相区别，因为它们的子宫只有5～10个主侧臂长茎的两边。在形态上与牛肉绦虫不易区别的虫卵，也可能在粪便中发现（专题3-55）。

猪肉绦虫可能会导致另一种更危险的疾病，即猪囊尾蚴病，由这种寄生虫的幼虫在人体内发育而产生。人猪囊尾蚴病，就像猪猪囊尾蚴病一样，是由于摄入了成熟的卵。其可由吞下了另一个感染者传递的卵而感染，通

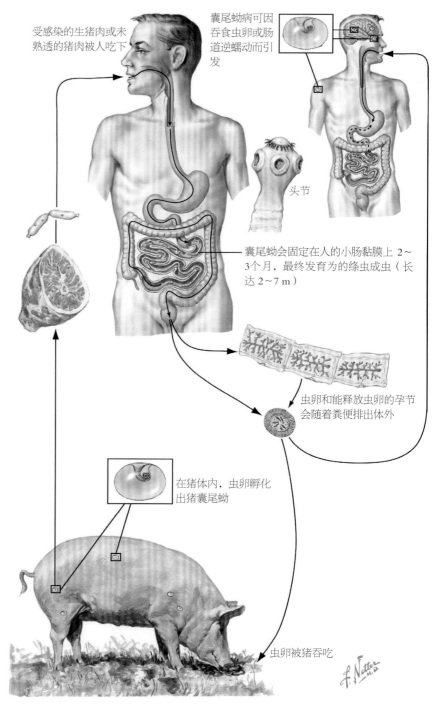

受感染的生猪肉或未熟透的猪肉被人吃下

囊尾蚴病可因吞食虫卵或肠道逆蠕动而引发

头节

囊尾蚴会固定在人的小肠黏膜上 2～3个月，最终发育为的绦虫成虫（长达 2～7 m）

虫卵和能释放虫卵的孕节会随着粪便排出体外

在猪体内，虫卵孵化出猪囊尾蚴

虫卵被猪吞吃

过粪−口传播途径，或者当卵或孕节逆蠕动到达胃时自体感染。囊尾蚴可在身体的任何组织或器官中发育，但在皮下组织中最常见（查体可触及光滑的、豌豆或更大的质硬结节），其次是在大脑、眼睛和肌肉中。在幼虫周围的细胞反应会导致纤维囊的形成，随后，包含幼虫的病变中心，可能会干酪化或钙化。猪囊尾蚴病的症状根据寄生虫的位置和数量而不同。最严重的并发症是寄生虫侵及大脑时引起的，尤其是在幼虫死亡后，可能诱发

局部炎症反应。这些症状可能类似于脑肿瘤、脑膜炎、全身麻痹和其他神经疾病的症状，包括严重头痛、癫痫发作、运动和感觉障碍、视觉障碍、耳聋、失语症和精神病学症状。虽然临床症状可能提示患有囊尾蚴病，但确诊需要通过切除及显微镜检查幼虫获得。CT或MRI可以在软组织中显示囊尾蚴，包括大脑，普通的X射线可在幼虫发生钙化后发现病变。血清学可能有助于确诊，但可能因感染其他绦虫产生交叉反应抗体而出现假阳性。

寄生虫病：微小膜壳绦虫病

　　微小膜壳绦虫（短膜壳绦虫）是人体中寄生虫中最常见的绦虫。它的分布是世界性的，但是在温暖的气候中比寒冷的气候中更常见。在人体中，成虫长25～40 mm，宽0.8～1 mm，它通过头节附着肠黏膜而寄生在小肠。在直径约0.3 mm的微小头节上，有4个杯形吸盘和一个生有单圈20～30个小钩的顶突，这些小钩可以在缩入器官的顶端。一个细长的颈部将头节连接到一个大约200个或更多的由不成熟节片、成熟节片和孕节组成的长链上，其中孕节宽度大于长度。最远端的孕节会逐渐分解，并释放卵。这些球形或亚球形、透明的卵，直径30～50 μm，有一个外包膜和一个内包膜；内包膜（胚膜）两极增厚，每极发出4～8个薄的、波浪状的极丝分布在两层膜之间。胚膜包裹着包含有三对柳叶刀状小钩的胚胎。这些卵依靠粪便传播，并且立即传染给同一或另一人。在小肠内，摄入的胚胎被释放并穿入一个小肠绒毛，在那里，经过3～4天，发育成类囊尾蚴。此后这种幼虫会转移到肠腔内，依靠头节附着到更远端的小肠黏膜上，在那里，经过2周或更长的时间，发育成成虫。其生命周期中不需要中间宿主。人类的感染是由于摄入了含卵的食物或水，自体感染是通过粪–口传播途径而污染的手，或者因需要完成生命周期而穿入小肠绒毛未被排出体外的卵而引起的自体感染或重复感染。寄生虫个体可能存活1年，但由于自体感染的存在，感染可能会持续数年。微小膜壳绦虫的感染可能很严重；几百只寄生虫同时存在并不罕见，记录中有感染数千只的病例。大量的感染可能是与免疫抑制导致的内部自体感染有关。

　　大多数感染了微小膜壳绦虫的患者没有临床表现。症状通常只出现在大量寄生虫寄生的情况下。对肠黏膜的刺激可能导致腹泻和痉挛。人体对寄生虫的代谢废物的吸收，特别是在儿童，可能会引起头痛、头晕、失

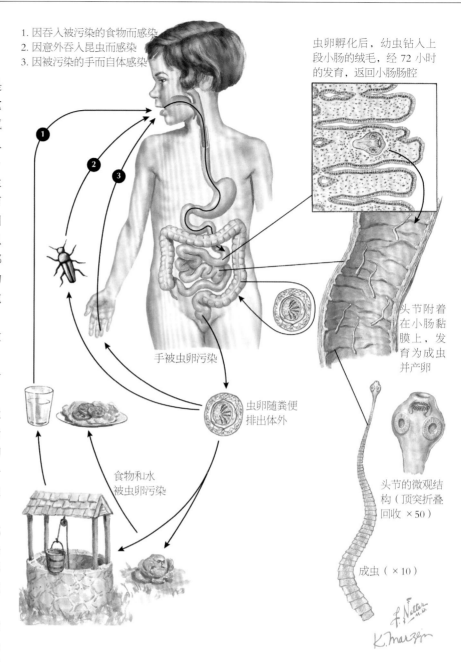

1. 因吞入被污染的食物而感染
2. 因意外吞入昆虫而感染
3. 因被污染的手而自体感染

虫卵孵化后，幼虫钻入上段小肠的绒毛，经 72 小时的发育，返回小肠肠腔

手被虫卵污染

虫卵随粪便排出体外

食物和水被虫卵污染

头节附着在小肠黏膜上，发育为成虫并产卵

头节的微观结构（顶突折叠回收 ×50）

成虫（×10）

眠，甚至在极少情况下会引起癫痫发作。轻到重度的嗜酸性粒细胞增多症可能会出现。通过粪便中发现典型的卵，可以确诊微小膜壳绦虫病。

　　非人类动物也可能在微小膜壳绦虫的生命周期中发挥重要作用。微小膜壳绦虫有的种群可能适合于非人类宿主。啮齿动物，尤其是大鼠和小鼠，也可能成为最终宿主，某些昆虫（节肢动物、跳蚤、粉虫）在摄入了排入环境中的卵后使得类囊尾蚴可以继续发育。因此，啮齿动物也可能在

向环境播散卵中起重要作用。偶然摄入受感染的昆虫可能也会导致啮齿动物和人类感染。

　　一种与之有关的绦虫——缩小膜壳绦虫，也可能偶尔也会感染人类。缩小膜壳绦虫是一种常见于大鼠和小鼠的绦虫，并有多种节肢动物作为其中间宿主。这种绦虫的卵在粪便中传播，在形态上与微小膜壳绦虫相似。但是可以依靠其更大的尺寸［（70～80）μm×（60～80）μm]和没有极丝而与缩小膜壳绦虫相鉴别。

寄生虫病：裂头绦虫病

裂头绦虫病是一种由成年阔节裂头绦虫（鱼或阔节绦虫）引起的寄生虫病。这种寄生虫主要发现于以淡水鱼作为饮食的主要组成部分的北部温带地区。在欧洲，疫原地在波罗的海周边国家，主要位于瑞士、法国、意大利和德国的高山湖泊地区，以及多瑙河三角洲和伏尔加河下游流域。在亚洲，这种绦虫分布在西伯利亚、中国东北和日本的广大地区。在北美地区，有几个疫原地是已知的，特别是在五大湖区、阿拉斯加和加拿大。包括智利和乌干达在内的其他地方性疫原地在全球范围内均有分布。成虫长 2～12 m 不等。其细长的、杏仁状的、附着在小肠黏膜上的头节，长 2～3 mm，宽 1 mm，生有背部和腹侧的吸槽（吸沟）。数倍长于头节的瘦长的颈部，连接有超过 3000 个的节片。这个长链的远端含有微小的球形睾丸、双叶卵巢和一个蜷曲的、玫瑰花状的、拥有腹中线生殖孔后开孔（产卵孔或出生孔）的子宫的成节。通过产卵孔，受精卵被定期排出；据估计，一只寄生虫每天可以排出多达 100 万只卵。通常情况下，孕节不会与母体分离；只有在完成了生殖功能之后，它们才会被抛弃。这些卵圆形的卵的平均大小是 70 μm×45 μm，在末端有不显著盖的单层的壳；当随粪便被排出时，它们中含有未成熟的胚胎。在水中时，在适宜的温度下，卵在大约 2 周内孵化。胚胎（称为"钩球蚴"），通过壳上盖的开放游入水中。如果要进一步发育，它必须被一个合适的第一中间宿主所摄入，这通常是甲壳纲剑水蚤属或螵水蚤属的动物。在甲壳纲动物体内，钩球蚴在 2～3 周内变成原尾蚴，呈梭状（大约有 500 μm 大小），有凹陷的头和具有小钩的后部球形附肢。当这些被感染的甲壳纲动物被适宜的以浮游生物为食的淡水鱼类所吞噬后，原尾蚴就会穿入内脏、肌肉、结缔组织，并在 1～4 周内发育成细长的、像成虫的全尾蚴或裂头蚴，长 10～20 mm、宽 2～3 mm。当这些鱼被更大的肉食鱼类吃掉时，裂头蚴就会转移到新宿主的组织中。当这种生的或未被充分煮熟的被感染鱼类被人类或其他易感宿主吃掉时，这些原尾蚴就会附着在宿主小肠黏膜上，并在大约 3 周内发育为成虫。非人动物，如熊、海豹、猫、狐狸和狼，也可能成为终宿主。

许多裂头绦虫病病例的症状是亚临床的。然而，有些患者却表现出多种临床表现，包括虚弱、腹痛、腹泻、体重减轻、渴望盐、头晕、厌食或食欲过度。大量缠结的节片，特别是当寄生超过一只寄生虫的时候，可能会诱发肠梗阻。裂头绦虫感染偶尔会引起巨细胞、高色素性贫血，通常称其为"裂头绦虫性贫血"，其与维生素 B$_{12}$ 缺乏有关。裂头绦虫病是通过粪便中找到特征性的卵而确诊的。

（译者：顾国利　段福孝）

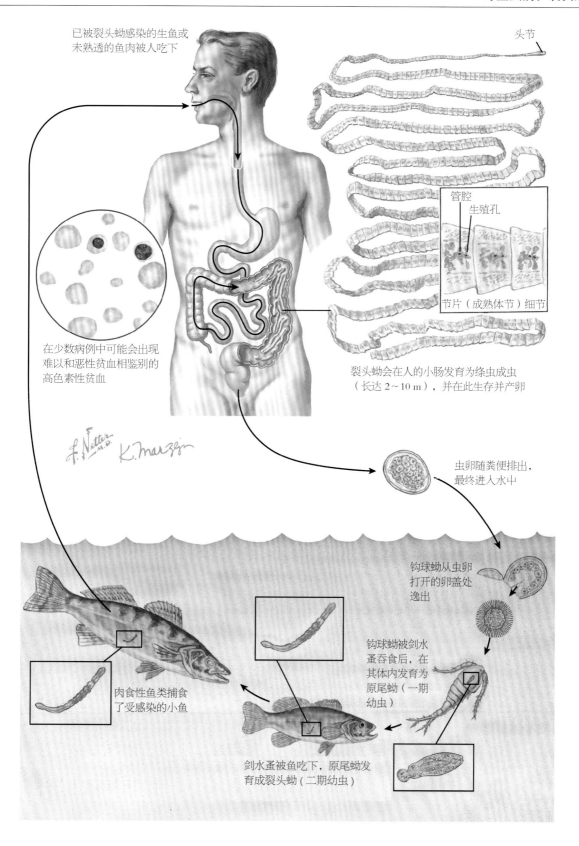

已被裂头蚴感染的生鱼或未熟透的鱼肉被人吃下

头节

管腔
生殖孔

节片（成熟体节）细节

在少数病例中可能会出现难以和恶性贫血相鉴别的高色素性贫血

裂头蚴会在人的小肠发育为绦虫成虫（长达 2～10 m），并在此生存并产卵

虫卵随粪便排出，最终进入水中

钩球蚴从虫卵打开的卵盖处逸出

钩球蚴被剑水蚤吞食后，在其体内发育为原尾蚴（一期幼虫）

肉食性鱼类捕食了受感染的小鱼

剑水蚤被鱼吃下，原尾蚴发育成裂头蚴（二期幼虫）

寄生于人体肠道的蠕虫与原虫

蠕虫是人类肠道寄生虫感染绝大多数的原因。其他蠕虫所致感染发病率较低。在具有特殊饮食习惯的人群中发现几种雌雄同体的肠道吸虫。布氏姜片吸虫（Faschiolopsis buski）是于亚洲南部和东南部地区发现的一种肉质细长的卵形吸虫扁虫，它寄生在人类或猪宿主的小肠内。其卵呈卵圆形，长约135μm，随宿主粪便排出后在水中孵化。卵中孵化的毛蚴寄居于水生螺类，经过不同的进化阶段，最终以在植物表面形成孢囊的尾蚴形态出现。人类通过食用生的或未烹熟的含有尾蚴孢囊的植物而感染。吸虫附着于小肠黏膜，导致局部炎症反应、溃疡形成。感染后通常无明显症状，但可能会引起腹痛、腹泻、全身性水肿及腹水。10种棘口属吸虫可感染人类，该类病例最常见于喜食未煮熟的淡水蜗牛、蛤蜊和鱼类的东南亚地区。成年人的吸虫长2.5~6.5mm，寄生于鸟类、哺乳动物和人类的小肠。卵随粪便排出。这种蠕虫的生命周期涉及两种不同的中间软体动物宿主，人类通过生食或食用未充分烹饪的第二中间宿主而获得感染。感染寄生虫数量越少，其临床症状越轻。较重的感染则难以在临床中与姜片虫感染相鉴别。异形吸虫和后殖吸虫是相似的生物体，代表了10余种可以感染人类或动物或禽类宿主的物种，其中最常见的是在北非、伊朗和土耳其发现的异形吸虫和发现于东南亚地区的横川后殖吸虫。该长1~2mm的吸虫寄生于终宿主的小肠内。卵通过粪便排出，一旦到达水中被适当的水生螺类摄入后孵化出毛蚴。毛蚴经过多发育阶段后形成的尾蚴可在多种淡水鱼鳞片下形成孢囊。终宿主通过生食或食用未充分烹制的含有尾蚴孢囊鱼类而感染。成年吸虫在附着部位可产生轻微的炎症反应；只有在重度感染时才表现出肠道症状。虫卵栓子可造成心脏或者脑栓塞，导致局部缺血性坏死。毛线虫等多种寄生于食草哺乳动物的线虫属类寄生虫在人类中寄生的病例报道数量逐渐增加。缩小膜壳绦虫是一种寄生于老鼠的寄生虫，人类感染的病例报道也是逐渐增加。菲律宾毛细线虫是一种小肠线虫，形态上类似于菲律宾最常见的毛首鞭形线虫，也常见于中东和东南亚地区。菲律宾毛细线虫的幼虫寄生于淡水鱼的肌肉中，人类通过食用这些含有幼虫的鱼类而感染。菲律宾毛细线虫能够通过肠黏膜自身感染，引起严重感染综合征，导致腹泻、吸收不良、消瘦和腹水。鲑小吸虫见于美国太平洋西北地区。通常是哺乳动物和鸟类的寄生虫，人类通过摄入受感染的鲑鱼类淡水鱼或其卵而获得感染。感染后可产生腹痛、胀气或腹胀等症状。

临床症状、血嗜酸性粒细胞增多时应高度怀疑肠道蠕虫感染，其确诊则需要在粪便、肛门及肛周刮检组织、胃十二指肠抽吸液或者最终在其他组织或体液中发现蠕虫卵、幼虫、成虫或者其体节。猪肉绦虫脑囊虫病的诊断主要依据其典型的影像学征象。粪便寄生虫检查有很多种方法。最简单的方法是排泄物薄层涂片的显微镜检查。沉淀、浮选、离心等浓缩方法可以提高轻度感染者的检出率。肛门及肛周区域查找寄生虫卵的检查方法大多应用于蛲虫病及绦虫病的疑诊患者。从肛门和肛周区域获取送检组织的方法不再赘述。在所有常见蠕虫感染中，粪圆线虫是唯一一种能在新鲜粪便中检出杆状幼虫（非虫卵）的蠕虫；较短的口腔前庭和较大的残留性生殖器官是与钩虫的主要鉴别点，同时，钩虫是在非新鲜粪便中被检出的。吸虫的虫卵主要经消化道排泄，肺吸虫患者也可吞咽含有虫卵的痰液，故肝、血液或者肺吸虫感染者的粪便中可检测到吸虫卵。人类粪便中也可检查到一些植食性线虫的虫卵，特别是生活在小萝卜和大萝卜等根茎类蔬菜中的住根异皮线虫。食用感染此类线虫的植物后，它们便可以在肠道内游离，经

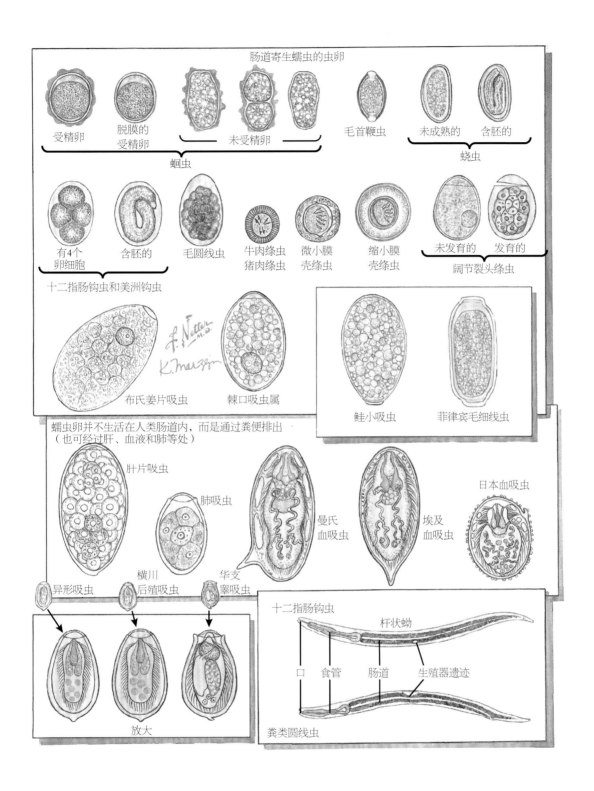

肠道寄生蠕虫的虫卵

受精卵　　脱膜的受精卵　　未受精卵　　毛首鞭虫　　未成熟的　含胚的

蛔虫　　　　　　　　　　　　　　　　　　　　蛲虫

有4个卵细胞　　含胚的　　毛圆线虫　　牛肉绦虫猪肉绦虫　　微小膜壳绦虫　　缩小膜壳绦虫　　未发育的　发育的

十二指肠钩虫和美洲钩虫　　　　　　　　　　　　　　　　阔节裂头绦虫

布氏姜片吸虫　　棘口吸虫属　　　　　　　　鲑小吸虫　　菲律宾毛细线虫

蠕虫卵并不生活在人类肠道内，而是通过粪便排出
（也可经过肝、血液和肺等处）

肝片吸虫

肺吸虫　　　　　　　　　曼氏血吸虫　　埃及血吸虫　　日本血吸虫

横川后殖吸虫　　华支睾吸虫

异形吸虫

十二指肠钩虫

杆状蚴

口　食管　肠道　生殖器遗迹

放大　　　　　　　　粪类圆线虫

寄生于人体肠道的蠕虫与原虫
（续）

粪便排泄，不会对肠道造成任何损伤。

除蠕虫外，原生动物也可侵袭人类肠道。其中溶组织内阿米巴最为重要（专题3-57和专题3-58）。积聚于人类大肠的其他阿米巴虫包括人芽囊原虫、结肠内阿米巴、迪斯帕内阿米巴、哈特曼内阿米巴、波列基内阿米巴、布氏嗜碘阿米巴。上述阿米巴通常为非致病性，很少产生相关症状。除非未能与溶组织内阿米巴鉴别，它们一般不会造成严重后果。它们的生命周期与溶组织内阿米巴相似，但不侵入肠组织。阿米巴常以滋养体或孢囊形态在粪便中检出，后者更为常见。滋养体在离体后通常很快死亡。非致病性阿米巴感染通常与较差的卫生环境有关。肠道阿米巴滋养体可以通过它们的大小、运动性、伪足形态、内生包涵体和核结构在形态上被鉴别诊断。孢囊的鉴别特征包括细胞核的大小、形状、数量及孢囊结构、拟染色体、糖原空泡以及是否存在囊壁。通过直接检查粪便标本、黏膜活组织检查或粪便抗原检测来证明溶组织内阿米巴

的感染。结肠外表现者血清学检测可能为阳性。结肠小袋纤毛虫是人类唯一已知的致病性纤毛虫。这种原生动物长50～100μm，寄生于猪、猴子和人类肠道中。椭圆形滋养体周身覆盖着短而纤细的纤毛，运动活跃。颗粒状内质包含两个伸缩泡、多个食物泡、一个巨核和一个小核。孢囊呈球形或椭圆形，具有双层包壁，包裹小袋纤毛虫。小袋纤毛虫从孢囊中释放后，孢囊内仅存颗粒状内质、巨核及一个伸缩泡，其余结构均消失。感染结肠小袋纤毛虫病的患者一般无明显临床表现或者只有轻度腹泻。但是，它可以侵入肠道组织，引起肠壁溃疡病灶，类似于肠道溶组织阿米巴感染；或者引起肠壁微小穿孔，导致细菌性脓毒症形成。人类肠道中可发现的鞭毛原虫包括肠兰伯式鞭毛虫、梅氏唇鞭毛虫、肠毛滴虫、肠内滴虫、人肠滴虫以及脆双核阿米巴。除肠毛滴虫和脆双核阿米巴不知是否形成孢囊外，其余鞭毛原虫的生长周期都包含滋养体和孢囊期。肠鞭毛虫不侵入肠壁组织。肠兰伯式鞭毛虫黏附于

肠道上皮组织，可引起腹泻、厌食、腹胀。在人体免疫功能低下时，上述症状可持续存在，并且常因获得性肠二糖酶缺陷而加重。其他鞭毛虫感染可能仅为无症状的携带者状态。贝利球虫感染是很多从热带、亚热带返回的旅行者腹泻的常见病因，也是慢性腹泻、艾滋病的病因。环孢子虫分布在世界各地，人类感染者通常表现为无症状携带者，其感染原因多与去发展中国家旅行或者食用受污染的进口食品相关。微细隐孢球虫和隐孢子虫均为包内原虫，分布于世界各地。可直接通过人与人之间直接传染，也可饮用受感染的牛或人类污染水源而获得。而爆发性感染主要是由于水源污染。感染后常引起水样腹泻，常并发免疫力低下。

肠道原生动物感染的诊断通常依靠粪便显微镜检查，将新鲜或浓缩标本进行湿抹片检查或碘剂染色对其滋养体或孢囊进行鉴定。改良的抗酸染色剂可鉴定囊等孢球虫、隐孢子虫和环孢子虫。另外，囊等孢球虫和环孢子虫孢囊会在紫外线下自发荧光。

蓝氏贾第鞭毛虫和其他原虫（见专题 2-77，贾第鞭毛虫病）

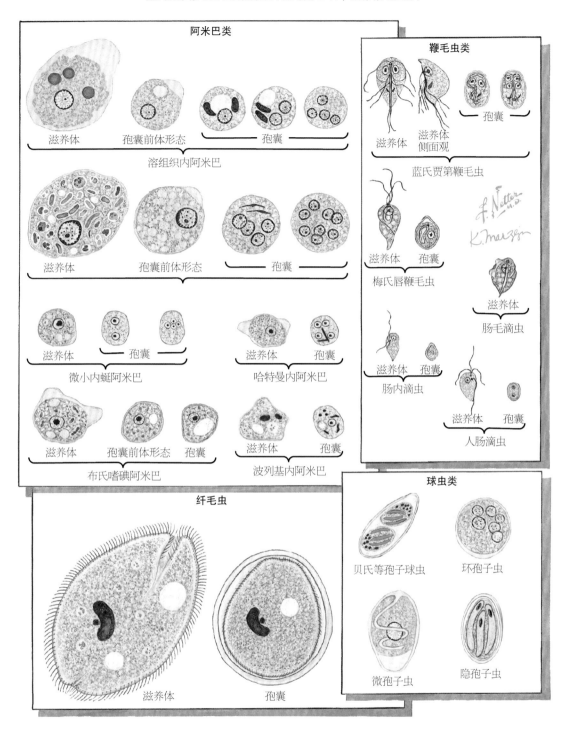

阿米巴病

阿米巴病是一种从人-人传播的传染病。其病原菌溶组织阿米巴是根足门、肠阿米巴属。临床标本中也可见其他非致病性或低致病性阿米巴种类。阿米巴病非常普遍，但更常见于温暖气候区。据统计，阿米巴病的全球患病率约为10%，而墨西哥、南非、南亚和东南亚的发病率有所上升。北美地区的患病率不到3%，但是在男男同性行为高发区域以及社会经济地位较低的印第安人居住区域的发病率则较高。发病率增加与较差的卫生条件有关。

溶组织内阿米巴生命周期有几个特征性阶段。运动和营养形态的阿米巴或滋养体在肠腔内和宿主组织内分裂增殖，一旦经粪便排出后很快消亡。它的大小从15μm到60μm不等，其细胞质由两个可区分的部分组成，及清楚的玻璃状的外质和颗粒状内质，内质中含有细胞核，并含有摄入的物质如红细胞。滋养体通过由外质形成的伪足移动，如在新鲜、温暖的粪便样本中可通过显微镜观察到。粪便温度降低，其运动消失或迟钝。在周期的第二阶段，成熟的滋养体形

成孢囊，其前囊仍可能配备伪足。前囊可形成一层囊壁，成熟后囊内可发育1个、2个或4个核。孢囊只能在宿主的肠腔内的形成。孢囊一旦形成便从粪便中排出。孢囊是溶组织内阿米巴的感染形式，可通过直接的人与人之间的传播，也可通过摄入粪便污染食物和水而感染。摄入的滋养体被胃液等消化液降解，因而不具有感染性。相比之下，孢囊具有较强的抵抗力，在非常不利的自然环境中仍然能够生存。食物制备过程中不注意手部卫生、受到粪便污染的环境、苍蝇或其他昆虫将粪便中的病原体携带至食物，或者使用感染者排泄物（粪便）对蔬菜作物进行施肥等都利于病原体的传播。就老年人或智障人士的居住地、监狱和幼儿园等特殊环境中病原体的传播不再赘述。

在远端小肠内，生物体穿过脱囊结构，释放出含有4个细胞核的多囊阿米巴。每个伴随细胞质的细胞核可发育为一个单核滋养体。进一步分裂增殖可形成8个单核滋养体。滋养体生长、分化活跃，具有侵袭性。它可以侵入结肠黏膜，在肠腔内或者肠壁内

增殖。腹泻或痢疾时，成熟的滋养体可随粪便排泄。肠蠕动较慢、粪便形成较多的情况下，滋养体在排出前形成囊壁并进行核分裂形成四核孢囊。

溶组织内阿米巴的致病性取决于许多因素，组织侵入的程度是寄生虫与宿主环境之间复杂平衡的结果。溶组织内阿米巴是以电泳同工酶模式为基础的一系列酵母双歧杆菌，其中一些酵母菌与其他症状性疾病相关。无症状携带者或无症状、轻微症状孢囊转运者是最为重要的传染源。溶组织内阿米巴可侵及大肠，主要在盲肠、乙状结肠和直肠部位。除回肠末端外，小肠很少受累及。通过释放细胞毒素和蛋白水解酶以及宿主细胞的吞噬作用促进其侵袭作用。宿主因素如营养不良，饮食摄入及压力也会加剧阿米巴的侵袭性。黏膜最早的病变是由针头大小的充血水肿区或小的黄色丘疹组成，逐渐发展成溃疡。溃疡黏液坏死灶中可含有活跃的滋养体。溃疡周围的炎症反应通常是继发细菌感染的结果。相比于志贺菌引起的弥漫性溃疡，阿米巴溃疡小一些，但更深，可扩散到黏膜下层；溃疡边缘模糊，甚至形成连

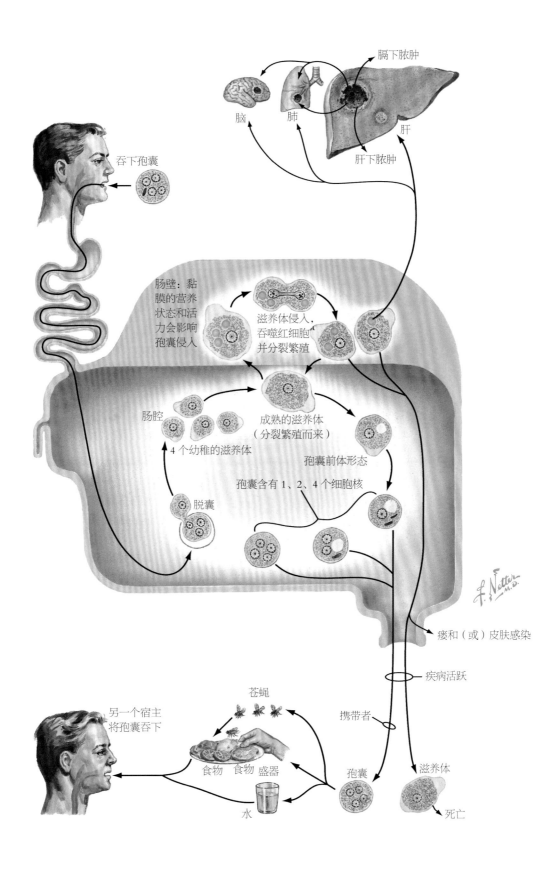

膈下脓肿

脑　　肺　　　　　　　　　　肝

肝下脓肿

吞下孢囊

肠壁：黏膜的营养状态和活力会影响孢囊侵入

滋养体侵入，吞噬红细胞并分裂繁殖

肠腔

成熟的滋养体（分裂繁殖而来）

4 个幼稚的滋养体

孢囊前体形态

孢囊含有 1、2、4 个细胞核

脱囊

瘘和（或）皮肤感染

疾病活跃

另一个宿主将孢囊吞下

苍蝇

携带者

食物　食物　盛器

孢囊

滋养体

水

死亡

阿米巴病（续）

接相邻的病变的隧道。阿米巴可通过血流进入肝、肺、胸膜、脑、皮肤或心包，并在局部形成脓肿；很少经淋巴播散。阿米巴的侵袭可穿过组织平面，导致肠肌层侵入、肠穿孔或腹膜受累。可以看到直接从邻近部位如肝脓肿或直肠或肛门病灶穿过皮肤的病灶延伸。肠外阿米巴病的发生率大幅下降可能与有效的抗阿米巴药和抗生素的应用有关。

大多数溶组织内阿米巴感染者没有症状，即使它们可能患有深而广泛的溃疡。少部分感染者则可发展为具有较少腹部体征的隐匿性阿米巴痢疾。急性型的典型临床表现是黏液血便、里急后重、腹痛、发热，有时可有呕吐。慢性的、非特异性的胃肠道紊乱更为常见，例如腹泻、便秘交替出现，腹部局限性压痛，饭后上腹部胀满，恶心、全身乏力，吞气症及嗳气等。

腹泻持续时间长的患者应考虑阿米巴感染。阿米巴感染的确诊主要依靠在新鲜、温热的粪便标本中发现滋养体或者孢囊。除非粪便固定或冷藏，否则滋养体可能在30 min后降解。阿米巴孢囊和滋养体的传代可能是间歇性的；与单一粪便收集相比，在6天内收集3个样品使灵敏度增加至70%～90%。直肠乙状结肠镜检查可以识别特征性、散在分布的点状溃疡，或者识别瘀斑或边缘充血的淡黄色的肿块溃疡早期阶段。大而边缘模糊的椭圆形溃疡非常少见。在慢性期，黏膜可表现正常，也可表现为散在的易出血的红色颗粒。粪便中的抗原检测可能有助于急性疾病的诊断，并且可以区分溶组织内阿米巴和非致病性阿米巴。血清学检查在某些情况下是有用的。高度流行地区高达35%的人群可能具有阳性的血清学结果。因此，阳性结果对于在接触高度地方性环境后返回的伴有症状的外籍人员的阿米巴病的诊断是最有价值的。阴性结果可有助于排除高流行地区的阿米巴病。

阿米巴病的鉴别疾病较多，因为许多其他疾病可表现为腹泻。必须注意区分阿米巴病与急性血便的其他感染原因，包括大肠埃希菌、沙门菌、志贺菌、弯曲杆菌、艰难梭菌和弧菌，以及其他原生动物感染和肠结核。细菌性痢疾可以通过粪便和细菌显微镜检排除诊断。阿米巴痢疾排泄物由黏液、红细胞和很少的细胞碎片组成，而细菌性痢疾排泄物中则富含中性粒细胞和吞噬内皮的巨噬细胞。憩室炎和非感染性疾病如缺血性肠炎、溃疡性结肠炎、息肉病和克罗恩病可能具有类似的表现。在慢性阿米巴痢疾中，由于对反复局部阿米巴性侵入，成纤维细胞反应性增生活跃产生阿米巴肉芽肿，易与恶性肠肿瘤或其他来源的炎性肉芽肿混淆。慢性阿米巴病较难与慢性阑尾炎鉴别，前者抗阿米巴治疗有效。有症状或无症状的阿米巴感染合并有上述症状其他复合性疾病的者，或合并可分泌滋养体或孢囊的其他病原体感染，诊断更加复杂。因此，粪便中发现孢囊或滋养体可能与急性疾病诊断无关。

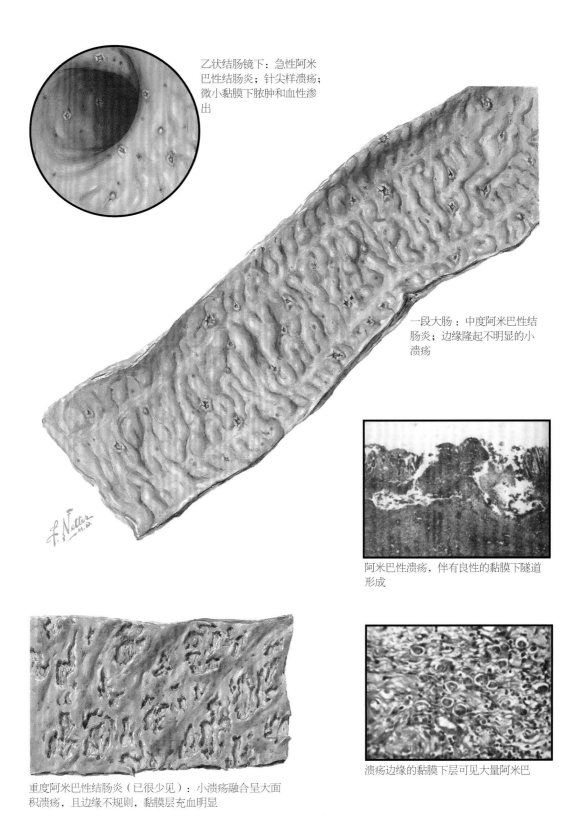

乙状结肠镜下：急性阿米巴性结肠炎；针尖样溃疡；微小黏膜下脓肿和血性渗出

一段大肠：中度阿米巴性结肠炎；边缘隆起不明显的小溃疡

阿米巴性溃疡，伴有良性的黏膜下隧道形成

重度阿米巴性结肠炎（已很少见）：小溃疡融合呈大面积溃疡，且边缘不规则，黏膜层充血明显

溃疡边缘的黏膜下层可见大量阿米巴

人类免疫缺陷病毒感染艾滋病的肠道表现

下消化道是人类免疫缺陷病毒感染艾滋病（AIDS）相关并发症和感染的常见部位。艾滋患者细菌、原生动物、真菌、病毒感染或肿瘤表现与HIV阴性者相似。此外，HIV阳性个体感染可能是由于独特的暴露事件和个人行为和（或）由于进行性T细胞免疫缺陷导致可能在正常宿主中发生的感染恶化或具有更严重的表现（见后表）。免疫抑制的艾滋患者隐孢子虫、等孢菌、贾第虫、小孢子虫、黏质类和细菌病原体结核分枝杆菌、艰难梭菌、沙门菌、志贺菌和弯曲杆菌感染率大大增加，临床表现也更为严重。

巨细胞病毒（CMV）在AIDS中可有许多临床表现，包括胃肠道与肝胆相关症状。CMV结肠炎可见于晚期HIV，每微升CD4细胞少于50个，黏膜溃疡可以从点状或浅层病变到深部溃疡和坏死性结肠炎不等。通常可表现为腹泻、腹痛、厌食、体重减轻、里急后重和水样腹泻。溃疡会导致严重的并危及生命的消化道出血。病灶活检发现CMV包涵体是其主要诊断依据。

具有局灶性胃肠道表现的晚期AIDS合并鸟-胞内分枝杆菌感染可引起的全身性表现。发热和体重减轻较为常见。胃肠道症状可表现为肠系膜淋巴结炎、腹痛和腹泻。内镜检查可发现多发性结节、溃疡、红斑、黏膜水肿或脆弱，或未见明显异常表现。腔壁活组织检查发现抗酸杆菌为确诊依据。血培养、粪便涂片和抗酸杆菌培养也可能有助于诊断。

汉氏巴尔通体（猫爪热病原体）和五日热巴尔通体（战壕热病原体）能够引起弥散性肝病（紫癜性肝炎）和血管瘤性皮肤病变。猫是汉氏巴尔通体宿主，被猫咬伤、划伤等直接接触均可被感染；或者被携带有汉氏巴尔通体的跳蚤咬伤等间接接触也可被感染。人类是五日热巴尔通体的宿主，由体虱传播。结肠黏膜局灶性病变通常表现为结肠镜下血管瘤性病变。

荚膜组织胞浆菌是HIV感染患者中最常见的双态性真菌。这是一种全身播散性疾病，但其胃肠道局部病变较为明显。通常表现为腹泻、腹痛、体重减轻。病理学检查通常可发现黏膜炎性改变、溃疡或者息肉。这

些病理学改变在回盲部最为常见。活检标本中发现真菌菌丝是其确诊的主要依据。新型隐球菌和加利福尼亚隐球菌呈全身性感染，结肠感染较为常见。局部脓肿或息肉，溃疡或狭窄肠段活检可见由囊状物质形成的明显晕圈包围的圆形真菌生物体。

HIV相关的恶性疾病较少涉及胃肠道。卡波西肉瘤是可涉及内脏的内皮细胞的多中心增殖性肿瘤。肉眼观，病变可呈紫红色斑、丘疹或息肉，且常常与皮肤病损伤有关。活检可见特征性纺锤形细胞、非典型内皮细胞及外渗的红细胞。B细胞淋巴瘤是典型的HIV相关性淋巴瘤，偶会累及小肠或者大肠。

艾滋病肠病是晚期艾滋病常见的并发症，表现为慢性腹泻、吸收不良，通常认为该疾病是由于艾滋病毒对肠黏膜的直接或者间接影响造成的。它的病理特征是绒毛萎缩、上皮淋巴细胞浸润、隐窝增生以及缺乏确定的病原体。艾滋病肠病是一种排除性诊断，只有在排除了其他形式的腹泻病之后才能做出相应的诊断。

HIV相关胃肠道病原体			
病理过程	小肠	结肠	直肠肛管
炎症	HIV肠病	HIV肠病	
病毒	巨细胞病毒	巨细胞病毒 单纯疱疹病毒	巨细胞病毒 单纯疱疹病毒 人乳头瘤病毒 人类疱疹病毒8型
细菌	内生分枝杆菌 结核杆菌	巴尔通氏体 结核杆菌 艰难梭菌 沙门菌 志贺菌 弯曲状杆菌 性病淋巴肉芽肿 （OR沙眼衣原体）	性病淋巴肉芽肿 （OR沙眼衣原体） 衣原体 梅毒
寄生虫	隐孢子虫 囊孢子虫 贾第鞭毛虫 小孢子虫 龙线虫		
真菌	组织胞浆菌病	隐球菌 组织胞浆菌病	
肿瘤性	卡波西肉瘤	卡波西肉瘤（HHV-8） 淋巴瘤	肛门癌

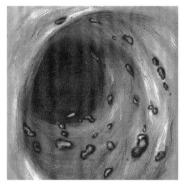

结肠上的杆菌性血管瘤病

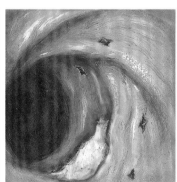

CMV 溃疡，结肠

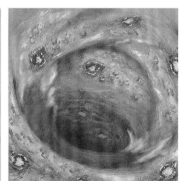

CMV 结肠炎

艰难梭菌感染

艰难梭菌是革兰氏阳性厌氧性芽孢杆菌，常常存在于肠道菌群紊乱的患者中，尤其是不合理应用抗生素的患者，可引起结肠炎症。在肠道定植后，细菌释放毒素A（肠毒素）和毒素B（细胞毒素），导致黏膜炎症病变。艰难梭菌是医院感染最常见的原因之一，部分原因是由于过度使用抗生素而产生耐热和耐酒精的孢子。其传播途径为粪-口传播。

近期研究表明，抗生素的过度使用是最大的危险因素。其他风险包括近期住院史、年龄较大、有艰难梭菌感染（CDI）史、潜在的炎症性肠病、使用免疫抑制药物或免疫系统减弱。质子泵抑制剂可通过抑制胃酸而增加其感染风险，但这一假说存在争议。

无症状携带者是指没有症状但可能在感染传播中起重要作用的感染者。

大多数有症状的患者会出现腹痛、水样腹泻（很少便血）、厌食和疲劳。多伴有脱水和（或）发热。腹部压痛并不少见。

少于5%的患者可能伴有暴发性结肠炎，可伴有严重的并发症，包括结肠穿孔和中毒性巨结肠。疾病较重出现肠梗阻时，不会出现腹泻。

NAP1艰难梭菌是超强毒株，可引起更严重的疾病。

患者可出现白细胞增多和电解质异常，特别是肌酐水平升高。病情严重时可出现低蛋白血症和乳酸水平升高。便常规可见白细胞、红细胞。可用于诊断的粪便检测包括：

1.细胞培养细胞毒性试验为金标准，具有很高的灵敏度，但时间较长。

2.艰难梭菌谷氨酸脱氢酶的酶免疫测定非常灵敏，但不能区分产毒菌株和非产毒菌株；可用于初筛。

3.艰难梭菌毒素A和B的酶免疫测定法具有高特异性，但灵敏度相对较低。

4.聚合酶链式反应检测可用于检测艰难梭菌毒素A和B基因，是可以替代粪便培养金标准。

其他粪便检测包括乳胶凝集技术和粪便细胞毒素检测。腹部X线和CT扫描用于并发症的评估诊断。

对于CDI粪便检查阴性、非典型临床表现（腹泻少见者）或CDI治疗失败者，可考虑行乙状结肠镜检查或结肠镜检查，但该检查常伴有额外的风险。CDI的典型特征为红斑黏膜上覆盖黄白色斑块状的假膜；但轻、中度患者内镜下可见正常黏膜或非特异性结肠炎。

治疗基于感染的严重程度。无症状携带者通常不需要治疗。

在有症状的患者中，应考虑补液、纠正电解质紊乱，必要时，停用致病抗生素。甲硝唑、万古霉素和非达霉素是治疗CDI的最常用抗生素。暴发性病例保守治疗无效，常需手术干预。

由于残留孢子的再感染或萌发，25%的患者可复发。患者复发一次后，第二次复发的风险增加到45%。第一次复发抗生素的选择是基于感染的严重程度。对于第一次复发以后的复发，应考虑降阶梯式或脉冲式万古霉素冲击治疗或一疗程的非达米星治疗。

静脉注射免疫球蛋白（IVIG）治疗已被用于难治性病例，并有一定的反应。通过鼻胃管或结肠镜进行粪便菌群移植来重建正常结肠菌群是治疗复发性CDI最有效的方法。虽然益生菌不推荐用于活动性疾病的治疗，但它们可在预防与抗生素使用相关的感染方面发挥作用。

在用抗生素治疗期间，布拉酵母菌对于某些群体的二级预防可能有效。改进抗菌药物处方、正确洗手、感染者隔离、用含氯溶液净化环境可以控制传播。粪便微生物移植可以考虑用于艰难梭菌复发性感染。

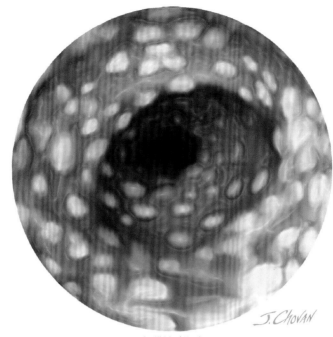

假膜性结肠炎

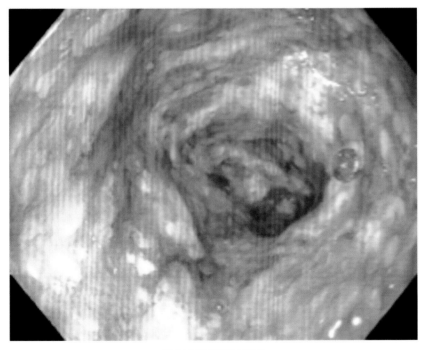

艰难梭菌感染性结肠炎

食物中毒和感染性腹泻

美国疾病控制中心估计，美国近1/6的人每年都有食物中毒，导致128 000人住院，将近3000人死亡。食物中毒的原因可以分为三类。第一类包括摄入含有毒素前体物质的病原菌，如蜡状芽孢杆菌和金黄色葡萄球菌。第二类包括摄入释放毒素的细菌，如霍乱弧菌和大肠埃希氏菌（ETEC）。最后一类包括摄入具有侵袭性细菌，如空肠弯曲菌和肠侵袭性大肠埃希菌（EIEC），可导致全身感染。

食物中毒和其他形式的感染性腹泻可能由细菌、寄生虫和病毒引起。感染性腹泻的原因大部分为急性发病；但某些疾病如贾第虫病可以持续14天以上。详细的社会经历调查对于可能发生的食物中毒至关重要，并且应该关注病人的旅行史、饮食情况和

与病人的接触史。详细的病史询问和体检是明确除不洁饮食史因素外其他病因的关键因素。例如，最近有克林霉素或氟喹诺酮的抗生素治疗史可能提示艰难梭菌感染，HIV/AIDS病史可增加隐孢子虫病的鉴别诊断。在评估患者血容量情况的同时，体格检查可用于除外其他胃肠道病因。某些生命体征非常重要（例如，严重低血压表明剧烈的腹泻性疾病，高热表明侵袭性腹泻）。向当地或国家公共卫生部门上报引起食源性疾病的病因至关重要。

感染性腹泻的大多数原因是病毒性的，通常不需要进一步检查。通常情况下，除非患者出现血容量不足、血性腹泻、一天6次以上的大便、腹痛持续1周、年龄超过65岁或免疫功能低

下状态，否则不应该进行大便培养。粪便培养结果未出前粪便白细胞检查阳性提示临床医师因予以经验性抗生素治疗。粪便白细胞检查阴性提示只需要支持治疗。

大多数感染性腹泻病例需要支持治疗，并且会在没有治疗的情况下自发缓解。一线疗法通常为口服补液，补液为氯化钠、水和葡萄糖溶液的混合物。对于严重脱水或无法耐受口服治疗的患者，应静脉补液治疗。抗生素治疗通常用于特异性感染，若考虑为全身性感染，经验性应用抗生素是有必要的。肠出血性大肠埃希菌（EHEC）感染患者禁用抗生素。该类大肠埃希菌携带志贺毒素，该毒素已被证明增加了接受抗生素治疗患者溶血性尿毒症综合征的风险。

见专题 2-40 食物中毒（感染型）以及专题 2-41 食物中毒（毒素型）

病原体	典型表现	来源	治疗	其他情况
细菌来源				
蜡样芽孢杆菌	急性腹泻伴有呕吐	重新加热的米饭或其他碳水化合物含量高的食物	支持性疗法	消化后数小时内出现症状
空肠弯曲杆菌	感染性血性腹泻，伴有剧烈腹痛，类似阑尾炎和炎症性肠病	家禽是主要的来源，但也可通过饮用水或接触其他动物产品传播	支持性疗法	侵袭性细菌性胃肠炎的最常见病因。可能与古兰-巴雷综合征有关
艰难梭状芽孢杆菌	因其他感染使用抗生素导致的结肠炎。因此，抗生素也会杀死肠道中的微生物群，使艰难梭状芽孢杆菌得以定植。也被称为假膜性结肠炎或抗生素相关性结肠炎	引起结肠感染的最常见抗生素是克林霉素、氟喹诺酮类、头孢菌素类和青霉素类抗生素	甲硝唑是首选治疗药物，而口服万古霉素则只用于严重病例。两种药物的疗效相同，但甲硝唑的成本效益更高，出现不良后果的概率也更小	口服万古霉素是严重或复杂感染的一线疗法，如白细胞>15 000或血清肌酐是患者正常水平的1.5倍
肠道侵袭性大肠埃希菌	感染，血样腹泻	除了洋葱、豆芽和菠菜等蔬菜外，还有煮得不熟的牛肉	支持性疗法。抗生素治疗可能会导致溶血性尿毒症（HUS）	O157：H7是主要菌株
肠道非侵袭性大肠埃希菌	水样腹泻	肠道菌群中天然存在的大肠埃希菌会吸收毒力因子，导致肠胃炎	支持性疗法	有时被称为旅行者腹泻
肠炎沙门菌	水样或黏液性腹泻	鸡蛋、花生酱、未煮熟的家禽和爬行宠物（如乌龟）	支持性疗法	食物中毒引发肠胃炎的最常见原因
志贺菌	感染性腹泻，伴有高热和血便	被粪便污染的饮用水和食物	虽然有些人使用环丙沙星或三甲氧苄氨嘧啶磺胺甲噁唑（TMP-SMX）等抗生素，但也有一些人使用支持疗法	高危人群是那些免疫系统受损或营养不良的人。最常见的菌种是柔性志贺菌
金黄色葡萄球菌	急性腹泻伴有呕吐	冷盘和奶制品放置时间过长，如加蛋黄酱的冷沙拉、熟肉和牛奶	支持性疗法	消化后数小时内出现症状
霍乱弧菌	大量水样腹泻，通常被描述为"淘米水样便"	被粪便污染公共供水系统	支持性疗法，重点是补充血容量	死亡通常源于脱水
小肠结肠炎耶尔森菌	急性起病，伴有呕吐、腹泻（血性或水样），也与回肠末端炎和假性阑尾炎有关	肉类、水或未经消毒的牛奶	支持性疗法	发达国家最常见的细菌性肠胃炎病因
寄生虫来源				
隐孢子菌种	大量水样腹泻，可导致脱水。常见于免疫力低下的患者	粪口传播	免疫功能正常的患者通常需要支持性疗法。艾滋病毒感染者应首先接受 HAART 治疗，并在特定情况下使用硝唑沙尼	最常见的寄生虫感染
溶组织内阿米巴原虫	血性腹泻，但90%的感染无症状	粪口传播	甲硝唑和一种腔内制剂，如副霉素	
蓝氏贾第鞭毛虫	急性期常表现为恶臭性脂肪泻。慢性感染通常表现为稀便，导致体重下降和吸收不良	小溪 和日托中心	甲硝唑	慢性腹泻最常见的感染原因
病毒来源				
腺病毒	水样腹泻	粪口传播	支持性疗法	
星状病毒	水样腹泻最常见于7岁以下的儿童，但也可能发生在老年人群中	粪口传播	支持性疗法	
诺如病毒	快速发作的水样腹泻，持续约48~72h，可伴有呕吐	粪口传播。最常见的疫情爆发地点是餐馆、医院、长期护理机构、学校、日托中心和度假场所（如游轮）	支持性疗法	人类最常见的病毒性疾病，通常出现在冬季
轮状病毒	水样腹泻	粪口传播	支持性疗法	儿童腹泻的常见病因

溃疡性结肠炎

流行病学调查

溃疡性结肠炎（UC）是炎症性肠病的两种主要类型之一（另一种是克罗恩病，专题3-66）。

溃疡性结肠炎表现为结肠黏膜层发炎。炎症通常累及直肠，并通过连续的方式向近端延伸。据估计，发病率为每10万人1～12人，每10万人中有35～100人患病。白人尤其具有较高发病率。中东和亚洲的发病率和流行率较低。

病因学

尽管UC的确切原因仍未知，但在遗易感个体中免疫系统失调可能对位于肠道中的正常共生肠细菌的抗原组分产生不适当的免疫应答是UC的可能病因。

在欧洲的大型研究中，同卵双胞胎中UC的一致率估计为14%～19%，而在同一环境中长大的异卵双胞胎其一致率低于10%。这一发现证明遗传因素是疾病发生发展中小而重要的因素。

一些环境因素也可能引发疾病，如感染、戒烟和服用非甾体抗炎药（NSAIDs），尽管没有任何单一因素被证明是一致的诱因。

临床表现

这种疾病病程、严重程度和发病过程不尽相同，而且我们对它的很多方面的了解还不完善。几乎所有UC患者直肠或直乙交接处病灶均呈连续性，其发病可能始于肠道远端，并向近端肠道蔓延。在大多数严重病例中，疾病过程遍布整个结肠，但在某些情况下，只有左侧结肠甚至只有直肠受到影响，而右侧结肠则不受影响。在涉及整个结肠的溃疡性结肠炎患者中可能发生轻微的末端回肠炎症。即反流性回肠炎，与盲肠炎症密切相关。

UC的症状取决于疾病累及的范围和严重程度。大多数患者出现血性腹泻和腹痛。有的可能有夜间排便、里急后重或大便失禁。常为脓血便。可出现不同程度发热、体重减轻和贫血。患者常有下腹部或左下腹部压痛。

疾病过程通常由间歇性发作期和缓解期交替组成。然而，一小部分患者可能无法达到缓解并继续有活动性疾病。

中毒性巨结肠患者（专题3-85）症状最为严重。这些患者常表现为肠道无梗阻性扩张（>6 cm）的全身中毒性的变现，包括高热、心动过速、白细胞增多和贫血；可能存在脱水、电解质异常、低血压和精神状态改变。

实验室检查、影像学表现及内镜评估

实验室检查结果取决于疾病的严重程度。血检查提示低色素性缺铁性贫血、白细胞增高伴核左移、血小板增多、红细胞沉降率加快及由于肠道蛋白丢失导致的低白蛋白血症。

内镜检查可以对病灶直接观察，同时可以对病变肠壁病灶进行组织活检。在疾病早期，结肠黏膜内圆形细胞浸润，出现红斑及脆性颗粒，伴有正常血管模式的消失，常见散在的出血病灶。在更晚期的阶段，圆形细胞浸润延伸，在扩张的隐窝中形成脓肿，在黏膜表面排出，形成溃疡。局部黏膜呈深红色，更粗糙，更易出血。肠腔内可见数量不等黏液、血液和脓液。在严重的活动性病例中，隐窝脓肿穿过隐窝壁并扩散到黏膜下层，血供破坏的黏膜随后脱落。通过这种方式形成广泛性溃疡，可深达肌肉外层；余黏膜水肿，部分受损，常可见假性息肉现。

除肠镜检查外，其他影像检查包括X线检查，钡剂灌肠（灌肠不应该在活动期进行）和CT扫描，可能会提供有关结肠状态的信息。在晚期病例中，影像学检查可提示黏膜形态改变，溃疡和假性息肉，结肠袋消失以及肠腔缩窄或扩张。通过上述检查可以确定疾病范围和程度，由此可实施治疗和对预后进行评估。

病理

同时发现局限于结肠的急性和慢

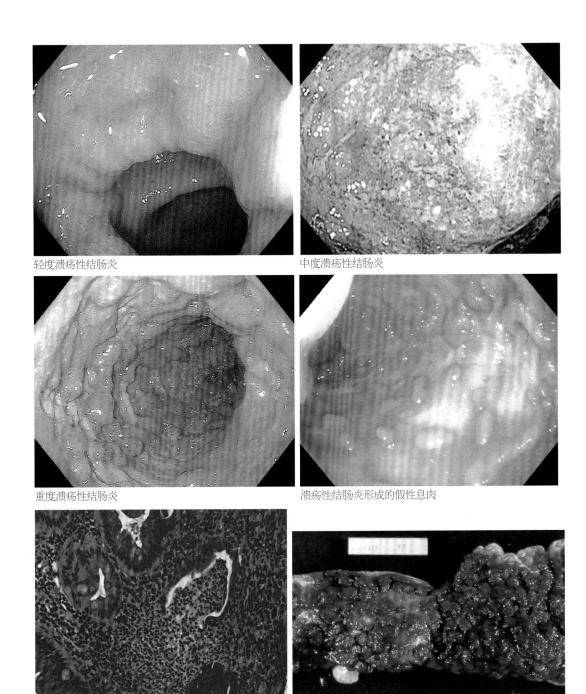

轻度溃疡性结肠炎

中度溃疡性结肠炎

重度溃疡性结肠炎

溃疡性结肠炎形成的假性息肉

活跃的慢性结肠炎伴有隐窝脓肿，是溃疡性结肠炎的
特征表现，但非特异性表现

溃疡性结肠炎的大体标本。可见浅溃疡和大量炎性假性
息肉

溃疡性结肠炎（续）

性病组织学改变对于UC的诊断极为重要。慢性炎症仅限于黏膜和黏膜下层。慢性改变包括隐窝分支及大小和形状不规则改变，慢性炎症细胞（淋巴细胞和浆细胞）增加，特别是在隐窝底部（所谓的基底浆细胞增多症）。急性炎症表明疾病活动，其特征是固有层的中性粒细胞浸润、浅表溃疡、隐窝炎和隐窝脓肿。隐窝脓肿的特征表现为隐窝充满中性粒细胞和凋亡碎片。

鉴别诊断

除了溃疡性结肠炎外，对腹痛、消化道出血和肠溃疡患者的鉴别诊断应始终考虑以下疾病：克罗恩结肠炎、结肠感染（特别是艰难梭菌、弯曲杆菌和大肠埃希菌O157：H7种、变形虫和巨细胞病毒）、缺血性结肠炎、非甾体抗炎药诱导的大肠病变、憩室炎和放射性肠炎。

并发症

溃疡性结肠炎常伴有肠内、肠外表现。

肠内并发症

尽管UC是一种黏膜炎性疾病，溃疡的透壁延长致使肌肉紧张丧失，导致结肠局部或广泛扩张，引起严重疾病，如中毒性巨结肠、肠穿孔及腹膜炎。消化道大出血、结肠癌是UC的其他肠道并发症。

长期存在的溃疡性结肠炎最可怕的并发症之一是上皮异型增生和结肠癌。随着疾病的进展，每10年结肠直肠不典型增生或癌症的累积风险就会增加。癌症的危险因素包括病灶广泛、病程长、发病年龄小、原发性硬化性胆管炎、严重炎症和结直肠癌家族史。广泛性结肠炎诊断8~10年后建议行结肠镜监测。而直肠炎和直肠乙状结肠炎患者癌症风险可能未增加。与非结肠炎相关的结直肠癌相比，结肠炎相关的不典型增生和癌症更多地表现为多发性和间变性，病灶呈微微升高或接近平坦，并且均匀分布于整个结肠中。结肠炎相关的结直肠癌进程与腺瘤-癌发展进程不同。

肠外并发症

在20%~25%的炎症性肠病患者中存在肠外并发症，这很可能是结肠与其他器官共用的特异性细胞抗原的自我识别异常和自身抗体失调的结果。溃疡性结肠炎最常见的肠外并发症包括口腔感染溃疡、皮肤病变（结节性红斑和坏疽）、眼部表现（葡萄膜炎/虹膜炎和巩膜外层炎）、肝胆管相关疾病（原发性硬化性胆管炎），肌肉骨骼相关疾病（关节病和骨质疏松症）和血液系统疾病（贫血和血栓栓塞性疾病）。

内科及外科治疗

治疗溃疡性结肠炎的目的是诱导和维持症状缓解，提高生活质量，最大限度地降低患癌症的风险。治疗方式的选择取决于疾病的严重程度和广泛程度、随访期间的病情变化以及患者的选择。

内科治疗

有许多不同种类的药物可用于治疗溃疡性结肠炎。口服或直肠给予磺胺嘧啶和（或）5-氨基氨基水杨酸盐（5-ASAs）是溃疡性结肠炎的一线治疗方法。它们可用于诱导和维持缓解症状。给药途径取决于病变程度；轻度至中度直肠炎或左半结肠病变的患者可通过局部方式（栓剂/灌肠）成功治疗。这些药物对约50%或更多的溃疡性结肠炎患者有效，其效果通常在2~4周内看到，但也可能需要更长的时间。

溃疡性结肠炎和（或）克罗恩病的肠道并发症（专题3-67）

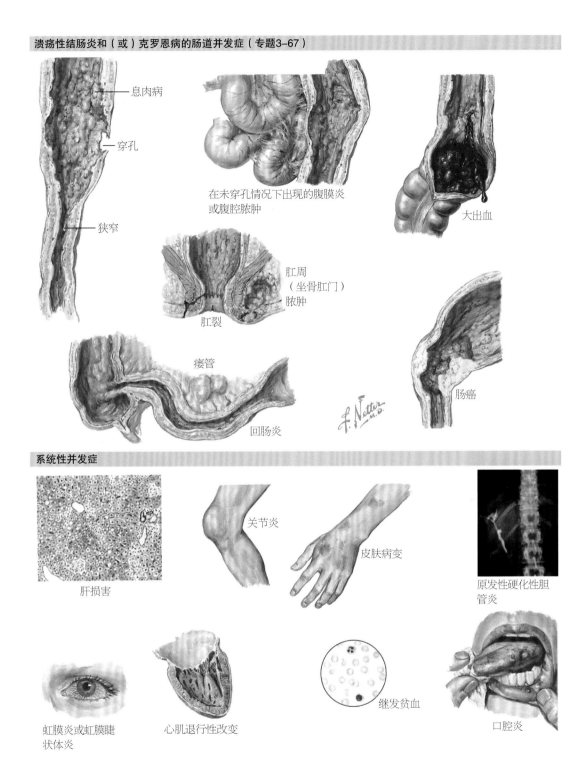

息肉病

穿孔

狭窄

在未穿孔情况下出现的腹膜炎或腹腔脓肿

大出血

肛周（坐骨肛门）脓肿

肛裂

瘘管

肠癌

回肠炎

系统性并发症

肝损害

关节炎

皮肤病变

原发性硬化性胆管炎

虹膜炎或虹膜睫状体炎

心肌退行性改变

继发贫血

口腔炎

（译者：韩永新）

溃疡性结肠炎（续）

虽然5-ASA的副作用不如磺胺嘧啶多，但两种药物都存在罕见的肾毒性风险，肾毒性在不耐受磺胺嘧啶的患者中更为常见；5-ASAs更常见的副作用包括消化不良、恶心和呕吐。胰腺炎、肝毒性、骨髓抑制和贫血则不太常见。

类固醇类药物可通过口服、直肠给药或静脉注射用于诱导并缓解中度至重度的病情。使用类固醇会产生相关的实质性副作用，特别是在大剂量和长时间服用的情况下。副作用可能包括感染、代谢紊乱、精神问题、白内障、青光眼、伤口愈合受损和代谢骨疾病的风险增加。

硫嘌呤（6-巯基嘌呤、硫唑嘌呤）是有效的类固醇节制剂；然而，由于这些药物起效缓慢，单一使用这些药物作为诱导缓解的好处有限。这些药物可能的副作用包括骨髓抑制、感染风险增加、过敏反应、肝毒性、胰腺炎和癌症风险增加。

生物制剂是由生物活体及其产品制成的基因工程药物，它可以干扰结肠炎患者的炎症反应。它们可用于中度至重度病情的诱导和维持缓解治疗。英夫利昔单抗、阿达木单抗和戈利莫单抗通过抑制肿瘤坏死因子α而起作用。另一种最近被批准的生物制剂——维多珠单抗，是一种重组的人单克隆抗体，靶向结合α4β7整联蛋白，从而选择性地于肠道内发挥抗炎活性。但这也导致了感染的风险增加（包括机会性感染），与这些药物相关的癌症风险可能增加。

环孢素是一种T淋巴细胞抑制剂，也是一种非常有效的药物，用于诱导缓解住院患者较重的病情，但不幸的是，这种药物具有很大的毒性风险。感染、癫痫发作、高血压、肾毒性和高钾血症都是这种药物的严重不良反应。

外科治疗原则

溃疡性结肠炎者的手术指征为穿孔、失血过多、有证据或强烈怀疑患有癌症、无法切除的高级或多发性发育不良、结肠狭窄导致肠镜检查不能通过、药物治疗失败、不可容忍的医疗副作用以及对最大药物治疗无效的中毒性巨结肠。

结肠切除术后与疾病活动有关的难治性溃疡性结肠炎的肠外表现通常会改善。

溃疡性结肠炎患者手术的目的是在最低限度内改变正常的生理功能、拥有良好术后生活质量的情况下切除病变器官。

以下手术可考虑治疗溃疡性结肠炎患者：

1. 结直肠切除术及Brooke回肠造口术；

2. 结直肠切除术及Kock贮袋技术；

3. 腹部结肠切除、回肠直肠吻合；

4. 全结直肠切除、回肠贮袋肛管吻合术（IPAA）。

在选择手术类型时需要考虑的因素包括患者的年龄、合并症和身体习惯；手术指征；肛门括约肌的质量。

结直肠切除术及Brooke回肠造口术

Brooke回肠造口术包括将回肠穿过腹壁，将其翻转，随后将其缝合到皮肤上，并创建一个内翻回肠作为开口。大多数患者都是这类手术的合适人选，但不幸的是，在比较4种手术的生活质量研究中，这种手术方式的得分最低。对于老年和肛门括约肌功能较差的患者以及下直肠发育不良或癌症患者来说，这是一个特别合适的选择。

肥胖会使Brooke回肠造口术变得困难。这种类型的手术可能的并发症是肛周伤口延迟愈合、阳痿、逆行射精和性交困难。

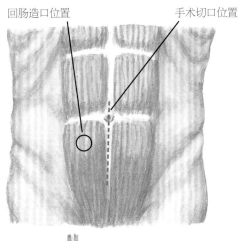

回肠造口位置　　　　　手术切口位置

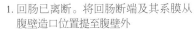

1. 回肠已离断。将回肠断端及其系膜从腹壁造口位置提至腹壁外

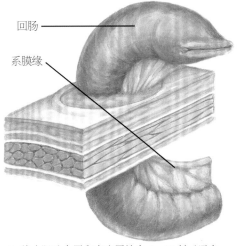

回肠

系膜缘

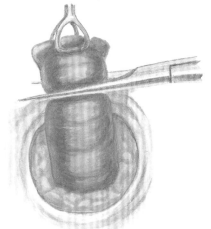

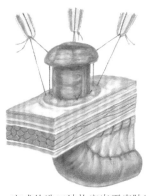

3. 将小肠壁全层和真皮层缝合 8～10 针（避免缝到表皮），缝线暂不打结

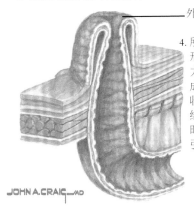

2. 切除小肠残端，开放肠管

外翻的小肠

4. 所有缝合完成后，就形成了向外的牵引力，以此将小肠外翻成为造口结构。缝线收紧，皮肤和小肠边缘对合，打结。打结时可在皮下留置烟卷引流条

JOHN A. CRAIG—AD

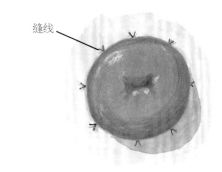

5. 完成的造口结构突出于皮肤表面，并可以和造口外接装置相匹配

缝线

溃疡性结肠炎（续）

结直肠切除术及 Kock 贮袋技术

这种类型的手术包括一个标准的结直肠切除术，然后创建一个带瓣膜的回肠贮袋，并将其与下腹部的皮肤连接。大便将根据需要用导管排出。该操作可以考虑在 IPAA 术式失败或对 Brooke 回肠造口术效果不满意的患者中实施。在此手术过程中，结肠和直肠切除后，远端回肠将被用来创建 Kock 贮袋、出口、瓣膜、贮液袋。

不幸的是，这种类型的手术具有较高的并发症发生率。很高比例的患者将需要在前 2 年内再次手术。瓣膜功能障碍导致插管困难和随后的尿失禁是一个非常常见的问题。其他可能的并发症包括瘘管形成、缺血性变化和贮袋炎。

可能无法安全地引流粪便的虚弱的患者、身体和精神有限制的患者不适合行这种类型的手术。

腹部结肠切除、回肠直肠吻合

这种类型的手术应慎重实施，因为保留了直肠段的黏膜。回肠直肠吻合术只能那些在直肠炎症得到很好控制的患者中进行。这种类型的手术不会导致全结直肠切除所带来的常见并发症（如阳痿），因为它不需要操作直肠。

这种外科手术的缺点是由于保留了发炎的直肠黏膜，从而使临床症状持续存在，以及在这一区域发生发育异常和癌变的风险，

全结直肠切除、回肠贮袋肛管吻合术

全结直肠切除、回肠贮袋肛管吻合术包括结肠和直肠的切除，以及回肠肛管吻合的实施。此手术可以在一个、两个或三个阶段完成，这取决于临床情况以及外科医生的判断和经验。在大多数严重结肠炎的情况下，回肠造口术和结肠次全切除术作为第一阶段，几个月后切除剩余的直肠部分并创建 IPAA。这种类型的手术保留了肛门括约肌的功能，具有良好的术后生活质量，但并发症也很常见。

贮袋炎以及全结直肠切除回肠贮袋肛管吻合术后并发症

贮袋炎是回肠贮袋的非特异性炎症，是全直肠结肠切除术回肠贮袋肛管吻合术后最重要的长期并发症，在长期随访中，有 15%~50% 的患者发生此并发症。贮袋炎通常发生在溃疡性结肠炎或不确定结肠炎的患者中；在因家族性腺瘤性息肉病而施行 IPAA 的患者中很少见。

原因被认为是细菌在贮袋中过度生长，而不是黏膜缺血或其他局部因素。病理活检通常表现为急性炎症浸润与绒毛萎缩和伴有中性粒细胞的隐窝脓肿。一些炎症的易感因素可能与此有关；手术前有溃疡性结肠炎肠外表现的患者发病率较高。饮食因素被认为不起作用。

若出现如下症状：大便频率增加、便急、稀便、失禁、发热、全身乏力、出血、不适、抽筋、脱水，在某些病例中贮袋炎可能会成为慢性的。

该病的诊断需要患者病史、内镜发现和组织学改变的支持。内镜发现并不特殊，但也可以用以评估倒灌性回肠炎、克罗恩病的特征表现、封套炎（肛门过渡区的炎症）。病理组织学研究可以评估增生或肿瘤的变化、肉芽肿、缺血性改变或炎症程度。通过对贮袋造影、CT 或 MRI 进行的影像学检查可以评估贮袋内或附近的肠壁与黏膜的病变。

治疗方法包括使用静脉输液和口服抗生素（通常是甲硝唑或环丙沙星），为期 7~14 d。临床反应将在 3 d 内显现出来。也可采用局部用药的方式。有些患者可能需要免疫调节剂或抗肿瘤坏死因子药物来控制他们的症状。益生菌可以有效地防止症状缓解后再复发。在对药物治疗没有反应的情况下，必须接受克罗恩病的诊断。

IPAA 的其他一些可能的并发症包括小肠梗阻、窦道形成、吻合口瘘、盆腔脓肿，以及对生育和性功能的负面影响。由于难治性并发症，不到 5% 的患者需要进行贮袋的切除或重建。

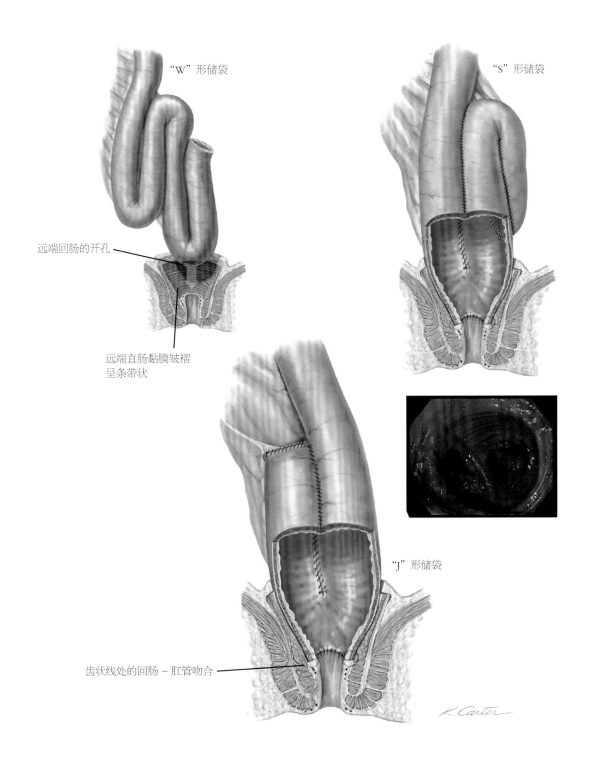

"W"形储袋

"S"形储袋

远端回肠的开孔

远端直肠黏膜皱褶
呈条带状

"J"形储袋

齿状线处的回肠 – 肛管吻合

K. Carter

克罗恩病

流行病学调查结果

克罗恩病（CD）的发病率和流行率在不同的研究中因评估不同地理位置和社会经济地位水平的患者而有所差异。据估计，发病率约为每100 000人中5～15人，流行率为每100 000人中140～200人。

虽然CD在发达国家的发病率和流行率较高，但在发展中国家的发病率亦在急剧上升。白人和犹太阿什肯纳齐后裔患这种疾病的风险较高。

病因

原因尚不清楚，尽管遗传、免疫和环境因素之间存在相互作用。第16号染色体上*NOD2/CARD15*和1号染色体上的*IL23R*是研究最多的易感基因。单卵双胞胎的共同发病率很高，约为50%。一些环境因素已被认为是CD的触发因素。最重要的是吸烟。非甾体抗炎药与CD之间的联系更有争议。

病症表现

克罗恩病可以涉及胃肠道的任何部分。透壁性的炎症可导致进行性纤维化从而导致狭窄或伴随脓肿的穿孔或瘘管形成。最常见的病变的区域是小肠和大肠，尤其是回肠和盲肠。

肛周疾病并不少见。疾病的位置、严重程度和表型决定了个体的症状。大多数患者出现腹痛和腹泻，脓血便并不常见。发热和体重减轻很常见。在有阻塞性症状的患者中由于潜在的狭窄，会出现腹胀、腹痛、恶心和呕吐。如果存在瘘管，可以看到脓液或粪便物质的异常引流。

腹部压痛、恶病质或异常的腹部或肛周肿块、瘘或脓肿是CD更常见的症状。受影响的儿童可能有生长停滞或第二性征的延迟发育。

在相当多的患者中可以出现肠外表现。最常见的表现包括累及肌肉骨骼（关节病和骨质疏松症）、眼部（巩膜外层炎和虹膜炎/葡萄膜炎）、皮肤病变（坏疽性脓皮病和结节性红斑）、尿路（肾结石）、口腔溃疡、胆管（原发性硬化性胆管炎、胆石症）和血液学表现（高凝状态和贫血）（专题3-63）。

实验室检验、影像学检查以及内镜分析

CD没有特定的诊断性实验室检验。白细胞增多、血小板增多和贫血是常见的。贫血可以是由缺铁引起的，也可以是与慢性病相关的贫血；在回肠受累或切除的患者中，可能是由于其他维生素缺乏，包括维生素B_{12}缺乏。低蛋白血症、低维生素D水平、C反应蛋白水平升高和红细胞沉积率异常亦可见到。与CD相关的最常见的血清学标记物包括抗酵母菌抗体（ASCA）和细菌蛋白OmpC、I2和抗鞭毛素的抗体。这些标记物的独立诊断价值有限。在大多数病例中，粪便分析可能发现有白细胞的存在，但传染性病原体呈阴性反应。

腹部X光可能有助于诊断肠梗阻或巨结肠。小肠钡餐和气钡双重对比造影可以检测黏膜疾病、狭窄和瘘。经腹超声可帮助诊断脓肿，内镜超声可用于肛周疾病的诊断。

CT扫描可以帮助诊断肠道和肠外疾病，如脓肿。CT检查可以通过一个特殊的低密度对比的方式详细对小肠壁进行成像。MRI比CT检查的优势在于可减少电离辐射。MRI也是评估肛周疾病的一个很好的方法。

结肠镜检查是CD患者的主要诊断工具。它不仅可以直接显示黏膜，还可以在检查过程中获得病理样本。在结肠镜检查过程中，也可以对回肠末端进行评估。食管胃内镜和内镜超声检查可根据需要分别用于评估上消化道和肛周区域。胶囊内镜检查也可以直接显示小肠黏膜，但狭窄的存在可能会导致胶囊的滞留和随后的肠梗阻。CD患者中看到的内镜变化可能从黏膜红斑到口疮样溃疡到裂隙状深溃疡。跳跃式病变以及直肠不受累亦很常见。

病理结果

在CD中，从口腔到肛门的整个消化道都可以看到病理改变。黏膜活检显示黏膜固有层内有急性和慢性炎症表现伴随着中性粒细胞和浆细胞浸润。隐窝扭曲和隐窝脓肿亦可见。非囊性肉芽肿及透壁性改变是CD特定性

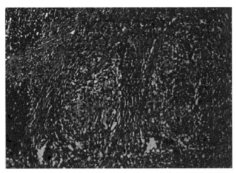

克罗恩病患者结肠肌层慢性炎症相关上皮样肉芽肿反应

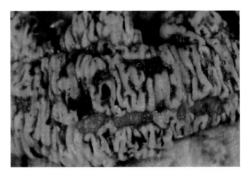

克罗恩病患者结肠的类似溃疡状的线形深裂痕

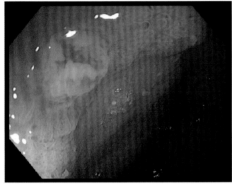

克罗恩病

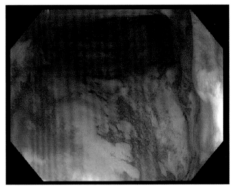

克罗恩结肠炎

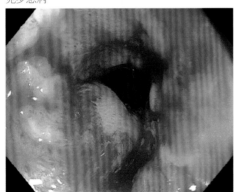

克罗恩病相关狭窄

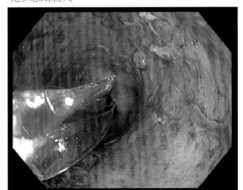

克罗恩病相关狭窄后球囊扩张

克罗恩病（续）

改变。

来自同一节段的黏膜活检可能会显示不同的表现被称为跳跃性病变，这是区分CD和溃疡性结肠炎的特征之一。在CD中，炎症通常是深的和透壁性的。黏膜下纤维化也可以被检测到。

鉴别诊断

与CD相似的疾病包括传染病、缺血性结肠炎、放射性肠炎、节段性肠炎、旷置结肠炎、非甾体抗炎药性结肠病、其他肉芽肿性结肠炎（如结节病）和溃疡性结肠炎等。

并发症

并发症可能包括梗阻、导致尿路感染和气尿的肠膀胱瘘、导致阴道流污物的肠阴道瘘、皮肤流粪便污物的肠外瘘、腹膜后脓肿形成和肛周脓肿。

内科药物疗法及外科手术治疗

内科药物治疗

药物治疗的目标是在最小的副作用的同时进行诱导和维持缓解治疗。

治疗克罗恩病的药物有几种：

（1）5-氨基水杨酸（5-ASA）和柳氮磺胺吡啶：尽管口服美沙拉秦在实践中得到了广泛的应用，但关于美沙拉秦的3项大规模试验的meta分析显示，与安慰剂对比发现，二者之间仅具备统计学差异，但不具备临床相关性差异。

（2）抗生素：由于肠道细菌在克罗恩病发病机制中的作用，使得抗生素已经应用于轻至中度克罗恩患者，同时，在肛周疾病患者中应用抗生素也有一定作用。在这其中我们最常用的抗生素是甲硝唑和环丙沙星。

（3）类固醇激素类：当轻度到中度炎症局限于回肠和（或）右结肠时，控释布地奈德有效且比泼尼松副作用更小。泼尼松则用于治疗中至重度克罗恩病，但它有潜在副作用的可能，这些副作用包括但不仅仅限于代谢紊乱、增加感染的风险、代谢性骨病以及精神和眼部并发症。

（4）免疫调节剂类：巯嘌呤类药物（6-巯基嘌呤和硫唑嘌呤）和甲氨蝶呤作为维持性治疗有效，但起效缓慢。其中巯嘌呤类药物类可能的副作用包括增加感染风险、骨髓抑制、过敏反应、肝毒性、胰腺炎以及增加癌症风险。甲氨蝶呤同时也会引起严重的不良反应，包括但不仅限于如骨髓抑制、肝毒性和肝硬化、肺炎和肺纤维化。

（5）生物制剂：这些基因工程类药物由活生物体制成，可以干扰患者的炎症反应，已经用于中重度患者的诱导及维持治疗。

（6）抗肿瘤坏死因子抗体（英夫利昔单抗、阿达木单抗、赛妥珠单抗）和抗α4整合素抗体（那他珠单抗和维多珠单抗）对于应用一线治疗无反应的中重度患者有效，或者作为预后较差的中重度患者的一线治疗。那他珠单抗因为多灶性白质脑病的病例报道而受到限制，然而维多珠单抗因为其肠道作用的特异性，所以尚无此特殊并发症的报道。这其中最重要的副作用是感染风险增加（包括机会性感染）以及可能增加与这些药物相关的癌症风险。他克莫司和环孢素是T淋巴细胞抑制剂，在部分严重的病例中已经取得了成功应用，但不幸的是，它们有很大的毒性风险。

外科手术干预

克罗恩病患者需要进行腹部大手术的累积概率在30年内将超过50%，而且许多患者可能需要第二次或第三次手术。

手术治疗的适应证包括药物治疗失败、存在肿瘤并发症、穿孔、中毒性巨结肠、持续性或严重性出血、不适于放射科医生引流的脓肿或保守治疗无效的肠梗阻者。由于对短肠综合征的关注，可以考虑应用球囊扩张或狭窄成形术（肠的狭窄段纵切，然后横向缝合）等保肠手术，而肠狭窄成形术又有几种不同的手术方法。应用保肠手术治疗的想法，对于那些曾有重大肠切除史、有短肠综合征史患者或者在一段很长的小肠上有多处狭窄的患者而言尤为重要。然而对于我们而言，重要的是我们需要知道即使在手术诱导的深度缓解后，大多数克罗恩病患者仍然需接受内科药物治疗以减少复发的风险。

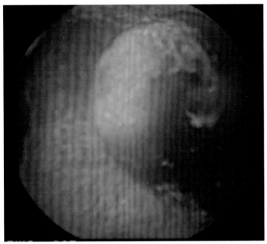

胶囊内镜观察的小肠克罗恩病

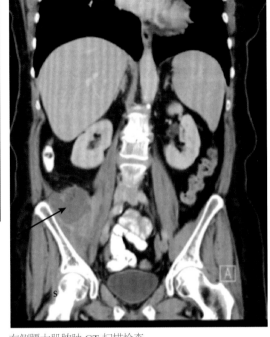

右侧腰大肌脓肿 CT 扫描检查

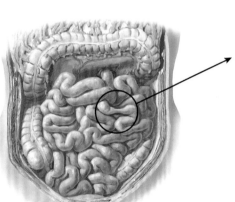

狭窄成形术
治疗时将小肠狭窄部分沿纵轴切开
后横向缝合

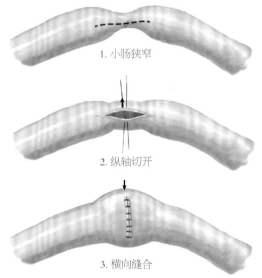

1. 小肠狭窄

2. 纵轴切开

3. 横向缝合

显微镜下结肠炎

显微镜下结肠炎（MC）是老年人慢性腹泻的一个相对常见的原因。镜下结肠炎存在两种形式：胶原性结肠炎（CC）和淋巴细胞性结肠炎（LC），这两种亚型具备相似的临床及组织学特征，同时对于可用的治疗方法的反应也相类似。

由于结肠黏膜在结肠镜肉眼检查下正常，因此对慢性腹泻患者进行内镜检查时，需要通过黏膜活检来做出诊断。这并不会增加显微镜下结肠炎患者患结肠癌的风险。

尽管目前关于近来显微镜下结肠炎发病率上升的原因尚不清楚，但这对于提高慢性腹泻患者使用诊断性结肠镜活检的意识以及提高触发药物的使用有一定作用。

在北美洲，淋巴细胞性结肠炎的报道发病率为每10万人每年3.1～5.4人，胶原性结肠炎发生率为每10万人每年4.6～5.5人。

相比男性，显微镜下结肠炎在女性中更多。在一些研究中，这种性别差异在淋巴细胞性结肠炎不如胶原性结肠炎那么明显。因为本病在乳糜泻患者中更为常见，因此，对于那些摄入无麸质饮食后无反应的乳糜泻患者，我们也应该考虑到显微镜下结肠炎诊断的可能。

显微镜下结肠炎的病因尚不清楚，但已提出了几种可能的机制来解释其发病机制。

自身免疫反应可能在发病机制中有一定作用。多达40%的患者患有如乳糜泻、1型糖尿病、类风湿性关节炎或甲状腺炎等的自身免疫性疾病。其他如细菌产物、胆盐和食物抗原等肠腔内因素被认为与疾病的发病机制有关。

据报道，一些药物与显微镜下结肠炎有关。最常见的药物报道包括非甾体抗炎药（NSAIDS）、质子泵抑制剂和选择性5-羟色胺再摄取抑制剂。

肌成纤维细胞功能障碍和胶原生成异常可能与胶原性结肠炎的发病机制有关。患者最常见的症状是间歇性或慢性腹泻，此外还可能出现腹部不适或体重减轻、尿急和大小便失禁。脱水和电解质异常在一些严重病例中亦有报道。体格检查通常无法发现任何特殊的异常。血液学检查结果通常在正常范围内，但也可能显示低钾血症、低白蛋白血症、贫血以及红细胞沉降率升高。影像学检查通常是正常的。

经内镜检查结肠活检是一种选择性诊断方法。淋巴细胞性结肠炎的标志性组织学特征是上皮内淋巴细胞增多，而上皮胶原带增厚则是胶原性结肠炎的病理特征。正常结肠活检胶原带厚度为5～7μm，胶原性结肠炎患者胶原带厚度则在10μm以上。

具有显微镜下结肠炎症状的患者需要主要考虑与乳糜泻疾病、克罗恩病、肠易激综合征和感染性肠病（尤其贾第虫病感染）鉴别诊断。

在治疗显微镜下结肠炎患者时，重要的是回顾他们的药物使用清单，并停止可能诱发本疾病的药物。

如果合适的话，病人应该避免应用可能的促分泌物质，如咖啡因和含有乳糖的产品。止泻剂如洛派丁胺、地芬诺酯/阿托品通常作为一线治疗药物。对于有中度症状或对一线治疗没有反应的患者，亚水杨酸铋则有一定帮助。

布地奈德是治疗这些情况最好的药物，虽然它有很好的短期疗效，但不幸的是，一旦停药，复发率就会很高，这些病例可以使用长期小剂量布地奈德治疗。对于那些对皮质类固醇耐药的患者，则可以考虑使用氨基水杨酸盐类、胆汁酸结合剂或免疫调节剂治疗。

很少情况下，当患者因为本疾病难以接受所有内科药物治疗时，可能需要采用回肠造口术伴或不伴结肠切除或回肠袋-肛门吻合的外科手术治疗。

淋巴性结肠炎

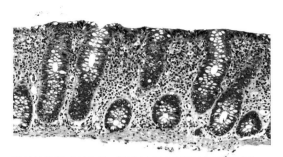

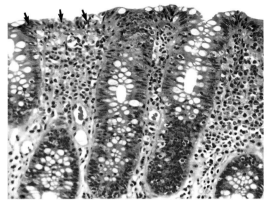

淋巴性结肠炎低倍镜下显示固有层的淋巴细胞及圆形
细胞浸润，隐窝无明显异常

同一淋巴性结肠炎患者高倍镜：箭头显示淋巴在上皮
细胞里的典型浸润

胶原性结肠炎

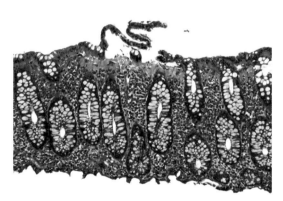

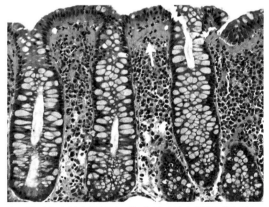

结肠活检标本显示胶原性结肠炎（三色染色为蓝色），
可见增大的上皮下胶原层

胶原性结肠炎的高倍镜缩影照片显示增大的胶原层（粉
红色）以及固有层里增加的淋巴细胞浸润。箭头显示
成纤维细胞核在增大的胶原层中被包埋

改道性结肠炎

改道性结肠炎是指失功能结肠段黏膜的非特异性炎症。虽然发病原因尚不清楚，但据推测这种疾病可能是由于细菌过度生长，存在有害细菌、营养缺乏、毒素或管腔细菌与黏膜关系失衡紊乱引起的。一些研究表明，硝酸盐还原菌增多，它们可以释放一氧化氮，使其进入结肠组织，高浓度的一氧化氮可能具有毒性。另一个被提出的机制则是由于短链脂肪酸的减少而导致的缺血。

典型的改道性结肠炎是没有症状的，但一些研究表明，术后4周至3年其发病率为100%。当患者出现症状时，一般表现为下腹部不适、盆腔或肛门疼痛，排黏液便、血便，里急后重或低热。因为这些表现可能很难与炎症性肠病区分开来，因此考虑重新吻合可能有难度，特别是对于那些有炎症性肠病史的患者而言。虽然有个别病例报告存在严重症状的患者需要手术干预治疗，但严重症状表现的发生率仅为6%。一旦患者肠道连续性恢复，症状就会消失。

本病是基于病史和临床症状，并结合一些内镜和组织学表现来进行临床诊断的。在双对比钡灌肠时，淋巴样滤泡增生的分布可能会有所不同，尽管炎症性肠病、结肠癌或淋巴瘤也会出现这种情况。在胃镜下则可以看见黏膜脆性以及水肿表现，并伴口腔溃疡和出血。术后1个月直肠容积下降35%。

一些研究成功地通过应用短链脂肪酸灌肠缓解症状，具体用法为每天2次，疗程为4～6周。另一些则显示了纤维素、5-氨基水杨酸和类固醇灌肠剂也有一定效果。如果可能的话，应在排除其他炎症原因的情况下恢复肠道的连续性。

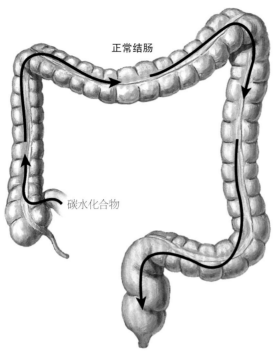

正常结肠

碳水化合物：
- 无氧代谢产生
- 被结肠细胞氧化成短链脂肪酸（丁酸、乙酸、丙酸）
- 黏膜细胞的主要供能
- 控制水和电解质转运
- 决定结肠动力和黏膜血运

碳水化合物

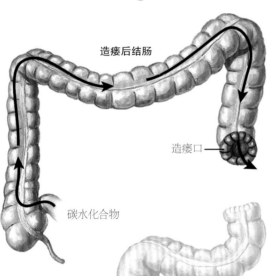

造瘘后结肠

改道后结肠
- 组织学上出现细胞浸润和淋巴滤泡增生，与炎性肠病比较难鉴别
- 95% 的患者在手术后几个月或者更晚时间可观察到组织学变化
- 10% 患者可出现症状如出血、里急后重、疼痛和排便

造瘘口

碳水化合物

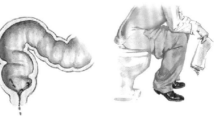

改道后结肠
（无碳水化合物通过）

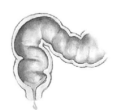

缺血性结肠炎

据报道，每1000～2000例住院患者中即有1例为缺血性结肠炎；其中肠缺血最常见的部位是结肠。缺血性结肠炎的典型表现是血液丢失，而这可能是由于在低血压发作时未被发现引起的。因为在轻度和短暂性低血压发作时，缺血性结肠炎的实际发病率可能会被低估。缺血性结肠炎发生的最常见诱因包括：与败血症相关的低血压、左心室功能受损、低血容量以及出血。而这些所有情况都会导致缺血以及低灌注的发生。多种不同种类的药物也会引起这种低流量状态。包括长跑在内的剧烈运动等会导致结肠缺血，这可能是因为肠系膜的血液分流供肌肉运动所用导致的。最后，对于接受手术，尤其是心脏手术的患者，曾有缺血性结肠炎的报道。也有报道说，凝血功能增强也是缺血性结肠炎的危险因素，而且这种疾病也更有可能发生在有蛋白质C缺乏、蛋白质S缺乏等遗传病患者以及抗凝血酶Ⅲ缺乏等遗传异常患者身上。

缺血性结肠炎的发生率会随年龄以及血管疾病危险因素的增加而增加。约90%缺血性结肠炎患者都在60岁以上。与之相比，单条血管的单处狭窄更不太可能发生。结肠的血供包括肠系膜上动脉、肠系膜下动脉和髂内动脉的分支。由于结肠有多余的血液供应，所以像脾曲和横结肠等单一或没有多余血供的典型缺血部位

被称为结肠的"分水岭"。尽管肠系膜侧支循环有助于提高多余血供，但Drummond动脉（边缘动脉弓）仍沿着脾曲分布，肠系成为联系肠系膜上动脉和肠系膜下动脉的通道。但由于多达5%的人Drummond动脉（边缘动脉弓）的发育不良或缺失，这种情况导致脾曲成为一个特别容易发生缺血的区域。相反，直肠有来自肠系膜动脉和髂动脉丰富的血液供应，这使它不太可能发生缺血性损伤。

患者可能出现腹痛、腹泻和（或）检查时的腹部压痛；血便很常见，但很少出现大出血。临床上缺血性结肠炎分为坏疽性（暂时性或慢性）和非坏疽性。Brand和Boley在分类方案中定义了6种类型，如下所示：

1. 可逆性缺血性结肠病
2. 暂时性缺血性结肠炎
3. 慢性溃疡型缺血性结肠炎
4. 缺血性结肠狭窄
5. 结肠坏疽
6. 爆发性广泛性缺血性结肠炎

实验室的缺血标志物（如乳酸）通常是正常的（除非有严重的缺血）。应针对沙门菌、志贺菌、弯曲杆菌和大肠埃希菌O157：H7对大便行细菌培养。其中后者被认为是一个致病种群。腹部X线平片可有助于排除其他问题。该病X线的典型表现包括肠扩张、肠袢充气和指压痕。过去钡灌肠造影被广泛使用，最常见的支持诊断

的表现是指压痕。但这种检查禁止在高度怀疑坏疽和穿孔的病人中施行。CT扫描可作为初步检查，并将提供诊断支持。肠系膜血管造影在这种疾病中没有作用，除非有高度怀疑急性肠系膜缺血，目前这种疾病与缺血性肠炎的表现很难区，或考虑为肠系膜上动脉闭塞导致的右半结肠的孤立的缺血性病变。

结肠镜检查被认为是金标准，因为重要的是要可视化黏膜，排除其他问题或出血原因，并最终确认诊断。结肠镜检查的结果包括点状出血和水肿、红斑或线性溃疡或随着疾病严重程度的提高而出现的发黑发绀。慢性缺血可导致狭窄和纤维化。活检标本的病理结果是非特异性的，可能表现为隐窝畸变、水肿、溃疡、出血、血栓和（或）坏死。

治疗方式是支持性治疗，包括液体水化、停止使用降压药物、禁食、氧合和使用抗生素。目前还没有前瞻性的研究来支持抗生素给药的做法，但由于尚缺乏明确预测会导致严重疾病的因素，因此抗生素可能被考虑合理地应用。对病情严重的患者要提供适当的重症监护，同时需要进行血流动力学监测。尽管进行了病情管理，还是有大约1/5的患者将患有腹膜炎，并需要紧急手术。任何坏死段的肠道都应切除。术中必须判断并决定是行吻合术还是行近端造口术。

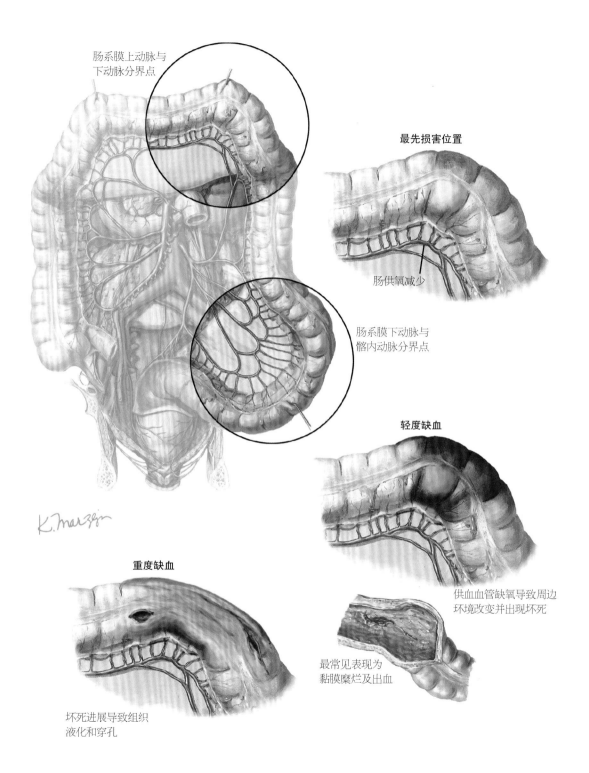

肠系膜上动脉与
下动脉分界点

最先损害位置

肠供氧减少

肠系膜下动脉与
髂内动脉分界点

轻度缺血

供血血管缺氧导致周边
环境改变并出现坏死

重度缺血

最常见表现为
黏膜糜烂及出血

坏死进展导致组织
液化和穿孔

血管性水肿

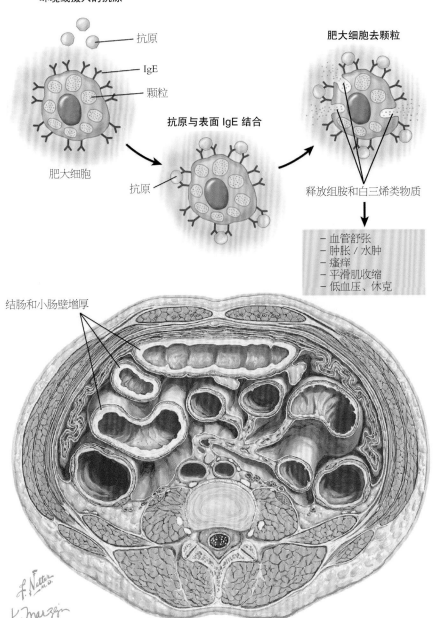

环境或摄入的抗原

抗原

IgE

颗粒

肥大细胞

抗原与表面 IgE 结合

抗原

肥大细胞去颗粒

释放组胺和白三烯类物质

－血管舒张
－肿胀／水肿
－瘙痒
－平滑肌收缩
－低血压、休克

结肠和小肠壁增厚

血管性水肿是局部和暂时的非凹陷性水肿。它可以发生在皮肤的任意层或呼吸系统管腔壁及胃肠道内。其症状可以是危及生命的呼吸窘迫，也可以是腹痛、恶心和呕吐。血管性水肿是根据病因学结果分类的。这些类别包括过敏性血管水肿，血管紧张素转换酶（ACE）抑制剂介导的血管性水肿、非甾体抗炎药（NSAID）介导的血管水肿、遗传性血管性水肿、遗传性血管性水肿伴C1酯酶抑制剂正常和获得性血管性水肿伴C1酯酶抑制剂缺乏。

血管性水肿是由于肥大细胞大量释放组胺，或由于缓激肽产量增加或失活减少导致其不断积累造成的。任何过敏原，从食物、药物到环境原因，都可能会导致过敏性血管性水肿。肿胀可能与荨麻疹和瘙痒有关。如果过敏原被摄入，它们还会导致腹痛和呕吐。

发作过程通常在与过敏原接触后的1～3天内缓解。在服用血管紧张素转换酶抑制剂的患者中，有0.1%～2.2%的患者发生血管紧张素转换酶抑制剂诱导的血管性水肿，通常在使用该种药物后的第一个月内发生，但临床表现可能会延迟更长的时间。在服用非甾体抗炎药的患者中，有0.1%～0.3%的人报告了非甾体抗炎药引起的血管性水肿。其他类型的血管性水肿是罕见的，它们的病理生理原理还未很好地明确。

对这些患者的诊断是困难的，因为他们通常在症状已缓解时才去专科医生处就诊。腹部受累的患者可能表现出腹部压痛，伴或不伴有反跳痛，肠道声音减弱或活跃，可能会有浊音区上升。CT扫描可能显示小肠水肿，

液体堆积在扩张的肠袢内以及腹水。平片可显示急性发作时梗阻的征象。内镜检查可用于诊断，但必须注意观察喉部肿胀。

检验结果的异常如血清胰蛋白酶和尿组胺水平升高，可以表明IgE介导的血管性水肿，过敏测试可以帮助确定原因。

由于腹部症状可能与其他原因有关，所以有时会出现误诊，特别是在没有相关皮肤或呼吸道症状的情况下。因为症状可能与缺血性疾病或急腹症相混淆，因此患者有可能会接受

不必要的手术。

治疗方法因类型而异，但应该从保护气道和进行液体复苏开始。对于过敏反应，肾上腺素和苯海拉明将有助于减少水肿，类固醇激素类药物可能会降低复发的风险。如果发现了始发原因，避免其发生是预防的关键。根据病因的不同，各种新的药物可用于治疗急性发作或预防发作。多学科协作从而得以成功地评估和治疗这些病人是很有必要的。

（译者：安柯）

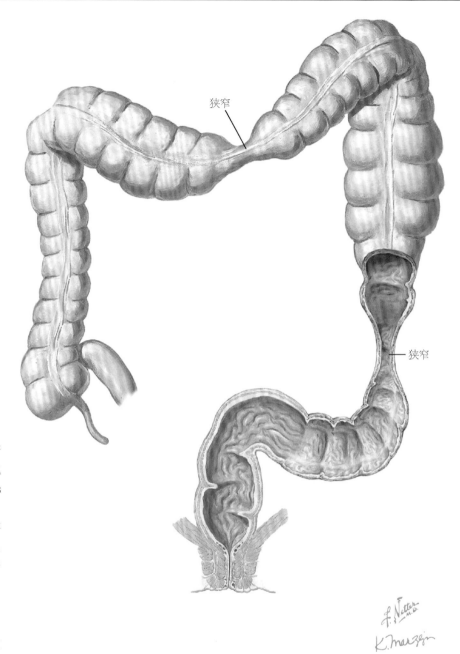

狭窄

狭窄

使用非甾体抗炎药带来的狭窄

使用非甾体抗炎药（NSAIDs）所导致的结肠狭窄有时被称为结肠肌化病，是一种少见的实体疾病。NSAIDs目前广泛地应用于缓解疼痛，并且由于其很容易获得，所以很难确切地评估非甾体抗炎药的使用量。NSAIDs已经被证实有很多副作用，尤其是对于上消化道，但随着缓释剂型的使用，对于下消化道的副作用亦逐渐显现。

结肠缩窄常在60～70岁出现，必须注意与肿物、放射性肠炎、憩室炎、炎症性肠病、局部缺血、溃疡等疾病的区分。此病在女性中更常见，可能是由于骨骼肌肉系统疾病在女性中更常见，而这些疾病常常需要使用NSAIDs药物予以治疗。

此病的症状表现不一，可以表现为穿孔失血也可表现为机械性梗阻，更重要的是，梗阻或穿孔病情是缓慢进展的，由于其症状的隐匿性甚至会导致发病几年后才被诊断。

文献综述表明，大多数被报道的病灶位于升结肠，可能是由于NSAIDs药物在这部分区域有更高的生物利用率。其中由于双氯芬酸的广泛使用性从而使其成为最常见的致病原因。其

中NSAIDs药物使用的时间尤为重要，因为药物持续使用最少2个月才会导致狭窄的形成。目前这种口服药物途径是否是致病原因之一还不是很确定，因为在使用栓剂的过程中也出现了直肠和升结肠的狭窄。

结肠镜检查是最敏感有效的诊断手段，并且能直接可视病灶的同时活检。造影检查的敏感性较低，因为病灶较小以至于难以通过影像学显示出来。组织学检查可以显著地表现出溃疡与肉芽肿共存交错的区域，因此可以被尝试用来治疗纤维化。

有些研究表明，额外应用米索前

列醇药物作为保护因素的意义不是很大。使用柳氮磺胺吡啶与甲硝唑可以有一定的保护作用，但是最重要的应对措施还是停止使用NSAIDs药物。在治疗上使用类固醇以及5-氨基水杨酸有一定的效果。

由于膈膜化是不可逆转的，因此干预治疗措施是必要的。某些特定患者可以应用内镜治疗扩张缩窄的肠道，外科手术切除病变结肠并行一期吻合可考虑作为最终治疗手段，但术后仍有可能复发。由于对此疾病是否具有恶性进展还不确定，因此定期随访复查是必要的。

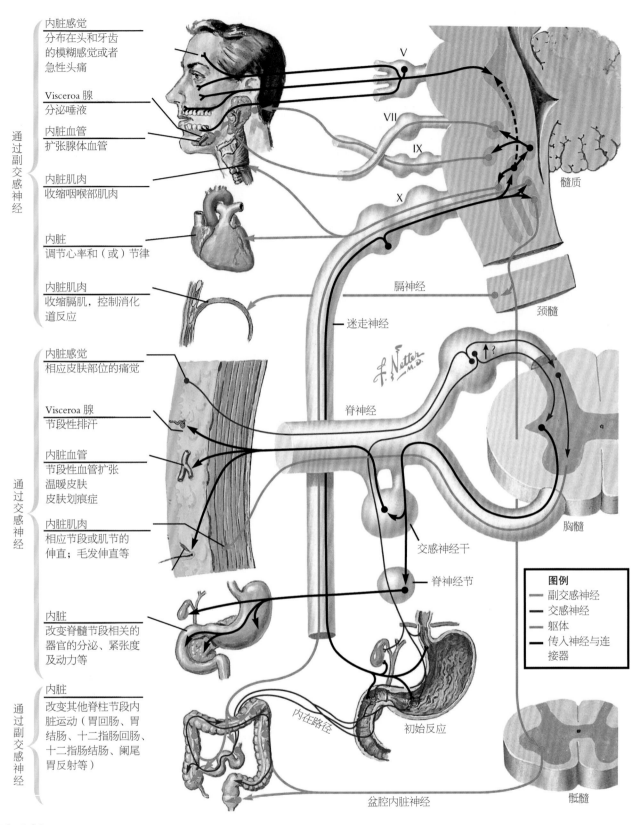

内脏感觉
分布在头和牙齿的模糊感觉或者急性头痛

Visceroa 腺
分泌唾液

内脏血管
扩张腺体血管

内脏肌肉
收缩咽喉部肌肉

内脏
调节心率和（或）节律

内脏肌肉
收缩膈肌，控制消化道反应

内脏感觉
相应皮肤部位的痛觉

Visceroa 腺
节段性排汗

内脏血管
节段性血管扩张
温暖皮肤
皮肤划痕症

内脏肌肉
相应节段或肌节的伸直；毛发伸直等

内脏
改变脊髓节段相关的器官的分泌、紧张度及动力等

内脏
改变其他脊柱节段内脏运动（胃回肠、胃结肠、十二指肠回肠、十二指肠结肠、阑尾胃反射等）

通过副交感神经
通过交感神经
通过副交感神经

V
VII
IX
X
髓质
膈神经
颈髓
迷走神经
脊神经
交感神经干
脊神经节
胸髓
内在路径
初始反应
盆腔内脏神经
骶髓

图例
副交感神经
交感神经
躯体
传入神经与连接器

内脏反射

内脏反射可以大体定义为无意识的、由自主神经系统介导的一群继发反应，通常表现为内脏器官被先刺激后引起相应的肌肉反应。内脏反射

也解释了为什么患者在胆绞痛时会伴随着肩胛区的疼痛（内脏感觉反射）以及阑尾炎时的肌紧张（内脏肌肉反射）。对内脏反射以及神经节段的掌

握可以使临床实践者在复杂的疾病中缩小诊断范围。内脏躯体反射的发生则依赖骨骼肌反射（见表）。

内脏反射的命名通常遵循一个特

内脏躯体反射			
反射	神经传入	生理反应	临床意义
支配肌肉	腹部器官疾病	相应脊髓节段支配的随意肌和竖毛肌的收缩；同时还有颈部及喉部肌肉	内脏病理可能导致临床症状，如阑尾炎引起的肌紧张等
支配腺体	腹部器官疾病	相应的皮肤部位分泌汗液	可以帮助鉴别发病器官
支配血管	腹部器官疾病	血管扩张；皮肤划痕症；皮肤温度感觉	可以帮助鉴别发病器官
内脏感觉	腹部器官疾病	相应疾病引起的痛觉	引起放射痛比如胆绞痛可引起右肩部疼痛

*泌尿道－肠道反射不是一种真正的内脏反射，因为刺激不是发自内脏器官本身

内脏反射			
反射	神经传入	生理反应	临床意义
胃结肠与十二指肠结肠	胃或十二指肠	促进结肠运动	可能导致功能紊乱，如肠易激综合征或服用咖啡因后排便
食管分泌以及胃分泌	食管与胃	阵发性分泌液体过多	见于食道肿瘤
胃小肠	小肠（主要是十二指肠）	抑制胃；胃窦痉挛抑	可导致消化不良和恶心
胃结肠	结肠	制胃；胃窦痉挛	肠易激综合征引起的上腹痛；阑尾炎引起的呕吐
泌尿道－肠道	泌尿道	抑制并膨胀肠道	泌尿系统疾病引起的急腹症
内脏心脏	胃肠道	冠状动脉血流减少；改变心率及心律	如炎症性肌病中出现的心动过速、心动过缓、心律失常等心肌紊乱
内脏肺	胃肠道	小支气管痉挛	肠易激综合征中易出现的呼吸困难

内脏反射（续）

定的模式，即前半部分是以感受刺激的区域命名，后半部分则是以产生效应的终末器官命名。比如，胃肠绞痛反射就是由于延伸出来的神经将来自胃的刺激信号传递至结肠，从而最终导致结肠活动性增强。内脏反射主要有内脏－躯体放射和内脏－内脏反射两种，其中内脏－内脏反射因为可以作为一种常规反应所以常被用作诊断手段。例如，胃结肠反射可帮助促进排便训练的形成或者可以作为便秘的一种治疗策略。

大肠的运动

大肠的主要功能是重吸收水分，储存并运输粪便到直肠直至排出。盲肠以及升结肠主要起吸收功能，而降结肠和乙状结肠主要作为贮存粪便的场所。这些功能主要是通过结肠的两种运动形式来实现的：往复节段性收缩，以及通过高振幅蠕动收缩实现的集团运动。接下来的部分将通过详细的描述来讨论这两种运动形式。

每天大约有5加仑的水进入大肠并被吸收。这项功能是通过非蠕动、非神经同步并且不产生向前推进的往复混搅运动促成的。这种混搅运动加强了营养物质在特定节段的吸收。纵行

肌带的收缩即我们所说的结肠带可以缩短肠道从而形成肠褶皱以及袋装结构。这些结构可以使食糜停留时间更长以至于机体有充分的时间去吸收这些营养成分以及水分。与此同时，环形肌的收缩可在结肠袋中形成小的凹痕，从而避免肠内容物流走。由于这种运动模式，食物残渣可以在结肠中存留约30h，栖息在大肠内细菌也因此能够进一步地降解这些肠内容物。

结肠的第二种运动形式即高振幅蠕动收缩（HAPCs），每个人大约每天发生6～8次。这种收缩是自发产生的，但可能对某些药理制剂以及结肠的膨胀产生反应。HAPCs开始于近端

结肠并通常仅在中段结肠进展，仅有大约少于5%可以到达直肠。集团运动可以将结肠内容物运抵直肠随之预备将其排泄。集团运动包括两个步骤，首先开始于结肠形成收缩环，随后收缩环以挤压式动作传向直肠。HAPCs可以在慢传输性便秘患者中减弱，而在伴腹泻的肠易激综合征中增强。

一些情况下例如微小性结肠炎会使结肠扩张或黏膜受刺激，从而会使结肠的活动增强。胃结肠反射以及十二指肠反射是一种生理性反射活动，这种反射是对胃或十二指肠的牵拉扩张产生的反应，并最终导致结肠运动增强以及促进排便。

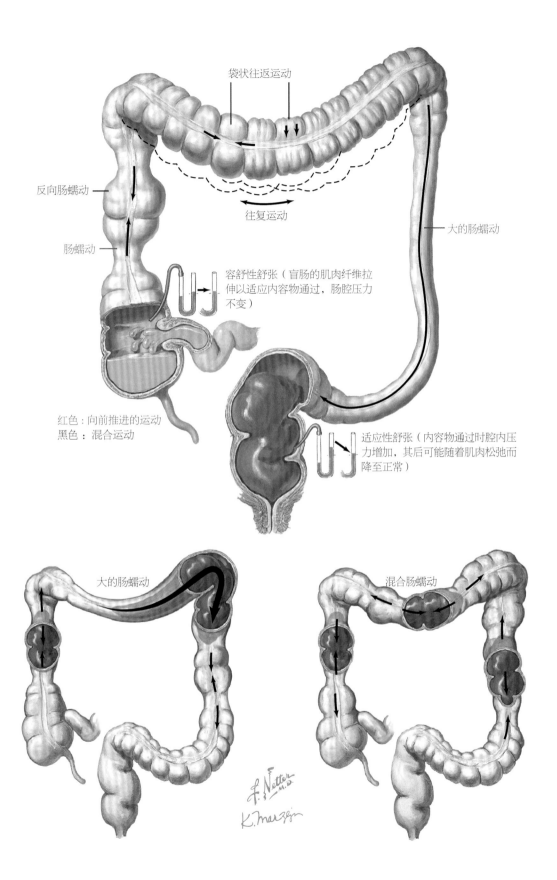

袋状往返运动

反向肠蠕动

肠蠕动

往复运动

大的肠蠕动

容舒性舒张（盲肠的肌肉纤维拉伸以适应内容物通过，肠腔压力不变）

红色：向前推进的运动
黑色：混合运动

适应性舒张（内容物通过时腔内压力增加，其后可能随着肌肉松弛而降至正常）

大的肠蠕动

混合肠蠕动

生理性排便

生理性排便是将食物消化吸收后产生的废物即粪便排出的过程。集团运动将粪便从右半结肠转运至左半结肠，并最终聚集停留在直肠。当直肠内压力达到18mmHg时将会通过刺激盆腔内脏神经丛的压力感受器而释放血管活性肠肽以及一氧化氮。这些激素将松弛肛门内括约肌，同时会收缩肛门外括约肌从而防止大便失禁。此时机体会意识到直肠内有东西并能觉察出这种急迫感的来源是气体、固体粪便还是液态粪便。这种现象被称为"直肠选样"。健康的个体在直肠内压力不超过55mmHg的情况下可以推迟排便而不会发生失禁。

一旦一个人决定排便，下一步粪便将真的被排出。蹲踞姿势可以为排便提供更加合适的角度同时可以有合适的腹压来辅助排便。另外很重要的一步是耻骨直肠肌的舒张，可以降低直肠肛管的角度，这个角度在静息状态时是90°。一旦到了合适的状态，人们会主动放松由阴部神经控制的肛门外括约肌，进而将大便排出。排便的过程还通过腹肌、膈肌以及肛提肌的收缩得到进一步加强。机体还可以通过Valsalva动作来增强压力，具体做法是闭嘴呼气。另外机体还可以通过强迫排气来达到相同的效果，然而此时耻骨直肠肌依然是保持收缩的，从而可以使气体排出而大便不至于流出。

正常人的大便频率差异很大，大多数人每天产生便意并排便1次，部分人每天排便次数大于1次，部分人排便次数却很不频繁，几乎每周只有3次。

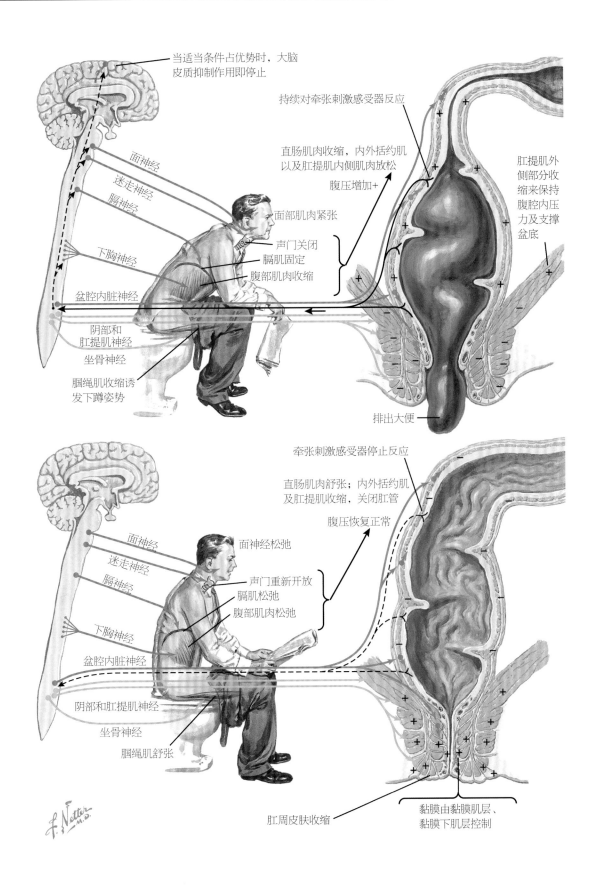

当适当条件占优势时，大脑皮质抑制作用即停止

持续对牵张刺激感受器反应

直肠肌肉收缩，内外括约肌以及肛提肌内侧肌肉放松
腹压增加+

面神经

迷走神经

膈神经

面部肌肉紧张

声门关闭
膈肌固定
腹部肌肉收缩

下胸神经

盆腔内脏神经

阴部和
肛提肌神经

坐骨神经

腘绳肌收缩诱发下蹲姿势

肛提肌外侧部分收缩来保持腹腔内压力及支撑盆底

排出大便

牵张刺激感受器停止反应

直肠肌肉舒张；内外括约肌及肛提肌收缩，关闭肛管
腹压恢复正常

面神经

迷走神经

膈神经

面神经松弛

声门重新开放
膈肌松弛
腹部肌肉松弛

下胸神经

盆腔内脏神经

阴部和肛提肌神经

坐骨神经

腘绳肌舒张

肛周皮肤收缩

黏膜由黏膜肌层、黏膜下肌层控制

动力学试验

胃肠动力是指胃肠道的肌肉组织通过收缩以及蠕动将内容物搅拌混合并随之驱使其在胃肠腔内运动的一个术语。消化道可以被分为四个部分，每个部分都以括约肌为界限。第一部分以口腔为起始，一直延续至食管的食管下括约肌；第二部分包括胃，以幽门括约肌为终点；第三部分包括所有的小肠，终点是回盲肠括约肌；最后一部分包括结肠和直肠，以肛门外括约肌为终点。每一部分参与消化道的动力过程的方式如下：

第一部分（口腔与食管）：咀嚼、吞咽，以及通过蠕动将食物传输过食管。

第二部分（胃）：混合并研磨食物成为食糜。

第三部分（小肠）：通过移行复合运动转运食糜。

第四部分（大肠以及直肠）：节律性节段性收缩，高振幅递增性收缩，紧张性收缩。

下面将着重介绍大肠以及直肠的动力学活动。节段性收缩可以帮助肠内容物缓慢地前进，同时还能将内容物进行混合翻搅，紧张性收缩将对此过程起辅助作用。集团蠕动不常见但它能对肠内容物起到很大程度的推动作用。

胃肠动力问题包括动力加速（例如倾倒综合征）以及减慢（例如胃瘫、结肠麻痹，甚至包括逆向运动如呕吐）。在遇到胃肠动力学问题时需要着重考虑的是与疾病相关的是胃肠道的哪个部分。结肠动力障碍疾病主要的临床表现是便秘、排便困难或者大便失禁。

应用气囊排出测压进行 3D 高分辨率肛管直肠测压

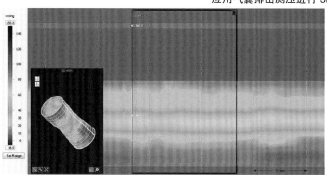

高分辨率直肠基线静息压力图像   挤压过程中的高分辨率肛肠测压图像

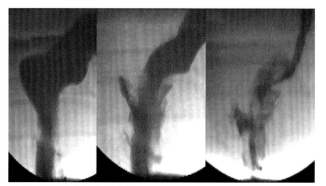

排粪图显示体内肠套叠进展

（引自：*Fry RD, Mahmoud NN, Maron, DJ, Bleier JIS. Colon and Rectum. In Townsend CM, ed: Sabiston Textbook of Surgery, ed 19,Elsevier, Philadelphia, 2012, pp1294-1380.*）

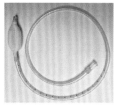

排出试验用球囊

测验	描 述	用 于 评 估
肛肠测压	带气囊或传感器的导管放在直肠里测量生理参数	便秘、排便不协调和大便失禁 在先天性巨结肠中常见的直肠抑制反射（RAIR）缺失
肛门超声	肛管内放置小探头评估肌肉组织的完整性	便秘、排便不协调和大便失禁
气囊排出检查	病人把气球放进直肠并被要求将其排出	盆底功能障碍
钡灌肠	钡剂在透视下注入直肠	梗阻、结肠癌筛查、不完全结肠镜检查、肠套叠、扭转、假性梗阻
结肠转运检查	患者吞下不透射线胶囊/标记物，随后进行腹部 X 光检查	结肠转运时间
排便直肠造影	病人接受造影剂灌肠，并要求在透视下排便	梗阻性排便、大便失禁、直肠脱垂、排便不协调、直肠前凸或其他结构异常
肌电图	探针沿着肛门括约肌放置测量肌电活动	肛门括约肌疾病，可用于生物反馈治疗
阴部神经传导检查	直肠检查时电极刺激神经以评估阴部神经末梢潜伏期	阴部神经病变所致大便失禁
闪烁照相检查	病人口服有放射性同位素标记的食物	更常用于评估胃排空障碍。它也可以用来评估胆汁流量、小肠和大肠通过时间
无线胶囊运动性检查	口服，收集 pH 和温度的数据和材料，并计算转运时间	胃、小肠和结肠转运时间的评估

排便的病理生理学：影响正常排便的因素

排便障碍是一种常见的疾病，常常是由于大便的节制性、急迫性、频率出了问题或者结肠失去选择辨识能力导致的。常见的病因包括节食、腹泻或者便秘、泻药或其他药物的使用、精神因素、神经肌肉问题。接下来的部分简单介绍了可以导致排便障碍的情况。

神经性病变

急性脊髓损伤定义为脊髓损伤发生在最近的21天以内。通常急性脊髓损伤会导致粪便转运时间延迟以及大便失禁。幸运的是，超过半数脊髓损伤的病人在大便节制问题上会有所改善，但是想要预测患者是否能恢复正常功能还不太可能。当把脊髓对结肠动力以及排便的影响分为急性和慢性后，脊髓损伤带来的影响就更好理解了。

在急性脊髓损伤中，患者会出现粪便在整个胃肠道中的转输时间延长，从而导致便秘，并且有很多患者还会出现大便失禁。慢性损伤包括脊髓圆锥和马尾神经病变，会导致持续的横结肠以及降结肠的传输时间延长；骶神经的损伤将导致乙状结肠的运动减慢。腰神经、胸神经以及脊神经的损伤带来的结果很复杂，有些研究支持其损伤会延长运输时间，而已有其他研究表明其损伤后与常人相比

没有造成差异。大家达成共识的是交感神经系统的损伤与肠道动力性能的改变没有关系。长期脊髓损伤的病人将仅有较弱的肠道运动功能，并长期便秘，进而可能会发展为结肠憩室病、痔疮、肠扭转。

急性脊髓损伤的病人不会出现直肠肌力的改变，但是不能自主地收缩肛门外括约肌。慢性脊髓损伤会对直肠张力产生很大影响；马尾神经损伤亦与张力下降有关，而脊髓圆锥以上部位病变则会导致直肠张力和收缩能力增强。脊髓圆锥以上部位病变因此会导致直肠排便障碍。有此问题的很多患者都需要接受人工造口来排便。此外还需要面对的问题是，脊髓圆锥以上脊髓损伤的病人的括约肌张力会下降，对于那些摄入较多纤维的病人会频繁地出现大便失禁。

创伤

其他会导致失禁的原因主要有腹膜肌肉的损伤或者支配此区域肌肉的神经损伤。分娩过程中三度以及四度的阴道撕裂会损伤肛门外括约肌以及耻骨直肠肌，从而导致大便失禁。肛管的疼痛病变比如溃疡、肛裂、静脉血栓性痔疮等，为了避免疼痛会抑制括约肌以及自主肌肉的收缩，从而导致大便失禁。

巨直肠

直肠内容物存在本身不足以兴奋激发排便。内容物必须足够大，以超过个人的扩张刺激特性的阈值。在许多有规律排便习惯的患者中，数字检查可能会显示出大量的一致性不同的粪便。大量的粪便堆积在一个巨大扩张的直肠里经常发生于老年群体中。这意味着在老年群体中直肠肌肉组织强度和依从性的丧失。这种情况称为巨直肠或终末储便综合征，可能与长期习惯忽视或抑制大便欲望，缺乏知觉，或与排便相关的神经通路退化有关。

与排便功能障碍相关的多方面因素

饮食是便秘或腹泻的主要诱因之一。药物诸如铁或阿片类会引起慢性便秘，而泻药和其他诸如红霉素等药物也会引起腹泻。里急后重是经常或持续的排便冲动，即使在排便完全后仍然存在，可能代表直肠病变。这种情况经常由于硬结的大便而加重，因为硬结的大便不能正常经过括约肌通道。可通过直肠注入油类物质使粪便更顺滑，通过使用表面活性剂（如磺基琥珀酸二辛酯钠）或手动排便来缓解这种情况。在直肠内无明显内容物而持续有便意的原因可能是直肠外部压迫、内源性肿瘤，以及直肠黏膜炎。

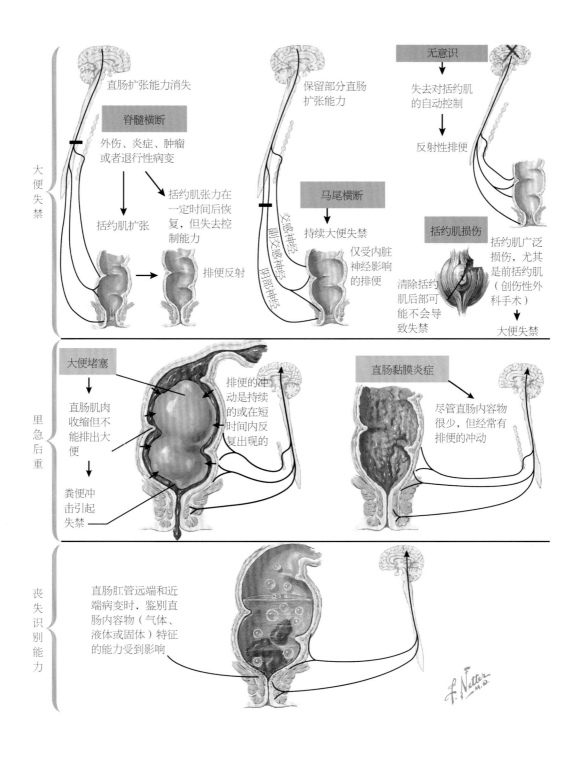

无意识

失去对括约肌
的自动控制

反射性排便

直肠扩张能力消失

脊髓横断

外伤、炎症、肿瘤
或者退行性病变

括约肌张力在
一定时间后恢
复，但失去控
制能力

括约肌扩张

排便反射

保留部分直肠
扩张能力

马尾横断

持续大便失禁

仅受内脏
神经影响
的排便

交感神经
副交感神经
阴部神经

括约肌损伤

括约肌广泛
损伤，尤其
是前括约肌
（创伤性外
科手术）

清除括约
肌后部可
能不会导
致失禁

大便失禁

大便
失禁

大便堵塞

直肠肌肉
收缩但不
能排出大
便

粪便冲
击引起
失禁

排便的冲
动是持续
的或在短
时间内反
复出现的

直肠黏膜炎症

尽管直肠内容物
很少，但经常有
排便的冲动

里急后重

丧失识别能力

直肠肛管远端和近
端病变时，鉴别直
肠内容物（气体、
液体或固体）特征
的能力受到影响

腹泻

世界卫生组织将腹泻列为第七大死亡原因和5岁以下儿童营养不良的主要原因。不幸的是，这一年龄组每年有76万儿童死于感染性腹泻，而造成感染的原因可以通过改善公共卫生措施，如清洁饮水、适当的卫生和适当的医院护理来预防。

腹泻被定义为在24小时内出现3次或更多次的稀样或水样大便，通常根据病情的长短进一步细分。腹泻的急性发作持续不到14天，慢性腹泻持续至少30天，持续性腹泻的期限介于急性与慢性之间。急性腹泻最常见的原因是感染，最有可能的病原体是病毒，如轮状病毒或诺如病毒。大多数感染性腹泻病例在临床上都是难以区分的，没有重大的医疗干预就能自发解决。作为一名医生，人们应该询问最近的旅行、饮食、与病人接触史或者使用抗生素来排除食物中毒和其他感染性腹泻的原因。若病人伴随低血容量、血性腹泻、每日6次或以上的大便，腹痛持续1周，65岁以上病人或有免疫缺陷应进一步检查。

感染性腹泻的更详细解释会在其单独的章节中描述。慢性腹泻通常是非传染性的，根据大便的性状（水样、脂肪、炎性）将其大体分为三大类。这三类是非排他性的，彼此有相当大的重叠。水样腹泻根据渗透压差可以进一步细分为渗透性紊乱（>125 mOsm/kg）、分泌性紊乱（50 mOsm/kg）或动力型障碍（50~125 mOsm/kg）。渗透性腹泻导致对营养物质的吸收不良，并将溶剂拖入肠腔内。常见的渗透性腹泻的原因是泻药滥用或吸收疾病，如乳糖不耐受或脂泻病。另外，分泌性腹泻是由于肠道内的活性分泌或营养不良吸收造成的。分泌性腹泻的原因包括细菌内毒素（如霍乱弧菌）、内分泌问题、神经内分泌疾病（如类癌）或影响吸收的情况（如手术切除和结肠炎）。最后，动力型腹泻是由于肠道蠕动功能过强，如肠易激综合征-腹泻优势型（IBS-D）或其他主要见于儿童的疾病，如肠套叠。IBS-D患者通常在夜间没有症状，他们的症状通过禁食后很快缓解。

患有脂肪性腹泻的病人可能会抱怨大便恶臭、脂肪痢或大便后在便池内形成一层薄膜。脂肪性腹泻可能是吸收或消化不完全引起的。吸收障碍性疾病的鉴别诊断是广泛的，可能是由于吸收不良（如脂泻病）、药物因素、感染（如热带性腹泻）、惠普尔病，甚至是由于细菌过度增长引起的。另外，由于胰腺、肝或胆管系统功能的紊乱，可能会导致消化不良。炎性腹泻病可由感染原、炎症性肠病甚至恶性疾病引起。这种形式的腹泻通常伴有白细胞增多、脓血便。

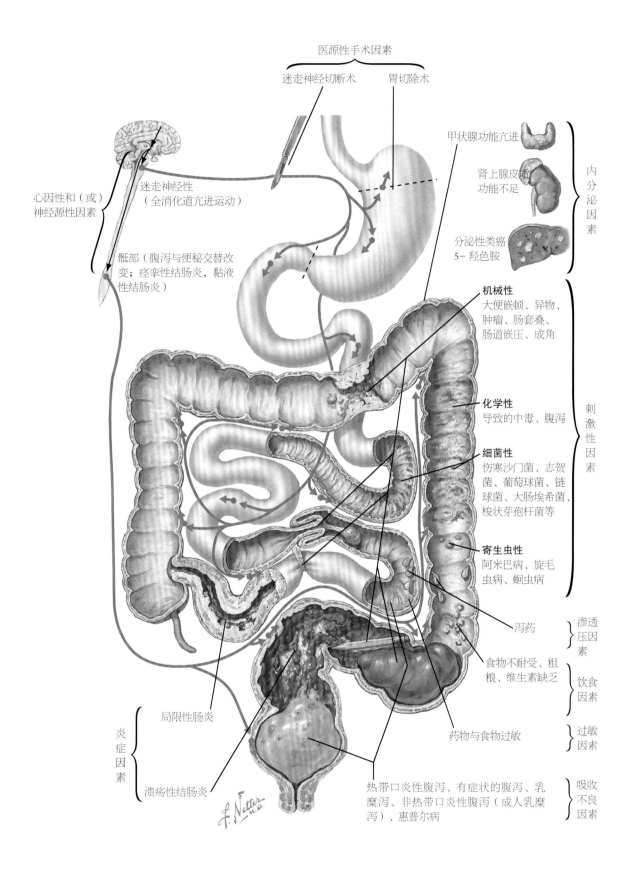

医源性手术因素

迷走神经切断术　　胃切除术

甲状腺功能亢进

肾上腺皮质
功能不足

分泌性类癌
5- 羟色胺

内分泌因素

心因性和（或）
神经源性因素

迷走神经性
（全消化道亢进运动）

骶部（腹泻与便秘交替改
变；痉挛性结肠炎，黏液
性结肠炎）

机械性
大便嵌顿、异物、
肿瘤、肠套叠、
肠道嵌压、成角

化学性
导致的中毒、腹泻

细菌性
伤寒沙门菌、志贺
菌、葡萄球菌、链
球菌、大肠埃希菌、
梭状芽孢杆菌等

寄生虫性
阿米巴病、旋毛
虫病、蛔虫病

刺激性因素

泻药

渗透压因素

食物不耐受、粗
粮、维生素缺乏

饮食因素

局限性肠炎

炎症因素

溃疡性结肠炎

药物与食物过敏

过敏因素

热带口炎性腹泻、有症状的腹泻、乳
糜泻、非热带口炎性腹泻（成人乳糜
泻）、惠普尔病

吸收不良因素

便秘概述

便秘是美国第三大常见的胃肠道主诉症状，每年可导致250万次门诊就诊和9.2万次住院治疗。美国的医疗保健系统花费了近2亿3500万美元用于住院和门诊治疗便秘，同时数以百亿的花费用于购买非处方泻药来自我治疗。便秘是一种基于症状的诊断，通常定义为排便次数在1周内少于3次。病人更常将便秘定义为一组症状，如大便困难、大便不完全、不适、疼痛、硬结或需过度用力。在没有预警症状的情况下，如果通过调整影响肠道的药物可以达到调控症状的目的，可以将检查限制进行。便秘高发人群是非白色人种、女性、社会经济状况低下和老年患者。

便秘根据其起源分为原发性和继发性。医生应该首先尝试找出一个外部或继发的导致便秘的原因，并可以解释病人的当前症状。继发性便秘可大致分为六类：饮食和生活方式选择、药物、生理结构性、神经源性、新陈代谢原因或其他未分类的原因。

继发性便秘常见未分类的原因是低纤维饮食、脱水患者的液体摄入量不足、排便时间不充分、缺乏锻炼和抑郁。如果没有明显的继发原因，下一步是评估便秘的原发病因，如慢性特发性便秘、肠易激综合征-便秘优势型（IBS-C）、慢传输性便秘、盆底功能障碍，这些都会在后文中详细讨论。

对便秘的诊疗应从询问病人饮食、锻炼习惯和日常的如厕习惯开始。医生应该时常关注患者使用的新药物或新的院外替代治疗手段以便于能解释当前症状。另一个需要重视的是寻找预警症状，如不明原因的胃肠道出血、不明原因的体重减轻、结肠梗阻的症状或排便习惯的突然改变，可能暗示恶性肿瘤。某些特定的实验室检验，如全面的生化代谢检验或甲状腺检查，可以用以排除代谢和内分泌的原因。体格检查应重点包括电子直肠镜检查以排除胃肠出血、大便嵌塞或结构原因导致的便秘。结肠转运的试验可应用于没有盆底功能障碍或排便功能障碍的患者（即那些对盆底再训练无反应的患者）。

便秘的治疗依赖于根除病因。必须首先治疗导致便秘的所有相关疾病，例如给甲状腺功能减低的病人补充甲状腺素或者去除辅助治疗措施。不太复杂的便秘可以通过鼓励每天摄入20~25 g膳食纤维来缓解治疗，并向患者说明要改正某些日常行为，比如鼓励更多的时间如厕。药物治疗、如润肠药、渗透性泻药、胃肠道刺激药、表面活性剂和促胃肠动力药物，只有在改善行为治疗无效时才会引入。生物反馈修正疗法在一些具有神经源性便秘和排便共济失调的儿童及成人身上取得成功。肉毒杆菌毒素对于那些诊断为盆底功能障碍的患者已显示出一定的成功率。手术是仅在某些情况下作为保留的必需的治疗手段，如先天性巨结肠疾病、恶性疾病、裂隙和生理结构问题。

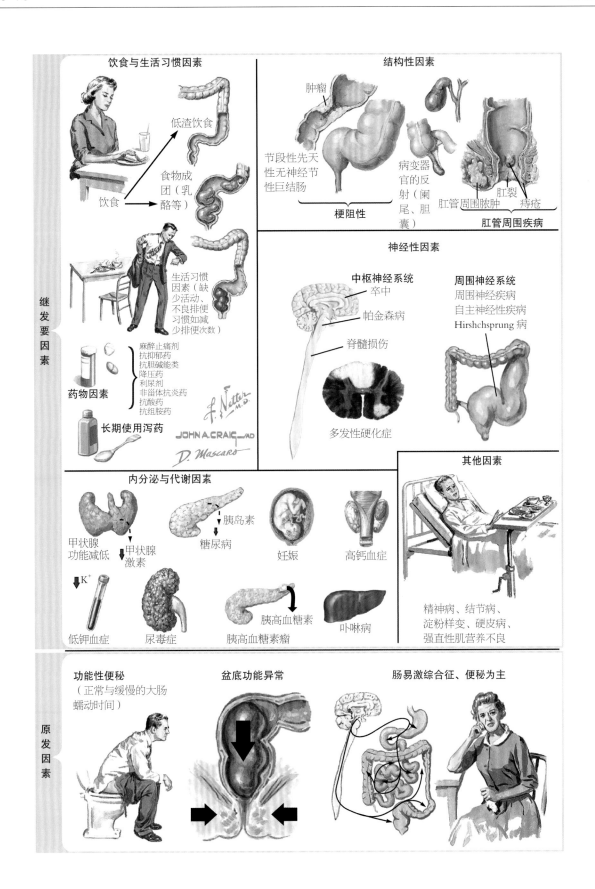

慢性特发性便秘

功能性便秘，也称为慢性特发性便秘（CIC），是导致原发性便秘的原因之一，其定义准则如专题3-81中Ⅲ所示。根据食物通过消化道需要的时间，将CIC进一步细分正常转运性便秘和慢传输性便秘。确定转运时间最常用的方法是结肠标记检查。在这种方法中，病人被要求吞下一个或多个填充有显影环或标记物的胶囊，然后按时间计划为腹部行X线摄片以确定标记物停留在哪一分段。文献报告中对于这个检查结果有几种不同的诊断标准，其中一个诊断慢传输便秘的建议是5天后依然存在20%或更多量以上的标记物。还有包括闪烁照相以及胶囊试验等方法用来评估传输时间。需要注意的是Bristol粪便量表中类型1和类型2表明为慢传输性（82%敏感度），类型6和类型7与快传输性相关性更强。CIC也会伴发盆底功能障碍。值得注意的是，肠易激综合征-便秘优势型

（IBS-C）与特发性便秘是迥然不同的诊断，虽然表现很相似，但IBS-C必须有腹痛或者腹部不适作为主诉。

正常转运型便秘在门诊患者中是最常见一种特发性便秘。与其他形式的便秘相比，正常转运型便秘伴有抑郁症的发病率增加。虽然结肠的转运时间正常，但病人会因紧张、频率下降、大便量大或硬结等问题而感觉便秘。另外，慢传输性便秘是慢性便秘的最不常见形式，可以广泛描述为一种病理状况，在这种状况下食物内容物在通过胃肠道时无法被有效推进。导致不能有效推进的一些可能原因是间质卡哈尔细胞随着年龄的增长而丧失增加；结肠收缩的频率和强度降低；早结肠反应降低；肠道胆碱能神经元的丧失。还有一部分病人伴随表现有特发性结肠无力或伴有感染后结肠和（或）胃肠道的动力性改变。

医生应首先排除有便秘主诉的病人的继发原因，并给予相应治疗。如果医生发现没有明显的继发原因，必

须考虑原发型便秘，如CIC、IBS-C和盆底功能障碍，并初步针对改善生活方式进行治疗，以改善排便。一旦发现有导致原发型便秘的病因则可诊断为特发性便秘。对于难以接受经验治疗的患者，较新的算法表明，只有在排除了排便紊乱后，才可以使用检查来确定转运时间。

在排除了可能影响运动的继发原因后，对所有的CIC患者的一线治疗应该是耐心的教育，强调健康的饮食和更好的排便习惯，如尝试饭后排便。应鼓励正常转运的便秘患者每天吃20~25g纤维的膳食。有证据显示，缓慢转运的便秘可能会随着纤维摄入量的增加而恶化。当增加膳食纤维失败时，润滑泻药可作为一线治疗，而刺激性泻药在慢转运亚型病人中可能有更好的效果。

在细胞水平证明具有新型显著靶向动力的药物可以应用。最后，手术很少被提倡，只保留应用于严重的慢传输性便秘病例中。

慢传输性便秘的原因

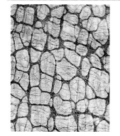

肠肌层神经丛缺失

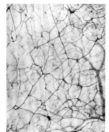

黏膜下神经丛缺失

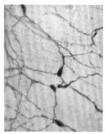

随着年龄的增长，
间质卡哈尔细胞减少

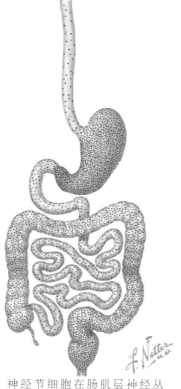

神经节细胞在肠肌层神经丛
（Auerbach）和黏粘膜下神经
丛（Meissner），在不同消化道部
位（图中以栗色代表的肠肌层神经
丛细胞，黏膜下神经丛细胞以蓝
点为代表）

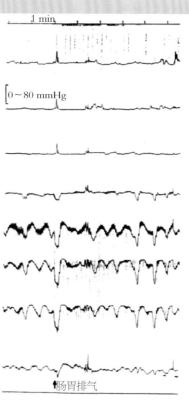

1 min

0～80 mmHg

肠胃排气

低振幅传播收缩（LAPC），减少频率或强度
的收缩（摘自 Bassotti G,Iantorno G,Fiorella S,et
al.Colonic motility in man:features in normal subjects
and in patients with chronic idiopathic constipation.
The American Journal of Gastroenterology, Na ture,
94/7, 1999)

Bristol 粪便量表

类型1	分开的干球状大便，如坚果，很难排出
类型2	腊肠状，但很硬
类型3	腊肠样，表面有裂缝
类型4	腊肠样或蛇状，光滑而柔软
类型5	柔软团块，切缘清楚，容易排出
类型6	松散的碎片，边缘破糟或糊状便
类型7	水样便，没有固体部分

量表由 Heaton 和 Lewis 在 Bristol
大学制作，原文发表在：Scand J
Gastroenterol, 32(9):920～924,1997.

肠易激综合征-便秘优势型

　　肠易激综合征-便秘优势型（IBS-C）是便秘的三个主要原因之一。IBS在美国估计患病率为14.1%，以便秘为主的肠易激综合征在女性中比男性多。使用罗马Ⅲ标准进行诊断。IBS进一步细分为腹泻优势型（IBS-D）、便秘优势型（IBS-C），以及腹泻和便秘交替型（IBS-M）。主要亚型可以在病人的生命过程中发生改变。为了诊断IBS，病人必须有内脏疼痛，可能被主观描述为腹胀或抽筋的感觉。

　　虽然IBS的病理生理学没有得到很好地理解，但广为接受的是IBS的发生与脑-肠轴的适当调节出现问题有关。当一个或多个触发因素影响中枢或肠道神经系统的稳态时，大脑-肠道轴会受到干扰，导致内脏过敏、肠道运动不当以及与IBS相关症状的进展。这些诱因可以包括心理压力，如抑郁症或焦虑、肠道感染、小肠细菌过度生长、结肠菌群失调、药物作用、食物过敏、药物滥用。刚从肠道感染中恢

复的患者，与一般人群相比，患IBS的风险增加了6倍。对这些触发因素的识别可能会表明哪些疗法更有效。

　　对此病的诊断是通过全面的病史采集并进行重点体检。进行实验室检查是为了处理所有警报信号和（或）症状，以排除其他可能的导致病人出现此症状的原因。IBS的全部鉴别诊断包括小肠细菌过度生长、脂泻病、乳糖不耐受、糖尿病胃轻瘫、甲状腺功能亢进、类癌综合征、炎症性肠病、寄生虫感染（如贾第鞭毛虫病）和结肠癌。在女性中，妇科问题可能是一个因素。对于有预示如癌症进程的预警症状的所有患者均应进行筛查。患有IBS的患者来到诊所的典型主诉是与明显的腹痛有关的便秘，并且排便后疼痛缓解。只要没有出现预警症状或体检结果，就可以使用罗马Ⅲ标准对IBS进行诊断，无需额外的诊断检查。对所有的IBS新发患者进行性生活史的筛查，必要时筛查身体或情感受虐待的

程度和来源，以上过程是有利的。

　　如果没有警报信号和症状，医生可以针对病人的当下症状对其施加相应的管理。所有的病人都应该接受正规的教育，让病人有足够的时间来解决他们对这个诊断的任何问题或顾虑。医生应鼓励病人经常锻炼以及养成健康饮食的习惯。病人在日常生活中应该尝试每天摄取20～25g的膳食纤维，虽然对此行为有利的临床证据还不很充分。但在某些患者中，摄取更高水平的膳食纤维不会带来额外的好处，而且可能会使症状恶化。现已证明认知行为疗法对于那些有潜在心理问题的IBS进展患者是有效的。目前经批准治疗便秘的泻药包括聚乙烯乙二醇、果糖、利那洛肽和鲁比前列酮等药物，它们都能刺激肠道动力。最后，5-HT$_4$激动剂普卡必利是一种有前景的治疗方法，表现为即使在有严重便秘的病例中亦能刺激肠道运动；但它的使用仍有待美国的批准。

肠易激综合征的生物–心理–社会模型

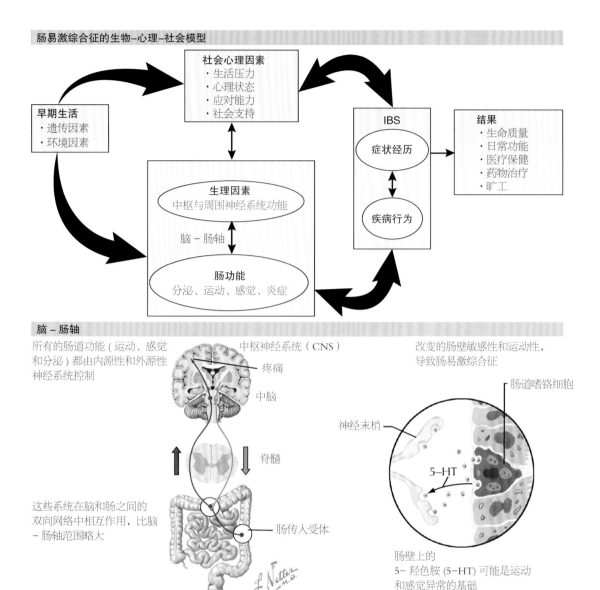

社会心理因素
· 生活压力
· 心理状态
· 应对能力
· 社会支持

早期生活
· 遗传因素
· 环境因素

生理因素
中枢与周围神经系统功能

脑 – 肠轴

肠功能
分泌、运动、感觉、炎症

IBS
症状经历
疾病行为

结果
· 生命质量
· 日常功能
· 医疗保健
· 药物治疗
· 旷工

脑 – 肠轴

所有的肠道功能（运动、感觉和分泌）都由内源性和外源性神经系统控制

中枢神经系统（CNS）
疼痛
中脑
脊髓
肠传入受体

这些系统在脑和肠之间的双向网络中相互作用，比脑–肠轴范围略大

改变的肠壁敏感性和运动性，导致肠易激综合征

肠道嗜铬细胞
神经末梢
5–HT

肠壁上的
5- 羟色胺 (5-HT) 可能是运动和感觉异常的基础

罗马Ⅲ诊断标准及体征和症状

肠易激综合征罗马Ⅲ诊断标准	提示另一种疾病诊断的预警信号和症状
复发性腹痛或不适 ** 在过去 3 个月内，有至少每个月有 3 天且与下列2项或以上的情况有关： 1. 排便改善 2. 发病与大便的频率改变有关 3. 发病与大便的性状变化相关	1) 贫血　　　　　6) 体重减轻 2) 发热　　　　　7) 夜间胃肠道症状 3) 持续腹泻　　　8) 消化道癌症、炎症性肠 4) 直肠出血　　　　病或腹腔疾病的家族史 5) 严重便秘　　　9) 50 岁后有新发症状者

★ 最近 3 个月的症状符合标准，其中发病至少在诊断前 6 个月
** "不适"指的是一种不舒服的感觉，而不是疼痛。在病理生理学研究和临床试验中，在筛选评估中，建议的标准是患者至少每周出现 2 天的疼痛/不适
从罗马基金会许可转载

盆底功能障碍与便秘

由于盆底功能障碍而产生的便秘，其可能的原因包括无法协同排便、会阴下降综合征、大便嵌塞和直肠疾病等。盆底功能紊乱是相当普遍的，几乎有23.7%的女性至少患有其中一种疾病。

排便协同困难（排便共济失调）的诊断除了图表中的要求外还必须符合Ⅲ中的功能性便秘标准。患者可能出现的症状包括排便紧张，排便不全和腹胀，并显示在进行直肠镜检、直肠测压或肌电图检查时不能完全放松肛门外括约肌。这种诊断可以通过生理实验如肛门直肠压力计或气球排出测试来证实。结肠转运延迟也可见于结肠标记检查或结肠转运显像；由于这很难确定结肠转运延迟是否继发于共济失调或其他原因，因此在新的便秘评估和治疗指南中指出，只有在排除了出口排出问题后，才会进行对转运的检查。对共济失调排便的最佳治疗方法是通过建立操作性反射进行生物反馈治疗。这种形式的治疗是使用肌电图或将气球探针放置在患者的直肠，并提供有关肌肉活动即时反馈结果，通过改善的姿势来克服他们的括约肌共济失调，从而更协调地推动大便，并改善大便的感觉。

会阴下降综合征是指排便时腹膜下降3 cm及以上或者在基本水平上下降4 cm及以上。患者将出现与排便困难和紧张性相关的便秘。最好的诊断检查是钡剂或磁共振排便造影，这些检查可以为诊断的准确性提供依据。目前对会阴下降综合征没有标准的治疗方式；大多数的临床医生建议使用生物反馈疗法来纠正过度紧张，在某些严重的病例中单独行肛提肌缝合术。

粪便嵌塞干结是老年人以及住院病人中便秘的最常见原因之一，并有可能是其他疾病（如共济失调排便）的潜在的征兆。典型患者在直肠中大便不断堆积时会有异常感觉，随着时间延长大便会脱水干结。有些病人出现腹泻或粪便失禁，因为液体粪便会在干结的大便周围渗漏，随后经肛管排出。该病的诊断可以通过直肠指检触及大便，或通过X射线或CT扫描等诊断性成像方法来看到多余的大便。压力测试中通常会显示异常感觉和直肠高顺应性。管理的第一步应该是结肠减压术。第二种治疗方法应该是应用灌肠或栓剂来缓解症状。一个好的策略是通过规律的肠道养生方式保持直肠的清洁，这可能包括低渣饮食，以减少转运至结肠的粪便量。

直肠前突是直肠在骨盆前或后壁上的疝，直肠阴道隔的薄弱被认为是主要原因。女性随着年龄增加而患此病的风险亦增加。导致盆底肌肉衰弱的因素也会导致直肠前突，包括阴道分娩、分娩时的创伤，有劳损病史或直肠手术史。直肠前突的大小必须大于2 cm才被考虑为临床症状。对直肠以及盆腔行双合诊检查可以用于病情诊断，排便造影被认为是金标准试验，可以用来确定病变整体的大小和位置。一般情况下，直肠前突可以通过饮食调整、改善排便习惯和生物反馈疗法的结合来治疗。对于直肠前突大于3 cm并伴随阴道脱出或初始保守治疗方法无效的患者应采取手术治疗。我们必须认识到的是，手术干预的结果令人失望。另一个可能有功能性后果的结构性问题是小肠膨出，即小肠脱出，使压力作用于阴道上部壁；在某些情况下，可能会对大肠或直肠产生影响。

正常盆底

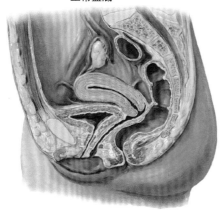

功能性排便障碍罗马Ⅲ诊断标准

1 患者必须满足功能性便秘的诊断标准 **

2. 在重复尝试排便时，必须具备以下条件中的至少2
　项：

　a. 根据球囊逼出试验或影像学证据，证明存在排便功
　　　能受损

　b. 骨盆底肌肉不正常收缩（如肛门括约肌或耻骨直肠
　　　肌）或通过测压法、影像学或肌电图测得的括约肌
　　　静息压小于 20%

　c. 测压法或影像学提示推进力不足

★ 确诊患者最近 3 个月症状检查结果需要满足上述诊
　断标准，且在诊断前至少 6 个月即出现症状

从罗马基金会获得转载许可

脱肛（直肠前突）

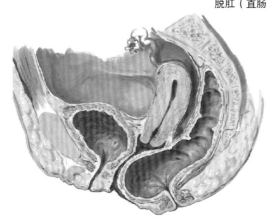

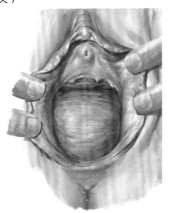

大便失调与粪便嵌塞

里急后重

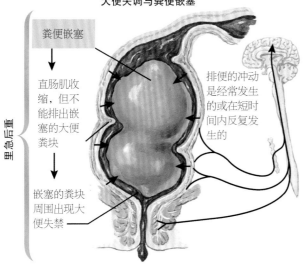

粪便嵌塞

直肠肌收
缩，但不
能排出嵌
塞的大便
粪块

嵌塞的粪块
周围出现大
便失禁

排便的冲动
是经常发生
的或在短时
间内反复发
生的

粪便嵌塞或直肠远端有大量粪团硬块阻塞肛门出
口。由于更多的近端粪便物质在嵌塞粪块的周围
发生渗漏，可导致大便失禁

盆底功能障碍综合征

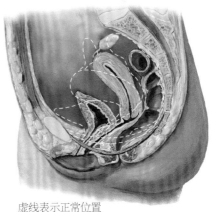

虚线表示正常位置

K. Marggin   F. Netter M.D.

大便失禁

大便失禁是无意和（或）意外的大便排泄。研究表明，这一状况在65岁以上的患者中有较高的发病率，见于一般健康状况不佳，以及有生理性限制的患者中发生，也会继发于某些产科史的因素。仅此病症就能给几乎50%的家庭护理者带来痛苦，并且对医疗系统带来重大的财政负担。成人大便失禁的发展可能会导致对情绪的破坏性打击。与之相关的耻辱感使许多人无法寻求适当的治疗来缓解他们的症状。

大便失禁可能是由于负责检测和控制肛门括约肌和耻骨直肠肌的神经或肌肉组织受损引起的。神经问题，如脊髓损伤、糖尿病导致的周围神经病变、多发性硬化，可以削弱肌肉对排便的反应或减弱粪便在直肠的感觉。另一个常见的导致大便失禁的原因是直肠储存容量减少。属于这一类的疾病是放射治疗或对溃疡性结肠炎行手术治疗后的不良副作用，或其他原因导致的结肠炎。在巨结肠中表现出的依从性增加可能会使液态粪便在干结堵塞的粪便周围渗漏出去，导致大便失禁。

产科损伤是导致大便失禁的最常见的外伤原因，值得特别注意。统称为产科肛门括约肌损伤的疾病是妇女大便失禁最常见的原因，并会导致对性交和未来分娩的欲望下降。某些不良结局，如阴道分娩时的第三和第四度撕裂，可能会对神经和周围肌组织造成损害。使妇女产科肛门括约肌损伤的风险较高的其他危险因素是产钳分娩和不正确的胎头位分娩，巨大婴儿，以及第二产程过长。大便失禁可能会在分娩后立即发生后，但进展性的大便失禁可能与随时间进行性退化的会阴部神经病变和（或）肌肉虚弱有关。所有卫生保健专业人员都应询问分娩后大便和尿失禁的问题，以鼓励早期的医疗干预。

评估大便失禁的第一步是采集详细的病史，除了该疾病如何干扰日常生活外，病史应重点描述症状的性质。体格检查，包括直肠指检，用来确定患者是否有括约肌缺损或其他明显的导致失禁的原因。通过直肠指检，医生可以评估静息状态下肛门内括约肌的张力。肛门外括约肌的张力可以通过要求病人主动收缩肛门肌肉来评估。

肛门直肠测压可以获得括约肌的强度、张力和对感觉的识别能力。如果病人有可疑的括约肌缺损或产科外伤，或者是一个好的外科手术候选者，诊断检查应包括肛门超声以评估肌组织的完整性。盆腔MRI对确定肛门内括约肌的完整性具有最佳诊断效果。会阴神经终末端的激动潜伏期是评估神经完整性的另一种选择。

医学上的治疗应集中在那些我们已经列出来的导致失禁的根本原因。生物反馈疗法使用干预性的调节来重新训练病人，通过使用球囊或肌电图等一系列技术减少粪便失禁的发生。是否手术必须考虑到许多因素和原因。括约肌成形术对那些有明显的括约肌缺损的患者（外科手术最佳候选者）是最好的治疗方式。该技术试图恢复正常肛门括约肌功能，但该手术的长期成功性还不能确定。其他外科技术包括动态股薄肌成形术、直肠强化术、粪便分流，甚至人工括约肌。其他新的治疗方法包括骶或胫骨神经刺激、射频、注射膨胀材料和栓子装置。

（译者：范骁宇）

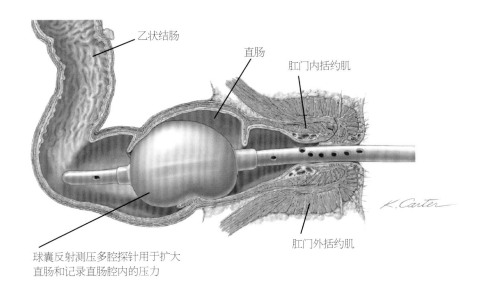

乙状结肠

直肠

肛门内括约肌

肛门外括约肌

K.Carter

球囊反射测压多腔探针用于扩大
直肠和记录直肠腔内的压力

大便失禁的诊断和处理流程

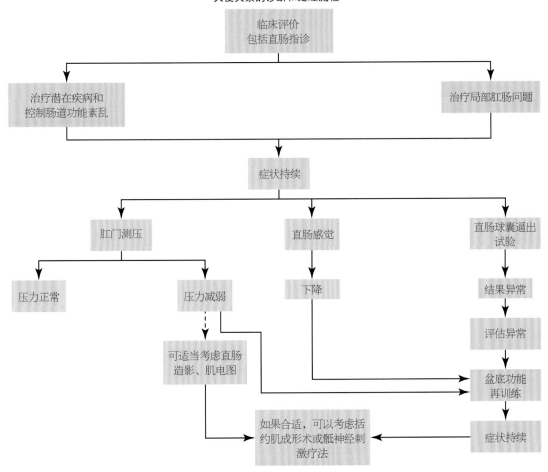

引自 Whitehead WE, Bharucha AE. Diagnosis and Treatment of Pelvic Floor Disorders: What's New and What to Do.
Gastroenterol. 2010; 138(4):1231-1235.

药物治疗肠动力障碍

下文将阐述目前用于便秘和腹泻的治疗选择，包括益生菌治疗。

便秘

过去曾用于便秘的几种综合治疗方法包括容积性泻药（如欧车前）、表面活性剂泻药（如多库酯钠）、渗透性泻药（如聚乙二醇）、刺激性泻药（如比沙可啶）、氯离子通道激活剂2（如芦比前列酮）、鸟苷酸环化酶C受体激动剂（如利那洛肽）和μ-阿片受体拮抗剂（如甲基纳曲酮和艾维莫潘）。替加色罗，一种5-羟色胺受体4（5-HT$_4$）激动剂，因其增加了心血管不良事件发生的风险，被美国食品与药物管理局（FDA）禁止上市。其他几种在美国无法获得的药物还有5-羟色胺受体4激动剂（如普鲁卡必利、莫沙必利和西沙必利）、5-羟胺受体4激动剂和5-羟色胺受体3拮抗剂混合制剂（如伦扎必利）、鸟苷酸环化酶C受体激动剂（如普卡那肽）和胆汁酸吸收抑制剂（如elobixibat，又名A3309）。

泻药滥用是健康管理工作中主要的难题，在住院病人和门诊病人中均可见。长期滥用泻药可导致电解质失衡和酸碱平衡紊乱，损害心血管系统和肾，甚至可能导致死亡。最容易发展为泻药滥用的患者是活动量受限或既往有摄食障碍的个体。处于风险中的最大规模的群体是持有认为长期使用泻药对每日排便有必要的这一错误概念的中老年人。应当教育患者了解长期使用泻药的危险性。医师在推广更好的如厕习惯的同时，还应当鼓励患者每日摄入20～25 g纤维。

腹泻

多数情况下，采取支持性治疗的方法管理腹泻病人，视情况还会使用抗生素。其他药物治疗的方法主要用来缓解严重腹泻疾病、肠易激综合征和慢性腹泻疾病的症状。μ-阿片受体激动剂（如洛哌丁胺或地芬诺酯）是最常用于治疗慢性和急性腹泻发作的药物。这些药物优于其他μ-阿片受体激动剂，如吗啡和可待因等，因为它们不能穿过血脑屏障，影响中枢神经系统。洛哌丁胺是最常使用的制剂，经消化道吸收，延缓循环时间，进而发挥作用。其他常用于腹泻症状的药物，还包括地芬诺酯和抗胆碱能药物阿托品。因为缺血性结肠炎，5-羟色胺受体3拮抗剂阿洛司琼被FDA强制移除市场，在这之前，该药一直被证实应用于肠易激综合征的治疗。三环抗抑郁药如地昔帕明和去甲替林在减少结肠通过时间和产生更多成型大便方面同样显示有积极的结果。

其他可用于治疗腹泻的药物治疗方法均在肠腔内发挥作用。碱式水杨酸铋是常用的一种用于旅行性腹泻和微观结肠炎的药物，被证实同时具有抗微生物和抑制分泌的作用。胆汁酸结合剂（如考来烯胺）可能是用于治疗被诊断为特发性腹泻患者的最佳药物，因为部分该类患者可能吸收胆汁酸的功能较差。

益生菌

一些研究人员指出，正常消化道微生物菌群的瓦解可能会导致肠道功能障碍。越来越多的文献证实了这一发现，益生菌可以重建人体正常的微生物菌群，可能有利于促进肠道功能恢复。婴儿双歧杆菌被证实可以减轻胃肠道症状和促进蠕动。然而，在益生菌成为核心治疗方式之前，还需要开展更多相关的研究。

泻药

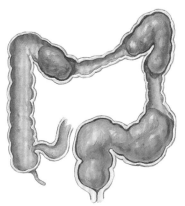

固态药物（麸皮、欧车前、甲基纤维素）增加体积，通过扩张肠道促进肠蠕动

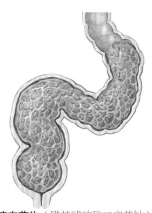

液态药物（磺基琥珀酸二辛基钠）通过包裹和驱散为成分颗粒来软化粪便

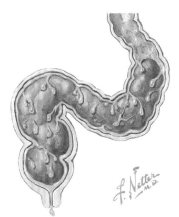

液体石蜡：润滑并与大便混合将其软化

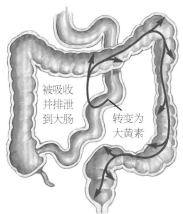

大黄素（鼠素、番泻叶、芦荟）刺激大肠蠕动和分泌

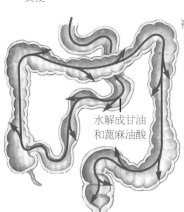

蓖麻油及其衍生物：刺激大、小肠的活动

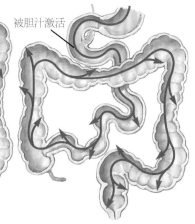

酚酞：刺激蠕动和分泌；分布广泛但主要作用部位不清

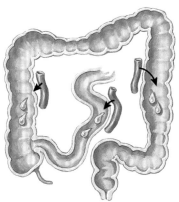

盐类（硫酸镁、柠檬酸和氢氧化物；磷酸钠）在管腔内渗透吸持液体，也有一定的刺激作用

药物作用

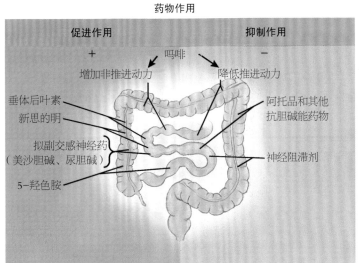

慢性假性结肠梗阻和中毒性巨结肠

巨结肠这个名词是指盲肠扩大至12cm以上,或乙状结肠扩大至6.5cm以上。肠缺血和穿孔等不良事件的发生,与巨结肠的尺寸以及病人患巨结肠的时间直接相关。这一状况可以被分成三类,每一类均模拟了机械性肠梗阻,但没有证据表明其有确实的功能障碍或解剖病变。第一类是急性假性结肠梗阻,或Ogilvie综合征,在专题3-86有更详细的描述。

慢性假性结肠梗阻是结肠扩张较为少见的原因。在儿童中最常见的原因是先天性巨结肠病,以神经鞘细胞无法穿过结肠正常迁移,进而导致无神经节肠道为特征(专题3-27至专题3-29)。这一功能紊乱最常见于出生时患有唐氏综合征的婴儿,且在出生后最初几天不能排便的新生儿中高度可疑。诊断金标准是直肠活组织检查。治疗包括外科切除无神经节肠段,保留有功能的正常肠道至肛门。

在成年人群中,慢性假性结肠梗阻有原发性或继发性原因,源于肠神经系统的潜在病变、肠平滑肌病变或间质卡哈尔细胞异变。原发性病因通过遗传得来,或者偶有后天发展而来。继发性病因主要通过后天获得,是病情严重的信号。一些继发性病因是结缔组织病变(如系统性硬皮病或系统性红斑狼疮)、感染(如南美洲锥虫病)、代谢性疾病(如糖尿病、甲状腺功能减低)、神经肌肉状况(如淀粉样变性或帕金森疾病)和特发性肠肌间神经节炎。使用某些药物(如阿片类药物用于帕金森疾病)也可能是一种继发性病因。对于大多数患者而言,慢性假性结肠梗阻的病因是不确定的。通常应进行保守治疗,采用能够直接缓解便秘症状的药物。

中毒性巨结肠是一种严重的继发性的医疗并发症,以影像检查显示结肠扩大至6cm以上,同时以系统性中毒症状为特征,在该节中会有提纲性描述。当患者符合4项主要诊断标准中的3项,同时符合至少1项次要标准,可以确诊。主要诊断标准为发热体温高于38.6℃、心率超过120次/分钟、贫血或白细胞计数超过10 500/μl。次要诊断标准是精神状态改变、电解质失衡、低血压和脱水。中毒性巨结肠最常见的病因是肠易激综合征,该状况在溃疡性结肠炎中比在克罗恩病中更为常见。感染是另一个常见的导致该疾病的原因,其中由艰难梭菌导致的假膜性结肠炎最为常见,还有其他报道的案例,包括弯曲杆菌、耶尔森菌、志贺菌、巨细胞病毒、痢疾阿米巴、曲霉菌和隐孢子虫菌感染。更为少见的原因还有放射治疗的副作用、结肠淋巴瘤、肠扭转、肠缺血和憩室炎。该病症的病生理特征尚未完全检查清楚,固有肌层的炎症被认为是导致平滑肌扩张的原因。一氧化氮可能是导致肌层松弛和扩张的主要原因之一。影像学检查如X线,除了典型的结肠扩张之外,还证明了结肠袋的缺失。该状况会危及生命,需要引起医生注意,并立即采取救护措施,首先对患者进行静脉输液,闲置肠道,同时插入鼻胃管。对于发展为中毒性巨结肠的溃疡性结肠炎的患者,高剂量类固醇是金标准治疗方法。当患者经药物治疗失败,或者病情十分危急,常常需要采取外科手段进行干预。

慢性假性结肠梗阻/巨结肠

巨结肠

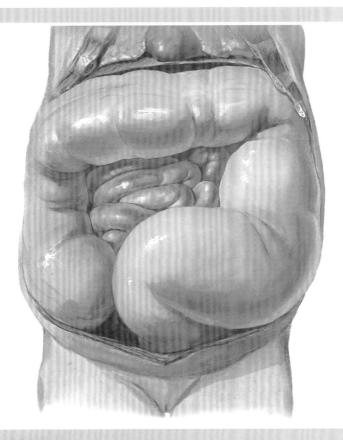

中毒性巨结肠

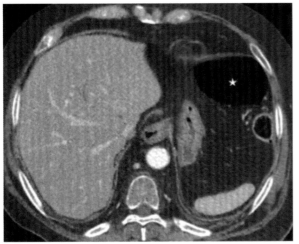

78 岁老年男性，急性结肠炎继发中毒性巨结肠。轴位增强 CT 显示横结肠充气扩张、肠壁变薄（白色五角星标记处）

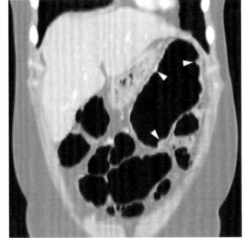

35 岁女性，溃疡性结肠炎继发中毒性巨结肠。冠状位对比增强 CT 肺窗显示横结肠异常扩张伴多发结节状假息肉（白色箭头标记处）

（引自 Moulin V, Dellon P. Toxic megacolon in patients with severe acute colitis: computed tomographic features. Clin Imaging 2011;35:431-436.）

Ogilvie综合征

Ogilvie综合征，还被称为急性假性结肠梗阻，表现为无痛性进行性的腹部扩张，与大肠麻痹性梗阻相关。在导致肠管扩张的原因中不包括机械性梗阻，但是仍会出现盲肠的显著扩张，影响血供，最终导致坏疽和穿孔。危险因素包括外伤、感染（如肺炎）、产科／妇科病症、心肌梗死或充血性心力衰竭、神经病学病症或电解质失衡；腹部和盆腔手术史以及整形外科手术也可能是危险因素。这一综合征被认为与交感神经过度兴奋相关，阻滞了S2～S4段副交感神经纤维而导致远端结肠弛缓。

其他病因的患者在住院一段时间后，通常表现为典型的恶心、呕吐、腹痛、便秘或腹泻。这些受病情折磨的患者通常为年龄超过60岁的男性。在体格检查时，常发现患者腹部扩张明显，肠鸣音音调较高。实验室检查可以提示有电解质失衡，这可能与肠管扩张的原因相关。

诊断主要由平片支持，可以显示出全结肠或部分结肠扩张，结肠袋丧失。可进行对比灌肠检查，以证明没有机械性梗阻。结肠镜可以同时作为诊断和治疗的手段。当存在局限触痛、白细胞增多、代谢性酸中毒或临床症状恶化提示败血症时，需要考虑肠缺血或穿孔的可能。CT扫描可能有助于排除其他导致梗阻的原因，可以帮助鉴别中毒性巨结肠和Ogilvie综合征。

患者应当进行复苏，小心谨慎地纠正所有代谢性或电解质紊乱。应当进行一系列的体格检查和腹部放射影像学检查，以确定是否需要进行结肠镜减压或外科手术干预。如果结肠扩张不到12 cm，可以继续进行保守治疗。胃肠减压同样有助于预防吞咽空气，避免加重病情。如果考虑有局部缺血，应授权进行外科手术，切除所有坏死肠段，行近端造口术。如果肠管完好无损，可以放置盲肠造口管，减轻扩张。

在大概一半的没有明显相关症状的患者中，保守性治疗是有效的。自发性穿孔发生率大概为3%，其死亡率大概为50%。通常病程持续3天。内镜减压在60%～90%的患者中有效，但复发率高达40%。放置减压结肠管可以减少复发的出现。新斯的明，一种胆碱酯酶抑制剂，在80%～100%的患者中可以发挥结肠减压作用，复发率仅有5%，但它会引起心动过缓、低血压或眩晕，通过肾排泄，故应小心谨慎对待患者，因为这可能会出现问题。对于没有禁忌证的患者，新斯的明应当考虑作为一线治疗方法，优先于结肠镜或外科手术干预。

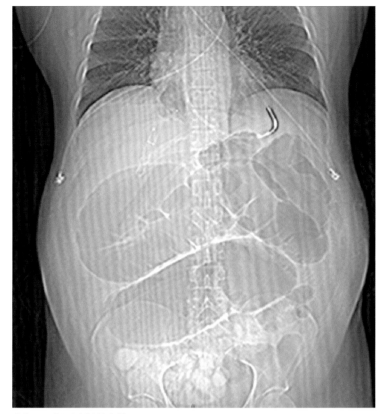

腹部 CT 提示盲肠扩张约 10 cm

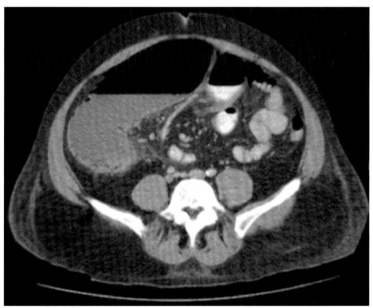

腹部 CT 提示非梗阻性盲肠扩张

引自 White L, Sandhu G. Continuous neostigmine infusion versus bolus neostigmine in refractory Ogilvie syndrome. AJEM: Elsevier, Philadelphia, 2011.29/5:576.

系统性疾病累及结肠

糖尿病

糖尿病是一种慢性代谢性疾病，患者不能调整血糖水平。实际上它影响了机体所有的器官系统，累及范围取决于疾病的严重程度和持续时间。

据报道，大多数糖尿病患者有明显的胃肠道（GI）症状。由于糖尿病流行程度加剧，糖尿病患者累及胃肠道的数量也在上升。

从口腔和食管到大肠和肛门直肠区域的全胃肠道均可因糖尿病受累。因此，在所有个体中症状的复杂程度不一，差异显著。常见的主诉包括反流、吞咽困难、早饱、恶心和呕吐、便秘、腹痛、腹泻以及大便失禁。在这一节中我们将讨论肠道受累，可表现为腹泻、便秘或大便失禁。

糖尿病患者出现腹泻可能是多因素的，在白天会出现，但更多情况下发生在夜间。

动力受损会导致大便淤积和细菌过度生长，以及由于交感神经抑制减弱、胆汁酸盐吸收障碍、胰腺功能不全、乳糜泻和药物副作用导致的动力过强，在评估腹泻糖尿病患者时均应考虑在内。大便失禁可能会出现，在糖尿病患者中，这可能与肛门括约肌功能异常和（或）感觉受损有关。典型的案例可能是男性糖尿病患者在夜间大便失禁而弄脏衣物。

补充水分和电解质，以及良好地控制血糖水平是治疗的主要策略。如果可能，应当考虑纠正潜在的机制，按需使用止泻剂来缓解症状。在使用止泻剂时应当考虑发生巨结肠的风险。可乐定，α-肾上腺素能受体2激动剂，可以促进肠腔吸收液体和电解质；奥曲肽，生长抑素类似物，这两种药物也可以应用在部分患者中。

便秘可与腹泻交替出现，是糖尿病患者中最为常见的胃肠道主诉。由于严重的便秘导致的巨结肠或假性肠梗阻较为罕见。便秘的病因可能是胃结肠反射受损和结肠神经元功能不全。在便秘患者中，水化、纤维摄入、有规律地锻炼身体，以及按需使用泻药，都是推荐的。

如上所述，糖尿病患者的神经病变可以影响直肠的感觉，进而导致大便失禁。然而，腹泻可以是一个贡献因素，确保大便成型良好是最初的治疗策略，因为大便成形时可以更好地控制排便。治疗方法应当包括补充纤维和止泻剂。生物反馈可以通过提高直肠感觉阈值和增加肛门括约肌张力而帮助部分患者。

硬皮病

进行性系统性硬化症是一种结缔组织病变，在大部分患者中胃肠道均受累。累及胃肠道的初始位点是固有肌层。胶原沉着后的平滑肌断裂和纤维化是该病胃肠道受累的潜在机制。在小动脉中所见的改变，同样在该病的发病机制以及临床表现中起到一定作用。

硬皮病累及小肠和大肠的患者，会表现出胃肠道症状，包括腹泻、便秘、胃胀、腹痛、胃肠道出血、便急和失禁。结肠动力受影响的患者会出现严重的便秘，伴有粪便嵌塞、粪性溃疡、直肠脱出和结肠扩张；在更严重的患者中，可能会发生肠梗阻。

在硬皮病患者中所见的广口憩室是真正的憩室。这些憩室的形成是因为结肠固有肌层受累不均匀，萎缩改变不一。肠壁囊样积气症同样可见于包括硬皮病在内的结缔组织疾病。X线和CT平扫可以显示出小肠和大肠肠壁内的气体，还可证明有游离气体存在。由于肠憩室病、毛细管扩张或粪

糖尿病

自主神经病变可以影响肠道功能，导致腹泻和（或）便秘、大小便失禁以及性功能障碍

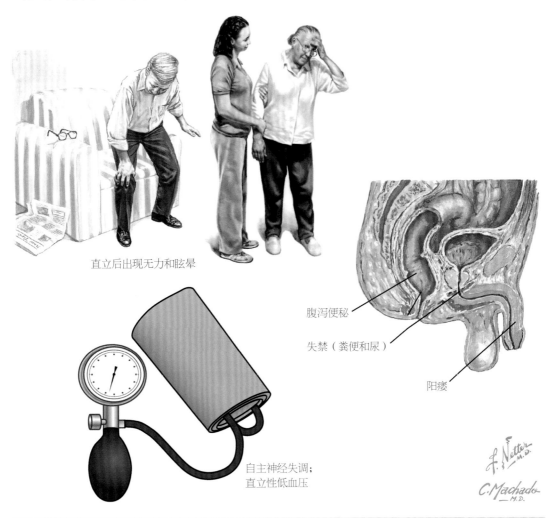

直立后出现无力和眩晕

腹泻便秘

失禁（粪便和尿）

阳痿

自主神经失调；
直立性低血压

硬皮病

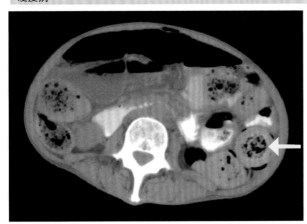

硬皮病患者软组织窗中的非对比轴向 CT。在降
结肠的非依赖性肠壁和依赖性肠壁有浆膜下气体
的曲线积聚

系统性疾病累及结肠（续）

性溃疡，可能发生胃肠道出血。

在这一类患者中，通常会出现肛门直肠功能障碍。异常的测压结果包括肛门内括约肌静息压降低，直肠肛门抑制反射减少或丧失，以及继发于固有肌层和平滑肌胶原置换的直肠顺应性降低。

治疗的主要目标是缓解症状。在便秘患者中，应当首先尝试增加液体摄入量和使用泻药的保守治疗策略。在结肠无力的患者中，可以给予促胃肠动力药，但遗憾的是，他们可能是无效的。

因细菌过度生长引起的腹泻可能导致大便失禁，应当使用抗生素进行治疗，尽管其复发率较高。谨慎使用止泻剂，因为存在发生假性梗阻的风险。大便失禁的患者会受益于生物反馈。修补肛门后括约肌，局部注射合成的生物聚合物，以及植入骶神经刺激器对于部分选择性的患者是有帮助的。

淀粉样变性

淀粉样蛋白是难以溶解的纤维，沉积于淀粉样变性患者多个器官的细胞内或细胞外，改变受累器官的正常功能。胃肠道受累常见于系统性淀粉样变性，最常继发于黏膜或神经肌肉浸润。经穿刺病理活检证实胃肠道发生淀粉样变性的患者，常表现有体重下降和胃肠道出血。许多该类患者有淀粉样物质沉积于小血管壁内，使血管壁变脆，进而导致出血。常见的胃肠道症状包括腹痛、恶心、呕吐、腹泻、便秘和体重下降。胃肠道出血、肠动力功能障碍、肠吸收障碍和穿孔同样可以出现。

目前已知与淀粉样变性相关的疾病包括慢性炎症性疾病、浆细胞恶性增生和需要透析的肾衰竭。后者是由于这一事实，即大蛋白质不能通过透析技术清除，可积聚沉淀在组织内。随着透析技术的进步，这将变得不再常见。

应用诸如刚果红和硫黄素T的特殊染色技术，通过穿刺病理活检证实有淀粉样物质，即可确诊。

治疗目标通常针对于淀粉样变性的潜在病因，以及缓解胃肠道临床表现的症状。

结节病

结节病是一种全身性肉芽肿性疾病，其特征性表现为非干酪样肉芽肿。病因尚不明。虽然胃是胃肠道中最常见的累及部位，但在消化道的其他部位也有报道。据报道，它也很少与炎症性肠病有关。累及结肠和直肠是非常罕见的。腹痛是最常见的症状。在肠镜下的表现包括糜烂、息肉、结节、狭窄和小出血点。

该疾病的诊断基于病变胃肠道活检标本中出现的非干酪样肉芽肿，细菌染色和培养阴性，以及排除由癌症或异物引起的结节样反应；结节病引起的其他非胃肠道器官的病变支持该诊断。

有症状的患者可以用类固醇治疗。无症状的病人一般不需要治疗，但应该注意监测病情。

淀粉样沉积部位和表现

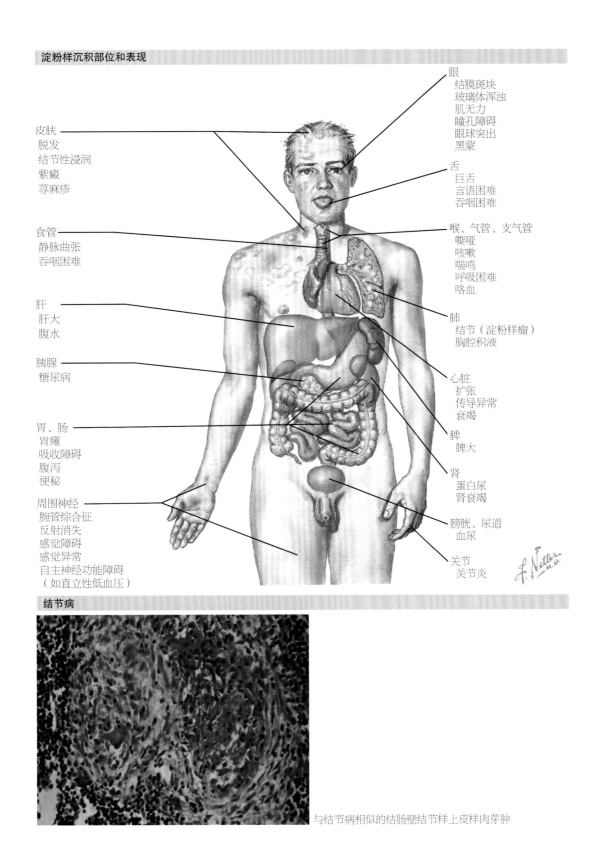

眼
　结膜斑块
　玻璃体浑浊
　肌无力
　瞳孔障碍
　眼球突出
　黑蒙

皮肤
脱发
结节性浸润
紫癜
荨麻疹

舌
　巨舌
　言语困难
　吞咽困难

食管
静脉曲张
吞咽困难

喉、气管、支气管
　嘶哑
　咳嗽
　喘鸣
　呼吸困难
　咯血

肺
　结节（淀粉样瘤）
　胸腔积液

肝
肝大
腹水

胰腺
糖尿病

心脏
　扩张
　传导异常
　衰竭

脾
　脾大

肾
　蛋白尿
　肾衰竭

胃、肠
胃瘫
吸收障碍
腹泻
便秘

周围神经
腕管综合征
反射消失
感觉障碍
感觉异常
自主神经功能障碍
（如直立性低血压）

膀胱、尿道
　血尿

关节
　关节炎

结节病

与结节病相似的结肠壁结节样上皮样肉芽肿

大肠恶性肿瘤

结直肠癌是美国男性和女性中第三常见的癌症。每年约有143 000名患者被确诊，51 000名患者死亡。发生大肠癌的终生风险是6%。在过去的几十年里，男性和女性的总体发病率和死亡率一直在下降。结肠癌的发病率是直肠癌的3倍。研究表明，右结肠癌的发病率在增加，这一情况被认为可能与环境因素有关，或与增加筛查导致更早发现这些病变有关。

结直肠癌的发展被认为是按照从腺瘤到癌的顺序。由于*APC*、*p53*和*K-ras*基因的突变，致使染色体不稳定，导致了这一变化过程的发生。其他原因还有微卫星序列的不稳定，导致了*BAX*、*tgf-biir*和*BRAF*基因突变和错配修复异常。这些肿瘤通常更偏近端，预后更好。这是林奇综合征发展成为癌症的途径。过度的基因甲基化也与结直肠癌的发生发展有关。

结直肠癌发病的危险因素有：年龄50岁以上、有结直肠癌或腺瘤的个人或家族病史，或者有炎症性肠病的病史。散发性病例占所有结直肠癌的

75%。只有10%的结直肠癌发生在40岁以下的人群中。大的绒毛病变极有可能是恶性肿瘤。

结直肠癌的主要治疗方法是外科手术。辅助化疗有助于减少远处复发的风险。在直肠癌患者中，可以采用新辅助化疗来提高可切除性，帮助保留括约肌，并减少局部和远处复发。手术通常针对那些有可能通过手术治愈的病人，或者是那些有梗阻或出血等症状的病人。因为新辅助治疗的有效性，越来越少的患者需要行经腹会阴直肠切除术和永久性结肠造瘘术。

手术的目的是切除原发肿瘤的同时切除足够的边缘和区域淋巴结。为了确保在结肠中切净肿瘤和潜在的受累及的淋巴管，必须有5 cm的边缘，然而对于直肠的肿瘤，2 cm的边缘就足够了。淋巴管通常与血管蒂相伴行，所以切除通常沿着这些路线。

一些恶性息肉可能会被内镜移除。如果切除完全，切缘阴性并且没有高风险的病理学特征，患者通常可以定期复查，而不需要进行结肠切除

术。对于切缘阳性或者有高风险病理学特征的患者，比如淋巴、血管或神经受侵犯，分化程度低或单细胞浸润，需要进行正规的外科切除手术。

对于较小（T1或T2）或范围小于肠周的1/3，并且没有任何淋巴结转移的证据的直肠癌，经肛切除可能是一种选择。肿瘤必须在距离肛门边缘10 cm以内才能接受这种方法。由于局部可能被侵犯的淋巴结未被切除，故复发率高于常规切除的患者。

腹腔镜结肠切除术已被证明与剖腹结肠切除术在肿瘤学疗效上是等同的。腹腔镜手术切口小、痛苦更少，术后恢复更快。

与单独接受手术相比，辅助化疗已被证明能有效降低33%的风险。大多数治疗方案的基础是5-氟尿嘧啶和甲酰四氢叶酸。奥沙利铂作为一种铂类化合物，当与5-氟尿嘧啶和甲酰四氢叶酸联合使用后，表现出更高的活性，现在已经成为Ⅲ期结肠癌或高风险型Ⅱ期结肠癌患者的标准治疗方案。这种药物没有肾毒性，但确实有

大肠癌区域性发病率比较

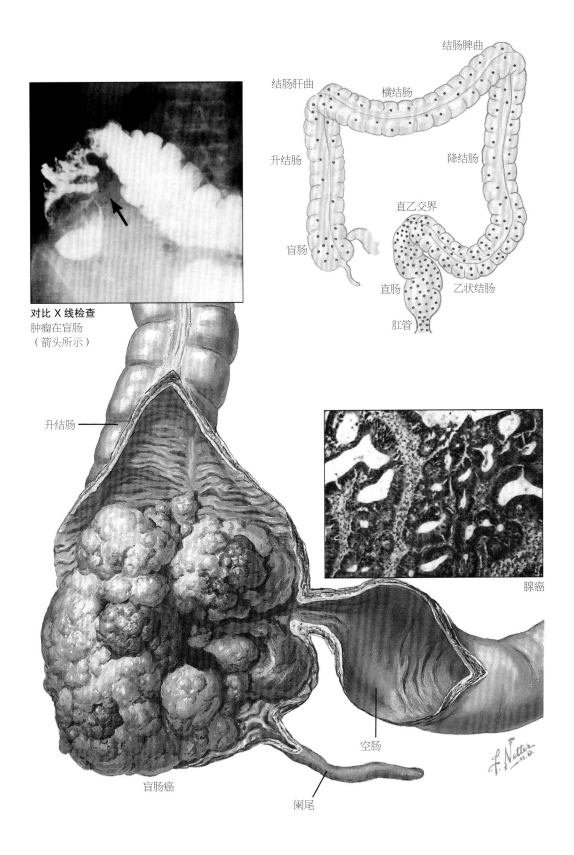

结肠脾曲

结肠肝曲

横结肠

升结肠

降结肠

直乙交界

盲肠

直肠   乙状结肠

肛管

对比 X 线检查
肿瘤在盲肠
（箭头所示）

升结肠

腺癌

空肠

盲肠癌

阑尾

大肠恶性肿瘤（续）

神经毒性、骨髓抑制、恶心、呕吐和腹泻的风险。一种5-氟尿嘧啶的口服版本叫做卡培他滨，与奥沙利铂联合应用于某些病人，表现出了很好的疗效。

这种疾病在男性中更为常见，其性别比例率约为3∶2。任何年龄都可能患病，但最常见于50～70岁之间的人群。重要的是要认识到，大约10%的病例，患病年龄在30岁以下，而且这些患者中大多数的生存期没有超过10年。

腺癌是大肠中最常见的恶性新生物。一般来说只有一个病灶，但在一些病人中会出现多个病灶。在病变附近或结肠的其他部位发现一个或多个良性腺瘤并不罕见，这表明恶性病变是由原发性良性息肉发展来的。良性腺瘤恶化为癌的可能性可以由以下事实证明：①良性腺瘤在大肠的不同部分的发生率与腺癌相同；②未经治疗的良性腺瘤的随访显示，大量病例恶性化；③腺瘤的组织病理学研究显示细胞非典型增生、原位癌和浸润性癌的比例相当；④在患家族性大肠息肉病的病例中，经常能观察到一个或多个腺瘤的恶化。

慢性炎症性疾病，如淋巴肉芽肿性直肠炎、溃疡性结肠炎和克罗恩病也被认为是最终可能导致恶性肿瘤的疾病。在淋巴肉芽肿性直肠炎患者中，超过10%的未治疗病例显示出鳞状细胞癌浸润直肠壁。在溃疡性结肠炎患者中，患病10年以上的患者中超过5%发现了腺癌；甚至有一些作者报道在他们的病例中，超过了30%的病例发现了腺癌。这种担忧针对患有全结肠炎的患者，尤其是溃疡性结肠炎和克罗恩病的患者。局限于直肠的溃疡性结肠炎与结直肠癌的患病风险没有相关的增加。在炎症性肠病患者中所见的结直肠癌，似乎是沿着从无异型增生到不确定性异型增生、低级别异型增生、高级别异型增生，最后到侵袭性腺癌的发展过程。有人认为，结直肠癌可以不经过这样的发展过程而发生。结直肠癌在这些炎症性疾病患者中的发病风险，与疾病持续时间、结肠炎解剖分布范围、炎症程度及家族史有关；在溃疡性结肠炎患者中，原发性硬化性胆管炎的出现是一个危险因素。分子突变被认为是散发的结直

肠癌发生的原因（染色体不稳定、微卫星序列不稳定和过度甲基化），似乎也在这些炎症性疾病的癌变中起着重要作用。

大肠腺癌的发生通常表现为结节性增生或硬化性浸润性肿瘤。这两种情况偶尔都有可能会发生黏液变性（胶质腺癌）。结节性腺癌表现为一个巨大蕈伞样团块，向腔内突出，并迅速形成溃疡。在分化良好的肿瘤中，可以发现由大柱状细胞排列的组织结构良好的腺体，细胞质和囊泡较正常细胞暗，到处都是浓染的有丝分裂中的细胞核。在分化较差的肿瘤中，腺样结构很难辨认；这些细胞的大小各不相同，并且更加频繁地进行着有丝分裂。硬化性浸润性癌浸润肠壁，而不是向腔内突出。它往往环绕着肠道，导致狭窄。在这种类型的肿瘤中，纤维结构支配着上皮结构，产生极硬的、收缩的团块。黏液样变性的恶性肿瘤表现为凝胶状，因为其有丰富的黏蛋白内容物。还有一种罕见的肿瘤称为乳头状腺癌，它在表面上呈现出绒毛状，与乳头状瘤相似。肿

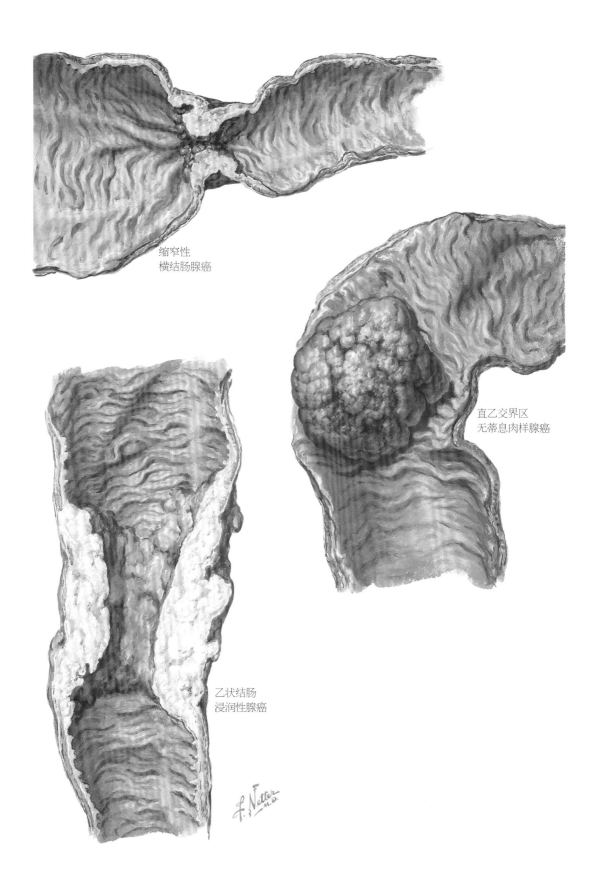

缩窄性
横结肠腺癌

直乙交界区
无蒂息肉样腺癌

乙状结肠
浸润性腺癌

大肠恶性肿瘤（续）

瘤叠加感染可能会引起化脓性变化，最终可能会扩散并导致瘘管形成、穿孔和腹膜炎。

    大肠的恶性肿瘤不呈现任何病理症状。精确诊断的困难在于，在很多情况下，大肠通常是其他病理过程的部位，有类似肿瘤的主要临床表现。此外，肿瘤的临床特征通常在不同领域非常广泛，症状主要取决于肿瘤的位置、大小以及出现的并发症，比如溃疡、感染和梗阻。腹痛、腹泻或便秘（或两者兼而有之）、易疲劳、体重降低以及便血是最常见的症状。当肿瘤位于右侧时，患者除了以上的症状外，还有局部疼痛、贫血、食欲减退及偶然呕吐等。有时患者可在右侧髂窝触诊到肿物。在许多情况下，虚弱、体重减轻和严重贫血是首发症状。在肿瘤位于左侧的患者中，逐步进展的便秘是显著的，虽然有些情况下腹泻（通常较轻，要么是持续性的，要么是与便秘交替的）是早期表现，在这种情形下，当在粪便中发现血或黏液时，应怀疑肿瘤。由于左半结肠的内腔比右半结肠略小，肠道内容物更加一致和成形，肿瘤也更加频繁地发展为硬癌类型；肠梗阻的症状在左侧肿瘤比右侧肿瘤更加常见且发生更早。当然，在目前的情况下，梗阻主要导致临床表现，并影响病例的管理。

    当肿瘤位于直肠，最突出的症状为黏液血便、里急后重感以及频繁的便意。出血和持续的肛门疼痛是肛管恶性病变的最重要的症状。

    至于恶性大肠增生物的诊断，最重要的方法是直肠指诊和肠镜。几乎所有类型的直肠癌都可以通过仔细、系统的从低点到尽可能远的地方的全直肠腔触诊被轻松发现。通过直肠指诊，可以感触肿瘤的体积、不规则表面的坚硬程度或者溃疡面积，以感受它的坚硬、隆起、不规则边缘。指诊手指上的鲜红色或暗红色血液，有时混合有黏液、特殊的征象、不悦的气味，都增加了对肿瘤的怀疑。

    在每一个可疑病例中，直肠和末端乙状结肠都应直视检查。这种检查将显示肿瘤的生长特征，包括大小、移动度、肠梗阻程度（如果肿瘤存在的话）。应采取活检以确定病变的组织病理类型和等级。有时，有些看起来像恶性肿瘤的组织病理检查提示阿米巴或其他肉芽炎性病变。

    肛管的皮脂腺上皮瘤是起源于皮肤表层的肿瘤，并且与鳞状细胞相似；只有很少的类型是基底细胞。它们表现为堆积样的结节或溃疡性的病变，以及或软或硬的底面及不规则的被破坏的边缘。肿物可能很小，就像一个裂缝，或者它有更大的范围，甚至会包括整个肛门。

    其他可能发生在大肠的恶性肿瘤，包括类癌、平滑肌肉瘤、纤维肉瘤、血管肉瘤和淋巴母细胞瘤。这些肿瘤一般发生较少。

    大肠癌的转移有三种方式：①直接侵犯相邻的结构；②通过淋巴管转移到区域或远处淋巴结；③通过血液传播到远处器官。最常见的转移部位是局部淋巴结、肝和肺。

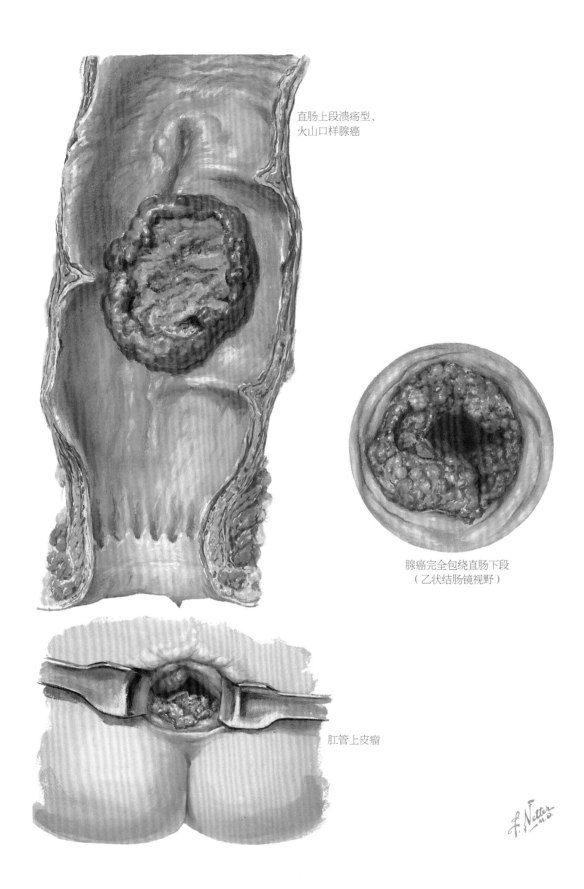

直肠上段溃疡型、
火山口样腺癌

腺癌完全包绕直肠下段
（乙状结肠镜视野）

肛管上皮瘤

息肉综合征

　　不同的息肉综合征可分为腺瘤型息肉综合征和错构型息肉综合征。腺瘤型息肉综合征包括家族性腺瘤性息肉病（FAP）、衰减型家族性腺瘤性息肉病、*MUTYH*相关息肉病、林奇综合征和X型家族性结直肠癌。错构型息肉综合征包括青少年息肉综合征、色素沉着息肉综合征、PTEN错构瘤综合征（Cowden病和BannayanRiley-Ruvalcaba综合征）以及Cronkhite-Canada综合征。一种遗传混合的息肉综合征也有出现，其特征为腺瘤和腺瘤息肉形成。FAP的产生是由于5q21号染色体上*APC*基因中的种系突变导致的。如果*APC*基因的第二个拷贝发生突变或丢失，这就导致了杂合性的缺失。患者通常没有明确的症状表现，但是由于他们的家族史而被发现。10%～30%的病人会有新的基因突变，并且没有家族史。有些病人有肠外的表现，如骨瘤、多齿或视网膜色素上皮的先天性肥大。有些人可能会出现息肉病的症状，如出血、大便习惯改变和腹痛。当这些症状出现时，60%的病例中存在恶性肿瘤。临床诊断是在至少100例结肠腺瘤被确诊的情况下进行的。

　　对于存在多个息肉的患者来说，化学预防是不被常规推荐的，但它可能是治疗的辅助手段，以减少新的息肉的产生或已有息肉的复发。这可能会推迟一些患者的手术需求。已经证明舒林酸可以减少35%～44%息肉。塞来昔布可以减少30%患者的腺瘤。

　　预防性结直肠切除术被推荐给20岁前的成年早期的FAP患者。如果保留了直肠，后续的密切的内镜下息肉切除是有必要的，因为癌症的发病率在20岁时是25%。许多患者将会经历一种回肠袋-直肠吻合术，来避免永久造瘘。这些患者每天通常有5～6次排便，并且有很好的自制力，但是控制能力下降且功能受限。

　　衰减型家族性腺瘤性息肉病（AFAP）与FAP相似，但是在近端结肠中分布的息肉较少，并且随后出现了息肉和癌症。癌症发生的风险仍然很大，一生的风险平均为69%。外科手术的选择与FAP相似，但是对几乎没有息肉的可靠患者，可用内镜检查治疗。

　　*MUTYH*相关息肉病是常染色体隐

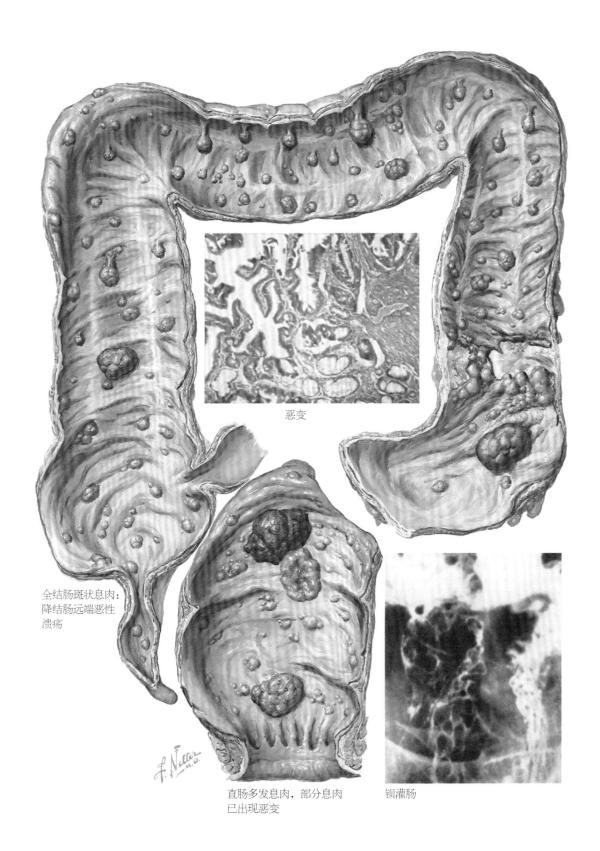

恶变

全结肠斑状息肉：
降结肠远端恶性
溃疡

直肠多发息肉，部分息肉
已出现恶变

钡灌肠

息肉综合征（续）

性疾病，与结直肠中多息肉相关。有可变外显率，并且杂合子显示没有增加结直肠癌的风险。其表型与AFAP相似，近端结直肠癌的风险更大。癌症通常发生在40～70岁，并且发病率为100%。与家族性腺瘤性息肉病相比，肠外临床表现很少。如果没有息肉，就可以在内镜下检查MUTYH相关息肉病，但在某些情况下，手术是必需的。在某些情况下，内镜直肠监测

下结肠切除和回结肠吻合是最常见的过程。

林奇综合征是一种常染色体显性综合征，早起就会发生结直肠癌及其他癌症。它占所有结直肠癌的2%～3%，是最常见的家族性结直肠癌综合征。其家族史与X型家族性结直肠癌相似，因为它们都符合阿姆斯特丹 II 标准。手术是典型的节段性结肠切除术，而不是预防性手术。

错构瘤性息肉以成熟上皮细胞良性增生为特征。患有青少年型息肉综合征的患者可能与其他先天性异常有关。患者在70岁之前都应当接受肠镜检查，如果无法进行内镜检查或出现症状，则必须进行手术。

色素沉着息肉综合征是一个很少见的息肉综合征，并且有黏膜和皮肤的黑色素沉着。最常见的是，息肉位于小肠。监测对于这些病人十分重要。

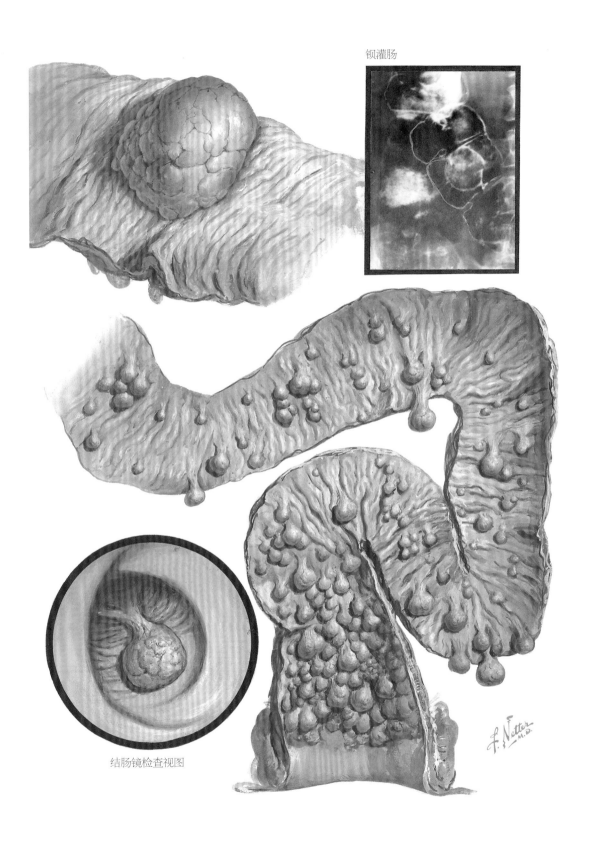

钡灌肠

结肠镜检查视图

结肠癌的预防

结直肠癌是目前世界范围内的主要健康问题之一。在美国，结直肠癌是男性和女性癌症死亡的第三大原因。因为结直肠癌早期诊断后的高治愈率，筛查方法在降低结直肠癌死亡率和治疗方面起重要作用。

患者年龄和结直肠癌家族史是不可改变的危险因素，但吸烟、肥胖、"红肉"大量摄入和非乳制脂肪被认为是可改变的危险因素。另一方面，足够的维生素D摄入以及使用阿司匹林和其他非甾体抗炎药可能会降低患息肉风险，而息肉被认为能够逐步转化为结肠癌的癌前病变。

不考虑个人的生活习惯，筛查息肉并进行行息肉切除术在无症状病人预防结肠癌中起重要作用，并对50岁以上的具有平均风险的病人推荐行肠镜检查。由于非裔美国人结直肠癌的高发病率和更年轻的发病年龄，一些组织建议对非裔美国人群体从45岁起始进行筛查。

可能预示结直肠癌的体征和症状包括贫血、便血、不明原因的排便习惯改变、腹痛、大便变细。并且在不考虑患者年龄的情况下行进一步检查，虽然进一步检查是诊断性的而非筛查，其目的是对潜在症状进行评估。

结直肠癌症筛查可分为癌症检测（基于粪便的检测）和癌症预防检测（结肠镜、乙状结肠镜、气钡双重造影、CT 结肠成像）。应首先进行癌症预防检测。

基于粪便的检测

基于粪便的检测主要目的是检测早期癌症，包括：①以愈创木为试剂的大便隐血试验；②粪便免疫化学试验（FIT），这种检测方法已经替代以愈创木为试剂的大便隐血试验并且是美国胃肠病学会（ACG）的指南中更推荐的癌症检测方法；③粪便DNA检测。

气钡双重造影

气钡双重造影不被广泛用作筛查。这项检查可以使整个结肠显影。虽然气钡双重造影是相对安全的检查方法，但即使对于较大的息肉，这种检查手法的敏感性仍欠佳。因为这项检查仅仅是诊断性的，异常情况仍依赖于结肠镜处理。

CT结肠成像

CT结肠成像的敏感度非常高，并且没有肠道穿孔和出血的风险，但重复检查导致的累积放射剂量可能增加罹患一些癌症的风险。目前，在行此项检查前需要做强力的肠道准备。根据ACG指南，当患者拒绝行肠镜检查时，CT结肠成像可作为DCBE的替代方法。

乙状结肠镜与结肠镜

乙状结肠镜仅能检查左半结肠，但其优势是可以在不使用或少量使用镇静药物的情况下完成，并且与结肠镜相比仅需要做较轻的肠道准备。总的来说，乙状结肠镜下的异常发现需要及时做结肠镜以检查全结肠的情况。

结肠镜对于发现息肉和癌症有较高的敏感性。并且这种检查手段在癌症预防中起重要作用，因为内镜医师在绝大多数情况下有切除息肉的能力。但结肠镜检查的缺点是需要使用镇静药物和强力的肠道准备，与此同时有镇静、出血和穿孔所引起心肺并发症的风险。

根据AGC指南，结肠镜检查是预防和发现结直肠癌的首选检查。

目前，从50岁起（非裔美国人从45岁起）应当每10年做1次高质量的结肠镜用以筛查结直肠癌。如果患者不适合或拒绝行结肠镜检查，则应考虑其他替代检查方法。

如果有结直肠癌或高级别息肉的家族史，应当更早和（或）更频繁地行结肠镜检查。

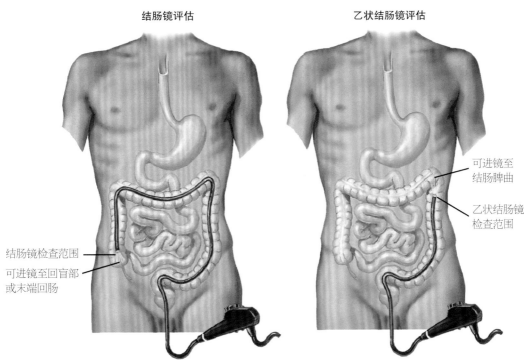

结肠镜评估   乙状结肠镜评估

可进镜至
结肠脾曲

乙状结肠镜
检查范围

结肠镜检查范围

可进镜至回盲部
或末端回肠

右图所示，乙状结肠镜前端插入头可进至结肠脾曲。
左图所示，结肠镜前端插入头可进至回盲部；在多数
情况下，还可进至末端回肠观察小肠远端情况

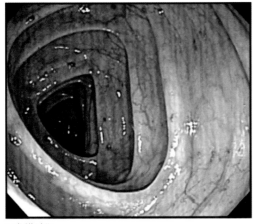

正常横结肠

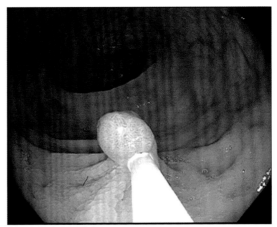

冷圈套扎息肉切除术

结肠癌遗传学

结直肠癌是癌症相关死亡的第三位原因。近1/3的患病者死于此病。

有三种不同表现模式，包括：①散发，可以解释绝大多数病例且在50岁以上患者中常见；②伴或不伴息肉病的遗传性结直肠肿瘤综合征；③家族性结直肠癌，这种模式的病人有结直肠癌家族史，但不患任何遗传性的综合征。

散发的结肠癌是由一系列遗传事件引起的，这些遗传事件导致了关键调控基因的缺失和突变，这是关键基因中杂合性丢失的结果，如*APC*（腺瘤性息肉病基因）、*DCC*（结肠癌抑制基因）、*KRAS*、*P53*或是损伤*MMR*（错配修复）基因的结果，而错配修复基因的主要作用是修复DNA复制过程中的碱基错配。

大部分结直肠癌来源于被称作息肉的结肠异常新生物。当上皮细胞更新的调控机制受到破坏时息肉出现。根据组织学表现，息肉可以进一步分为增生性、腺瘤性和锯齿状。腺瘤性息肉可进一步分为管状腺瘤、绒毛状腺瘤、管状-绒毛状腺瘤，管状-绒毛状腺瘤被认为是结肠癌的癌前病变。小增生性息肉，特别是位于直肠乙状结肠的小增生性息肉通常没有恶变的可能，而位于右半结肠的大的增生性息肉可能是锯齿状息肉的前体，并且可以进展为癌症。第三类称为锯齿状息肉，最近被人们逐渐认识。这类息肉通常很大，多位于右半结肠，常有*BRAF*突变和DNA甲基化，这种改变增加了患结肠癌的风险。

下文中我们将回顾散发性结肠癌的遗传学特点，特别是与腺瘤-腺癌顺序相关的遗传学特点。

腺瘤-腺癌顺序

不同于表现为种系基因突变的遗传性结直肠癌综合征，大部分散发的结肠癌源于上皮细胞增殖和分化过程中体细胞基因突变的逐渐累积。这些突变导致了原癌基因的激活和抑癌基因的失活。

自发性的*APC*突变发生在腺瘤-腺癌顺序早期并且出现在绝大多数病例中。这些突变被认为是腺瘤形成的基本机制。抑癌基因*DCC*的缺失可以进一步导致形成更高级别的腺瘤。*P53*的功能是在一些严重损伤的情况下帮助DNA修复或凋亡，而*P53*功能的丧失提高了基因组不稳定性，这对高级别腺瘤向癌症的转化过程是非常重要的。

表观遗传学改变，尤其是DNA甲基化，也可以使抑癌基因失活并促进癌症形成。*KRAS*基因的产物参与由细胞膜向细胞核信号转导的过程。它编码一种能够在适当的时候关闭信号通路的小蛋白。这个基因的突变已经在1/3~1/2的结直肠癌中被报道，它可以引起结肠细胞增殖，并且可以在结直肠癌的发病机制中起作用。

源于*MMR*基因突变的微卫星不稳定现象也可能导致关键调控基因的功能障碍，并促进癌症形成。*MMR*基因突变出现在10%~20%的散发结肠癌患者中。

识别这些基因突变的能力可以直接影响病人的诊断和治疗过程，因为基于特定突变的筛查方法可以被逐步开发，在疾病进展过程中可以参考相关的预后标记，并且这些突变还可能影响结直肠癌患者的治疗方法。

（译者：杜晓辉）

结肠镜

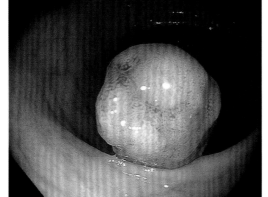

结肠管状腺瘤

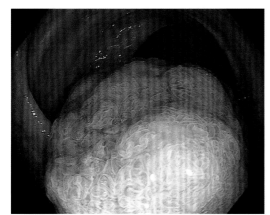

管状绒毛状腺瘤

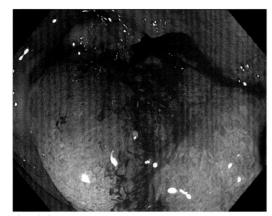

结肠腺癌

腺瘤-腺癌顺序

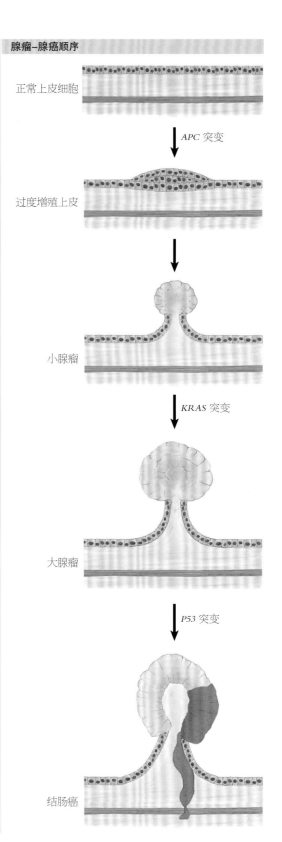

正常上皮细胞

APC 突变

过度增殖上皮

小腺瘤

KRAS 突变

大腺瘤

P53 突变

结肠癌